全国中等医药卫生职业教育“十二五”规划教材

临 床 检 验

（供医学检验技术专业用）

主　编　杨　拓（广东省湛江卫生学校）

副主编　李淑珍（新疆喀什卫生学校）

李　晖（北京卫生职业学院）

杨宝林（山东省青岛卫生学校）

赵景颇（南阳医学高等专科学校）

中国中医药出版社

·北　京·

图书在版编目(CIP)数据

临床检验／杨拓主编．—北京：中国中医药出版社，2013.9（2024.7重印）
全国中等医药卫生职业教育“十二五”规划教材
ISBN 978－7－5132－1503－9

Ⅰ.①临…　Ⅱ.①杨…　Ⅲ.①临床医学—医学检验—中等专业学校—教材
Ⅳ.①R446.1

中国版本图书馆 CIP 数据核字（2013）第 131122 号

中国中医药出版社出版
北京经济技术开发区科创十三街 31 号院二区 8 号楼
邮政编码　100176
传真　010 64405721
廊坊市佳艺印务有限公司印刷
各地新华书店经销
*
开本 787×1092　1/16　印张 30.5　字数 685 千字
2013 年 9 月第 1 版　2024 年 7 月第 7 次印刷
书　号　ISBN 978－7－5132－1503－9
*
定价　98.00 元
网址　www.cptcm.com

如有印装质量问题请与本社出版部调换（010 64405510）

服务热线　010 64405510
购书热线　010 89535836
书店网址　csln.net/qksd/
官方微博　http：//e.weibo.com/cptcm

全国中等医药卫生职业教育“十二五”规划教材
专家指导委员会

全国中等医药卫生职业教育“十二五”规划教材

《临床检验》编委会

主　编　杨　拓（广东省湛江卫生学校）

副主编　（以姓氏笔画为序）

李淑珍（新疆喀什卫生学校）

李　晖（北京卫生职业学院）

杨宝林（山东省青岛卫生学校）

赵景颇（南阳医学高等专科学校）

编　者　（以姓氏笔画为序）

宁　炎（广州市增城区新塘医院）

冯秋菊（西安市卫生学校）

李志军（新疆喀什卫生学校）

李敏霞（河南医学高等专科学校）

李富南（北海市卫生学校）

汪　浩（新疆昌吉卫生学校）

张亚男（黑龙江省医院）

张巧燕（海南省卫生学校）

陈少华（广州医科大学卫生职业技术学院）

庞晓东（广东省湛江卫生学校）

单先芬（山东省兖州市中医院）

欧阳惠君（广东省惠州卫生职业技术学院）

宫晓飞（山东省莱阳卫生学校）

主　审　莫受尧（广东省湛江卫生学校）

前　言

“全国中等医药卫生职业教育‘十二五’规划教材”由中国职业技术教育学会教材工作委员会中等医药卫生职业教育教材建设研究会组织，全国120余所高等和中等医药卫生院校及相关医院、医药企业联合编写，中国中医药出版社出版。主要供全国中等医药卫生职业学校护理、助产、药剂、医学检验技术、口腔修复工艺专业使用。

《国家中长期教育改革和发展规划纲要（2010－2020年）》中明确提出，要大力发展职业教育，并将职业教育纳入经济社会发展和产业发展规划，使之成为推动经济发展、促进就业、改善民生、解决“三农”问题的重要途径。中等职业教育旨在满足社会对高素质劳动者和技能型人才的需求，其教材是教学的依据，在人才培养上具有举足轻重的作用。为了更好地适应我国医药卫生体制改革，适应中等医药卫生职业教育的教学发展和需求，体现国家对中等职业教育的最新教学要求，突出中等医药卫生职业教育的特色，中国职业技术教育学会教材工作委员会中等医药卫生职业教育教材建设研究会精心组织并完成了系列教材的建设工作。

本系列教材采用了“政府指导、学会主办、院校联办、出版社协办”的建设机制。2011年，在教育部宏观指导下，成立了中国职业技术教育学会教材工作委员会中等医药卫生职业教育教材建设研究会，将办公室设在中国中医药出版社，于同年即开展了系列规划教材的规划、组织工作。通过广泛调研、全国范围内主编遴选，历时近2年的时间，经过主编会议、全体编委会议、定稿会议，在700多位编者的共同努力下，完成了5个专业61本规划教材的编写工作。

本系列教材具有以下特点：

1. 以学生为中心，强调以就业为导向、以能力为本位、以岗位需求为标准的原则，按照技能型、服务型高素质劳动者的培养目标进行编写，体现“工学结合”的人才培养模式。

2. 教材内容充分体现中等医药卫生职业教育的特色，以教育部新的教学指导意见为纲领，注重针对性、适用性以及实用性，贴近学生、贴近岗位、贴近社会，符合中职教学实际。

3. 强化质量意识、精品意识，从教材内容结构、知识点、规范化、标准化、编写技巧、语言文字等方面加以改革，具备“精品教材”特质。

4. 教材内容与教学大纲一致，教材内容涵盖资格考试全部内容及所有考试要求的知识点，注重满足学生获得“双证书”及相关工作岗位需求，以利于学生就业，突出中等医药卫生职业教育的要求。

5. 创新教材呈现形式，图文并茂，版式设计新颖、活泼，符合中职学生认知规律及特点，以利于增强学习兴趣。

6. 配有相应的教学大纲，指导教与学，相关内容可在中国中医药出版社网站

（www. cptcm. com）上进行下载。本系列教材在编写过程中得到了教育部、中国职业技术教育学会教材工作委员会有关领导以及各院校的大力支持和高度关注，我们衷心希望本系列规划教材能在相关课程的教学中发挥积极的作用，通过教学实践的检验不断改进和完善。敬请各教学单位、教学人员以及广大学生多提宝贵意见，以便再版时予以修正，使教材质量不断提升。

中等医药卫生职业教育教材建设研究会
中国中医药出版社
2013 年 7 月

编写说明

为贯彻落实《国家中长期教育改革和发展规划纲要》（2010－2020），全面推进卫生职业素质教育，以学生为中心，以就业为导向，以能力为本位，以岗位需求为标准，培养高素质的技能型劳动者，推进中等卫生职业学校教材创新而编写本教材。

临床检验是医学检验技术专业的主干课程之一，本书共28章，突出卫生职业"一体化"教学特色，理论和操作结合编排。以医学检验的基础理论、技术和临床上最常用的检验项目为主要内容，既体现检验教学改革成果，又坚持"三基"（基本理论、基本知识、基本技能）、"五性"（思想性、科学性、启发性、先进性、实用性）的教材编写原则，突出"能学能用"、"必需、够用"的职业教材特色，做到准确性、系统性、先进性、实用性相结合。①准确性：尽可能参考最新国际标准、国家标准、国家规范和权威参考资料，并符合实验室管理和实验室生物安全等规定。②系统性：知识结构尽量与大学教材接轨，有利于中职学生与大学生有共同的知识体系，参加全国卫生技术资格考试。③先进性：介绍最新检验技术和方法，突出现代检验医学的先进性。④实用性：课程内容与行业需求及就业方向相衔接，以介绍最常用的检验项目为主，同时兼顾不同层次医院的需要及传统检验项目与新检验项目并存的需要。

本教材在借鉴其他版教材成功经验的基础上，作了以下尝试：

1. 新编内容　①介绍临床检验的新技术和新方法，如真空管主要种类和用途、五分类血细胞分析仪原理和散点图的应用、血型分析仪等。②编入了一些新的理论知识，如造血新理论、血液病发病机理和诊断标准，激发学习兴趣，加深理解检验原理。③新增了"十二指肠引流液及胆汁检验"、"胃液检验"、"临床性病检验"、"痰液及支气管肺泡灌洗液检验"、"遗传性疾病与染色体检验"、"精子－宫颈黏液相互作用的检查"等内容，使教材内容和结构更加完善。

2. 删减内容　根据编写大纲要求，本着突出中等卫生职业教育的够用实用特点，在保证检验知识全面性、系统性的前提下，尽量降低检验知识的深度难度，删除了繁杂的统计学计算内容和质量保证的过多繁琐的描述。

3. 章节布局　根据学生学习规律，把细胞病理学检验放在尿液检验之前，便于学生利用细胞病理学知识学习体液中细胞形态特点；把生殖与不孕不育检验的相关内容集中编排，便于学生归纳、理解和掌握。

4. 编写体例　每项检验项目基本层次分十点，即原理、器材与试剂、操作、结果计算、报告方式、注意事项、参考区间、临床意义、方法评价和质量保证。体液检验按概述、物理检验、显微镜检验、化学检验、微生物学检验、免疫学检验、质量控制、新进展等八点编写。体液理学检验按照量、色、味、状态、透明度、比重、pH 等七项编写。固定编写体例有利于教学和学生归纳记忆。

5. 编写特色

（1）全书彩色插图：本课程以形态学为重点，全书近二百七十幅彩色插图，形象逼真地阐释复杂抽象的检验原理、疾病的发病机制和有形成分形态特征，便于学生归纳、理解和掌握。

（2）教材版面活泼：章前有知识要点，中间有知识链接，使教材形式活泼，内容丰富。

（3）大胆创新：新理念演绎传统内容，如核象定义、瀑布学说、网织红细胞活体染色等。

本教材在编写过程中得到吕世静教授悉心指导，同时得到各参编单位的大力支持，特别是广东省湛江卫生学校、新疆喀什卫生学校、北京卫生职业学院等单位领导的大力支持，在此表示衷心感谢！本书大部分插图由庞晓东老师绘制整理，在编写过程中参考了诸多的参考文献，在此致以衷心的感谢！

由于编者的水平和经验有限，时间仓促，教材中疏漏和错误在所难免，敬请各位专家、师生和同仁提出宝贵意见，以便再版时修订完善。

《临床检验》编委会

2013年6月

目 录

第十章　尿液检验

第十一章 精液检验

第十七章　临床性病检验

第十八章　粪便检验

第十九章　胃液检验

第二十章　十二指肠引流液及胆汁检验

第二十一章　痰液及支气管肺泡灌洗液检验

第二十二章　脑脊液检验

第二十三章　浆膜腔积液检验

第二十四章 其他体液检验

第二十五章 造血基础理论

第二十六章 骨髓细胞检验

第二十七章 常见血液病的检验

第二十八章 临床实验室管理与质量保证

绪　论

知识要点

1. 临床检验的概念、任务和应用。
2. 临床检验的发展史和现代临床检验学特点。
3. 临床检验的常用方法和学习要求。

一、临床检验的概念

临床检验是将病人的血液、体液、分泌物、排泄物和脱落物等标本，通过目视观察、物理、化学、仪器或分子生物学等方法检测，并强调对检验全过程采取严密质量管理措施以确保检验质量，从而为临床、为病人提供有价值的检验信息。临床检验是一门多学科互相渗透、交叉融合的综合性应用学科，涉及化学、物理学、生物学、生物化学、免疫学、微生物学、生理学、病理学、遗传学、分子生物学、统计学和多门临床医学等学科。

广义临床检验包括临床检验基础、临床生物化学检验、临床微生物检验、临床免疫学检验、临床寄生虫检验等实验诊断技术。狭义临床检验是指医学检验中最为基础但又是临床上最为常用的检验项目，主要包括血液一般检验、尿液检验、粪便检验、血型与输血检验、血栓与止血检验、血液流变学检验、骨髓检验以及其他体液检验等。

二、临床检验发展史

中医学早在《黄帝内经》一书中即有关于血液的记载，国外在公元前4～前3世纪时已有人提到血液的名字。16世纪末至17世纪初随着显微镜的问世和改进，用显微镜观察到人类血液的红细胞（1673年）、白细胞（1749年）和血小板（1842年），为临床检验技术奠定了基础。19世纪中期，发明了血细胞吸管（1852～1867年）、血细胞计数板（1855年）、血红蛋白计（1878～1912年）和血细胞染色方法（1880年），使血液检验进入形态细胞学阶段。1900年红细胞ABO血型系统的确立开创了输血领域的新时代。20世纪40年代，由于组织化学和细胞化学技术、位相显微镜特别是电子显微镜的应用，形态学检验发展到超微形态学检验和功能形态学检验的新阶段。1882年发现血小板有止血功能和修补血管壁的功能，1923 年进一步了解血小板有聚集和黏附功能。血友病早在两千多年以前犹太人法典中已有记载。20 世纪 50 年代以后，对凝血机制有了深入的认识，到了 60 年代，“瀑布学说”成为公认的凝血机制。20 世纪 90 年代至今随着对组织因子途径抑制物、血栓与止血分子标志物等研究，完善并修整了传统的“瀑布学说”，拓宽了血栓与止血的研究领域。

1953 年美国 Coulter 发明了世界上第一台血细胞计数仪，随着基础医学的发展、高科学技术的应用，特别是计算机技术的应用，各种各样的自动化仪器取代了手工操作，提高了工作效率和检验质量。20 世纪 90 年代，医学检验正式更名为检验医学，奠定了其在自然科学中的重要地位。

三、现代临床检验学特点

1. 临床检验全面自动化 自动化检验仪器取代临床检验手工操作，使检验操作逐步向全实验室自动化与网络化管理发展。现代科学技术的成果，如流式细胞术、生物芯片、分子杂交和 PCR 等技术已广泛应用于临床检验，使检验水平大幅度提高。但某些传统手工检验方法仍是“金标准法”，作为仪器校准和质量保证的重要组成部分。

2. 检验方法的标准化 检验医学以检验方法标准化发展为目标。目前，一批由国内外相关组织推荐的参考方法、决定性方法已经用于临床检验中，提高了检验结果的准确性，使临床实验室之间检验结果的可比性增加。我国已出台一系列检验标准化文件，例如：卫生部《医疗机构临床实验室管理方法》（2006 年），“真空采血管及其添加剂”（WS/T 224），“临床检验操作规程编写要求”（WS/T 227），“尿液物理学、化学及沉渣分析”（WS/T 229），“血小板参考方法”（WS/T 244），“全血中血红蛋白测定”（WS/T 122），“红细胞比容测定”（WS/T 123），“红细胞和白细胞计数参考方法”（WS/T 245），“白细胞分类计数参考方法等”。

3. 临床检验全面质量管理 临床检验的质量管理包括分析前、分析中和分析后三个重要环节。分析前、分析后两个环节，由医护人员和检验人员共同协作完成，而分析中的质量控制则由检验人员实施。积极开展实验室内质量控制（IQC）、实验室间质量评价（EQA）及全套规范化实验室管理操作，确保检验结果的准确性和可信度。

4. 加强实验室生物安全管理 所有患者的标本都有潜在的危险性，因此，从标本采集到标本转运、储存、检验和处理，均需严格执行实验室生物安全要求。生物安全对操作者本人、患者及其他人员和环境皆同等重要，因此，检验人员要以“实验室生物安全通用要求”（GB 19489）、“临床实验室废物处理原则”（WS/T 249）等标准文件严格实施生物安全规定。

四、临床检验常用检验方法

1. 感官检查 感官直接观察标本的颜色、性状、透明度、气味、凝固性等。

2. 物理检验 用物理方法测定标本的比重、黏度、红细胞沉降率、红细胞比容等。

3. 化学检验 用化学方法检测标本各种化学成分有无病理变化。

4. 显微镜检验 用显微镜观察标本中细胞、管型、结晶、寄生虫、微生物及其他有形成分的数量和形态的变化，它是临床检验最主要检验手段之一。

5. 自动化仪器检验 近年来随着电子技术和微型计算机的广泛应用，检验医学进入高度自动化时期，向着微量、多参数、更准确、更安全和更舒适的方向发展。

五、临床检验在医学中的作用

1. 为疾病的诊断提供客观依据 临床检验的结果是支持诊断、鉴别诊断甚至是确定诊断的主要依据。例如，血液中红细胞和血红蛋白含量减少，是诊断贫血的依据；尿液中检出蛋白、细胞和管型，是判断肾脏有实际性损害的依据；精液检验异常是男性不育症的重要依据；血象和骨髓象检查，是诊断和鉴别各种白血病的依据。

2. 为分析病情、观察疗效和预后判断提供动态依据 贫血病人给予针对性的抗贫血治疗，检测红细胞和血红蛋白会逐渐上升，说明疗效好；尿液蛋白质检测对肾病患者的病情观察和监测有指导作用。

3. 为预防疾病和职业病的诊断提供依据 点彩红细胞计数可早期发现铅中毒病人，粪便隐血试验对消化道肿瘤出血的诊断有重要价值。

4. 为安全用药提供依据 为个性化安全用药提供依据。定期检查尿沉渣中有无结晶析出，以预防磺胺类药物对肾的损害。监测血细胞变化，防止抗癌用药过度。

5. 为健康咨询提供依据 在定期健康检查中，帮助人们及时了解身体状况，并指导人们建立良好的生活习惯，减少疾病，促进健康。

六、学习临床检验的基本要求

临床检验的主要目的是探索和应用准确、经济、简便的检验方法，协助临床诊断疾病，提高人民身体健康水平。作为医学检验技术专业学生首先要热爱医学检验专业，具有高度的事业心和责任感以及良好的职业道德。

1. 学好理论知识，理论联系实践 临床检验是一门综合性的医学应用科学，涉及面广，自动化程度高，必须具备较好的数理化知识、基础医学知识、临床医学知识和外语知识，并掌握检验项目的方法学评价、参考区间及临床应用。

2. 掌握规范化操作技能 掌握检验原理和有关理论知识，并反复实践，掌握各项检测技术，特别是细胞形态学，要反复观察比较，才能不断提高识别细胞能力。

3. 养成严谨、求实的科学态度和职业道德 检验结果“差之毫厘”，诊断上就可能“谬以千里”，轻则致患者痛苦、延误病情，重则致残甚至危及患者的生命。所以要养成严谨、求实的科学态度和职业道德，精力集中，做事严谨，对待任何一份标本都应做到认真负责，为临床提供及时、准确、可信的检验结果，为解除患者的疾苦服务。

第一章　血液标本的采集与抗凝

知识要点

1. 血液的组成、理化性质及功能。
2. 采血材料、采血部位、采血操作标准。
3. 抗凝剂的种类、用途、抗凝原理。

第一节　血液生理概述

血液是人体重要的组成部分之一，它在全身各类血管中流动，分布于各组织和器官中，参与机体各种生命活动。无论是人体的生理变化还是病理变化都可以引起血液成分质与量的改变并通过血液检验结果反映出来，因此血液检验有重要的临床意义。

一、血液的组成

血液是由血细胞（红细胞、白细胞、血小板）和血浆组成的红色、黏稠、不透明、带腥味的混悬液。

二、血液的理化性质

（一）血量

血量指血液循环系统中全部血液的总量。成人约占体重的6%～8%。小儿的血量与体重之比略高于成人，女性妊娠期血量可增加23%～25%。

（二）颜色

血液的红色来自红细胞内的血红蛋白，动脉血富含氧合血红蛋白，呈鲜红色。静脉血因含较多的二氧化碳，呈暗红色。亚硝酸盐中毒的患者血液中含有高铁血红蛋白，呈紫黑色。一氧化碳或氰化物中毒患者血液呈樱红色。

（三）红细胞的悬浮稳定性

血液循环中的红细胞呈均匀的混悬状态。由于红细胞膜表面带负电荷而相互排斥，使红细胞之间保持一定距离，减少细胞间的黏附，避免血栓的形成。

（四）黏稠度

黏稠度的大小与全血中血细胞的数量（比容）和血浆蛋白的含量成正比。健康成人全血黏度是生理盐水的4～5倍，血浆黏度为生理盐水的1.6倍。

（五）比重

全血比重为1.050～1.060，主要与红细胞浓度有关。血浆比重为1.025～1.030，主要与血浆蛋白浓度有关。红细胞比重约为1.090，主要与所含的血红蛋白浓度有关。

（六）渗透量

血浆渗透量与血浆中溶质的摩尔浓度成正比，与分子量无关。健康人的血浆渗透量为275～315mOsm/kg·H_2O。

（七）pH

正常血液的pH为7.35～7.45。静脉血因含有较多二氧化碳，pH约为7.35；动脉血pH约为7.45。人体的饮食以及体内代谢产物会使血液pH发生小范围的波动。

（八）凝固性

未经抗凝血离体数分钟后自行凝固，有生理性保护作用，属于复杂的凝血过程。

三、血液的功能

（一）运输功能

血液将肺吸入的氧气和消化道吸收的各种营养成分如葡萄糖、氨基酸、脂类、矿物质等成分运送到各组织和器官，并将各组织和器官产生的二氧化碳、尿素、尿酸、肌酸等代谢产物输送到排泄器官，并排出体外。

（二）调节功能

血液的主要成分是水，由于水具有较大的贮热能力和较大的热传导能力，具有调节体温的作用。同时血液可将激素、酶类输送到相关组织器官，对全身各组织器官功能进行调节。

（三）防御功能

血液中的白细胞、抗体、补体及细胞因子等，有很强的抵御各种有害致病因子的作用。白细胞具有强大的免疫吞噬作用。它们是人体内重要的抗感染因素。

（四）维持机体内环境的稳定

血液通过循环系统与全身各组织器官密切联系，维护体内水、电解质、酸碱及渗透压等平衡，使各组织器官有一个适宜而稳定的内环境，维护各种生理活动顺利进行。

第二节 血液标本采集

血液标本采集按部位分为末梢采血、静脉采血、动脉采血，按采血方式又可以分为微量吸管采血法、注射器（普通）采血法和真空管采血法。

一、血液标本类型

（一）全血

1. 末梢全血 适用于仅需微量血液的检验方法，如手工白细胞计数及分类等。

2. 静脉全血 应用该类型标本的检验项目比较多，如红细胞沉降率测定、红细胞比容测定、血细胞分析仪和微生物检验等。

3. 动脉全血 适用于血气分析等。

（二）血浆

血液离体后加入抗凝剂抗凝，经离心分离后，上层淡黄色液体即为血浆。适用于血栓与止血检验和血液生化检验等。

（三）血清

血液离体并自然凝固后，上层淡黄色液体即为血清。适用于血液生化检验，如酶类、葡萄糖、血脂及抗原抗体等检验。

二、血液标本采集前的准备

1. 核对信息 按照检验申请单的信息，核对被检者姓名、性别、年龄、进餐情况等信息。

2. 准备试管 根据检验项目选择采血方法及采血管类型。目前在采血管上应用条形码标示被检者的基本信息，提高了工作效率，并减少差错发生的可能性。

3. 积极沟通 检验者积极与被检者沟通，消除恐惧心理，争取信任，配合采血。

三、血液标本采集

（一）末梢采血法

又称毛细血管采血法，适用于血量<0.1ml的检验项目，如显微镜计数法的血液检验等。世界卫生组织（WHO）推荐左手无名指或中指指尖的内侧。婴幼儿手指小，不易操作，可选用足跟（图1-1）或拇趾采血。末梢采血时，由于组织血液循环差，易受外界气温、运动、外力挤压等物理因素的影响；同时，白细胞、红细胞及血红蛋白等检测值与静脉血检测值有差异（图1-2）。

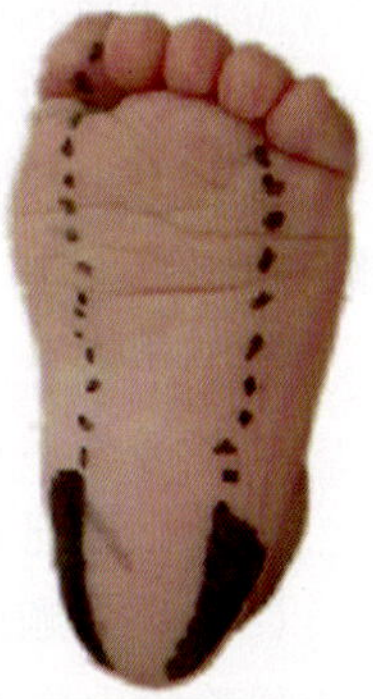

图1-1　足跟采血（阴影部分为采血区）

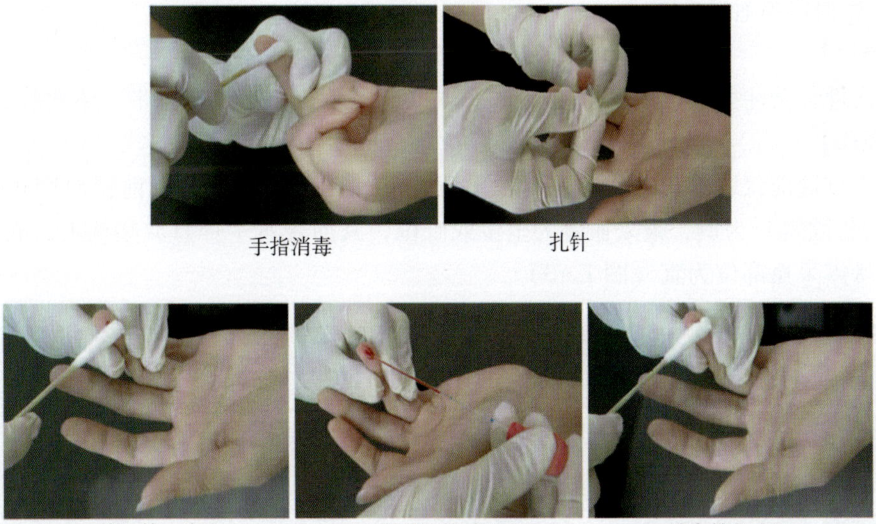

手指消毒　扎针

擦去第一滴血　微量吸管采血　消毒棉签止血

图1-2　末梢采血过程

【器材】

20μl一次性微量吸管、一次性采血针、消毒棉签或棉球、75%酒精、稀释液等。

【操作】

（1）按摩充血：操作者轻轻按摩被检者的采血部位，致局部组织充血。

（2）消毒：用75%酒精消毒皮肤，待挥发干。

（3）采血：操作者用左手拇指和食指紧捏采血部位两侧，右手持无菌采血针自指尖内侧迅速刺入，深度以2~3mm为宜，待血液自然流出。

（4）弃第一滴血：因混入较多的组织液应弃去第一滴血。

（5）吸血：待血液再次流出，用微量吸管接触血滴，缓缓吸取血液至所需刻度处。

（6）放血：擦去吸管外余血，将血液注入稀释液底部，用上清液洗涤吸管2~3次并混匀。

（7）止血：用消毒棉签或棉球压住采血点。

【注意事项】

（1）采血部位：若手有水肿、炎症、发绀、冻疮或烧伤等改变，应改为采集静脉血。

（2）消毒：要严格消毒皮肤，采血针、微量吸管均为一次性用品，防止交叉感染。

（3）忌挤压：忌用力挤压采血点，避免混入组织液，影响检验结果的准确性。

（4）采血迅速：血液流出后易凝固，因此采血时间要短，动作要迅速。

（5）采集顺序：按血小板计数、红细胞计数、血红蛋白测定、白细胞计数及血型鉴定等检验次序采血。

（二）静脉采血法

1. 注射器采血法

【器材】

一次性无菌注射器、消毒棉签或棉球、0.5%碘伏、试管、压脉带、垫枕等。

【操作】

成人首选前臂肘窝正中静脉，其次手背静脉、踝部静脉等。以前臂肘窝正中静脉（明显、易固定）为例，被采血者为坐位或卧位，其前臂水平伸直放垫枕上，衣袖上挽至充分暴露采血部位为宜（图1－3）。

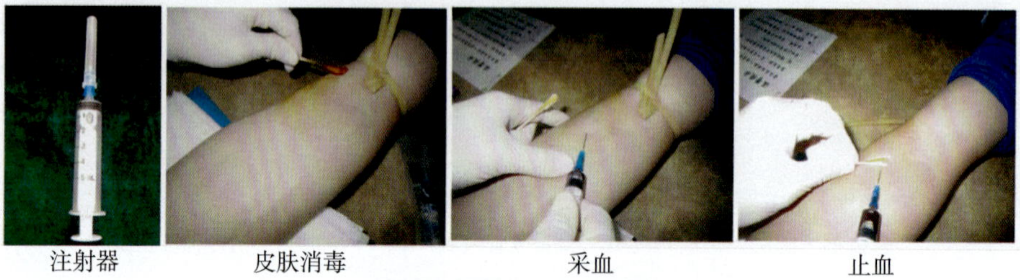

图1－3 注射器采血过程

（1）准备：在采血部位上端6cm处系紧压脉带，嘱咐被采者紧握拳头，致静脉充盈暴露。

（2）消毒：用棉签蘸取0.5%碘伏由内向外消毒，直径不小于5cm，待干。

（3）穿刺皮肤：取下针头帽，左手拇指绷紧皮肤，固定穿刺静脉部位，食指固定针头下座，针头斜面和针头刻度向上，沿静脉纵向使针头与静脉呈30°角，从静脉正中快速刺入皮肤。

（4）刺破血管：刺破皮肤后放低注射器呈5°角，向前刺破静脉壁进入静脉腔。

（5）挺进：见注射器针头回血后，将针头沿血管方向刺入少许，以防针头滑出，切忌用力探刺，以免刺破血管造成血肿。

（6）抽血：右手固定注射器，左手松解压脉带后，再缓慢抽动注射器内芯至所需血量后，嘱咐被采血者松拳，用消毒棉签或棉球按压穿刺点，迅速拔出针头。

（7）止血：嘱咐被采血者按压穿刺点数分钟，以不出血为宜。

（8）放血：取下针头，将血液缓慢注入试管内。

【注意事项】

（1）选择试管：根据检查项目及采血量，选择抗凝或非抗凝试管，按无菌操作采血。

（2）输液影响：严禁在输液侧肢体、输血针头及输液管中采集血液标本。

（3）忌回推：抽血时禁止将针栓回推，避免形成空气栓塞。

（4）缓慢抽血：抽血时应缓慢进行，采血后，应退去针头，将血液注入试管中。

（5）熟练快速：采血要快，压脉带捆绑时间应短于1min，否则血液成分可发生改变而影响结果。

2. 真空管采血法

真空管采血法又称负压采血法，分软接式双向采血法和硬接式双向采血法。真空定量采血器由真空采血管和采血针组合成密闭的采血系统，可实现自动定量采血。根据管塞颜色，分多种不同抗凝管和非抗凝管。由于真空程度不同，抽取血液量不同。具有计量准确、无污染、标识清楚、保存和传送方便、一针多管采血等优点，已被临床广泛应用（图1－4）。

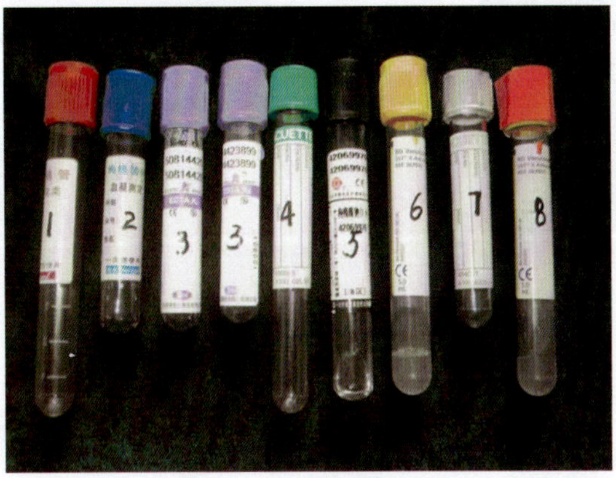

图1－4　真空采血管

常用真空采血管：

（1）普通真空采血管：采血管内不加任何分离胶或促凝胶等添加剂。管塞为红色。

（2）抗凝真空采血管：采血管内有抗凝剂，阻止血液凝固，根据检验项目不同加不同抗凝剂，管塞呈不同颜色。适用于血细胞分析仪、血气分析、凝血检测、红细胞沉降率测定等。

（3）促凝真空采血管：采血管内有促凝剂，可激活纤维蛋白酶，形成稳定的纤维蛋白凝块。管塞为橘红色。适用于急诊血清生化的快速检测。

（4）分离胶促凝管：采血管内添加有惰性分离胶和促凝剂，标本离心后分离胶能将血液中的血清与细胞成分彻底分开。适用于急诊生化和特殊患者，如肾衰竭透析的标本。

表 1-1　真空采血管及其对应的检测项目

抗凝剂与添加剂	盖塞颜色	试管序号	适用项目
无	红	1	生化、免疫、细菌培养等
枸橼酸钠（0.109mol/L）	蓝	2	凝血分析（1:9）
EDTA - K_2	紫	3	血细胞分析仪
EDTA - Na_2	紫	3	同上
肝素（钠或锂）	绿	4	血气分析
枸橼酸钠（0.105mol/L）	黑	5	红细胞沉降率（1:4）
分离胶和促凝胶	黄	6	急诊生化
氟化钠	灰	7	血糖专用
促凝剂	橘红	8	生化、免疫等

下面介绍软接式双向采血法。

【操作】

静脉选择、消毒以及穿刺等操作步骤与注射器采血法相同。

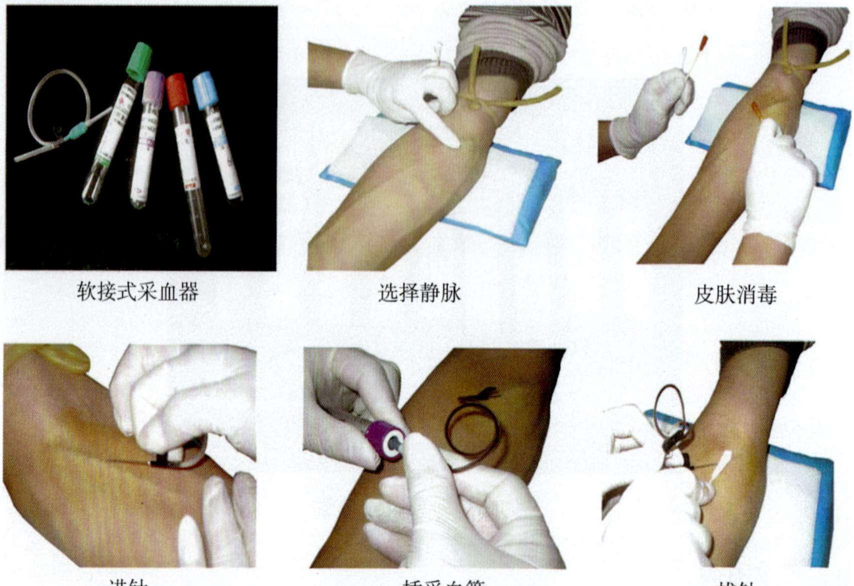

软接式采血器　选择静脉　皮肤消毒

进针　插采血管　拔针

图 1-5　软接式双向采血过程

（1）刺入管盖：见蝶翼针有回血后，将采血器另一端从管盖中央刺入，血液自动流入管内。

（2）多管采血：如需采集多管血样，将已抽好管中刺塞针拔出，再刺入另一支真空采血管即可。

（3）拔针顺序：采血完成后，嘱咐被采血者松拳，先拔出真空管塞处针头，以消毒棉签按压采血点，再迅速拔出手臂处蝶翼针头。

（4）止血：嘱咐被采血者按压穿刺点数分钟，至不出血为止。

（5）针器毁形：拔去蝶翼针器，做毁灭处理。

（6）混匀：抗凝血需迅速在两手掌中轻轻来回搓动混匀。

（7）促凝剂：有分离胶或促凝剂的采血管应轻轻颠倒 5～8 次混匀，应防止溶血。

（三）动脉采血法

【器材】

专用动脉采血器（内壁已喷涂抗凝剂肝素锂）、0.5% 碘伏、消毒棉签等。

【操作】

首选桡动脉，其次选股动脉、肱动脉。

（1）消毒：常规消毒患者采集部位皮肤和操作者左手食、中指。

（2）备针：将专用动脉采血器针芯，外抽至 2ml 刻度处。

（3）进针：以左手固定采血处皮肤，右手持采血器，用左手食指触摸动脉搏动处，以 80°～90°角度进针。

（4）采血：动脉血有较大的压力，能自动进入采血器内，达 2ml 后，拔出针头。嘱咐患者按压采血点，止血 10～15min。

（5）封针：立即将采血器带针头刺入软木塞或橡胶塞中，封闭针头，隔绝空气。

（6）混匀：在两手心间，来回搓动采血器混匀血液与抗凝剂，立即送检（图 1-6）。

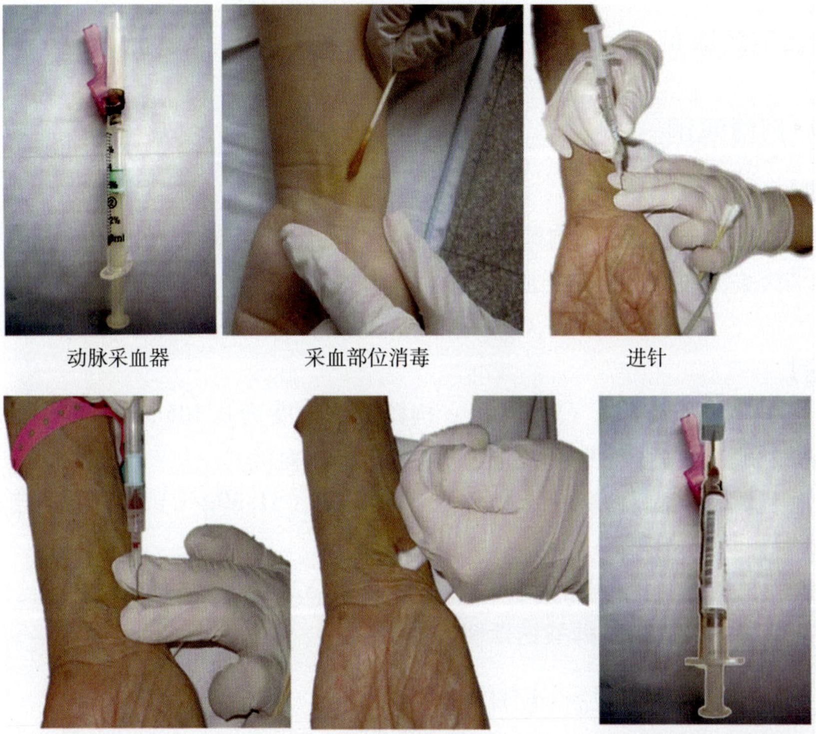

动脉采血器　采血部位消毒　进针

采血　拔针　采血器针头插入软木塞

图 1-6　动脉采血过程

表1-2 皮肤血、静脉血、动脉血的比较

来源	需血量	抗凝剂	标本类型	适用范围	复查
末梢	<0.1ml	-	全血	血常规/血涂片	不能
静脉	>0.2ml	-/+	血清/血浆/全血	生化/免疫等	能
动脉	>2ml	+	血浆/全血	血气分析	能

第三节 血液的抗凝剂

使用全血或血浆标本时，需要抗凝。采用物理或化学方法，抑制或除去某些凝血因子活性，阻止血液凝固的过程，称为抗凝。用于阻止血液凝固的物质称为抗凝剂。

一、物理抗凝法

将采集的全血注入有玻璃珠的器皿内，及时旋转摇动，使纤维蛋白丝缠绕凝固在玻璃珠上，可阻止血液凝固。在微生物检验中，用于作血液培养基的动物血液采集。另外，也可用竹签搅拌除去纤维蛋白原，达到物理抗凝的目的。物理方法抗凝主要适用于测定结果受抗凝剂影响的血液标本抗凝。

二、化学抗凝剂

（一）枸橼酸钠

【原理】

枸橼酸钠又称柠檬酸钠。枸橼酸钠与血液中的Ca^{2+}（凝血Ⅳ因子）结合形成螯合物，使Ca^{2+}失去凝血活性，阻止血液凝固。

$$Na_2C_6H_5O_7 + Ca^{2+} \rightarrow CaC_6H_5O_7^- + 2Na^+$$

【用途】

（1）红细胞沉降率试验（魏氏法）：枸橼酸钠浓度为0.105mol/L（30.88g/L），抗凝剂与血液比例为1∶4（如0.4ml抗凝剂加入1.6ml血液）。

（2）血型试验：枸橼酸钠浓度为0.106mol/L（31.30g/L），抗凝剂与血液比例为1∶9。

（3）凝血试验：枸橼酸钠浓度为0.109mol/L（32g/L），抗凝剂与血液比例为1∶9。

（4）血液保养液：因枸橼酸钠毒性较小。

（二）乙二胺四乙酸盐（EDTA）

乙二胺四乙酸盐（$EDTA-Na_2$、$EDTA-K_2$）属于钙配位剂，有二钠、二钾和三钾盐，均可与血液中的Ca^{2+}结合成螯合物，阻止血液凝固。因为EDTA对血细胞形态影响较小，适用于血细胞分析仪检测血细胞的抗凝剂。因其对白细胞吞噬功能和血小板聚集影响较大，不适用于血小板功能和凝血象的检查。国际血液学标准化委员会（ICSH）建议其使用浓度为1.4～1.6mg/ml血液。

（三）肝素

与抗凝血酶Ⅲ（AT－Ⅲ）结合，增强抗凝血酶的作用，灭活丝氨酸蛋白酶，阻止凝血酶的形成和血小板聚集等，最终阻止血液凝固。适用于红细胞比容测定、红细胞脆性试验、血液黏度测定及血气分析等。过量的肝素可导致白细胞聚集，制备血涂片染色可导致背景呈浅蓝色，影响细胞分类，因此，不适用于血细胞分析仪及血涂片染色检查。肝素（1mg/L）抗凝能力为10ml血/ml肝素。

（四）肝素锂

有抑制凝血酶的作用，在有惰性分离胶的试管内加入肝素锂抗凝剂，能达到快速分离血浆的目的，是检测电解质的最佳抗凝剂，也可用于常规血浆生化测定和ICU等急诊血浆生化检测。血浆标本可直接上机并在冷藏状态下保持48h稳定。

（五）其他

常用抗凝剂还有草酸盐（草酸钠、草酸钾、草酸铵）、双草酸盐抗凝剂，由于易造成钾离子污染，目前已少用。

第四节　血液标本采集的质量保证

标本的采集与运送是分析前质量管理的重要工作，主要由患者、医生、护士、运送人员及检验人员共同完成。由于环节多，直接影响检验结果的准确性。因此，医务人员及患者都应了解标本采集注意事项和影响因素，将非疾病因素对标本的影响降到最低。

一、采血服务

（一）环境要求

1. 空间　采血环境人性化，空间宽敞，光线亮，通风好，采血台高低适宜。

2. 窗口　合理设置采血窗口，窗口间相互隔开，保护患者隐私，减少相互干扰。

（二）采血前的准备

1. 核对患者信息　根据检验项目，了解患者是餐前或餐后采血。

2. 与患者有效沟通　让患者了解采血基本过程，消除恐惧而配合采血。

（三）生物安全

1. 防止交叉感染　使用一次性采血针，其他采血用具尽量使用一次性材料，采血废弃物品按医疗废物统一处理，不得随生活垃圾一同处理。

2. 环境消毒制度　定期用紫外灯消毒采血处空气和墙面、地面等环境，用消毒液擦拭采血台面。

3. 人员要求　应穿工作服，戴帽，戴口罩和手套，防止直接接触致病因子。

二、被采血者的准备

1. 食物　进餐后血浆脂肪等会增高，因此应问询被采血者是否为空腹采血。

2. 空腹　血糖等要求禁食 8 ~ 12h 后采血，但超过 16h 以上，某些结果会异常。

3. 运动和精神　患者应在安静和情绪稳定时采血。

4. 饮酒与吸烟　饮酒与吸烟会影响某些检验指标改变。

5. 日间变化　某些检验指标存在日间变化，应定时检查。

三、采血操作对检验结果的影响

1. 采血时间　采血应尽可能在上午 9 时前完成，检验申请单应注明采血时间。

2. 采血部位　应选择血管暴露好、无病理改变、易于操作、减少疼痛的部位采血。

3. 采血体位　体位改变能引起血液许多指标发生变化，采血以坐位或仰卧位较好。

4. 压脉带使用　压脉带的捆绑时间应短于 1min，血液进入采血器后，应立即放松压脉带。

5. 输液　输液影响检验结果，尽可能避免输液时采血，避免在输液同侧静脉采血。

6. 溶血　采血、运送、保管、分离血清（浆）时应避免发生溶血。

四、血液标本运送、保存与处理

每一份血液标本，应视为无法重新获得的唯一标本，应按规定采集、运送、登记、检测、保存和报告，任何一种毁坏标本的行为，都可能延误病人的诊断和治疗。

（一）血液标本的运送

1. 唯一标识　标本有条形码、姓名、年龄、住院号、科别、采血时间等标识。

2. 运送安全　使用专用容器运送，特殊标本应用有特殊标识（传染等）的容器密封运送，必要时应使用专用的降温运送容器（冰盒或冰袋）。

3. 尽快运送　应尽快送检，不能及时送检，应分离血清（浆）2℃ ~ 8℃环境存放。

（二）血液标本检验前的预处理

抗凝血液标本采集后，应用离心机及时分离血浆；非抗凝血，待凝固后分离血清。

（三）血液标本的保存及处理

采集后不能立即检验的标本，应尽快保存在合适的环境（室温、冷藏、冷冻）。

1. 分离后的标本　不能立即检测或留用复查的标本，应加盖密封置于 4℃冷藏柜保存。在 -20℃可保存 1 个月，在 -70℃可保存 3 个月以上。

2. 检测后的处理 作为复查标本，检测后应保存在 4℃ ~8℃冰箱内，以不超过 1 周为宜。凝血因子测定和血细胞测定的标本等一般不保存。根据标本潜在传染性，对“高危”（如艾滋病）患者的标本应有标识。检验后标本及实验材料应按《医疗卫生机构医疗废物管理办法》及《医疗废物管理条例》等相关规定消毒灭菌和毁灭处理。

（四）标本拒收原则

不符合要求的标本，是检验结果不准确的重要因素之一，故应对标本进行质量检查，如溶血、血量不足、选用采血管错误、转运条件不当、放置超过规定时间、申请单与送检的标本及标识有误或信息不全、标本污染等，应拒收。

第二章　白细胞检验

知识要点

1. 白细胞显微镜计数法的原理、试剂组成、操作方法、注意事项。
2. 外周血常见正常和异常白细胞形态。
3. 白细胞计数和白细胞分类的临床意义。
4. 嗜酸性粒细胞计数方法及临床意义。
5. 红斑狼疮细胞检验方法和红斑狼疮细胞形态特点。

第一节　白细胞生理概述

一、外周血常见白细胞的种类与功能

人体外周血白细胞包括中性粒细胞（N）、嗜酸性粒细胞（E）、嗜碱性粒细胞（B）、淋巴细胞（L）、单核细胞（M）五种，而中性粒细胞又分为中性分叶核粒细胞和中性杆状核粒细胞。

1. 中性粒细胞　中性粒细胞的主要功能是杀灭病原微生物。在趋化因子作用下中性粒细胞移向病灶区，通过吞噬作用和细胞内的溶酶体释放蛋白水解酶将病原微生物消化。

2. 嗜酸性粒细胞　嗜酸性粒细胞具有吞噬抗原抗体复合物的功能。对组胺、抗原抗体复合物、肥大细胞有趋化性，并分泌组胺酶灭活组胺，减轻某些过敏反应。

3. 嗜碱性粒细胞　嗜碱性粒细胞内的颗粒含组胺、肝素、过敏慢性反应物质，参与过敏反应，也可导致速发性变态反应。

4. 淋巴细胞　淋巴细胞是人体主要的具有免疫活性的细胞，分为 B 淋巴细胞、T 淋巴细胞、K 细胞和 NK 细胞。在骨髓、脾、淋巴结和其他淋巴组织生发中心发育成熟者称为 B 淋巴细胞。B 淋巴细胞经抗原刺激后分化为浆细胞，产生特异性抗体，参与体液免疫。在胸腺、脾、淋巴结和其他淋巴组织依赖胸腺素发育成熟者称 T 淋巴细胞。T 淋巴细胞经抗原致敏后，可产生多种免疫活性物质，参与细胞免疫。

5. 单核细胞　单核细胞和组织中的吞噬细胞构成单核－吞噬细胞系统，可吞噬某些病原体如病毒、细菌、原虫等，吞噬和清理组织碎片、衰老的血细胞、抗原抗体复合物、凝血因子等多种物质，还能通过吞噬抗原传递免疫信息、活化淋巴细胞，在特异性免疫中起重要作用。此外，单核细胞还有抑制、破坏肿瘤细胞的作用。

二、白细胞的寿命和归宿

1. 粒细胞寿命和归宿　在骨髓内分裂成熟（约需 10 天）后才释放入血液，成熟粒细胞进入外周血 10～12h，然后就逸出血管进入组织或体腔内，行使防御功能 1～4 天。

2. 淋巴细胞寿命和归宿　起源于骨髓多能造血干细胞。B 淋巴细胞寿命较短，在外周血一般仅生存 3～4 天，T 淋巴细胞寿命较长，可达数月甚至数年。

3. 单核细胞寿命和归宿　在骨髓中分裂、分化、成熟，释放入外周血，大部分单核细胞附着于血管内壁，少数随血液参与体循环，在血中停留 3～6 天后，进入组织演变为巨噬细胞，可生存 2～3 个月。

衰老白细胞主要在单核－吞噬细胞系统被清除，也有一部分从口腔、气管、消化道和泌尿生殖道排出。

第二节　白细胞计数

白细胞计数是指外周血中白细胞浓度，有显微镜计数法和血细胞分析仪法，后者详见第四章血细胞分析仪及其临床应用，下面仅介绍白细胞显微镜计数法。

一、显微镜计数方法

【原理】

用白细胞计数稀释液，按一定比例将血液稀释并破坏红细胞后，混匀，充入计数池中，在显微镜下计数一定容积内的白细胞数，换算成血液中白细胞的浓度。

【器材】

1. 显微镜　普通光学显微镜。

2. 微量吸管　一次性定量（20μl）毛细玻璃采血管，出厂前已经过严格质量检查。

3. 计数板　为细胞计数的专用量具。目前一般使用改良牛鲍（Neubauer）计数板。这种计数板由优质玻璃制成，每块计数板通过 H 槽分割为上下两个相同的计数池。计数池两侧各有一条支柱，支持平整光滑的计数板专用盖片，盖片与计数池间形成 0.1mm 高度的距离。每个计数池被精密地刻画成 9 个大方格，每个大方格的边长均为 1mm，面积为 $1mm^2$，加盖玻片后的体积为 $0.1mm^3$（0.1μl）。4 个角的每个大方格均用单线刻画成 16 个中方格，作白细胞计数用；中央大方格用双线刻画成 25 个中方格，每个中方格又由单线刻画成 16 个小方格，供计数密度大的红细胞和血小板计数用。计数板外观和计数池方格见图 2－1 和图 2－2。

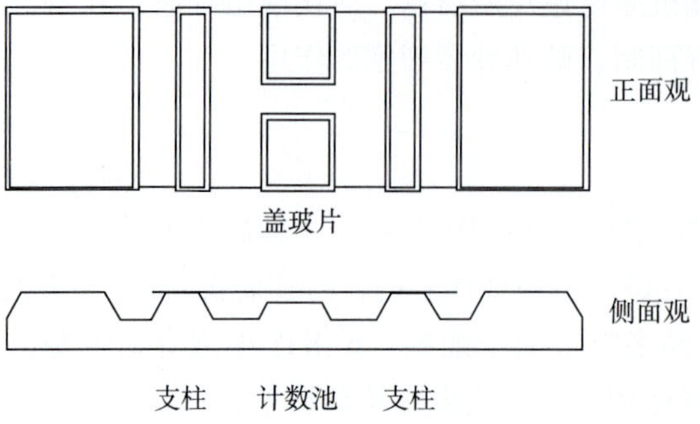

图2-1 计数板外观

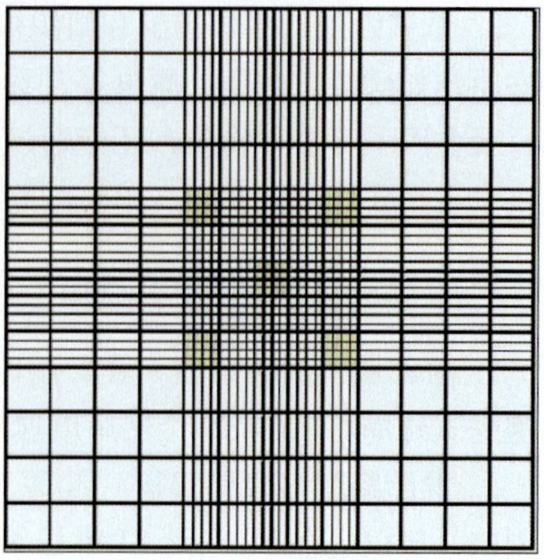

图2-2 计数池方格

1941年国际标准局（NBS）规定，计数池大方格每边长度的允许误差是±1%，即边长为（1±0.01）mm；盖玻片与计数池间距离的允许误码率差是±2%，即深度为（0.1±0.002）mm。

4. 计数板专用盖玻片 是计数板特制的玻璃盖片，要求表面平整光滑，较厚重，不易被细胞悬液所抬浮。其两面平整度在0.002mm以内，盖玻片通常的规格是24mm×20mm×0.6mm。计数池和盖玻片在使用前，应清洁、干燥，用软的吸水纤维制品拭净，注意勿让手指接触使用面，以防污染油腻，致使充液时产生气泡。

【试剂】

白细胞稀释液

冰乙酸	2.0ml
10g/L亚甲蓝（或结晶紫）	数滴
蒸馏水	加至100.0ml

稀释液是低渗透溶液，可使红细胞溶解，乙酸能加速其溶解，同时乙酸能固定核蛋白，使白细胞核显现，便于辨认。亚甲蓝或结晶紫可使白细胞核着色，并使白细胞稀释液与红细胞稀释液颜色不同而有区别。

【操作】

1. 准备稀释液 取小试管1支，加入白细胞稀释液0.38ml。

2. 吸血 用微量吸管准确吸取外周血20μl。

3. 稀释 擦去管外余血，将其插入小试管中稀释液底部，轻轻将血放出，并吸取上清液洗涤吸管2~3次，注意每次不能冲浑稀释液，最后轻摇试管，使之混匀。

4. 充池 将计数板和盖玻片擦净，盖玻片盖在计数板上，待红细胞完全破坏，用微量吸管吸取混匀的白细胞悬液充入计数池与盖玻片间的缝隙中，静置2~3min，待血细胞下沉。

5. 计数 用低倍镜计数四角的4个大方格内的白细胞数，对压线的白细胞，按“数上不数下，数左不数右”的原则计数，防止重复计数（图2-3）。镜下白细胞为圆形，胞质透亮，胞核深染突出。

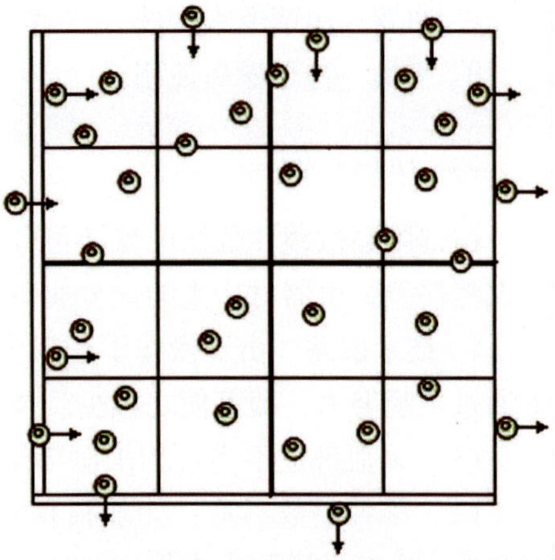

图2－3 压线白细胞计数法

【计算】

$$白细胞数/L=\frac{四个大方格白细胞数}{4}\times 10\times 20\times 10^{6}/L$$

式中：÷4 即将四个大方格中白细胞数换算成每个大方格内白细胞平均数；×10 即将 0.1μl 换算为 1μl；×20 即血液稀释倍数；$\times 10^6$ 即将 1μl 换算成 1L。

【报告方式】

白细胞：△.△△ $\times 10^9$/L。

【注意事项】

1. **清洁要求** 稀释液要过滤，试管、计数板等必须清洁，以免混入杂质被误认为白细胞。
2. **吸管要求** 加稀释液应使用甲级 1ml 吸管或标准 0.38ml 加样器。
3. **稀释倍数** 白细胞浓度太高时（$>15\times 10^9$/L），应加大稀释倍数重新计数；白细胞浓度太低时（$<2\times 10^9$/L），应计数 8 个大方格的白细胞或降低稀释倍数重新计数。
4. **白细胞均匀度** 计数池内细胞分布要均匀。若白细胞总数在参考范围内，大方格间白细胞数不得相差 8 个以上，两次重复计数误差 <10%，否则要重新充池计数。
5. **白细胞校正** 白细胞稀释液不能破坏有核红细胞，当外周血出现大量有核红细胞时，会误认为白细胞计入总数，应进行校正。白细胞校正公式：

$$白细胞数/L=校正前白细胞浓度\times\frac{100}{100+分类100个白细胞时见到有核红细胞数}$$

例：校正前白细胞总数为 11×10^9/L，分类计数 100 个白细胞时见到有核红细胞 10 个，则白细胞/L $=11\times 10^9/L\times\frac{100}{100+10}=10\times 10^9/L$。

二、计数板消毒

随着实验室感染事件增多，给实验器材消毒提出更高的要求，计数板是检验人员较容易传播病原体的媒介，因此应注意计数板的消毒，防止实验室感染事件的发生。

（一）过氧乙酸消毒法

1. **消毒** 计数完每一个标本后，把计数板浸泡在 2g/L 过氧乙酸中消毒 30min。
2. **冲擦** 用蒸馏水清洗、擦干净计数板。
3. **脱水** 0.95L/L 乙醇脱水除脂。
4. **干燥** 待干燥后才能使用。

（二）Mucocit－T 快速消毒法

1. **消毒** 计数完每一个标本后，把计数板浸泡在 2% Mucocit－T 液中消毒 15min。

2. 冲擦 用蒸馏水冲洗，洗擦干净。

3. 干燥 待干燥后使用。

三、质量保证

白细胞显微镜计数法的误差可分为技术误差和固有误差两种。按性质分为系统误差和偶然误差，由器材产生的误差属于系统误差，由人的因素产生的误差属于偶然误差。

1. 技术误差 由于操作不正确和仪器不准确造成的误差，称为技术误差。这类误差通过主观努力，即可使之减少。技术误差常见原因如下：

（1）采血部位不当：如采血部位有冻疮、水肿、发绀、炎症等。

（2）稀释倍数不准：如加稀释液量不准、稀释液蒸发、吸血不准、未擦去吸管外周余血、吸管冲洗不干净等。

（3）血液凝固：如取血时动作缓慢、用力挤压混入组织液等。

（4）充液不当：如充液前未混匀、充液过多或过少、充液不连续、产生气泡、充液后移动盖玻片、操作台不平稳等。

（5）辨认错误：如计数时将污染的酵母菌和杂质误认为是白细胞等。

（6）器材误差：使用不准确的微量吸管、计数板、盖玻片、吸管等。

2. 固有误差 任何一位技术熟练者，用同一器材、同一稀释标本连续多次充液计数，结果也常有一定差异，这种因每次白细胞分布不同所造成的误差称计数域误差，属固有误差。

根据统计学研究，白细胞计数池内的随机分布符合 Poison 分布，即 $S=\sqrt{m}$，其变异系数（CV）为：

$$CV=\frac{S}{m}=\frac{\sqrt{m}}{m}=\frac{1}{\sqrt{m}}$$

式中：CV 为变异系数；S 代表标准差；m 代表计数池重复计数白细胞均数。

从上式中可见计数范围越大，计数的细胞越多，计数域误差越小。

3. 常规考核标准（RCS） 本法是根据白细胞在计数池内四大格的分布情况而确定的。如果超过下述标准，应重新混匀悬液滴入另一计数池中进行计数，直至符合标准才能报告。常规考核标准的计算公式为：

$$\text{RCS}=\frac{\text{四个大方格所数白细胞最大值}-\text{最小值}}{\text{四个大方格所数白细胞的平均数}}\times 100\%$$

评价标准：白细胞≤4×10^9/L 时，RCS < 30%；白细胞为（4.1～14.9）$\times10^9$/L 时，RCS < 20%；白细胞≥15×10^9/L 时，RCS < 15%。超过上述标准视为不合格。

本法适合于室内质量控制。

4. 经验质控 在血涂片厚薄适宜的情况下，根据血涂片白细胞密度与白细胞总数的关系，估计白细胞计数结果有无较大误差，进行经验质控（表 2－1）。

表 2-1 血涂片白细胞密度与白细胞总数的关系

血涂片白细胞/HP	白细胞总数
2~4	(4~7) $\times 10^9$/L
4~6	(7~10) $\times 10^9$/L
6~10	(10~13) $\times 10^9$/L
10~20	(13~18) $\times 10^9$/L

第三节 血涂片的制备与染色

血涂片的显微镜检查，是血细胞形态学检查的基本方法，是血液系统疾病的重要诊断手段，但血涂片的制作和染色质量直接影响血细胞检验结果。因此，制作厚薄适宜、细胞分布均匀、染色良好的血片，是血液学检查最重要的基本技术之一。

一、血涂片的制备

（一）载玻片的清洁

用于制作血涂片的载玻片必须清洁、干燥、无油腻，而新载玻片表面常有游离碱质，所以新载玻片在制作血涂片之前都要进行除碱清洁。

1. 新载玻片的清洁 应用 1mol/L 盐酸浸泡 24h，再用清水冲洗干净，干燥后备用。

2. 使用过的载玻片的清洁 将载玻片放入肥皂水或其他合成洗涤剂的水溶液中煮沸 20min，再用热水将肥皂和血膜等污物洗去，用自来水反复冲洗净，干燥备用。必要时再置 95% 乙醇浸泡 1h，然后用蒸馏水洗净，擦干或烘干备用。

清洁后的载玻片在使用时，只能手持载玻片边缘，切勿用手指触及载玻片表面，以保持载玻片的清洁、干燥、中性、无油腻。

（二）血涂片的制作

1. 手工推片法

（1）滴血：取血液 1 滴，置于玻片的一端 1cm 处或整片的 3/4 处。

（2）制备血涂片：左手持载玻片，右手拿推片从血滴前方后移接触血滴，使血滴沿推片边缘展开，然后使推片与载玻片成 30°~45°，均速、平稳向前推动到载玻片的另一边，制成血涂片（图 2-4）。

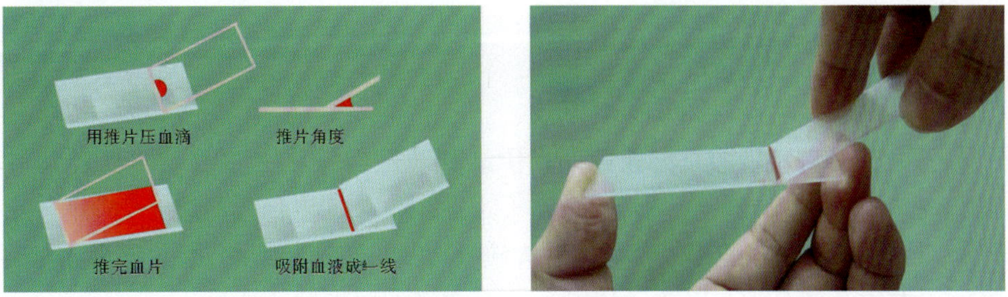

图 2-4 手工推片法

（3）干燥：将推好的血涂片在空气中扇动，使其加快干燥，以免细胞变形。

2. 自动涂片法 目前有许多型号的自动血细胞分析仪配备有自动血涂片仪和染色仪，可以按照检验人员的指令执行自动送片、取血、推片、标记和染色等任务。

3. 技术要点 血涂片的厚薄、长短与血滴大小、推片与载玻片之间的角度、推片的速度有关。血滴愈大，角度愈大，推片速度愈快，则血膜厚而短，反之血膜薄而长。如果推片边缘不整齐，血膜则成毛刷状；推片速度不均匀，血膜则呈断续的搓板状；载玻片不清洁有油污，血膜中则有空泡；血量过多，血膜则无尾（图2－5）。

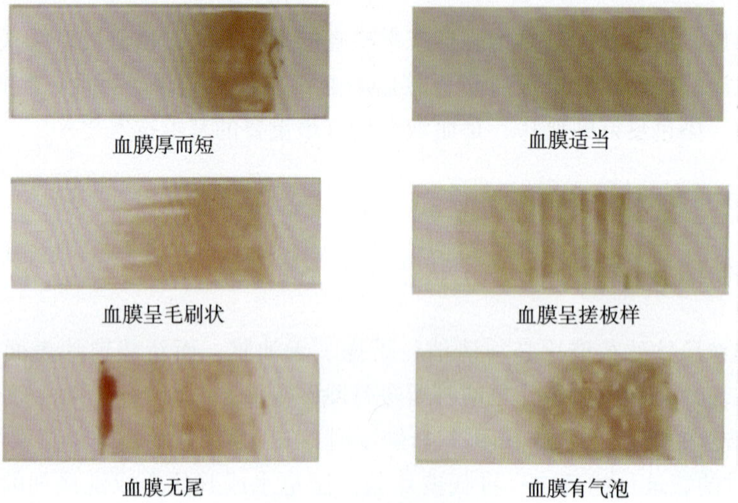

图2－5 各种血片比较

一张好的血涂片，要求厚薄适宜，头、体、尾层次分明，细胞分布均匀，边缘整齐，尾部呈U字形，血膜与载玻片的两边和两端各约留有0.3cm和0.5cm的空隙，血膜长度占载玻片的2/3左右。

二、血细胞常用染色法

为了便于在显微镜下观察血细胞内部结构，将血细胞染色，让细胞质、细胞核、细胞颗粒等染上不同的颜色，使细胞的形态结构显示更清楚，便于对血细胞识别分类。血细胞常用的染色法有瑞特（Wright）染色法、吉姆萨（Giemsa）染色法、瑞特－吉姆萨混合染色法等。

（一）瑞特染色法

【原理】

1. 染液成分 瑞特染液是将酸性染料伊红和碱性染料亚甲蓝组成的复合染料溶于甲醇而成。

（1）亚甲蓝：又名美蓝，为四甲基硫堇染料，通常为氯盐，即氯化亚甲蓝（M^+Cl^-）。其有色部分是亚甲蓝（M^+），为阳离子，属于碱性染料。

亚甲蓝易氧化为一、二、三甲基硫堇等次级染料（即天青），因此贮存的瑞特染液中部分亚甲蓝被氧化为各种天青。

（2）伊红：又名曙红，通常为钠盐，即伊红化钠（Na^+E^-）。其有色部分是伊红（E^-），为阴离子，属于酸性染料。

（3）瑞特染料：由亚甲蓝和伊红组成的混合液，生成一种溶解性低的伊红化亚甲蓝的中性沉淀物，其反应式为：

$$M^+Cl^+ + Na^+E^- \rightarrow ME\downarrow + NaCl$$

（4）甲醇：为有机溶剂。瑞特染料在甲醇中溶解后，重新解离成带正电荷的亚甲蓝（M^+）或天青和带负电荷的伊红（E^-），它们分别选择不同的细胞成分结合而使细胞着色。甲醇具有强大的脱水性，可将细胞固定为一定形态，并使蛋白质沉淀为颗粒状、网状等结构，增加细胞与染料接触的表面积，从而提高了对染料的吸附作用，增强染色效果。

2. 细胞染色原理　细胞的染色既有化学亲和作用，又有物理吸附作用。瑞特染液解离的 M^+ 和 E^- 与细胞不同酸碱性物质结合而显不同颜色（表 2－2、图 2－6）。

表 2－2　瑞特染色血细胞的原理

成分	着色原理
碱性物质（如血红蛋白及嗜酸性颗粒）	与伊红结合染成红色，该物质称为嗜酸性物质
酸性物质（如酸性蛋白及嗜碱性颗粒）	与亚甲蓝结合染成蓝紫色，该物质又称为嗜碱性物质
中性颗粒（呈等电状态）	与伊红、亚甲蓝均结合染成淡紫红色
细胞核（由 DNA 和碱性蛋白等组成）	碱性蛋白与伊红结合染成红色，DNA 与亚甲蓝作用染成蓝色，故细胞核被染成紫红色

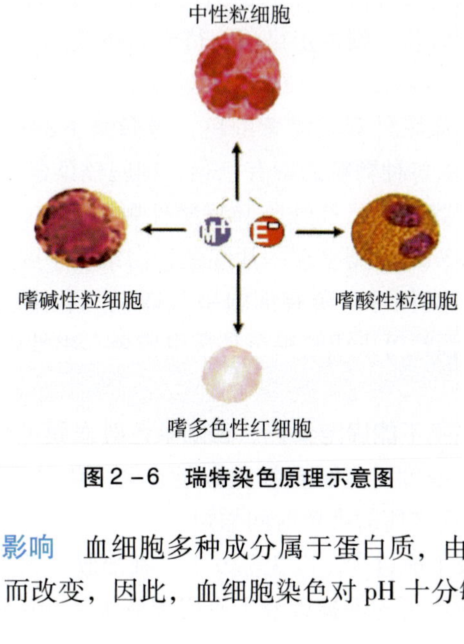

图 2－6　瑞特染色原理示意图

3. pH 对细胞染色的影响　血细胞多种成分属于蛋白质，由于蛋白质系两性电解质，所带电荷随着溶液的 pH 而改变，因此，血细胞染色对 pH 十分敏感。染色时常用缓冲液

(pH 6.4～6.8) 来调节染色时的 pH，促进细胞染色，提高染色效果（表2－3）。

表2－3　不同 pH 对血细胞染色的影响

染色时 pH	蛋白质所带电荷	结合的染料	染色结果
<pI	正电荷增多	易与伊红结合	偏红
>pI	负电荷增多	易与亚甲蓝或天青结合	偏蓝

【试剂】

1. 瑞特染液

瑞特染料　0.1g

甲醇（AR）　60ml

将瑞特染料粉放在清洁干燥的研钵里，加少量甲醇，充分研磨使染料溶解，将已溶解的染料倒入棕色试剂瓶中，未溶解的再加少量甲醇继续研磨，直至染料完全溶解、60ml 甲醇全部用完为止。再加 15ml 甘油封存，防止甲醇挥发，使细胞着色清晰。配好后置室温 1 周后方可使用。

2. 磷酸盐缓冲液（pH 6.4～6.8）

磷酸二氢钾（KH_2PO_4）　0.3g

磷酸氢二钾（K_2HPO_4）　0.2g

蒸馏水　加至 1000.0ml

【操作】

1. 标记　用蜡笔编号并在血膜两端画线，防止染液溢出，然后平放在染色架上。
2. 加染液　加瑞特染液数滴，以覆盖整个血膜为宜，固定细胞约 1min。
3. 加缓冲液　按染液与缓冲液 1∶1 的比例均匀滴加缓冲液，混匀，染色 5～10min。
4. 冲洗　用细流水缓缓从一端冲走染液，待干后镜检。

【结果】

1. 染色适宜的血膜　血膜外观呈淡紫红色，显微镜下的红细胞染成粉红色，有碟状感。细胞中各种颗粒显示各种颗粒的特有色彩，细胞核染紫红色，染色质结构清楚。
2. 染色结果偏酸　血膜偏红，红细胞和嗜酸性颗粒偏红，白细胞核呈浅蓝色或不着色。若染色过酸（pH <3.5），则呈现一片红色，白细胞中除嗜酸性颗粒外均不着色。
3. 染色结果偏碱　血膜偏绿，所有细胞呈灰蓝色。若染色微偏碱时红细胞暗红，白细胞颗粒深暗，嗜酸性颗粒可染成暗褐色甚至黑紫色，中性颗粒也染成紫黑色。

【注意事项】

1. 干燥　未干透的血膜不能固定染色，否则染色时血膜可被染液冲散脱落。
2. 染色时间　与染液浓度、室温及细胞数量有关。染液愈淡，室温愈低，细胞愈多，所需染色时间愈长，反之所需染色时间缩短。
3. 染液量　所加染液不能过少，以免蒸发干，在血膜上留下难以去除的染料残渣。
4. 冲洗要求　冲洗时不可先倒掉染液，应用细流水从一端缓缓冲洗带走染料残渣，以免残渣沉着在血膜上。若染料残渣沉着，可加少量瑞特染液溶解，并及时用流水冲洗，以免脱色。

5. 染色偏酸或偏碱 应更换缓冲液再染。

6. 染色过深 染色过深时，可用甲醇或瑞特染液褪色，并立即用流水冲掉；染色过浅时，应先加缓冲液，而后加染液，或先将缓冲液与瑞特染液混合后再染。

7. 试染 每批染液和缓冲液都要试染，掌握每批染液的染色时间和缓冲液的比例。

8. 瑞特染液的质量要求 用瑞特染液的成熟指数（RA）评价瑞特染液的质量。取瑞特染液 10μl 加甲醇 10ml，以甲醇为空白，分别用 650nm 和 525nm 波长检测稀释染液的吸光度 A_{650} 和 A_{525}，求 $RA = A_{650}/A_{525}$，一般 RA 以 1.3 ±0.1 为宜。

（二）吉姆萨染色法

【原理】

吉姆萨染料由天青、伊红组成，其染色原理与瑞特染色法基本相同。吉姆萨染色法对细胞核着色较好，细胞核结构显示更清晰，但对胞质和中性颗粒着色较瑞特染色差。

【试剂】

吉姆萨染粉	0.5g
甲醇（AR）	33.0ml
纯甘油	33.0ml

把 0.5g 吉姆萨染粉倒入盛有 33.0ml 甘油的锥形烧瓶内，于 60℃水浴 2h，充分混匀，使其溶解，然后加入 60℃预热的甲醇，充分摇匀后置棕色瓶中，置室温下 7 天，过滤后使用。

【操作】

1. 固定 用甲醇固定干燥的血膜 3～5min。

2. 染色 将血片置于用 pH 6.4～6.8 的磷酸盐缓冲液稀释 10～20 倍的吉姆萨染液中，浸染 10～30min。

3. 冲洗 取出血涂片，用水冲洗，待干后镜检。

若血涂片张数较少时，可用滴片法进行吉姆萨染色。

（三）混合染色法

【原理】

将瑞特染料和吉姆萨染料按一定比例混合后对细胞进行染色，其染色原理同瑞特和吉姆萨染色法。本法兼有瑞特染色法和吉姆萨染色法的优点，所以染色效果更佳。

【试剂】

1. 瑞特－吉姆萨染液

瑞特染粉	1.0g
吉姆萨染粉	0.3g
甲醇（RA）	500ml

配制方法与瑞特染液相似。

2. 磷酸盐缓冲液（pH 6.4～6.8） 同瑞特染色法。

【操作】

1. 固定 在血片上滴加瑞特－吉姆萨染液3～5滴，固定细胞1min。
2. 染色 滴加磷酸盐缓冲液5～10滴，轻摇血涂片使之与染液混匀，染约10min。
3. 冲洗 用细流水冲去染液，待干后镜检。

第四节 白细胞分类计数

白细分类计数（differential leukocyte count，DLC）是根据外周血中各种白细胞的特征识别五种白细胞，测定其相对比值（百分率）以及观察其病理变化的一种检验方法，是临床常用的一般血液学检测项目之一，对疾病的诊断和鉴别诊断有重要的临床意义。

一、外周血正常白细胞的形态

（一）中性粒细胞

胞体圆形，直径10～15μm；胞浆丰富，染粉红色，含大量细小均匀的淡紫红色中性颗粒；胞核染色质粗糙不匀，排列紧密呈小块状，染深紫红色。中性粒细胞根据核的形状，可分为中性杆状核粒细胞和中性分叶核粒细胞两种。一般将细胞核径最窄处小于最宽处1/3者称为分叶核粒细胞，大于1/3者称为杆状核粒细胞。中性分叶核粒细胞核分2～5叶或更多，以3～4叶居多，各叶之间完全分离或一丝相连。中性杆状核粒细胞核型多样，可呈杆状、C形、V形或不规则形，为不完全成熟的粒细胞。

（二）嗜酸性粒细胞

胞体圆形，直径13～15μm，略大于中性粒细胞，胞浆充满粗大、均匀、整齐、紧密排列且折光性强的橘红色嗜酸性颗粒，偶见少量淡蓝色或无色胞浆。胞核常分2叶，似眼镜形，也可见3～4叶者，染色质粗糙，染紫红色。嗜酸性粒细胞较易破碎，破碎后其颗粒可散落在胞核周围。

（三）嗜碱性粒细胞

胞体圆形，直径10～12μm，较中性粒细胞略小，胞浆较少，呈淡红或淡紫红色，内含少量粗大，但大小不均、排列不规则的紫黑色嗜碱性颗粒，常覆盖于胞核上。染色质粗，着色较浅，染紫红色，核分叶常不明显，形态不规则，结构模糊不清。

（四）单核细胞

胞体圆形或不规则，直径15～25μm，为外周血中最大的细胞。胞浆丰富，染淡蓝或淡粉红色，呈毛玻璃样半透明，胞浆内含大量细小灰尘样或紫红色嗜天青颗粒。胞核呈圆形、肾形、马蹄形或折叠扭曲的不规则形，染色质细致疏松如网状，染淡紫红色。

（五）淋巴细胞

按大小分大淋巴细胞和小淋巴细胞。小淋巴细胞呈圆形，直径 6～10μm。胞浆极少，仅在核的一侧出现一线天蓝色或深蓝色胞浆，有的甚至完全不见。一般在胞浆中无颗粒，偶见几颗大小不等的紫红色嗜天青颗粒。胞核呈圆形，偶见凹陷，染色质粗糙致密，排列均匀，无空隙，有隐约成块现象，染深紫红色。大淋巴细胞亦呈圆形，直径 10～15μm，胞浆较丰富，呈透明的淡蓝色，常有少量大小不等的紫红色嗜天青颗粒，染色质比小淋巴细胞疏松。

外周血常见白细胞形态比较见表 2－4、图 2－7。

表 2－4　外周血中常见白细胞的形态比较表

细胞	直径（μm）	胞核/胞浆	核形	染色质	胞浆
中性粒细胞	10～15	小	多分 3～5 叶	粗	粉红色，颗粒多、细小、均匀，染淡紫红色
嗜酸性粒细胞	13～15	小	多分 2 叶	粗	着色不清，颗粒粗大、均匀，染橘红色，充满胞浆
嗜碱性粒细胞	10～12	小	核形不清晰	粗	着色不清，颗粒少，大小不均，染紫黑色，覆盖核上
小淋巴细胞	6～10	大	圆形、肾形	粗块	透明蓝色，偶见颗粒
单核细胞	15～25	中	肾形、马蹄形	网状	半透明灰蓝色，细小灰尘样、紫红色嗜天青颗粒

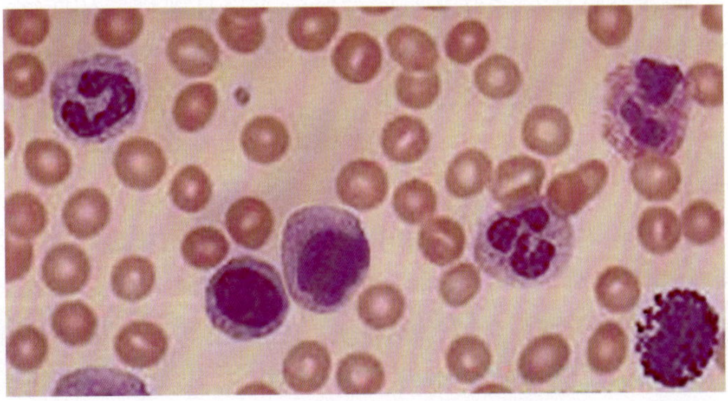

图 2－7　外周血常见白细胞形态比较

二、外周血白细胞异常形态

（一）中性粒细胞异常形态

1. 中性粒细胞核象变化 中性粒细胞经过原始粒细胞、早幼粒细胞、中幼粒细胞、晚幼粒细胞、杆状核粒细胞、分叶核粒细胞等阶段发育为成熟的中性粒细胞。中性粒细胞核的形态与它的发育阶段相关联，故以中性粒细胞核的不同形态代表中性粒细胞不同的发育阶段作横坐标，以各阶段的中性粒细胞的比值为纵坐标，做各阶段中性粒细胞分布曲线称为核象。外周血的中性粒细胞以分叶核为主，胞核常分为2～5叶，杆状核较少。病理情况下，中性粒细胞的核象可发生核象左移与核象右移（图2－8）。

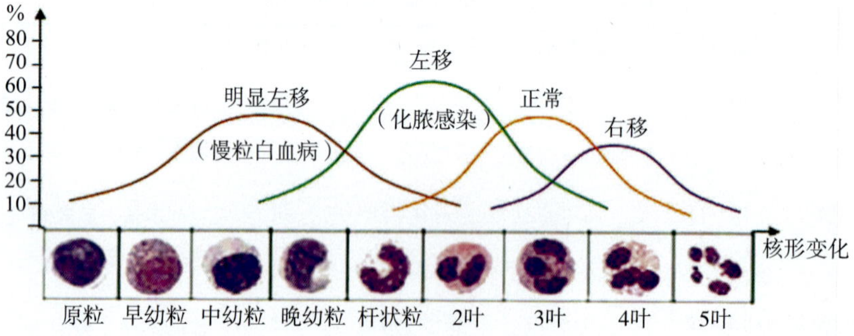

图2－8 中性粒细胞核象的变化

（1）中性粒细胞核象左移：外周血中中性杆状核粒细胞增多或（和）杆状核阶段以前的幼稚细胞出现称为中性粒细胞分布曲线图像左移，简称核象左移。核象左移常伴有白细胞总数增多者，称为再生性左移，表示机体迫切需要，骨髓能大量释放粒细胞至外周血，常见于急性化脓性感染、急性大出血、急性中毒等。核象左移，但白细胞总数不增加或降低者，称为退行性左移或变质性左移，表示骨髓释放功能受抑制，机体抵抗力差，常见于严重感染、再生障碍性贫血、伤寒、败血症等。核象左移根据其程度可分为：①轻度核象左移：仅见杆状核粒细胞＞5%。②中度核象左移：见于杆状核粒细胞＞10%，伴少量晚粒幼、中幼粒细胞。③重度核象左移：见于杆状核粒细胞＞25%，可见早幼粒、原始粒细胞，常伴有明显的中毒颗粒等出现。

（2）中性粒细胞核象右移：外周血中中性分叶核粒细胞增多，同时5叶核以上的中性粒细胞＞3%时称为中性粒细胞分布曲线右移，简称核象右移。核象右移反映造血功能衰退，与缺乏造血物质、DNA合成障碍有关。核象右移常伴白细胞减少。主要见于巨幼细胞性贫血、内因子缺乏所致的恶性贫血、感染、尿毒症、骨髓增生异常综合征等，应用抗代谢药物治疗肿瘤时也会出现核右移。在炎症恢复期，一过性核右移是正常现象，但在进展期突然出现核右移提示预后不良。

2. 中性粒细胞的毒性变化 在严重的化脓性感染、恶性肿瘤、中毒、烧伤、放射性治疗等病理情况下，中性粒细胞可发生毒性变化。具体表现为细胞大小不均、中毒颗粒、空泡、杜氏小体、核棘突、核变性等。

（1）细胞大小不均：为骨髓内幼稚粒细胞发生不规则的分裂增殖所致。

（2）中毒颗粒：瑞特染色后，中性粒细胞胞浆内出现大小不一、较正常中性颗粒粗大、分布不均匀的紫黑色颗粒，称为中毒颗粒。此种颗粒有时也较小或稀疏散杂在中性颗粒中。当其粗大时，容易与嗜碱性粒细胞混淆，但后者的颗粒大而不均，染色更深，常覆盖于胞核上使分叶不清，其比值也低。血涂片染色偏碱或染色时间过长，中性颗粒染色过深，可误认为中毒颗粒，只要注意全片受色情况就可区分（图2－9）。

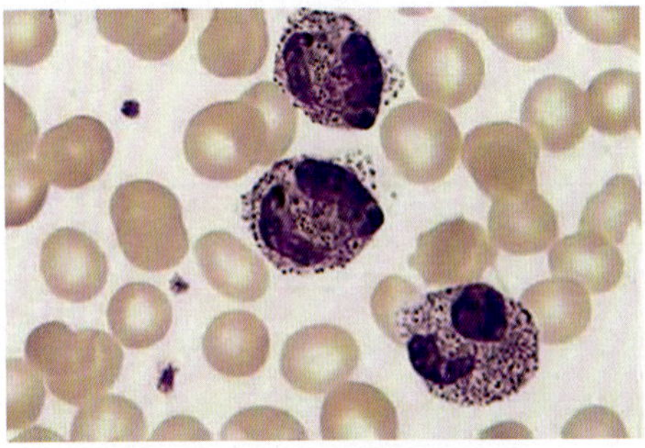

图2－9　中毒颗粒

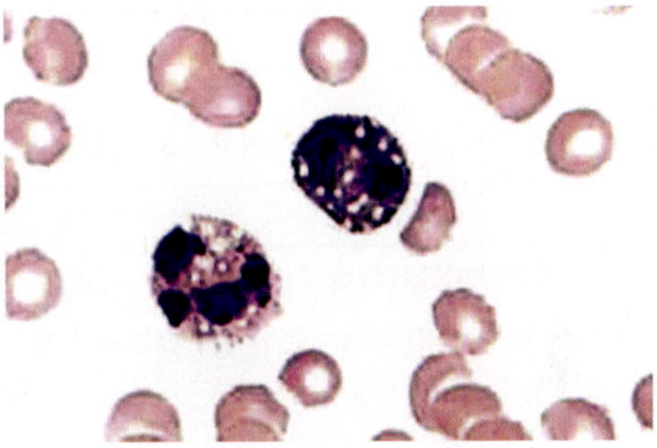

图2－10　空泡形成

含中毒颗粒的粒细胞在中性粒细胞中所占的比值称毒性指数。毒性指数越大，感染、中毒情况越重。毒性指数公式为：

$$\text{毒性指数}=\frac{\text{含中毒颗粒的中性粒细胞数}}{\text{所数的中性粒细胞数}}$$

毒性指数评价标准：1为极度，表示病情情严重；0.75为重度；0.50为中度；≤0.25为轻度。

（3）空泡：在细胞质和胞核中出现，常为多个，被认为是细胞脂肪变性后未能着色所致（图2－10）。

（4）杜勒小体：胞浆中出现小块蓝色嗜碱性物质，呈斑块、梨形或云雾状，可能是核浆发育不平衡所致，为细胞严重毒性变的表现（图2－11）。

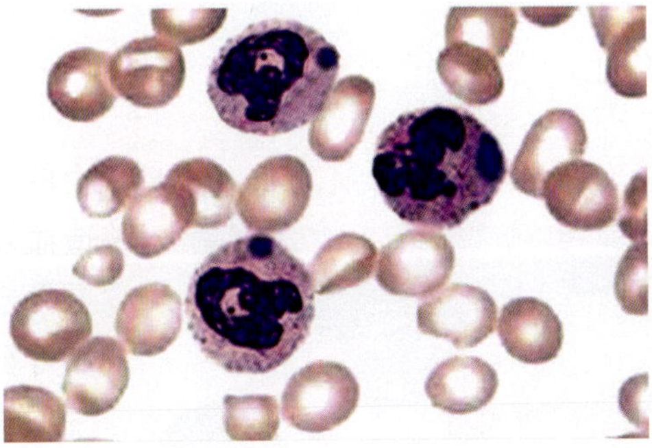

图2－11　杜勒小体

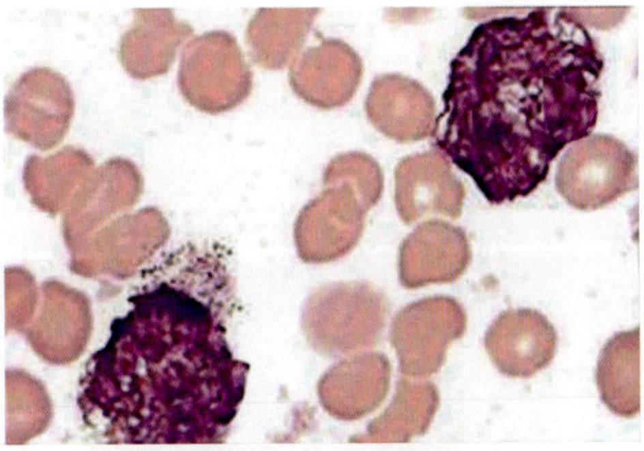

图2－12　中性粒细胞退化变性

（5）核棘突：为核周各种形态的芽状突起，与病毒感染中毒、癌转移、放射线损伤等有关。

（6）核变性：核变性包括核固缩、核肿胀和核溶解。如胞膜破裂，只剩染色质模糊的肿胀胞核，则称裸核（图 2-12）。

3. 棒状小体　白细胞胞浆中出现的紫红色细杆状物质，1 个或数个，长 1~6μm，称为棒状小体，是初级嗜天青颗粒结晶物。数个棒状小体呈束状排列（柴束状）的白细胞称为 faggot 细胞。主要见于急性粒细胞白血病，而急性淋巴细胞白血病则无。

4. 中性粒细胞核异常形态　中性粒细胞核异常形态包括巨多分叶核中性粒细胞、巨杆状核中性粒细胞、多分叶核中性粒细胞、双核粒细胞和环形杆状粒细胞，其特征见表 2-5（图 2-13~图 2-16）。

表 2-5　核形异常的中性粒细胞及特征

	细胞特征	临床意义
巨多分叶核中性粒细胞	胞体增大，核分叶 >5 叶	巨幼细胞性贫血、恶性血液病
巨杆状核中性粒细胞	胞体可达 30μm，核肥大或长带状	巨幼细胞性贫血、MDS、白血病
多分叶核中性粒细胞	核分叶 >5 叶	巨幼细胞性贫血、MDS、白血病
双核粒细胞	有 2 个细胞核	MDS、白血病、巨幼细胞性贫血
环形杆状核粒细胞	核呈杆状环形	MDS、白血病、巨幼细胞性贫血

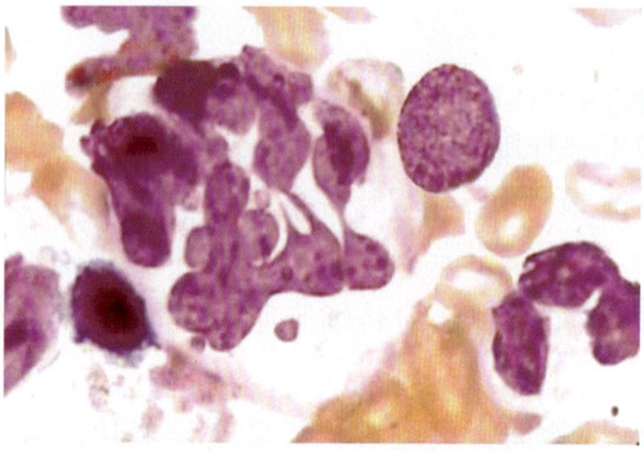

图 2-13　巨多分叶核中性粒细胞

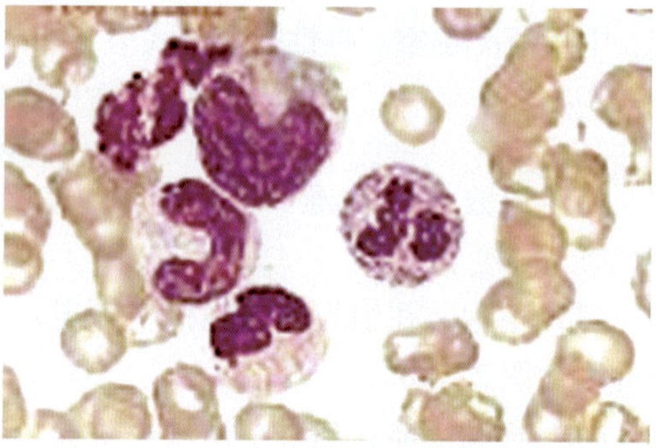

图 2-14　巨杆状核中性粒细胞

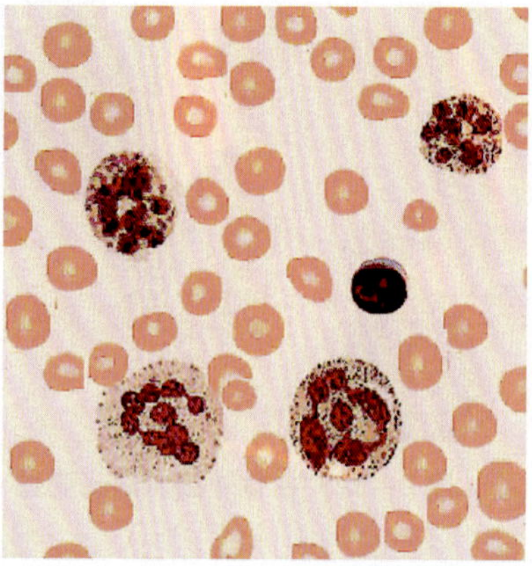

图 2-15　多分叶核中性粒细胞

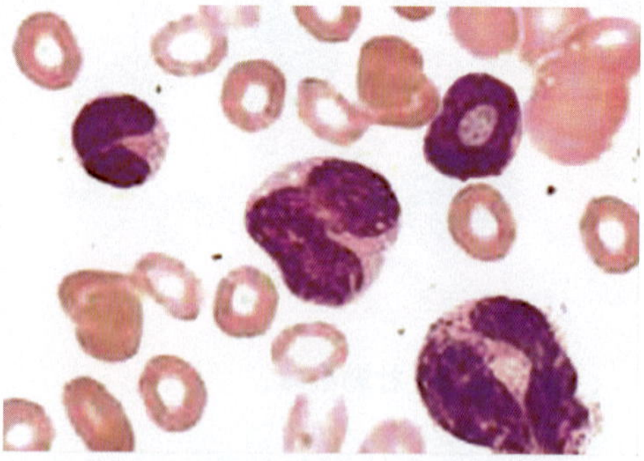

图 2-16　双核粒细胞和环形杆状核粒细胞

5. 与遗传因素相关的中性粒细胞畸形 与遗传因素相关的中性粒细胞畸形有 Chediak - Higashi 畸形、Alder - Reilly 畸形、May - Hegglin 畸形、Pelger - Huet 畸形，其形态特点和临床意义见表 2 - 6（图 2 - 17 ~ 图 2 - 20）。

表 2 - 6 与遗传因素相关的中性粒细胞畸形的形态特点和临床意义

畸形	特点	临床意义
Chediak - Higashi 畸形	胞浆含几个至数十个直径为 2 ~ 5μm 的包涵体，呈紫蓝色或淡灰色块状	常染色体隐性遗传，可影响粒细胞功能，易出现严重感染
Alder - Reilly 畸形	胞浆含巨大深染嗜天青颗粒，呈深红或紫色，但不伴有白细胞增多及核左移、空泡等	常染色体隐性遗传，不影响粒细胞功能，常伴软骨畸形疾病
May - Hegglin 畸形	粒细胞终生含有无定形的淡蓝色包涵体，与 Dohle 小体相似，大而圆	常染色体显性遗传，良性畸形
Pelger - Huet 畸形	核分叶能力减退，呈杆状、肾形、哑铃形，染色质致密、深染，聚集成小块或条索状	常染色体显性遗传，又称家族粒细胞异常。也有续发性和获得性者

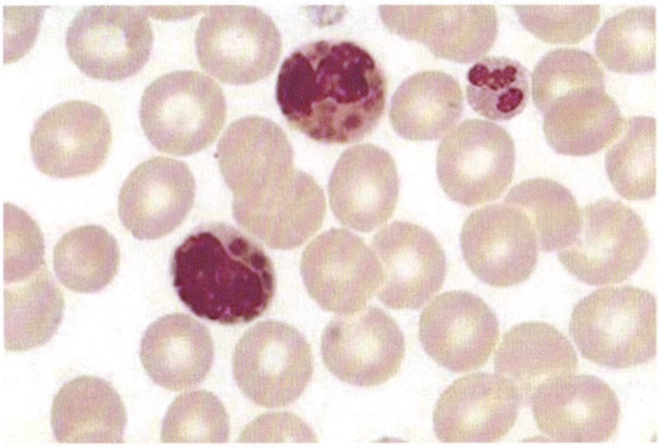

图 2 - 17 Chediak - Higashi 畸形

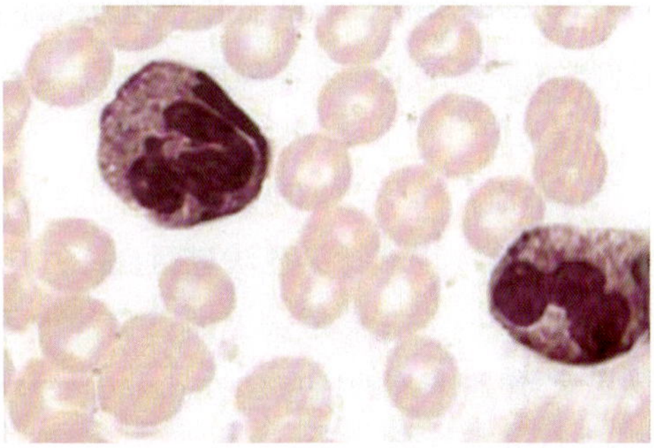

图 2 - 18 Alder - Reilly 畸形

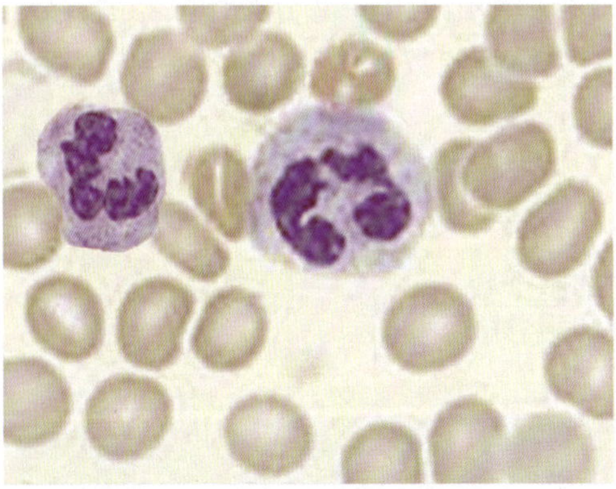

图 2 - 19 May - Hegglin 畸形

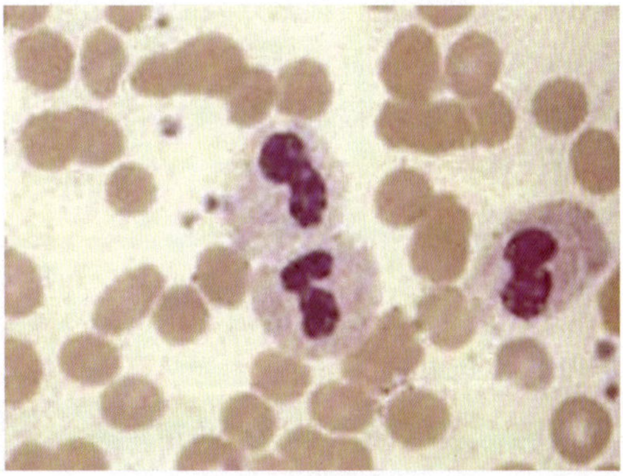

图 2 - 20 Pelger - Huet 畸形

（二）淋巴细胞异常形态

1. 异型淋巴细胞 在病毒感染、药物反应、过敏原因等因素刺激下，淋巴细胞增生并发生形态上的变化，表现为胞体增大，胞质量增多，嗜碱性增强，细胞核母细胞化，称异型淋巴细胞或反应性淋巴细胞。按形态特征分为三型，详见第二十七章。

2. 卫星核淋巴细胞 在淋巴细胞主核旁边有一个游离的小核（图 2－21），见于电磁辐射、药物等损伤时。

正常人偶见异型淋巴细胞。异型淋巴细胞增多主要见于传染性单核细胞增多症、病毒性肝炎、流行性出血热等病毒性疾病和过敏性疾病。

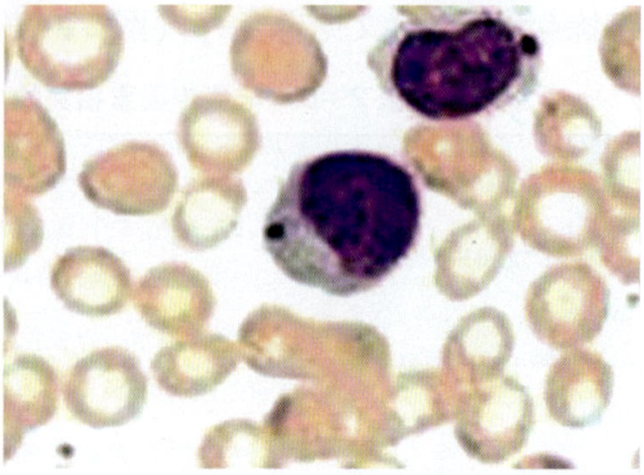

图 2－21 卫星淋巴细胞

三、白细胞分类计数

白细胞分类计数有显微镜分类计数法和血细胞分析仪分类计数法。下面仅介绍显微镜白细胞分类计数法。

【原理】

在显微镜下观察染色血片，根据各类白细胞的形态特征进行分类计数，并观察各种白细胞的形态变化，求各种白细胞的百分率。

【操作】

1. 制血片 与白细胞计数采血同时进行。

2. 染色 用瑞特染色法进行血涂片染色。

3. 分类 先在低倍镜下浏览全片，了解染色情况和细胞分布情况，观察有无异常细胞。选择血涂片的体尾交界处染色良好的区域，在油镜下按一定的顺序，对 100 个白细胞进行分类计数。

4. 记录 白细胞分类时记录的方法较多，常用方法：①手工记录法。用画“正”字的方式，将所数白细胞分类记录，至数满 100 个白细胞为止。②分类计数器法：分类时只要按一下相应标记的键，就会自动记录每一类白细胞数，并自动累计总数，满 100 个白细胞，有铃声提示。

【计算】

算出各种白细胞所占比值。

$$\text{某类白细胞\%} = \frac{\text{某类白细胞个数}}{\text{分类白细胞总数}} \times 100\%$$

【报告结果】

中性杆状核粒细胞：△. △△%。

中性分叶核粒细胞：△. △△%。

嗜酸性粒细胞：△. △△%。

嗜碱性粒细胞：△. △△%。

单核细胞：△. △△%。

淋巴细胞：△. △△%。

【注意事项】

1. **白细胞总数与分类白细胞数的关系**　为了减少计数误差，分类计数的白细胞数与白细胞总数有关（表2-7）。

表2-7　白细胞总数与分类白细胞数的关系

白细胞总数（$\times10^9$/L）	应分类白细胞个数
<3	50～100
3～15	100
>30	200

2. **血涂片要求**　合格血涂片的血膜为楔形，约3cm×2cm，表面光滑两侧留有<0.3cm的空隙，中间有恰当大小（1.0～1.5cm）的阅片区。染色后的细胞色彩鲜明，能显示出各种细胞特有的色彩，胞核结构和胞质颗粒清楚。

3. **看片要求**　低倍镜观察血涂片，了解染色情况，并注意是否有异常细胞及寄生虫等。一般体积较小的淋巴细胞在涂片头、体部较多，而尾部和两侧中性粒细胞和单核细胞较多，应选择细胞分布均匀、染色效果好的部位（一般在体尾交界处或片头至片尾的3/4区域）以"城垛式"进行分类，避免重复、遗漏（图2-22）。

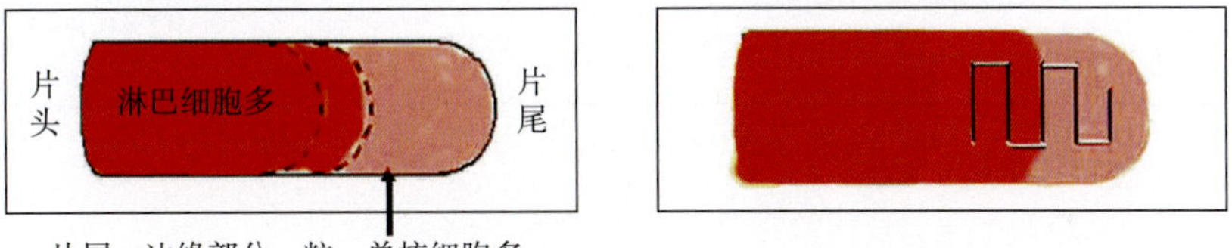

图2-22　白细胞分类血片移动方式

4. **幼稚红细胞**　分类中见到幼稚红细胞，应逐个计数，但不计入100个白细胞内，而以分类100个白细胞时见到幼稚红细胞的数量报告，并注明其所属阶段。

5. **幼稚白细胞**　分类计数中若发现异常或幼稚白细胞，应逐个分类计数和报告，并计入100个白细胞中。

6. **各类白细胞的浓度**　白细胞浓度乘以各类细胞所占比值，计算各类白细胞的浓度。

【方法学评价】

白细胞分类计数的方法学评价见表2-8。

表2-8　白细胞分类计数的方法学评价

方法	优点	缺点
显微镜法	①DLC的参考方法；②分类准确，能及时发现各种细胞形态的病理变化	费时，受检验人员技术等影响，精密度较差，不适用大批量的筛检
血细胞分析仪法	①DLC筛检首选方法；②准确性能满足要求；③快速，精密，易标准化	不能准确识别细胞类别和病理变化，只能作筛检，异常标本必须采用显微镜法复查

第五节　白细胞计数和白细胞分类计数的临床意义

一、参考区间

1. 白细胞计数的参考区间

成人：(4 ~ 10) × 10^9/L。

儿童：(5 ~ 12) × 10^9/L。

婴儿(6 个月 ~ 2 岁)：(11 ~ 12) × 10^9/L。

新生儿：(15 ~ 20) × 10^9/L。

2. 白细胞分类计数的参考区间（表 2 - 9）

表 2 - 9　白细胞分类计数的参考区间

白细胞分类	百分率（%）	浓度数（× 10^9/L）
中性杆状核粒细胞	1 ~ 5	0.04 ~ 0.5
中性分叶核粒细胞	50 ~ 70	2 ~ 7
嗜酸性粒细胞	0.5 ~ 5	0.05 ~ 0.5
嗜碱性粒细胞	0 ~ 1	0 ~ 0.1
单核细胞	3 ~ 8	12 ~ 0.80
淋巴细胞	20 ~ 40	0.8 ~ 4

二、生理性变化

1. 年龄　新生儿白细胞数较高，一般在(15 ~ 20) × 10^9/L，个别可高达 35 × 10^9/L 以上。通常在第 3 ~ 4 天降至 10 × 10^9/L，约保持 3 个月，以后逐渐下降至成人水平。新生儿外周血中白细胞主要为中性粒细胞，到第 6 ~ 9 天逐渐下降至与淋巴细胞大致相等，以后淋巴细胞逐渐上升。整个婴儿期淋巴细胞均较高，可达 70%。2 ~ 3 岁以后淋巴细胞开始下降，而中性粒细胞逐渐上升，至 4 ~ 5 岁二者基本相等，形成中性粒细胞和淋巴细胞变化曲线的第二次交叉。出生后 2 周的婴儿血中单核细胞增多可达 15%，儿童期亦较成人高（图 2 - 23）。

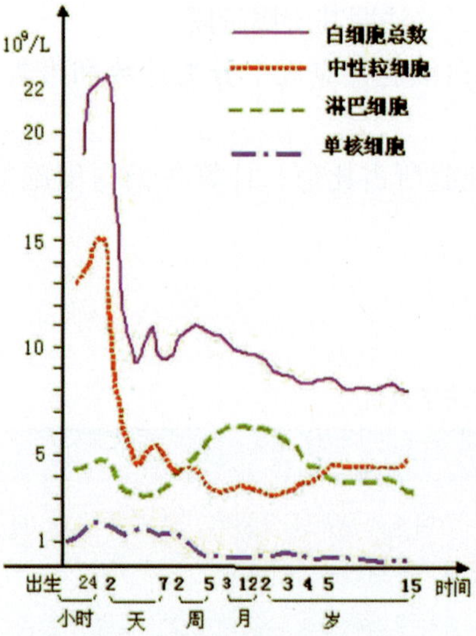

图 2 - 23　白细胞变化曲线

2. 日间变化　在安静休息时白细胞数较低，活动进食后较高，下午高于上午，一日之内最高值与最低值之间可相差 1 ~ 2 倍。

3. 运动、疼痛和情绪影响　剧烈运动、剧痛和情绪激动时，可引起白细胞显著增加，可高达 $30\times10^9/L$，且以中性粒细胞为主。运动结束、刺激消除后，白细胞数可恢复到原水平。这种短暂的生理变化，主要是由于体内白细胞重新分布所致。

4. 妊娠与分娩　妊娠期，白细胞常轻度增高，妊娠超过 5 个月时，可达 $15\times10^9/L$ 以上；妊娠最后 1 个月，常波动于（12～17）$\times10^9/L$ 之间。分娩时因产痛与产伤可使白细胞进一步升高，可达 $35\times10^9/L$，产后 2 周左右恢复正常，此后再次升高，应怀疑有感染。

5. 吸烟　吸烟者白细胞总数高于非吸烟者 30%，可达 $12\times10^9/L$，甚至可达 $15\times10^9/L$。

三、病理性变化

（一）白细胞与中性粒细胞的增多与减少

在外周血中，由于中性粒细胞占白细胞总数的 50%～70%，故其数量增减直接影响白细胞总数的变化，中性粒细胞增加，白细胞总数增加。中性粒细胞增减的临床意义与白细胞总数增减的临床意义密切相关，但有时二者的数量关系可能不一致，应根据具体情况分析。白细胞与中性粒细胞增减的参考标准见表 2－10。

表 2－10　白细胞与中性粒细胞增减的参考标准

病症	参考标准
白细胞增多	白细胞 $>10\times10^9/L$
白细胞减少	白细胞 $<4.0\times10^9/L$
中性粒细胞增多症	中性粒细胞 $>7.0\times10^9/L$
中性粒细胞减少症	中性粒细胞：成人 $<2.0\times10^9/L$，>10 岁儿童 $<1.8\times10^9/L$，<10 岁儿童 $<1.5\times10^9/L$
中性粒细胞缺乏症	白细胞 $<2.0\times10^9/L$，中性粒细胞 $<0.5\times10^9/L$ 或消失

1. 白细胞（中性粒细胞）增多　中性粒细胞病理性增多分反应性增多和异常性增多两大类。反应性增多是机体对病理因素刺激产生应激反应，动员骨髓贮存池的粒细胞释放及（或）边缘池的粒细胞进入循环池所致。异常增生性增多是造血组织中粒细胞大量异常增生并释放到外周血液所致。白细胞（中性粒细胞）反应性增多的原因见表 2－11。绝大多数细菌感染后的白细胞数量为（10～30）$\times10^9/L$，超过 $30\times10^9/L$ 提示深部感染或腹膜炎，超过 $50\times10^9/L$ 时提示严重感染。

表 2－11　白细胞（中性粒细胞）反应性增多的临床意义

类别	原因
急性感染炎症	细菌、病毒、真菌、螺旋体、立克次体及寄生虫感染等（白细胞增多最常见的原因）、风湿性关节炎、支气管炎、肾炎、皮炎等

续表

类别	原因
组织损伤	外伤、大手术、烧伤、急性心肌梗死（急性心肌梗死后1~2天，白细胞常增多，并可持续1周，心绞痛时白细胞增多时间短）
急性失血	消化道大出血、脾破裂、宫外孕破裂（血管收缩及脾脏释放存血，血红蛋白、红细胞尚未减少，白细胞增多为早期诊断内出血的重要指标）
恶性肿瘤	与肿瘤坏死产物刺激骨髓释放、肿瘤细胞产生促粒细胞生成素有关
急性中毒	代谢性中毒，化学物质、药物、生物毒素等中毒（与趋化因子增多有关）
血液病	急性、慢性粒细胞性白血病

2. 白细胞（中性粒粒细胞）减少 中性粒细胞减少的机制主要有：①中性粒细胞增殖和成熟障碍。②中性粒细胞消耗或破坏过多。③中性粒细胞分布异常。

引起中性粒细胞减少的原因见表2-12，其临床表现亦随着病因及粒细胞减少的严重程度而不同。当粒细胞 $<1.0\times10^9/L$ 时，极易发生感染；当粒细胞 $<0.5\times10^9/L$ 时，严重感染和病症复发的危险性增加。

表2-12 白细胞（中性粒细胞）减少的临床意义

类别	原因	机制
感染	病毒、革兰阴性杆菌（伤寒）、原虫等感染	内毒素和异体蛋白使粒细胞转至边缘池，抑制骨髓释放粒细胞，抗感染消耗增多
血液病	再生障碍性贫血、PNH、骨髓转移癌、巨幼细胞性贫血	造血功能障碍、粒细胞增殖异常或营养缺乏导致骨髓粒细胞生成障碍或无效生成
理化损伤	放射线、苯、铅、汞以及化学药物（抗癌药等）	直接损伤或抑制骨髓粒细胞有丝分裂，破坏白细胞
脾功能亢进	脾淋巴瘤、脾血管瘤、门静脉或脾静脉栓塞	粒细胞被脾脏滞留、吞噬；脾脏产生体液因子，抑制骨髓造血或加速血细胞破坏
自身免疫疾病	红斑狼疮、风湿性关节炎、原发性血小板减少性紫癜	与机体白细胞自身抗体导致其破坏增多有关

（二）嗜酸性粒细胞增多与减少

详见本章第六节。

（三）嗜碱性粒细胞增多

嗜碱性粒细胞增多的临床意义见表2-13。

表 2－13 嗜碱性粒细胞增多的临床意义

类别	临床意义
过敏性和炎症性疾病	食物、药物过敏；溃疡性结肠炎、荨麻疹、红皮病、风湿性关节炎
嗜碱性粒细胞白血病	少见类型的急性白血病，嗜碱性粒细胞可达 30%～80%，幼稚型增多
骨髓增殖性疾病	慢性粒细胞白血病、原发性骨髓纤维化、原发性血小板增多症
内分泌疾病	糖尿病、甲状腺功能减退症、雌激素治疗等
其他	重金属中毒、系统性肥大细胞增多症、放射线照射

（四）单核细胞增多

1. **感染** 如结核、伤寒、亚急性感染性心内膜炎、急性感染的恢复期。
2. **寄生虫病** 疟疾、黑热病等。
3. **血液病** 单核细胞性白血病、恶性组织细胞病及 MDS 等。
4. **结缔组织病** 系统性红斑狼疮、类风湿关节炎等。
5. **恶性疾病** 胃癌、肺癌、结肠癌、胰腺癌等。

（五）淋巴细胞增多与减少

1. **淋巴细胞增多** 是指外周血液淋巴细胞绝对值增多（成人 $>4.0\times10^9/L$；4 岁以上 $>7.2\times10^9/L$，4 岁以下 $>9.0\times10^9/L$）。淋巴细胞数量受某些生理因素的影响，出生 1 周后婴儿淋巴细胞可达 50% 以上，可持续到 6～7 岁，以后逐渐降至成人水平。淋巴细胞病理性增多的原因和意义见表 2－14。

表 2－14 淋巴细胞病理性增多的临床意义

类别	意义
感染	急性细菌感染的恢复期，结核病恢复期或慢性期，病毒性传染病，如病毒性肝炎、风疹、百日咳、传染性单核细胞增多症、流行性腮腺炎等
肿瘤性疾病	以原始及幼稚淋巴细胞增多为主的急性淋巴细胞性白血病，以成熟淋巴细胞增多为主的慢性淋巴细胞性白血病
组织移植	排斥前期淋巴细胞增高，可作为监测移植排异反应的指标之一
某些血液病	再生障碍性贫血、粒细胞减少症时淋巴细胞相对增高
药物	阿司匹林、铅、左旋多巴、苯妥英等

2. **淋巴细胞减少** 主要见于长期接触放射线、细胞免疫缺陷及应用肾上腺皮质激素等情况。此外，各种引起中性粒细胞增多的原因均可导致淋巴细胞相对减少。

四、白细胞变化和疾病预后的关系

1. **感染较轻** 白细胞数正常或稍高，中性粒细胞略有增高，可有核象轻度左移，表示感染程度较轻，机体抵抗力强，预后良好。

2. **感染较重** 中性粒细胞 $>10\times10^9/L$，核象出现中度左移及毒性变化，嗜酸性粒细胞消失，表示病情较重。

3. 感染严重 白细胞总数与中性粒细胞比值明显增高，常分别 >20 × 10^9/L 及 >80%；或感染严重时白细胞不增高反而降低，但中性粒细胞伴有严重核象左移，嗜酸性粒细胞消失，为病情险恶的征兆。

4. 恢复期 在急性感染过程中，如没有并发其他疾病，单核细胞逐渐增多，表示已进入恢复期。若嗜酸性粒细胞重新出现或上升，中性粒细胞核象左移减轻，毒性变化消失，则表示感染已被清除。

白细胞的变化能反映机体抵抗力和疾病变化，帮助疾病诊断和疗效观察(表2－15)。

表2－15 病情严重和恢复期的白细胞变化

细胞	病情严重	恢复期
白细胞浓度及中性粒细胞比值	急剧增加或异常下降	逐渐恢复正常
未成熟中性粒细胞	大量出现	逐渐减少或消失
嗜酸性粒细胞	消失	重新出现或暂时上升
淋巴细胞	降低	增加或恢复正常
单核细胞	减少	逐渐增多或恢复正常
中性粒细胞毒性变化	出现或增多	减少或消失

第六节 嗜酸性粒细胞计数

可用白细胞浓度和嗜酸性粒细胞的比值乘积求嗜酸性粒细胞浓度，但由于嗜酸性粒细胞所占比值低，血片上分布不均匀，误差较大，所以需要准确了解嗜酸性粒细胞的变化时，应采用嗜酸性粒细胞直接计数法。

【原理】

用嗜酸性粒细胞稀释液按一定比例稀释血液，破坏红细胞和其他白细胞，保留嗜酸性粒细胞并染色，然后充入计数池，在低倍镜下计数十个大方格内嗜酸性粒细胞数，求血液中嗜酸性粒细胞浓度。

【稀释液】

1. 乙醇－伊红稀释液

0.95L/L 乙醇	30.0ml
甘油	10.0ml
碳酸钾	1.0g
枸橼酸钠	0.5g
20g/L 伊红	10.0ml
蒸馏水	加至 100.0ml

伊红可使嗜酸性粒细胞颗粒着橘红色，乙醇为嗜酸性粒细胞保护剂，甘油可防止乙醇挥发，碳酸钾促使红细胞和其他白细胞溶解破坏，并增强嗜酸性粒细胞着色，枸橼酸

钠可防止血液凝固。本稀释液背景清晰，嗜酸性粒细胞着色鲜明，在室温下可保存6个月，缺点是黏稠的甘油使细胞不易混匀和下沉。

2. Hinkelman 液

伊红	0.2g
95%苯酚	0.5ml
40%甲醛	0.5ml
蒸馏水	加至100.0ml

【操作】

1. 准备稀释液　加稀释液0.38ml于小试管。

2. 吸血并稀释　用微量吸管吸血20μl，加入小试管内，立即轻轻混匀，放置10～20min，红细胞完全溶解。

3. 充液　将稀释血液充分混合，取少许滴入双侧计数池内，静置3～5min。

4. 计数　在低倍镜下，计数上下两个计数池四个角和中央的大方格共计十个大方格的嗜酸性粒细胞，可用高倍镜辨认细胞。

【计算】

嗜酸性粒细胞/L＝十个大方格内嗜酸性粒细胞数×20×10^6/L

式中：十个大格细胞数：1μl稀释血液细胞数。×20：血液稀释倍数。×10^6：将1μl换算成1L。

【报告方式】

嗜酸性粒细胞：△.△△×10^9/L。

【注意事项】

1. 控制时间　本实验应在30min内计数完毕，否则嗜酸性粒细胞会逐渐破坏，使结果偏低。

2. 均匀适度　血液加入稀释液中，要及时混匀，以免细胞聚集，但不宜用力振摇，以免嗜酸性粒细胞破碎。

3. 定时检验　正常人嗜酸性粒细胞白天较低，夜间较高，上午波动较大，下午比较恒定。因此，住院患者做嗜酸性粒细胞计数应固定时间，以免受日间生理变化的影响。

4. 辨清细胞　注意与未破坏的中性粒细胞区别，中性粒细胞颗粒一般不染色或染色极浅，且其颗粒较小。

5. 做预实验　试剂配制好后需做预实验，若嗜酸性粒细胞也破坏，可适当增加乙醇的剂量。

【参考区间】

嗜酸性粒细胞：(0.05～0.5)×10^9/L。

【临床意义】

1. 嗜酸性粒细胞增多

(1) 过敏性疾病：如食物过敏、药物过敏、支气管哮喘、麻疹等。

(2) 寄生虫病：尤其是肠道寄生虫如钩虫、蛔虫等。

（3）某些皮肤病：如疱疹样皮炎、真菌性皮肤病、银屑病等。

（4）某些传染病：如猩红热。

（5）某些肿瘤：尤其是淋巴细胞系统的恶性肿瘤及某些上皮组织恶性肿瘤。

（6）某些血液病：如慢性粒细胞性白血病，罕见的嗜酸性粒细胞性白血病等。

2. 嗜酸性粒细胞减少

（1）长期使用肾上腺皮质激素。

（2）某些急性传染病的早期。

3. 临床其他应用

（1）观察急性传染病的预后：急性感染期，机体处于应激状态，肾上腺皮质激素分泌增加，嗜酸性粒细胞随之减少，恢复期嗜酸性粒细胞又逐渐增多。若症状严重而嗜酸性粒细胞不减少，说明肾上腺皮质功能衰竭；若嗜酸性粒细胞持续减少，甚至消失，说明病情严重。

（2）观察手术和烧伤患者的预后：严重组织损伤，如手术后4个小时，嗜酸性粒细胞常显著降低，24～48h后逐渐增多，增多的速度与病情变化基本一致。大面积烧伤患者数小时后嗜酸性粒细胞完全消失，并持续较长时间。若大手术或大面积烧伤患者的嗜酸性粒细胞不减少或减很少，表明预后不良。

（3）测定肾上腺皮质功能和腺垂体功能：垂体或肾上腺皮质功能亢进时，嗜酸性粒细胞减少。因此，临床上可通过注射促肾上腺皮质激素（ACTH）直接刺激或注射肾上腺素间接刺激肾上腺皮质，做注射前后的嗜酸性粒细胞计数，以测定肾上腺皮质功能和腺垂体功能。

第七节　系统性红斑狼疮检验

系统性红斑狼疮（SLE）是一种自身免疫性结缔组织病。系统性红斑狼疮检验有红斑狼疮（LE）细胞检验和红斑狼疮免疫学检验。

一、红斑狼疮细胞检验

【形成原因】

系统性红斑狼疮病和某些自身免疫性疾病患者的血液中，含有抗核抗体（属于IgG），简称红斑狼疮因子（LE因子），在体内外它可使受损细胞核的DNA解聚，使细胞核溶解和破坏，失去原有致密结构而变得模糊，形成一种圆形云雾状的均匀物质，称为均匀体。均匀体可同时吸引数个有吞噬能力的白细胞在其周围形成花形细胞簇，在补体的作用下，有的均匀体被吞噬细胞吞噬，形成狼疮细胞。

狼疮细胞形成需要三大主要条件：

（1）血清中存在LE因子：患者血清中存在LE因子，即抗核抗体（ANA）。

（2）受损或退变的细胞核：LE因子作用的受损细胞核，通常为中性粒细胞或淋巴细胞核。

（3）吞噬细胞：能吞噬均匀体形成狼疮细胞，通常是中性粒细胞和单核细胞。

此外，狼疮细胞的形成还需要适宜的温度和补体参与，其中受损细胞核和吞噬细胞均无特异性，可利用本人或他人的。

【形态特征】

1. **前期** LE 因子在体外作用于已受损的细胞核数分钟后，细胞核即开始肿胀、溶解，形成前期狼疮细胞。之后胞膜消失，胞质崩溃，核呈淡红色云雾状均匀体，游离于血中。

2. **花簇期** 由于 LE 因子的调理作用，吸引若干具有完整形态的吞噬细胞围绕在均匀体周围呈花簇样，称花形细胞簇。

3. **狼疮细胞** 均匀体完整地被中性粒细胞（或单核细胞）吞噬，形成狼疮细胞。典型的狼疮细胞，即中性粒细胞吞噬一个或多个均匀体，细胞本身的核被挤到一边，保持正常的染色质结构，染深紫红色，在均匀体周围可见少量淡红色胞质。

狼疮细胞的形态特征见图 2－24。

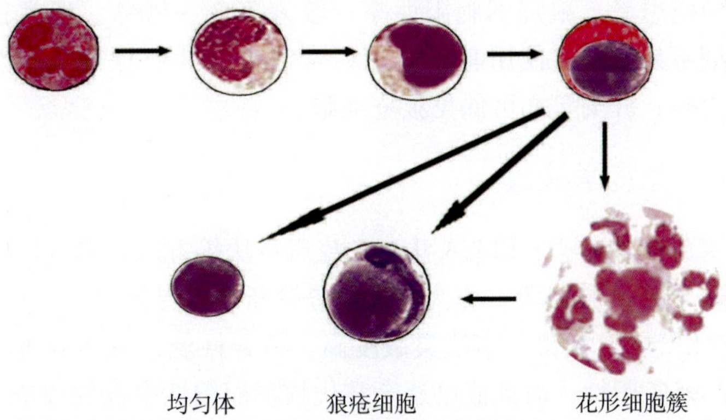

图 2－24 红斑狼疮细胞的形成

【操作】

狼疮细胞的检查方法有血块法、脱纤维蛋白法、血浆法、滴血法等，血块法与脱纤维蛋白法的阳性率较高，下面介绍血块法。

1. **采血凝固** 抽静脉血 2～3ml，置小试管内，室温下待其凝固，激活 LE 因子。

2. **捣碎血块** 用竹签捣碎血块，提供受损细胞核和游离的吞噬细胞。

3. **离心孵育** 以相对离心力（RCF）177g（1000r/min）离心 5～10min，使白细胞适当集中，置 37℃孵育 2h，形成均匀体和狼疮细胞。

4. **离心分层** 将白细胞层吸至温氏管内，以 RCF1600g（3000r/min）离心 10min，使白细胞层进一步集中浓缩，提高阳性率。

5. **涂片染色** 小心吸取红细胞上面的白细胞层涂片 2～4 张，干燥后，瑞特染色，镜检。

【报告方式】

“找到狼疮细胞”或者“未找到狼疮细胞”。

若仅见游离均匀体或花形细胞簇，不能作为找到狼疮细胞的依据，须反复检查，找到典型的狼疮细胞方能报告找到狼疮细胞。

【注意事项】

1. 立即检验　采血后应立即检查，以免搁置过久，导致细胞破坏造成假阴性。

2. 孵育时间　在37℃中孵育2h，若时间过短，阳性率低；孵育时间过长，狼疮细胞容易退变，增加识别难度。

3. 多检查几张涂片　为了提高阳性率，应多检查几张涂片，特别注意涂片的尾部和边缘，最好先用低倍镜观察全片，高倍镜寻找，再用油镜鉴定。

4. 区别狼疮细胞与果馅细胞　果馅细胞（Tart细胞）是中性粒细胞或单核细胞吞噬了衰老退变的细胞核后形成的。其特征是被吞噬的细胞核尚有完整的染色质结构和染色特性，即使有退行性变，也多染色较深，无均匀肿胀感，吞噬细胞的胞质量丰富，核被挤现象不明显。

【临床意义】

系统性红斑狼疮患者，狼疮细胞阳性率一般为70%～90%。通常在疾病活动期容易找到，在缓解期不易找到，使用激素治疗后常消失。其他自身免疫性疾病，如风湿热、类风湿、硬皮病、肝炎等亦可偶见狼疮细胞。

二、红斑狼疮免疫学检验

现在主要应用免疫荧光法、ELISA法、免疫斑点法等方法，测定抗核抗体（ANA）、抗双链DNA抗体、抗SM抗体等，作为红斑狼疮诊断的主要指标。

1. 抗核抗体（ANA）检验　本法灵敏度高，特异性低，抗体效价与病情活动不一定平行，SLE患者95%阳性，故此法已逐渐替代烦琐而阳性率低的狼疮细胞检验；ANA阳性是SLE诊断指标之一。

2. 抗双链DNA抗体检验　特异性高（85%），灵敏度不高，SLE患者阳性率60%。抗双链DNA抗体阳性是美国风湿病学会SLE诊断最重要指标。抗体效价与SLE活动有关。此抗体直接与肾小球细胞内DNA结合沉积于肾小球基底膜，故与狼疮性肾炎密切相关。

3. 抗SM抗体检验　特异性高，灵敏度低，SLE患者阳性率仅20%～30%。本抗体与SLE活动无关。

第三章 红细胞检验

知识要点

1. 红细胞计数、血红蛋白测定的原理、试剂组成、操作方法、注意事项及临床意义。
2. 红细胞比容测定、网织红细胞计数、点彩红细胞计数的原理、方法及临床意义。
3. 红细胞平均值、异常红细胞形态检验的临床意义。

第一节 红细胞的生理概述

一、红细胞的生成、形态与功能

（一）红细胞的生成

红细胞是血液中数量最多的有形成分，起源于骨髓造血干细胞，在促红细胞生成素（EPO）等作用下分化成原始红细胞，再经过多次有丝分裂依次发育为早幼、中幼和晚幼红细胞，脱核后成为网织红细胞，再经过48h左右发育成成熟的红细胞。

正常红细胞平均寿命为120天，衰老、退化变性的红细胞由脾、肝等处的巨噬细胞吞噬分解，释放出的血红蛋白分解为铁、原卟啉和珠蛋白，铁和珠蛋白可重新再利用合成血红蛋白，胆色素经肝脏代谢后随尿液和粪便排出体外。

正常情况下，在EPO、神经和体液的调节下，红细胞的生成和破坏处于动态平衡，故外周血中红细胞和血红蛋白浓度是相对恒定的。如果在病理情况下，红细胞的动态平衡被打破，红细胞可发生质和量的改变，从而导致一系列疾病的发生。

（二）红细胞的形态与功能

正常成熟红细胞呈双凹圆盘状，大小较为一致，直径为6～9μm，平均直径7.2μm，红细胞的厚度，边缘部分约2μm，中央约1μm，无细胞核。红细胞电镜下的形态特征见

图3－1。

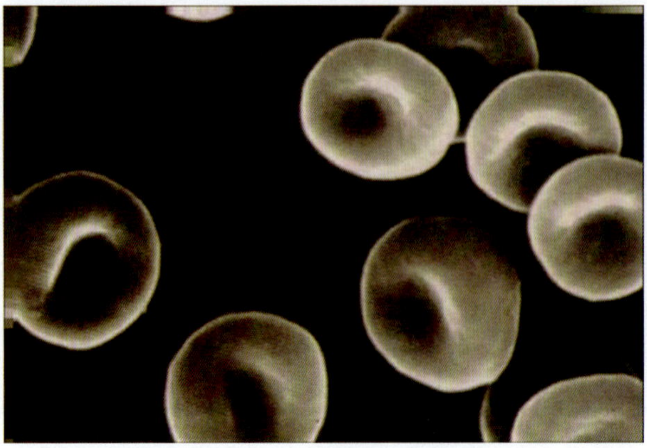

图3－1　红细胞电镜下的形态

在不染色标本中，红细胞边缘较厚，呈橘黄色，中央较薄，呈草黄色，侧面观呈哑铃形。红细胞在高渗溶液中，皱缩呈锯齿形，在低渗溶液中，肿胀甚至破裂，血红蛋白逸出，成影细胞。瑞特染色后，红细胞呈粉红色，中央淡染区占红细胞直径的1/3～2/5。

红细胞主要成分是血红蛋白，能携带氧及二氧化碳，其内还含少部分的蛋白质、磷脂、无机盐和酶等，红细胞具有调节酸碱平衡的功能，并参与免疫作用。

二、血红蛋白结构与吸收光谱

红细胞中的血红蛋白（hemoglobin，Hb）由珠蛋白和亚铁血红素组成，分子量为64458，有4条珠蛋白肽链，每条折叠的肽链包裹一个亚铁血红素。正常成人HbA（$\alpha_2\beta_2$）占95%～98%，HbA_2（$\alpha_2\delta_2$）占2%～3%，HbF（$\alpha_2\gamma_2$）占1%。HbF是新生儿、胎儿血红蛋白的主要成分。

血红蛋白的亚铁血红素是由原卟啉和Fe^{2+}组成。亚铁原子的6个配位键中的4个与原卟啉的4个吡咯环的氮原子相连，另外2个，一个与珠蛋白的肽链F肽段第8个氨基酸组氨酸的咪唑基相连，另一个键则可逆性地与O_2结合，完成运氧功能。当各种原因使Fe^{2+}氧化成Fe^{3+}即丧失携O_2功能。亚铁血红素分子结构式见图3－2。

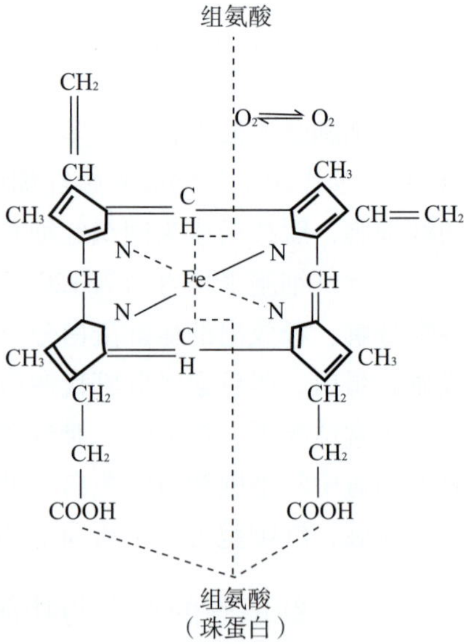

图3－2　亚铁血红素分子结构式

每分子的血红蛋白有4个亚铁血红素，含4个Fe^{2+}，能结合4个O_2。因此，1mol血红蛋白含4mol（4×55.84g）铁，在标准状态下结合4mol O_2（4×22.4L），即每克血红蛋白含铁3.47mg，结合氧1.39ml。

在正常情况下，血红蛋白主要有两种，即与氧结合的血红蛋白称为氧合血红蛋白（HbO_2），与二氧化碳结合的血红蛋白称为还原血红蛋白（Hbred），还有少量碳氧血红蛋白（HbCO）和微量高铁血红蛋白（Hi或MHb）。在其他病理情况下，外周血还可能出现硫化血红蛋白（SHb）等血红蛋白的衍生物。各种血红蛋白及其衍生物都具有各自的色泽和吸收光谱（表3－1，图3－3）。

表3－1　血红蛋白及其衍生物的色泽及吸收光谱

种类	色泽	吸收波长
氧合血红蛋白（HbO_2）	呈鲜红色	578nm 和 540nm
还原血红蛋白（Hbred）	呈暗红色	556nm
碳氧血红蛋白（HbCO）	呈樱红色	572nm 和 535nm
高铁血红蛋白（Hi 或 MHb）	呈红褐色	634nm、578nm、540mn 和 500nm
氰化高铁血红蛋白（HiCN）	呈棕红色	540nm

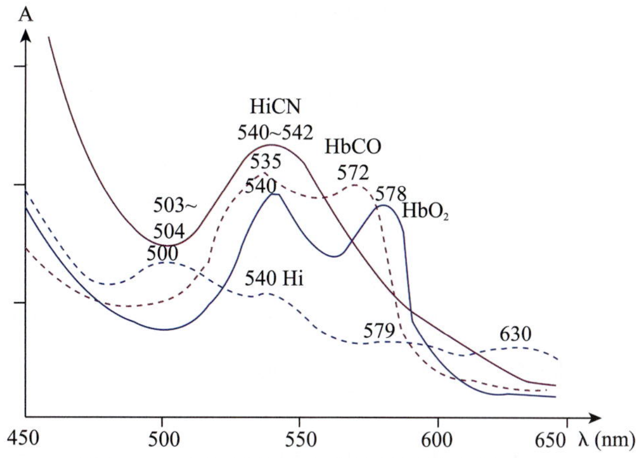

图3－3　血红蛋白及其衍生物吸收光谱

第二节　红细胞计数

红细胞计数（red blood cell count），即测定单位体积外周血液中红细胞的数量，是血液一般检验的基本项目，是诊断贫血等疾病最常用的检查项目之一。红细胞计数分显微镜计数法和血细胞分析仪法，下面仅介绍显微镜法。

【原理】

用等渗稀释液将血液稀释一定倍数后，充入血细胞计数池中，在显微镜下计数一定区域内的红细胞数，经换算即可求得每升血液中的红细胞数。

【器材】

与白细胞计数相同。

【试剂】

1. 赫姆（Hayem）稀释液

氯化钠	1.0g
结晶硫酸钠	5.0g
或无水硫酸钠	2.5g
氯化汞	0.5g
蒸馏水	加至200ml

溶解并过滤后使用。

试剂中氯化钠可调节稀释液渗透压，硫酸钠可提高相对密度，防止细胞粘连，氯化汞为防腐剂。主要缺点是高球蛋白血症患者的红细胞易发生凝集。

2. 甲醛枸橼酸钠稀释液

枸橼酸钠	1.0g
36%甲醛液	1.0ml
氯化钠	0.6g
蒸馏水	加至100ml

溶解并过滤后使用。

试剂中甲醛液起防腐并固定红细胞的作用，氯化钠可调节稀释液渗透压。此液可使红细胞稀释后保持正常形态并且不发生凝集。

3. 普通生理盐水　急诊时如无红细胞稀释液可用此液代替。

【操作】

1. 准备稀释液　加红细胞稀释液1.99ml于一洁净干燥小试管中。

2. 取血　用一次性微量吸管取末梢血或抗凝血10μl，擦去吸管尖外部余血。

3. 混匀　将微量吸管插入稀释液底部，放出血液，并吸取上层稀释液洗涤吸管2～3次，立即混匀。

4. 充液　用吸管吸取红细胞悬液，充入计数池中，不得有空泡，静置2～3min。

5. 计数　用高倍镜依次计数中央大方格内四角和正中的五个中方格内的红细胞。压线红细胞按照“数上不数下、数左不数右”的原则进行计数。压左、上双线的以外线为界，压右、下双线的以内线为界（图3-4）。

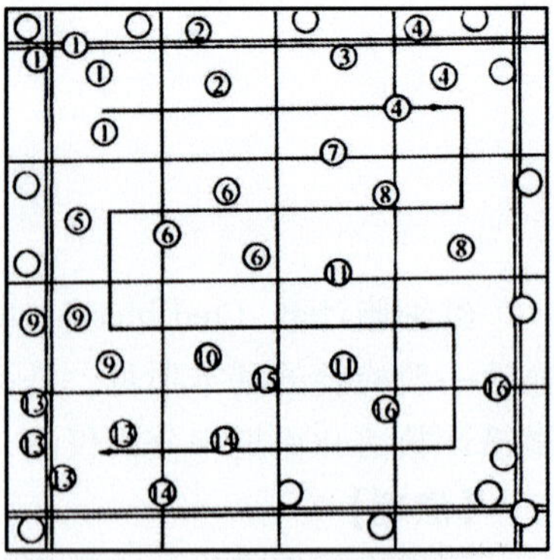

图3-4　红细胞压线细胞计数

【计算】

$$RBC/L = 五个中方格的RBC \times 5 \times 10 \times 200 \times 10^6/L$$
$$= 五个中方格的RBC \times 10^{10}/L$$

式中：×5将五个中方格换算成一个大方格；×10为一个大方格容积，将0.1μl换算成1.0μl；×200为血液的实际稀释倍数；$\times 10^6$将微升（μl）换算成升（L）。

【报告方式】

红细胞：△. △△ $\times 10^{12}/L$。

【参考区间】

成年男性：(4.0～5.5) $\times 10^{12}/L$。

成人女性：(3.5～5.0) $\times 10^{12}/L$。

新生儿：(6.0～7.0) $\times 10^{12}/L$。

【注意事项】

1. **取血**　取血量要准确，采血时针刺深度必须适当。采血时不能过分挤压，以免混入组织液使血液凝固和稀释。

2. **用品要清洁**　稀释液要过滤。计数用的小试管、计数板、微量吸管均须清洁，以免杂质、微粒等被误认为红细胞。

3. **混匀**　血液与稀释液要及时混匀，以免血液部分凝集。充液前应混匀，以免红细胞分布不均。红细胞数在每个中方格之间相差不能超过20个，否则重新充液计数。

4. **检验顺序**　按红细胞计数、血红蛋白测定及白细胞计数的顺序进行。

第三节　血红蛋白测定

血红蛋白测定，即测定外周血液中各种血红蛋白的总浓度，是诊断和衡量贫血程度的重要的检查项目之一。有 HiCN 测定法、十二烷基硫酸钠血红蛋白（SDS－Hb）测定法、碱羟血红蛋白（AHD_{575}）测定法、叠氮高铁血红蛋白（HiN_3）测定法、溴代十六烷基三甲胺（CTAB）测定法等。1966 年国际血液学标准化委员会（ICSH）推荐 HiCN 测定法为标准参考方法，并经世界卫生组织（WHO）确认为血红蛋白测定参考方法。

一、血红蛋白测定方法

【原理】

红细胞经表面活性剂的作用，溶血释放出血红蛋白。血红蛋白（除 SHb 外）中的亚铁离子（Fe^{2+}）被高铁氰化钾氧化为高铁离子（Fe^{3+}），血红蛋白转化成为高铁血红蛋白（Hi）。Hi 与氰化钾（KCN）中的氰离子结合形成稳定的氰化高铁血红蛋白（HiCN）。HiCN 在 540nm 处有一最大吸收波峰，它在 540nm 处的吸光度与其在溶液中的浓度呈正比。在特定条件下，HiCN 毫摩尔吸光系数为 44L/（mmol · cm）。

【试剂】

HiCN 试剂（WHO 和卫生部临床检验中心推荐使用文－齐液）

氰化钾（KCN）	0.05g
高铁氰化钾〔$K_3Fe(CN)_6$〕	0.2g
无水磷酸二氢钾（KH_2PO_4）	0.14g
Triton X－100	1.0 ml
蒸馏水	加至 1000ml，pH 调至 7.0～7.4

此溶液为淡黄色透明溶液，用棕色有塞玻璃瓶于4℃下贮存。

【器材】

分光光度计、一次性微量吸管、试管、刻度吸管。

【操作】

1. 准备转化液　在试管中加入5ml HiCN试剂。

2. 采血及转化　取20μl血，加入HiCN试剂中，充分混匀，静置5min。

3. 测定　用符合WHO标准的分光光度计（带宽<1nm），光径（比色杯内径）1.000cm，在波长540nm处，温度5℃~20℃条件下，用HiCN“调零”，测定其吸光度A。

4. 计算

$$Hb = 测定管吸光度 \times \frac{64458}{44000} \times 251 = A \times 367.7 \ (g/L)$$

式中：64458是目前国际公认的血红蛋白平均分子量；44000是国际血液学标准化委员会（ICSH）公布的血红蛋白摩尔吸光系数；251是稀释倍数；A为540nm处测定管的吸光度。

【报告方式】

Hb：△.△△ g/L。

【参考区间】

成年男性：120~160g/L。

成人女性：110~150g/L。

新生儿：170~200g/L。

【注意事项】

1. 校正　分光光度计在使用前必须经过校正。

2. 试剂存放　应置4℃以下的棕色硼硅有塞玻璃瓶中保存，不能贮存于塑料瓶中。若试剂变浑、变绿或发生混浊则应废弃，不能再用。一般保存不超过1个月。

3. 氰化钾是剧毒品　在配制和保存中要按剧毒品管理程序操作。废液应妥善处理，先用水1:1稀释废液，再向每升稀释后的废液中加35ml次氯酸钠溶液，敞开容器口放置15h以上，使CN^-氧化为N_2和CO_2，或水解为CO_3^{2-}和NH_4^+，再排入下水道。

4. 抗凝剂　标本可用末梢血或静脉血，但不可用肝素抗凝剂，否则可致混浊。

5. 混浊处理　试剂遇白细胞过多或高球蛋白血症的血液标本会出现混浊。若因白细胞过多，可离心后取上清液比色；若为球蛋白异常增高引起的混浊，可向比色液中加入约0.25g氯化钠或约0.1g碳酸钾，即可使溶液澄清。

6. 煤气中毒　因试剂对HbCO转化较慢，在测定时应该注意测定时间，有报道Hb-CO需100min才能完全转化为HiCN 。

二、血红蛋白测定的方法学评价

血红蛋白测定的方法学评价详见表3-2。

表 3-2　血红蛋白测定的方法学评价

测定方法	优点	缺点
HiCN 法	参考方法，简单，快速	试剂剧毒，高球蛋白血症的标本会出现混浊
SDS-Hb 法	次选方法，简单，无毒，准确，精密	质量差异较大，不适同时计数 WBC
AHD_{575} 法	简单，无毒，稳定，准确度与精密度较高	575nm 不适于自动检测，不能检测 HbF
HiN_3 法	准确性与精密度较高	试剂有毒性，HbCO 转化慢
CTAB 法	溶血性强且不破坏白细胞	准确性和精密度略低

第四节　红细胞计数和血红蛋白测定的临床意义

贫血是指多种原因引起外周血红细胞计数、血红蛋白和红细胞比容低于参考区间下限的一种症状。红细胞计数和血红蛋白测定的临床意义相似，但判断贫血程度血红蛋白测定优于红细胞计数。根据血红蛋白浓度可将贫血分为四度：轻度贫血：Hb < 120g/L（女性 Hb < 110g/L）；中度贫血：Hb < 90g/L；重度贫血：Hb < 60g/L；极重度贫血：Hb < 30g/L。当 RBC < 1.5×10^{12}/L，Hb < 45g/L 时，应考虑输血。

一、红细胞和血红蛋白增多

成年男性 RBC > 6.0×10^{12}/L，Hb > 170g/L；成年女性 RBC > 5.5×10^{12}/L，Hb > 160g/L，为红细胞和血红蛋白增多。

（一）生理性增多

因机体缺氧而使红细胞代偿性增多，如新生儿、高原生活、剧烈的运动、情绪激动时。成年男性比女性高，可能与男性雄性激素（睾酮）促进红细胞造血作用有关。

（二）病理性增多

1. 相对性增多　由于各种原因导致大量失水、血浆量减少而使血液浓缩所致。见于剧烈呕吐、严重腹泻、大面积烧伤、排汗过多和水摄入量严重不足的患者。

2. 绝对性增多　①继发性红细胞增多症：机体因长期缺氧，诱发红细胞代偿性增生，见于严重的慢性心肺疾病。②原发性红细胞增多症：即真性红细胞增多症，是原因不明的造血系统增殖性疾病，机体并不缺氧，无 EPO 分泌增加而红细胞数量持续增多。

二、红细胞和血红蛋白减少

红细胞和血红蛋白测定值低于参考区间，称为红细胞和血红蛋白减少。

（一）生理性减少

1. 年龄　6 个月~2 岁的婴幼儿由于生长发育迅速引起造血原料相对不足及血容量

增加所致。男童6～7岁红细胞和血红蛋白降到最低。

2. **妊娠** 妊娠中、晚期，为适应胎盘循环的需要，血容量明显增加而使血液稀释。

3. **老年人** 老年人造血功能逐渐减退。

（二）病理性减少

1. **骨髓造血功能障碍** 如再生障碍性贫血、白血病、恶性肿瘤骨髓转移等。

2. **造血原料不足或利用障碍** 如铁缺乏引起的缺铁性贫血、维生素 B_{12} 或叶酸缺乏引起的巨幼细胞性贫血。

3. **红细胞破坏增加** 各种溶血性贫血。

4. **红细胞丢失过多** 各种急、慢性失血，如外伤、溃疡、寄生虫、肿瘤等。

第五节 红细胞比容测定

红细胞比容（hematocrit，HCT）是指一定体积的全血中红细胞所占体积的百分比。HCT与红细胞数量及平均体积、血浆量有关。HCT测定方法很多，如温氏法、微量法、血细胞分析仪法、放射性核素法等。放射核素法最准确，被ICSH规定为参考方法。

一、温氏法

【原理】

将定量的抗凝血置于温氏比容管中，在一定的速度和时间离心沉淀后，观察压实红细胞层在全血中所占体积百分比。

【器材】

1. **水平离心机** RCF＞2264g。

2. **温氏比容管** 管长110mm，内径3 mm，刻有0～100mm刻度（图3－5）。

3. **长毛细滴管** 管长约120mm，细长部＞110mm，内径＜3mm。

【试剂】

EDTA－K_2 3mg或肝素钠0.2mg（装于小试管）。

【操作】

1. **采血** 采静脉血2ml加入EDTA－K_2抗凝管中，混匀。

2. **加样** 用细长毛细滴管将抗凝血加至比容管刻度“10”处，注意防止气泡产生。

3. **离心** 用水平离心机以RCF 2264g离心30min（半径22.5cm，3000r/min），读取压实红细胞层柱高的毫米数，然后再离心10min，至红细胞层不再下降为止。离心后血液自上而下分别为血浆层、血小板层、白细胞和有核红细胞层（灰红色）、还原红细胞层（紫黑色）及带氧红细胞层（鲜红色）。

4. **读数** 读取红细胞层（以还原红细胞为准）柱高的毫米数，乘以0.01，即为每升血液中红细胞体积的升数。

【注意事项】

1. 器材 所有器材必须清洁干燥，防止出现溶血。

2. 抗凝剂 抗凝剂应对红细胞体积无影响且溶解迅速，故选用 EDTA - K_2。

3. 异常标本 血浆若有黄疸、溶血现象应注明。

4. 恒定离心条件 离心力大小直接影响结果，故 RCF 为 2264g，离心 30min。

【报告方式】

HCT：△. △△。

【参考区间】

成年男性：0. 40 ~0. 50。

成人女性：0. 35 ~0. 45。

儿童：0. 35 ~0. 49。

新生儿：0. 49 ~0. 54。

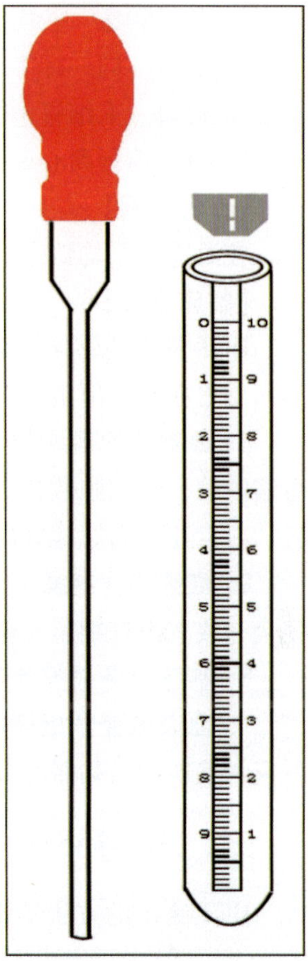

图 3 –5 温氏比容管

二、微量法

【原理】

同温氏法。

【器材】

1. 专用高速离心机离心 RCF 达到 10000 ~15000g。

2. 一次性使用的专用毛细管 长 75mm，内径 1. 155mm，壁厚 0. 18 ~0. 23mm。

3. 毛细管密封胶 黏土样密封胶或符合要求的用品。

4. 刻度读数器 由专用高速离心机厂家配套供应。

【试剂】

肝素钠或 EDTA - K_2。

【操作】

1. 采集标本 标本可用静脉血或末梢血。如用末梢血，利用虹吸法使血液进入经肝素处理的专用毛细管内达 60 ~65mm 处，立即轻轻转动毛细管以充分混匀。

2. 封口 将毛细管吸血液的一端插入密封胶中，封口并编号。

3. 离心 将密封的一端向外，放入高速离心机上，以 RCF 12500g，离心 5min 。

4. 读数 将血柱底面对准读数器“0”线，滑动血柱使血浆的新月形底面对准 1. 0 线，读取与红细胞柱紫红色界面相切的刻度标示值，即为 HCT 值。若没有读数器，可直接测量红细胞柱高和血液柱总长度，用红细胞柱高除以血液柱总长度，即为血细胞比容。

【注意事项】

1. 采血要顺利 防止溶血及混入组织液。

2. **及时测量** 若用静脉抗凝血测定 HCT，血标本收集后应在 6h 内测定。

3. **误差** 同一标本的两次测量结果之差不可超过 0.015 。

4. **封口** 毛细管不能用烧熔的方法密封。

5. **严格控制离心条件** 以 RCF 12500g 离心 5min。

【参考区间】

较温氏法平均低 1% ~2% 。

【临床意义】

HCT 测定的临床意义与红细胞计数相似，一般红细胞数增高的患者，其 HCT 也增高，反之亦然。但由于贫血类型不一，HCT 降低的程度与红细胞数的减少不一定平行。

1. **血细胞比容增加** 在严重呕吐、腹泻、大量出汗、大面积烧伤等情况中，由于血液浓缩，红细胞数相对增多，红细胞比容增加。在真性红细胞增多症、慢性心肺疾患、新生儿、高原地区居民，红细胞比容常可高达 0.60 以上。

2. **红细胞比容减少** 由于贫血原因不同，红细胞比容减少并不与红细胞计数减少完全一致。由红细胞比容、红细胞数及血红蛋白浓度可以计算红细胞平均值。

3. **临床补液量的参考** HCT 可判断血浆容量和血液浓缩程度，作为计算补液指标。

4. **血液流变学指标** 血液黏度与 HCT 呈正相关。HCT 增高可导致全血黏度增加，严重者表现为高黏滞综合征，易引起微循环障碍、组织缺氧。

三、方法学评价

HCT 测定的方法学评价见表 3 - 3。

表 3 - 3 HCT 测定的方法学评价

方法	优点	缺点
温氏法（离心法）	简便，应用广泛	不能完全排除残留血浆
微量法（离心法）	WHO 推荐的首选方法，用血少，准确	需微量高速离心机
微量离心计算法	ICSH 推荐的替代参考方法，可常规用于 HCT 测定的校准。HCT = （离心 HCT 值 - 0.0119）/0.9736	需用参考方法测定全血 Hb 和压积红细胞 Hb，HCT = 全血 Hb/压积红细胞 Hb
血液分析仪法	无须单独采血，快速，精密	准确性不及微量离心法
放射性核素法	参考方法，最准确	有放射毒性污染，繁杂

第六节 红细胞直径测量

红细胞直径测量是在显微镜下用专用的测微计测量 200 ~ 500 个红细胞直径，根据测得红细胞直径的数据，经统计学处理，计算出红细胞的平均直径，并绘制红细胞直径分布曲线（Price - Jones 曲线）（图 3 - 6），从而了解红细胞大小、形态改变，对贫血类型的鉴别有一定的意义。目前血细胞分析仪提供红细胞平均体积（MCV）和红细胞体积分布宽度（RDW）两项参数，替代红细胞直径测量相关内容。

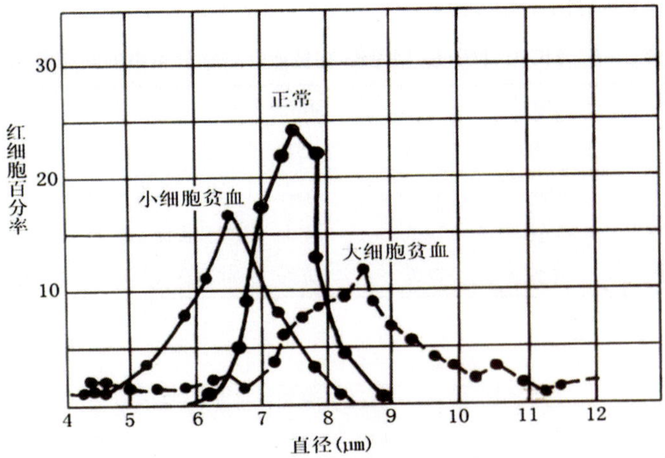

图3－6 红细胞直径分布曲线

第七节 红细胞平均值计算

红细胞平均值包括平均红细胞体积（MCV）、平均红细胞血红蛋白含量（MCH）和平均红细胞血红蛋白浓度（MCHC）。

红细胞平均值可根据 RBC 计数、Hb、HCT 测定结果计算出来（表3－5）。

表3－5 红细胞平均指数计算指数

名称	含义	计算公式	单位
MCV	平均红细胞体积	$MCV=\frac{HCT}{RBC（个/L）}\times10^{15}$	fl（$1fl=10^{-15}L$）
MCH	平均红细胞血红蛋白含量	$MCH=\frac{Hb（g/L）}{RBC（个/L）}\times10^{12}$	pg（$1pg=10^{-12}g$）
MCHC	平均红细胞血红蛋白浓度	$MCHC=\frac{Hb（g/L）}{HCT}$	g/L

【参考区间】

正常人 MCV、MCH、MCHC 的参考区间见表3－5。

表3－5 MCV、MCH、MCHC 的参考区间

人群	MCV（fl）	MCH（pg）	MCHC（g/L）
成人	82～100	27～34	316～354
1～3岁	79～104	25～32	280～350
新生儿	86～120	27～36	250～370

【临床意义】

红细胞平均值的临床意义见表3-6。

表3-6 MCV、MCH、MCHC在贫血形态学分类中的临床意义

贫血形态学分类	MCV	MCH	MCHC	临床意义
正常细胞性贫血	正常	正常	正常	急性失血、急性溶血、再障、白血病
大细胞性贫血	增高	正常	正常	叶酸、维生素 B_{12} 缺乏或吸收障碍
单纯小细胞性贫血	降低	降低	正常	慢性炎症、尿毒症
小细胞低色素性贫血	降低	降低	降低	缺乏铁或 Vit B_6、珠蛋白生成障碍、慢性失血

第八节 网织红细胞计数

网织红细胞（reticulocyte，Ret）是晚幼红细胞脱核后到成熟红细胞之间的过渡型细胞，由于其胞浆中尚残存核糖核酸等嗜碱性物质，经碱性染料（新亚甲蓝或煌焦油蓝等）活体染色后，形成蓝色的点粒状或丝网状结构沉淀物，故名网织红细胞。

网织红细胞需经过24~48h才能发育成完全成熟红细胞，红细胞中网状结构越多，表示细胞越幼稚。ICSH将Ret分为四型（表3-7，图3-7）。

表3-7 网织红细胞分型及特征

分型	形态特征	正常存在部位
Ⅰ型（丝球型）	红细胞几乎被网织物充满	仅在正常骨髓
Ⅱ型（网型）	位于红细胞中央线团样结构松散	存在于骨髓，外周血很难见到
Ⅲ型（破网型）	网状结构减少，呈不规则破网状	少量存在于外周血中
Ⅳ型（点粒型）	嗜碱物质少，呈分散的细颗粒、短丝状	外周血中以Ⅳ型为主

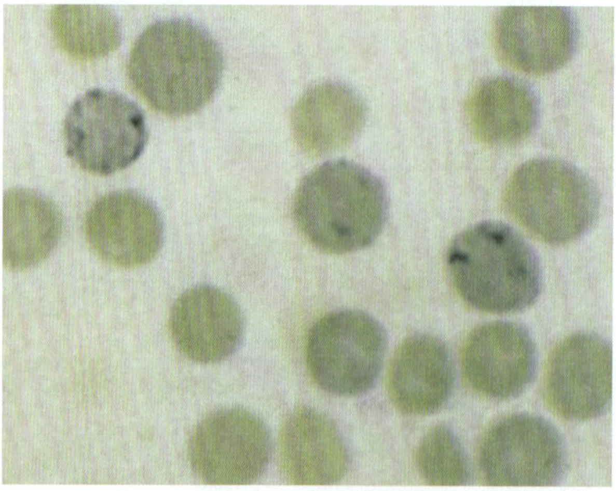

图3-7 网织红细胞

一、活体染色原理

活体染色是指细胞未经固定，在保持细胞生物活性的情况下加染料进行染色的方法。在活细胞内，游离的 RNA 能与染料结合、聚集形成较大的颗粒沉淀，易被检出，提高网织红细胞的检出率。

二、网织红细胞显微镜计数法

【原理】

网织红细胞胞浆内嗜碱性物质 RNA 的磷酸基带负电荷，能与带正电的碱性染料（新亚甲蓝或煌焦油蓝）结合，使 RNA 胶体间的负电荷减少而发生凝集，形成蓝色的点状、线状或网状结构，沉积于胞浆中。

【试剂】

1. 10g/L 新亚甲蓝（或煌焦油蓝）生理盐水溶液

新亚甲蓝	1.0g
枸橼酸钠	0.4g
氯化钠	0.85g
蒸馏水	加至 100ml

充分混匀，过滤后贮于棕色试剂瓶内备用。

2. 10g/L 新亚甲蓝 ACD 溶液

ACD 保养液	20ml（用 1mol/L NaOH 调至 pH 7.5）
新亚甲蓝	200mg

溶解后过滤备用。

【操作】

1. 试管法

（1）准备染液：加 10g/L 新亚甲蓝染液 2 滴于小试管内。

（2）加血：加入等量血液（末梢血或 EDTA 抗凝血）混匀，放置15～20min 。

（3）制备涂片：取少许染好的血液，在洁净载玻片上推成血膜。

（4）观察：在低倍镜下选择红细胞分布均匀、着色清晰的部位进行观察。

（5）计数：于目镜内加一圆形硬纸，中央开 4mm×4mm 方孔，用油镜计数 1000 个红细胞（包括网织红细胞）中网织红细胞数 。

2. Miller 米勒窥盘法（ICSH 推荐法）

（1）标本的采集及处理：同试管法 。

（2）计数：将 Miller 窥盘（图 3－8）置于目镜内，油镜计数大方格内的网织红细胞数，同时计数小方格内的红细胞数。当小方格内计数的红细胞达到 111 时，即相当于至少观察了 1000 个红细胞，记录在此过程中计数到的所有网织红细胞数。

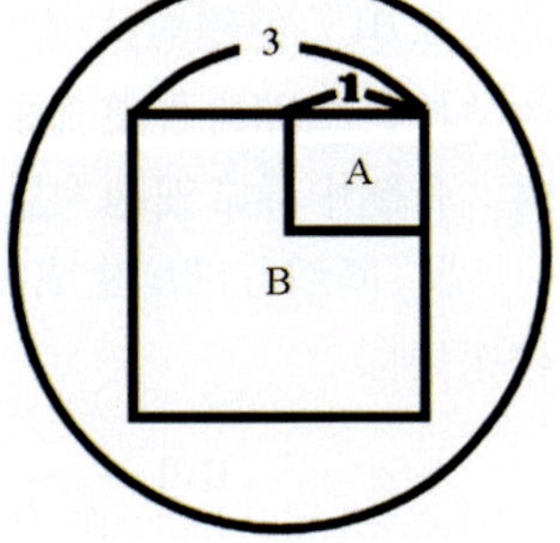

图 3－8 米勒窥盘

【计算】

$$网织红细胞百分数 = \frac{大方格内网织红细胞数}{小方格内红细胞数 \times 9} \times 100\%$$

网织红细胞绝对数（个/L）＝网织红细胞百分数×红细胞数/L

【报告方式】

网织红细胞：网织红细胞百分数或网织红细胞绝对数（个/L）。

【注意事项】

1. 活体染色　染液与血液之比为1∶1，严重贫血时可增加血液的比例。

2. 时间　血液与染液混合时间必须足够，室温低时可延长染色时间或放置于37℃温箱中。

3. 制两张血涂片　以红细胞不重叠为好，每张计数1000个红细胞，避免红细胞分布不均引起误差。

4. 涂片后应尽快计数　否则因网织物质溶解而使结果偏低。

5. 试剂应定期重配　以免变质沉淀。

【参考区间】

成人：0.005～0.015。

新生儿：0.03～0.06。

儿童：0.005～0.015。

成人网织红细胞绝对数：(24～84) $\times 10^9$/L。

【临床意义】

1. 网织红细胞数增多　机体发生溶血性贫血时，骨髓受到缺氧和细胞破坏产物的刺激，而引起骨髓造血功能代偿性增强，网织红细胞数增加并提前释放入外周血，使网织红细胞数明显增多，常在0.05以上，严重时可高达0.20以上，甚至超过0.40～0.50。在机体发生急性失血后网织红细胞数亦可明显增多。在缺铁性贫血及巨幼细胞贫血时，网织红细胞数正常或轻度升高，当给予补充铁或维生素B_{12}和叶酸后，网织红细胞明显上升，在治疗前后分别检查网织红细胞数，可用作该疾病的试验性治疗诊断。

2. 网织红细胞数减少　在骨髓造血功能降低的情况下，网织红细胞数可减少。如再生障碍性贫血时，网织红细胞常低于0.005，部分慢性再生障碍性贫血病人网织红细胞为0.01，但绝对值则明显减低。临床上将网织红细胞数的绝对值低于15×10^9/L，作为急性再生障碍性贫血的诊断指标之一。在骨髓病性贫血（如急性白血病、淋巴瘤）时，骨髓中异常细胞大量浸润，使红系细胞增生受到抑制，网织红细胞减少。

3. 网织红细胞生成指数　网织红细胞生成指数（RPI）是反映骨髓造血功能的另一校正指标。

$$RPI = \frac{患者网织红细胞百分数}{患者网织红细胞成熟时间（天）} \times \frac{患者红细胞比容}{正常人红细胞比容}$$

网织红细胞成熟时间指网织红细胞转为成熟红细胞的时间（表3－8）。

表 3－8　网织红细胞成熟时间与红细胞比容关系

HCT	0.39～0.45	0.34～0.38	0.24～0.33	0.15～0.23	<0.15
网织红细胞成熟时间（天）	1.0	1.5	2.0	2.5	3.0

三、网织红细胞仪器计数法

详见第四章。

第九节　嗜碱性点彩红细胞计数

嗜碱性点彩红细胞简称点彩红细胞。较幼稚的红细胞中残存的核酸变性、聚集形成的颗粒，经碱性染料（如亚甲蓝）染色后，在淡蓝色红细胞胞浆中显大小不等的深蓝色颗粒；若以瑞特染色，则在粉红色的胞浆中见到紫红色或蓝黑色颗粒，故名点彩红细胞。点彩红细胞可作为重金属中毒诊断的筛查指标。

【原理】

点彩红细胞用碱性染料亚甲蓝染色后，红细胞呈淡蓝色，胞浆中颗粒染深蓝色；用瑞特染色，胞浆中颗粒染紫红色或蓝黑色。在油镜下计数 1000 个红细胞中的点彩红细胞数，计算出点彩红细胞的百分数。

【试剂】

碱性亚甲蓝溶液

亚甲蓝	0.5g
碳酸氢钠	3.0g
蒸馏水	加至 100ml

混匀过滤后备用。

此液可保存 2～3 周，如有沉淀应重新配制。

【操作】

1. 常规制备血涂片，干燥后用甲醇固定 3min。
2. 用碱性亚甲蓝染色 1～2min，水洗待干。
3. 选择细胞分布均匀的区域，油镜计数 1000 个红细胞中点彩红细胞的数量，或油镜计数 50 个视野中的点彩红细胞，同时计数 5 个视野中的正常红细胞数量，计算百分比。

【计算】

$$\text{点彩红细胞百分数} = \frac{\text{50 个视野内的点彩红细胞数}}{\text{5 个视野内的红细胞数} \times 10} \times 100\%$$

【报告方式】

点彩红细胞：△.△△%。

【参考区间】

点彩红细胞 <0.03%。

【临床意义】

点彩红细胞数增高多见于重金属铅、铋、银、汞及硝基苯、苯胺等中毒的患者，对慢性重金属中毒具有辅助诊断价值。此外溶血性贫血、恶性贫血、铁粒幼细胞贫血、白血病及恶性肿瘤时，点彩红细胞数也可增高。

第十节 异常红细胞检验

各种病因作用于红细胞发育的不同阶段可引起不同的病理变化，导致各类贫血的红细胞形态学变化不同，包括红细胞大小异常、形状异常、染色异常和结构异常。

一、红细胞大小异常

1. 小红细胞 直径 <6μm 者称为小红细胞（图 3－9），正常人偶见。如果出现较多染色过浅的小红细胞，提示血红蛋白合成障碍，常见于缺铁性贫血、珠蛋白生成障碍性贫血。而遗传性球形红细胞增多症的小红细胞，其血红蛋白充盈良好，生理性中央浅染区消失。

2. 大红细胞 直径 >10μm 者称为大红细胞（图 3－10）。见于溶血性贫血及巨幼细胞性贫血。前者与不完全成熟的红细胞增多有关，后者因缺乏叶酸或维生素 B_{12}，使 DNA 合成障碍，细胞不能分裂所致。

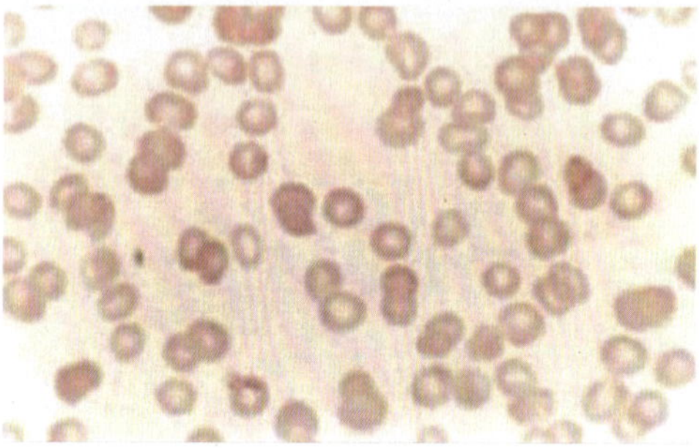

图 3－9 小红细胞

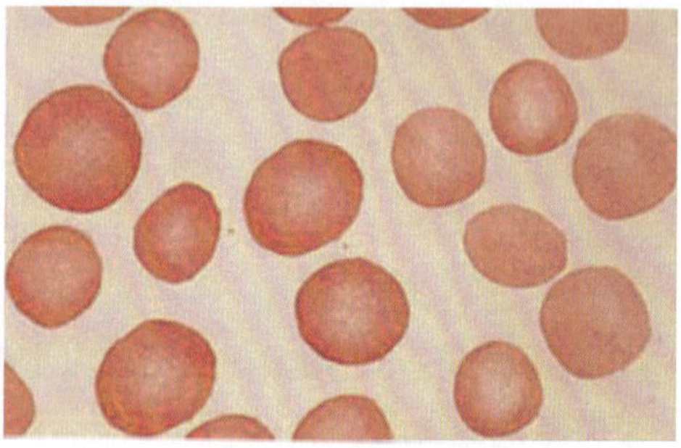

图 3－10 大红细胞

3. 巨红细胞 直径 >15μm 者称为巨红细胞（图 3－11）。常见于缺乏叶酸或维生素 B_{12}所致的巨幼细胞性贫血。骨髓增生异常综合征（MDS）可见超巨红细胞（直径 >20μm）。

4. 红细胞大小不均 是指红细胞之间直径相差 1 倍以上，其红细胞大小悬殊（图 3－12）。见于严重的增生性贫血和 MDS，而巨幼细胞性贫血时特别明显。

二、红细胞形态异常

1. 球形红细胞 红细胞直径 <6μm，厚度 >2μm，无中心浅染区，似球形（图 3－

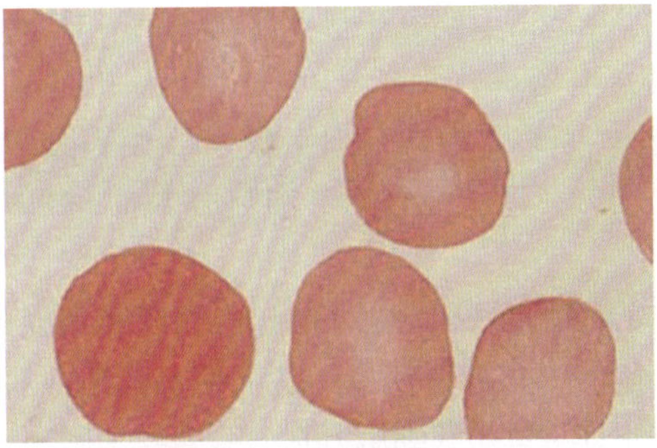

图 3－11　巨红细胞

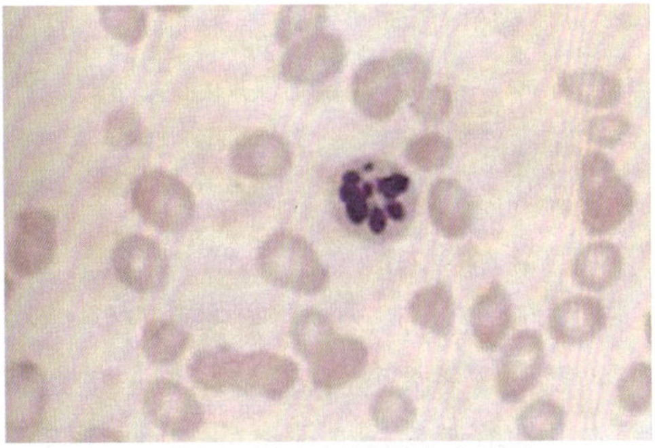

图 3－12　红细胞大小不均

13）。常见于遗传性球形红细胞增多症，血涂片中此类细胞可高达 25% 以上。自身免疫性溶血性贫血、新生儿溶血病以及红细胞酶缺陷所致溶血性贫血等可见少量球形红细胞。

2. 椭圆形红细胞　红细胞呈卵圆形、杆形，长度可为宽度的 3～4 倍，最大直径可达 12.5μm，横径可为 2.5μm（图 3－14）。此种红细胞放置于高渗、等渗、低渗溶液或正常人血清中，其椭圆形保持不变。多见于遗传性椭圆形细胞增多症，＞25% 有诊断意义。

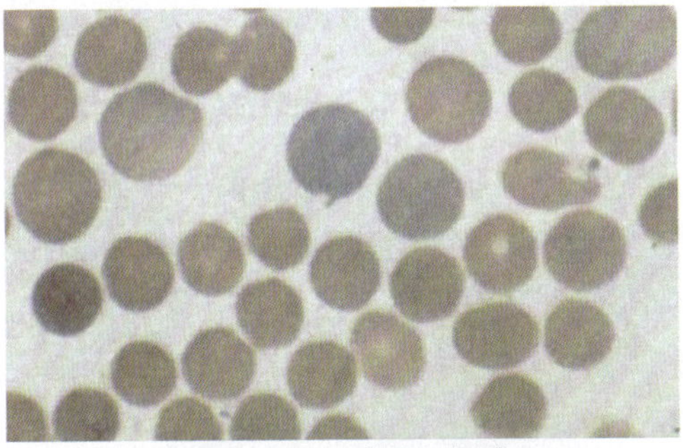

图 3－13　球形红细胞

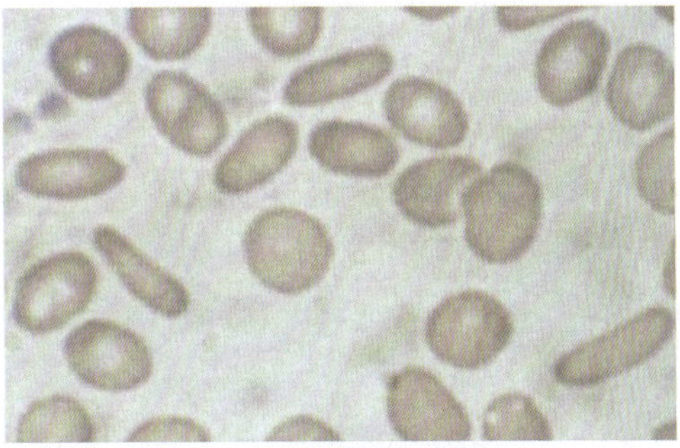

图 3－14　椭圆形红细胞

3. 靶形红细胞　红细胞直径大于正常红细胞，但厚度变薄，中央染色较深，其外围为苍白区域，而细胞边缘又深染，形如射击之靶（图 3－15）。有的中心深染区不像孤岛而像从红细胞边缘延伸的半岛状或柄状，而成为不典型的靶形红细胞。常见于各种低色素性贫血，如珠蛋白生成障碍性贫血、异常血红蛋白病，靶形红细胞＞20%。

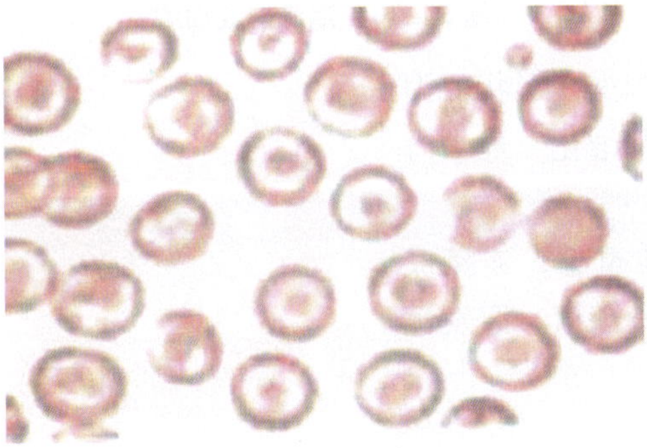

图 3－15　靶形红细胞

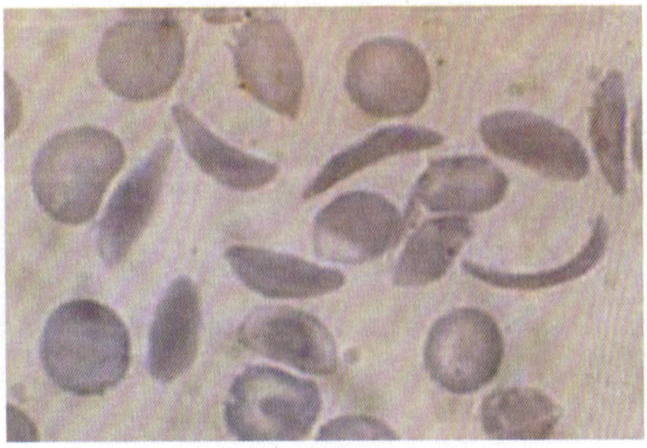

图 3－16　镰形红细胞

4. 镰形红细胞 红细胞形如镰刀状（图3－16），主要见于血红蛋白S病。异常血红蛋白（HbS），对氧亲和力下降，致使细胞缺氧变形。

5. 口形红细胞 红细胞中央有一条形淡染，中心苍白区呈扁平状，周围深染，似一个张开的嘴形或鱼口（图3－17）。正常人<4%，遗传性口形红细胞增多症>10%。见于弥散性血管内凝血及乙醇中毒等。

6. 棘形红细胞 红细胞表面有针尖状凸起，其间距不规则，凸起的长度和宽度可不一致（图3－18）。在β－脂蛋白缺乏症的血涂片中出现较多，也可见于脾切除后、乙醇中毒性肝脏疾病、尿毒症、铅中毒等。须注意与皱缩红细胞区别。皱缩红细胞周边呈锯齿状，突起排列均匀，长短一致。

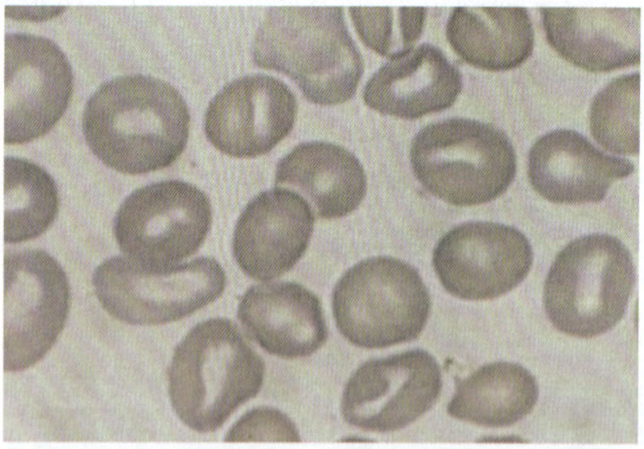

图3－17 口形红细胞

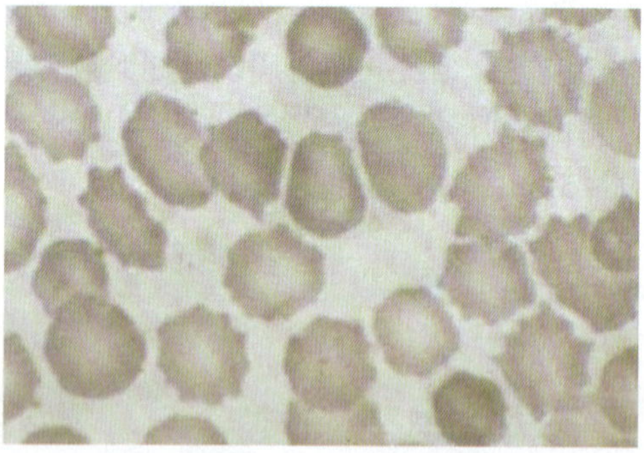

图3－18 棘形红细胞

7. 裂片红细胞 指红细胞因机械或物理因素所致细胞碎片及不完整的红细胞。其大小不一致，外形不规则，有刺形、盔形、三角形、扭转形等。正常人血涂片中裂片红细胞<2%。增多见于弥散性血管内凝血、创伤性心血管性溶血性贫血等（图3－19）。

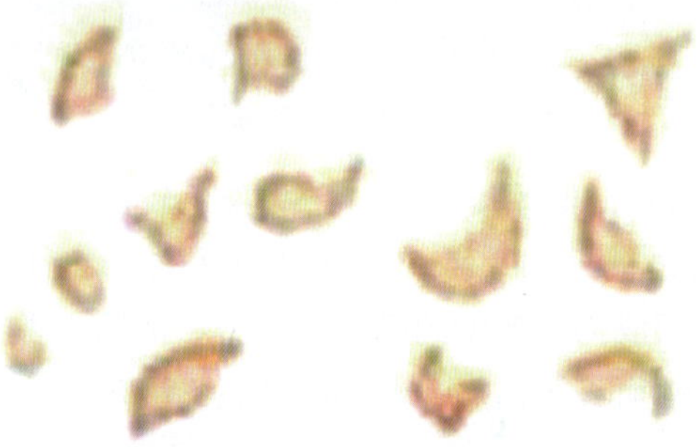

图3－19 裂片红细胞

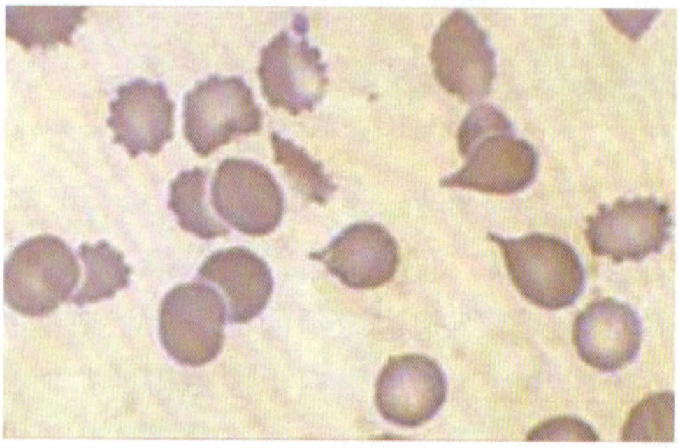

图3－20 泪滴形红细胞

8. 泪滴形红细胞 因红细胞内血红蛋白饱满，形状似泪滴状或手镜状（图3－20）。增多常见于骨髓纤维化、地中海贫血、溶血性贫血等。

9. 缗钱状红细胞 多个红细胞相互聚集重叠，连接成串，形似缗钱（图3－21）。主要见于多发性骨髓瘤、原发性巨球蛋白血症等。

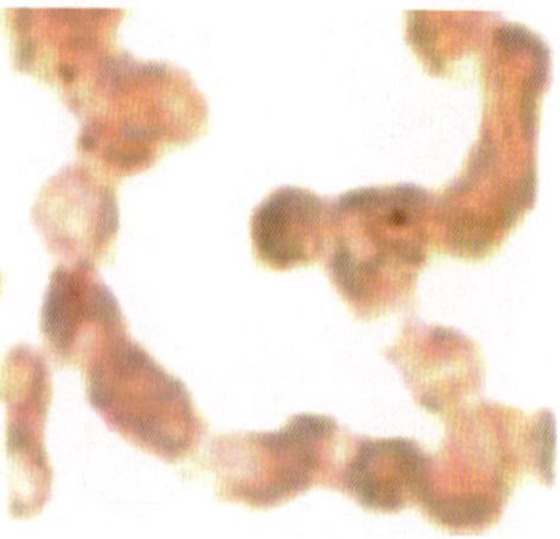

图3－21 缗钱状红细胞

三、红细胞染色异常

正常红细胞在瑞特染色的血涂片中为淡红色圆盘状，中央有生理性浅染区，通常称正常色素性。除见于正常人外，还见于急性失血、再生障碍性贫血和白血病等（图3－22）。

1. 低色素性红细胞　红细胞的生理性中央浅染区扩大，甚至成为环形红细胞（图3－23），提示其血红蛋白含量明显减少。常见于缺铁性贫血、珠蛋白生成障碍性贫血、铁幼粒细胞性贫血。

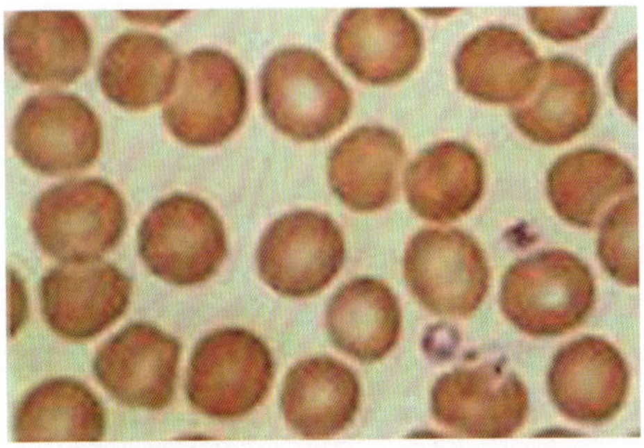
图3－22　正常色素性红细胞

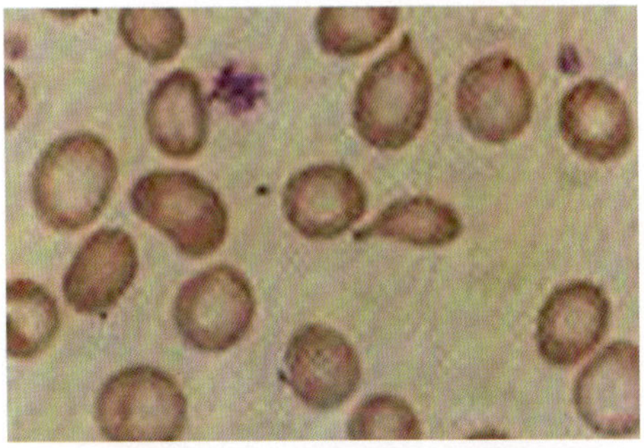
图3－23　低色素性红细胞

2. 高色素性红细胞　红细胞中央浅染区消失，整个红细胞染色较深（图3－24），提示其血红蛋白浓度增高。高色素性红细胞增多，最常见于球形红细胞增多症，也可见于巨幼细胞性贫血。

3. 嗜多色性红细胞　属于尚未完全成熟的红细胞，故较大。由于胞质中含有多少不等的嗜碱性物质 RNA 而被染成灰蓝色或灰红色。见于各种增生性贫血，以溶血性贫血多见（图3－25）。

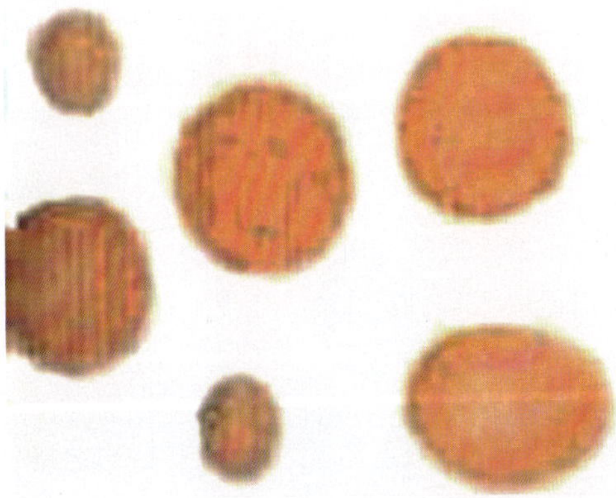
图3－24　高色素性红细胞

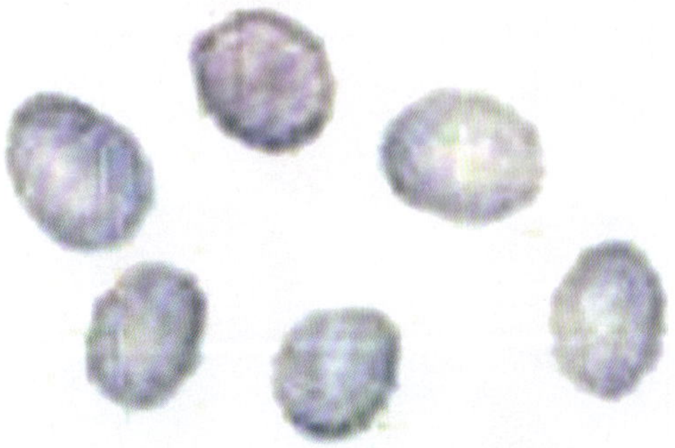
图3－25　嗜多色性红细胞

四、红细胞结构异常

1. 染色质小体　称豪－乔氏小体（Howell－Jolly body），位于成熟或幼稚红细胞的胞浆中，呈圆形，大小0.5～1μm，染紫红色，可一至数个，为核染色质残余物，常见于巨幼细胞性贫血，也可见于溶血性贫血及脾切除术后等（图3－26）。

2. 卡波环　卡波环（cabot ring）位于红细胞胞浆中，呈紫红色细线圈状或“8”字形。可能是残留的核膜中脂蛋白变性所致，常与染色质小体并存。见于恶性贫血、巨幼细胞性贫血、铅中毒等（图2－27）。

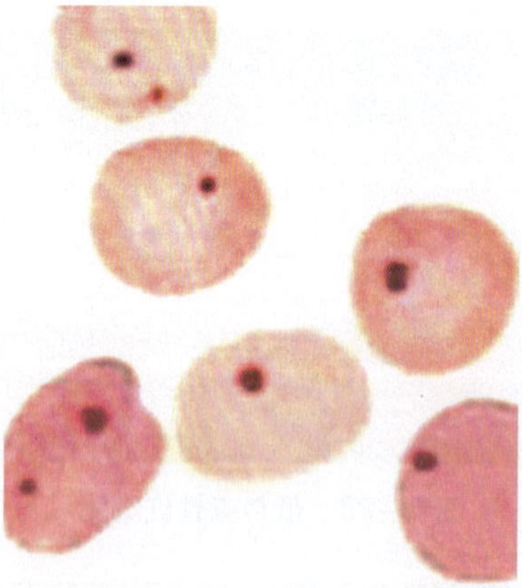

图3－26　染色质小体

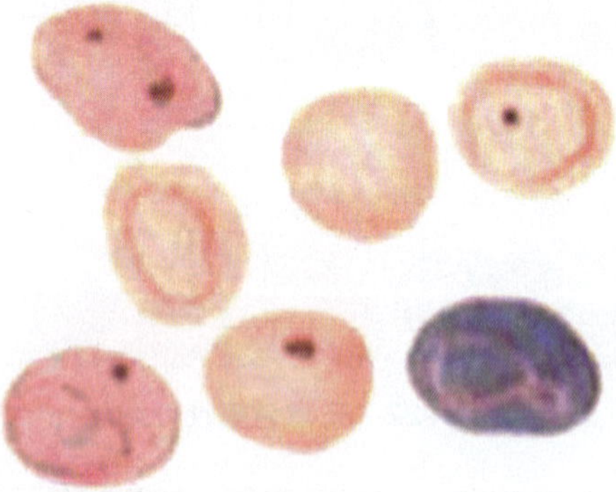

图3－27　卡波环

3. 点彩红细胞　经瑞特染色后，红细胞胞浆内出现大小不一、多少不均的嗜碱性蓝黑色颗粒，此种细胞称为点彩红细胞。正常人血涂片中少见。在铅、铋、汞、锌等重金属中毒时增多（图3－28）。

4. 有核红细胞　成人均不能见到。在成人外周血涂片中出现有核红细胞属病理现象，常见于各种溶血性贫血、白血病、红白血病等（图3－29）。

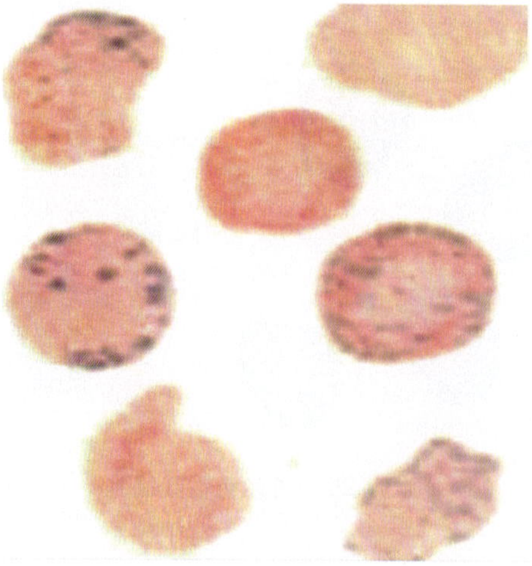

图3－28　点彩红细胞

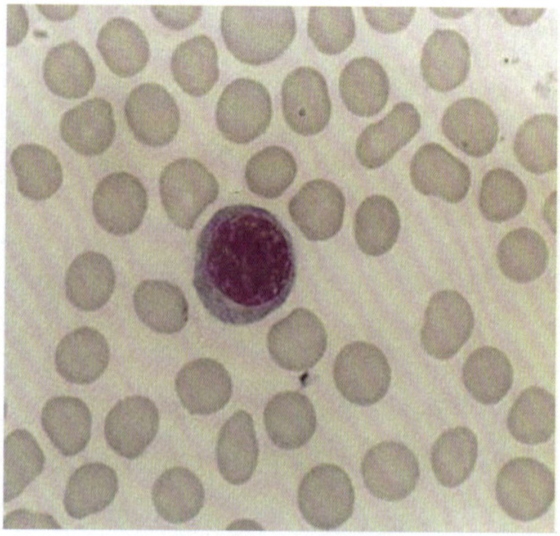

图3－29　有核红细胞

第四章 血细胞分析仪及其临床应用

知识要点

1. 血细胞分析仪检测红细胞、白细胞、血小板、血红蛋白基本原理。
2. 血细胞分析仪检测参数、血细胞直方图和散点图的临床意义。
3. 血细胞分析仪的基本操作方法及质量控制。

血细胞分析仪（AHA）是临床最常用的血液筛查仪器，可进行全血细胞计数及其相关参数的检测，目前在我国各级医院得到了普及应用，提高了工作效率、准确性和精密度，并为临床诊断和治疗提供更多的信息。血细胞分析仪不断采用最新的电子、光学、化学和计算机技术，朝着高速度、多参数、多功能合成及操作更灵活、方便的趋势发展，血细胞分析仪开始迈进全自动流水线化检测阶段，开展包括血液常规分析、有核红细胞计数、网织红细胞计数、未成熟粒细胞计数、造血干细胞计数、未成熟血小板比率、淋巴细胞亚型计数、细胞免疫表型检测等检验项目。

第一节 血细胞分析仪的原理

一、血细胞分析仪的基本原理

（一）电阻抗法检测原理

电阻抗法是细胞计数应用最广泛的方法，其原理是悬浮在电解质溶液中的血细胞是相对的不良导电体，其电阻比电解质溶液大。当体积大小不同的血细胞（或类似颗粒）通过计数小孔时，可引起小孔内、外电阻变化而导致电压（V = IR）的变化，产生脉冲信号，脉冲数即血细胞（群）数，脉冲高低反映细胞体积大小（图 4 - 1）。

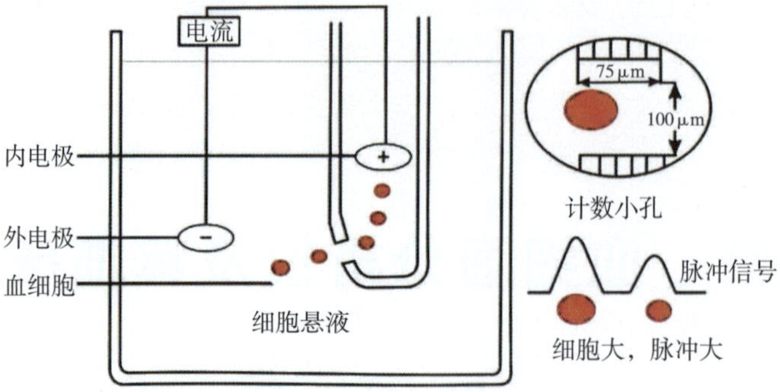

图 4－1　电阻抗法检测原理

（二）射频电导法检测原理

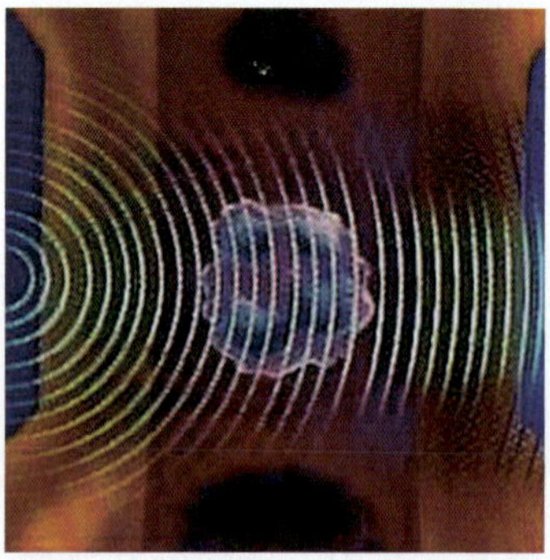

图 4－2　射频电导检测原理

10000Hz 以上的高频电磁波能通过细胞膜。电导性即电磁波的传导性能。当电磁波通过细胞时，细胞内的细胞核和颗粒不同使传导性有差异，因此细胞的传导性反映细胞内部细胞核（如大小和形态）和颗粒成分（如大小和密度）等特征性，这些信息有助于鉴别体积相同而内部结构不同的细胞，如淋巴细胞和嗜碱性粒细胞的直径均为 9～12μm，淋巴细胞核圆形传导性低，而嗜碱性粒细胞核分叶传导性高（图4－2）。

（三）激光散射法检测原理

将染色的球形化细胞的悬液注入鞘流液中央，单个细胞沿着鞘流液整齐排列，以恒定流速通过石英毛细管。当细胞通过激光检测区被照射时，放置在不同角度的信号检测器（光电倍增管）可收集细胞在 10°～70°的散射光信息（图4－3），每类细胞的核分叶状况和颗粒情况不同，故每类细胞在某角度的散射光强度也不同，因此散射光检测可以很好地区分嗜酸性粒细胞、中性粒细胞和嗜碱性粒细胞。

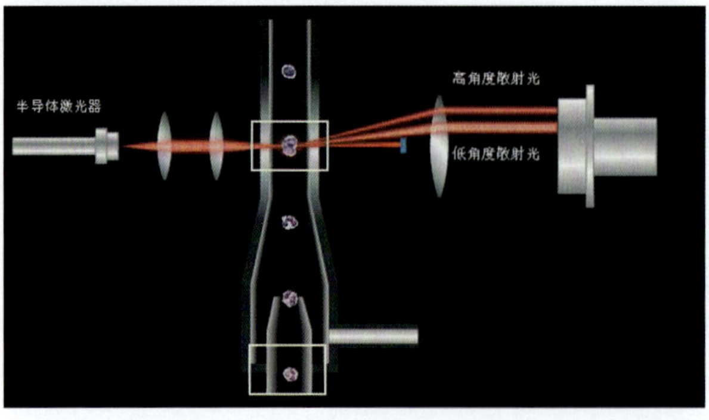

图 4－3　流式细胞术检测通道和光路

用于血细胞分析仪检测的染料分为荧光染料和非荧光染料。荧光染料有碱性槐黄、噻唑橙、噁嗪、聚亚甲基蓝和碘化丙啶等，主要用于核酸染色，被激光照射后产生荧光和散射光，如采用荧光染料和激光散射的原理进行网织红细胞计数。非荧光染料有亚甲基蓝（用于核酸染色）、氯唑黑 E（用于单核细胞、嗜酸性粒细胞、中性粒细胞和白细胞的膜结构染色）和过氧化物酶试剂等。

表 4－1　各种角度的散射光及其意义

散射光	意义
前向散射光（低角度散射光）（1°～3°）	反映细胞体积和颗粒的数量
侧向散射光（高角度散射光）（10°～70°）	反映细胞内部颗粒、细胞核等复杂性
散射荧光（90°）	激光照射荧光染料染色的颗粒产生散射荧光

（四）分光光度法检测原理

过去曾用于细胞计数，现在主要用于血红蛋白测定。

（五）电容法检测原理

利用细胞通过时改变两极之间电容量获得脉冲信号而进行细胞计数。现在已少用。

（六）联合检测法

利用电阻抗、激光散射、高频电磁波、分光光度法、化学染色和流式细胞仪等多种技术联合检测同一细胞，特异性高，获得参数多，现在五分类血细胞分析仪都采用多种技术联合检测法。

二、白细胞分类原理

（一）白细胞三分类原理

以电阻抗原理为例。血液进行稀释时加入溶血剂，红细胞迅速溶解，白细胞膜通透性改变，胞质经细胞膜渗出，其胞核和颗粒被细胞膜紧裹，形成“皮包骨”样细胞，因此经溶血剂处理后含有丰富颗粒和分叶核的中性粒细胞比少颗粒的单核细胞体积大。根据电阻抗原理，不同体积的白细胞通过小孔时产生的脉冲大小有明显差异，依据脉冲的大小，对白细胞进行三分类：第一类为小细胞群，体积为 35～90fl，主要为淋巴细胞；第二类为中间细胞群，体积 90～160fl，包括幼稚细胞、单核细胞、嗜酸性粒细胞、嗜碱性粒细胞等；第三类为大细胞群，体积 160fl 以上，主要为中性粒细胞。血细胞分析仪根据各群细胞占总体积的比例计算出百分比，与该标本的白细胞总数相乘，即可得出各项细胞的绝对值。同时根据不同大小的白细胞相对频率作白细胞直方图。需要注意：这种白细胞三分类只代表不同大小细胞群而已，由于细胞体积间的交叉，而不能就此确定某细胞群就是某种细胞，故白细胞三分类计数只能用于初筛，必须借助显微镜进行白细胞分类，方可获得准确、可靠的白细胞分类结果。

（二）白细胞五分类原理

1. 电阻、传导和光散射（VCS）原理 VCS 分别代表体积（volume）、传导性（conductivity）和光散射（scatter）。将红细胞溶血剂和白细胞稳定剂先后加入混匀池内与血标本混匀，使红细胞溶解而白细胞保持“近原态”。采用流式细胞仪鞘流技术使白细胞成单个排列通过检测系统，应用 VCS 技术检测它的电阻（体积，Y 轴）、传导性（Z 轴）和光散射（X 轴）而被定义到三维图中的相应位置（图 4－4），并形成 DF_1、DF_2、DF_3 三张散点图（图 4－5）。按散点定位分析细胞类型，按散点密度计算每一类型细胞数百分率。VCS 技术检测内容和白细胞群的特征见表 4－2 和表 4－3。

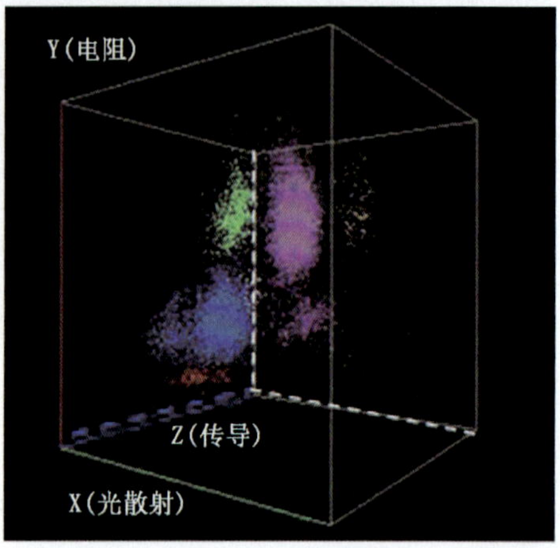

图 4－4 VCS 三维图

表 4－2 VCS 技术及其检测内容

技术	被检内容
电阻（V）	细胞体积
传导（C）	细胞大小和内部结构（颗粒和核形态及体积大小）
光散射（激光，10°～70°）（S）	细胞内的颗粒性、核分叶性和细胞表面结构

表 4－3 VCS 技术下各白细胞群的特征

细胞群	特征		
	电阻（V）	传导（C）	光散射（S）
淋巴细胞群	最小	最低	最弱
单核细胞群	最大	较低	较弱
中性粒细胞群	比嗜碱性粒细胞大	最高	较强
嗜酸性粒细胞	较大	比嗜碱性粒细胞低	最强
嗜碱性粒细胞	较小	较高	比淋巴细胞强

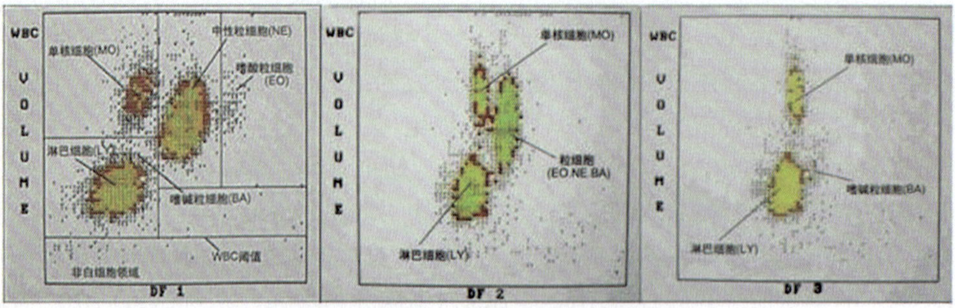

图 4－5 VCS 检测的白细胞散点图

2. 电阻、传导、光散射和核酸荧光染色技术原理

（1）4DIFF 通道（白细胞分类通道）：利用流式细胞术和核酸荧光染色技术检测。利用专用溶血剂完全溶解红细胞和血小板，聚亚甲蓝核酸荧光染料可进入白细胞内，使 DNA、RNA 和细胞器着色。因为荧光强度与细胞内核酸含量成比例，所以未成熟粒细胞、异常细胞荧光染色深，成熟白细胞荧光染色浅，从而得到 4DIFF 白细胞散点图（图 4－6）。

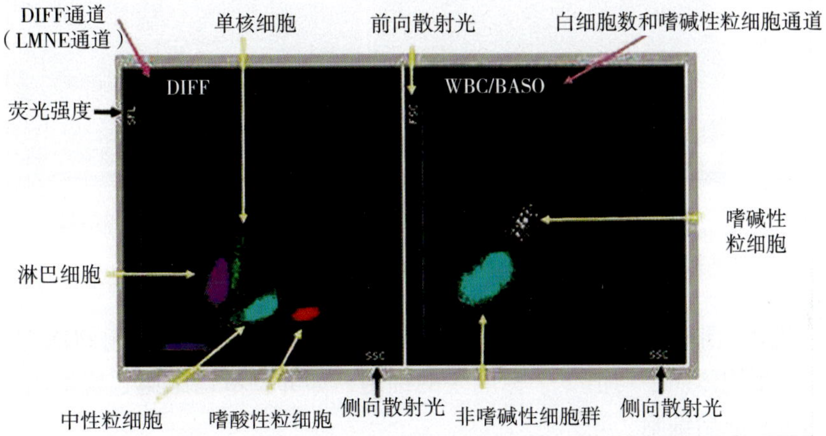

图 4－6　电阻、传导、光散射和核酸荧光染色检测的白细胞散点图

（2）白细胞/嗜碱性粒细胞（WBC/BASO）通道：在碱性溶血剂作用下，完全溶解红细胞和血小板，除嗜碱性粒细胞以外，其他白细胞萎缩成“裸核”样，而嗜碱性细胞保持“近原态”，经流式细胞术计数，可得嗜碱性粒细胞百分率和绝对值及 WBC/BASO 散点图（图 4－6）。

（3）未成熟髓细胞信息（IMI）通道：采用射频、电阻抗和特殊试剂结合法。在细胞悬液中先加硫化氨基酸，幼稚细胞膜脂质含量高，结合硫化氨基酸的量多于较成熟的细胞，对溶血剂有抵抗作用。加入溶血剂后，成熟细胞被溶解，只留下幼稚细胞（包括造血祖细胞、原始细胞、未成熟粒细胞、有核红细胞）和异型/异常淋巴细胞。检测报告百分率和绝对值。

3. 激光散射与细胞化学染色原理

（1）过氧化物酶（POX）染色通道：在白细胞通道加入溶血剂和 POX 染色剂，白细胞 POX 活性由大到小依次为嗜酸性粒细胞 > 中性粒细胞 > 单核细胞；淋巴细胞和嗜碱性粒细胞无 POX 活性。可计算过氧化物酶平均指数（MPXI），得到嗜酸性粒细胞、中性粒细胞或单核细胞的相对 POX 活性。形成以 POX 分布强度为 X 轴，以细胞体积为 Y 的散点图（图 4－7），进行白细胞计数与分类。

（2）嗜碱性粒细胞/核分叶性通道：苯二酸完全破坏红细胞和血小板，除嗜碱性粒细胞外，其他白细胞萎缩成“裸核”样，而嗜碱性细胞保持“近原态”。完整的嗜碱性粒细胞呈高角度散射，位于散点图上部，裸核则位于下部，可进行白细胞计数和嗜碱性粒细胞计数。根据不同细胞的裸核结构进行白细胞分类（图 4－7）。

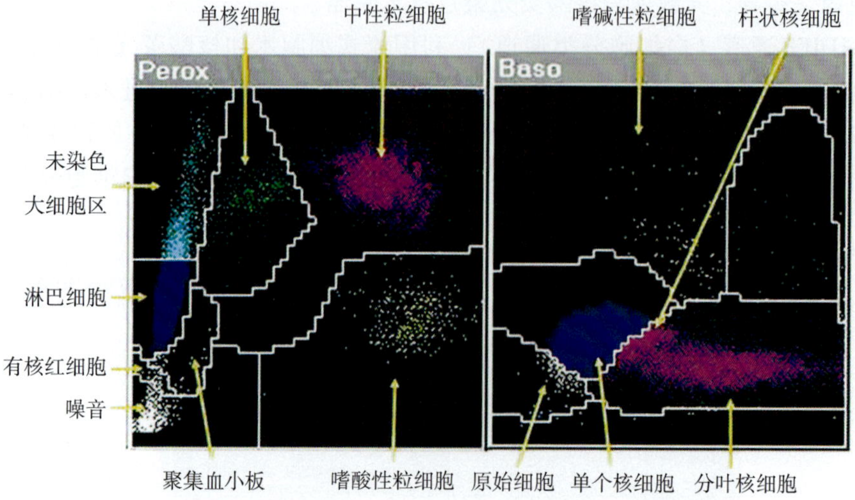

图4-7 激光散射与细胞化学染色检测的白细胞散点图

（3）未染色大细胞计数（LUC）检测：在POX通道，可检测到无POX活性、体积大于正常淋巴细胞体积平均值2个标准差的细胞，如异型淋巴细胞、浆细胞、毛细胞、幼稚淋巴细胞和原始细胞。

4. 双鞘流技术、传导、光散射和细胞化学染色原理 在5和7号口通过左侧鞘流泵注入稀释液来形成第一股鞘流，其作用是保护溶液能够直接通过计数小孔，并且保证其中携带的细胞处于中心部位和电阻抗稳定测定，得到细胞体积结果；溶液通过计数小孔后，再从2和4号口的鞘流泵注入稀释液形成中间鞘流，保证吸光度测量和细胞内容物分析，称为双鞘流技术（图4-8）。

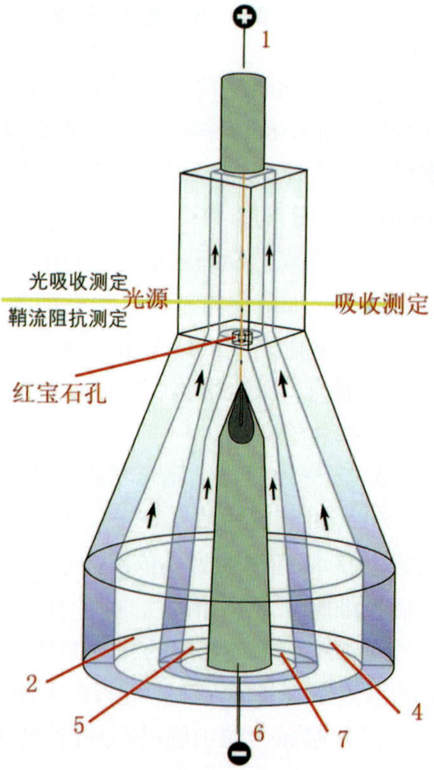

图4-8 双鞘流技术

（1）白细胞分类通道：用氯唑黑E活体染料溶解红细胞，使单核细胞颗粒、嗜酸性粒细胞和中性粒细胞特异颗粒染色，细胞膜、核膜、颗粒膜也被染色，由于淋巴细胞、单核细胞、中性粒细胞和嗜酸性粒细胞对染色剂的着色程度不同，每种细胞的核形态和颗粒的结构造成光散射的强度不同，产生了特定的吸光率。细胞经第一股鞘流后通过电阻抗微孔测定细胞的真实体积，然后经第二股鞘流后到达光窗，测定细胞的吸光率，形成中性粒细胞、单核细胞、嗜酸性粒细胞、淋巴细胞、异型淋巴细胞和巨大未成熟细胞二维散点图（图4－9）。

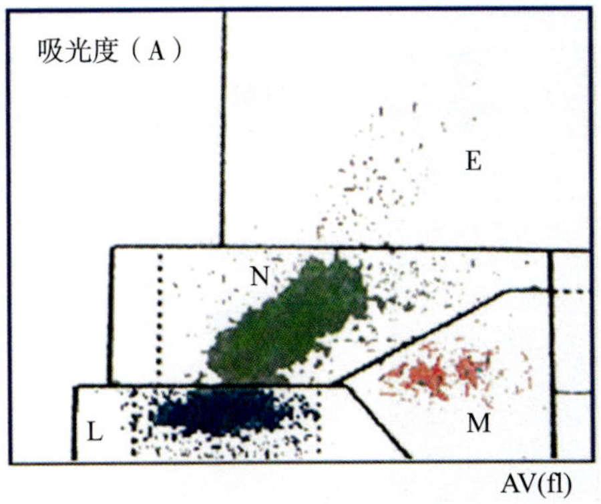

图4－9　双鞘流技术检测的白细胞散点图

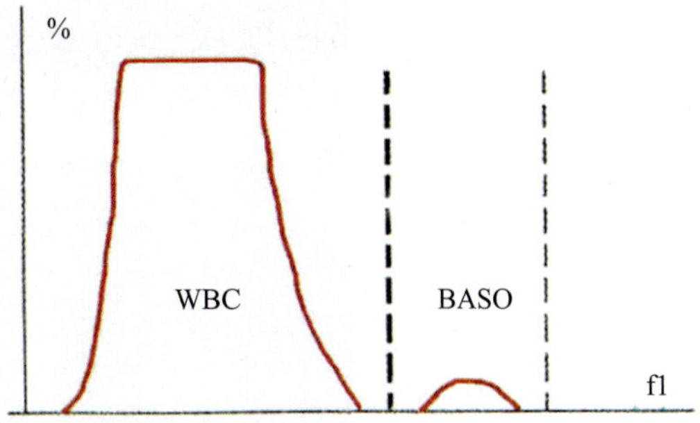

图4－10　嗜碱性粒细胞计数直方图

（2）WBC/BASO检测通道：将全血样品与Basolyse Ⅱ（pH 2.4）溶血素混合，溶解红细胞，由于嗜碱性粒细胞具有抗酸性，能够保持形态完整，而其他白细胞胞浆溢出，成为“裸核”样。细胞通过鞘流微孔时，采用电阻抗法检测，以细胞体积大小为横坐标绘制WBC/BASO直方图（图4－10）。将所得结果与白细胞/血红蛋白通道的白细胞（鞘流阻抗法）结果进行比较。

5. 多角度偏振光散射分析原理（MAPSS）　应用（氦氖）激光流式细胞术，分四个角度检测（图4－11）：①0°前向角散射（1°～3°）：反映细胞大小，检测细胞数量。②7°狭角散射光（7°～11°）：反映细胞内部结构及核染色质的复杂性。③90°偏振光：反映细胞内部颗粒及细胞核分叶状况。④90°去偏振光：“去偏振”是指垂直方向的激光光波运动随光散射结果而改变。嗜酸性粒细胞颗粒丰富，可消除偏振光，以与中性粒细胞相鉴别（图4－12）。

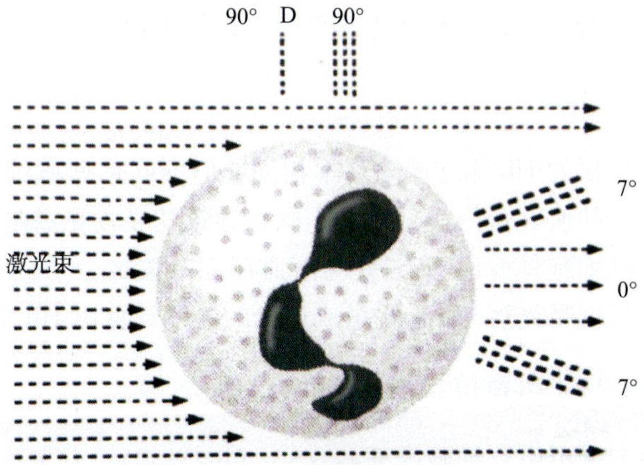

图4－11　多角度偏振光散射

鞘液中的DNA染料碘化丙啶可破坏有核红细胞膜，只留下裸核而将其染色。染料对有活性的白细胞只有极小渗透性或无渗透性，故其细胞核不染色。通过散点图分析，

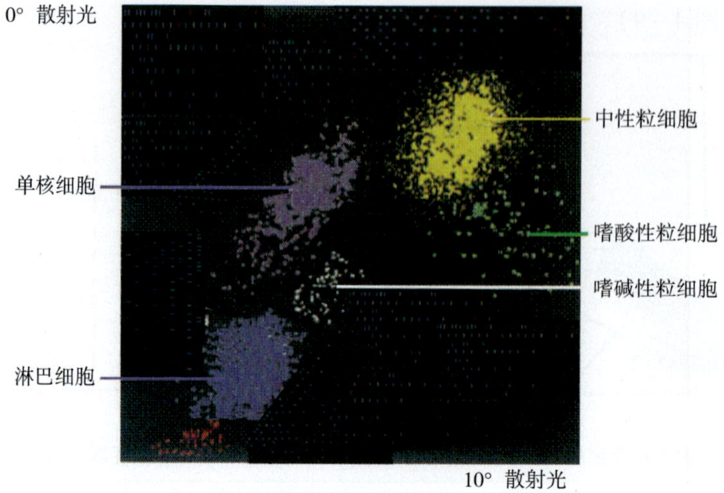

图4-12 多角度偏振光散射检测的白细胞散点图

可鉴别有核红细胞、无活性白细胞和脆性白细胞，计数活性细胞比率和计数有核红细胞。

三、红细胞测定原理

（一）红细胞（RBC）和红细胞比容（HCT）

红细胞通过检测小孔时，由于红细胞电阻抗作用，产生电压变化，形成不同的脉冲，脉冲的多少与红细胞数量呈正比，脉冲高度代表单个红细胞体积，脉冲高度叠加后经换算处理可得到血细胞的比容（有的仪器先以单个细胞脉冲高度计算平均红细胞体积，再乘以红细胞数得出红细胞的比容）。在红细胞检测中均含有白细胞，但因白细胞比例少，可忽略不计。若在白血病及严重感染时，白细胞数极高，应及时校正。

（二）血红蛋白（Hb）

各类型血细胞分析仪的Hb测定原理基本相同。但不同系列血细胞分析仪配套溶血剂配方有所差异，形成的血红蛋白衍生物亦不同，导致其吸收光谱略有差异。细胞悬液加入溶血剂后，破坏红细胞释放出Hb，并与溶血剂中有关成分形成稳定的Hb衍生物，在特定波长下比色，根据吸光度与Hb含量成正比的关系计算出Hb浓度。

（三）红细胞体积分布宽度（RDW）

红细胞体积分布宽度可由红细胞标准差（S）和变异系数（CV）表示。

四、全自动血细胞分析仪配置网织红细胞检测原理

全自动血细胞分析仪利用染色剂对网织红细胞中RNA染色，并进行RNA定量，然后精确计算出网织红细胞占成熟红细胞的百分率（RET），计算出网织红细胞各项参数

及散点图等（表4－4，图4－13）。

表4－4　网织红细胞及其他检测项目

项目	英文缩写
网织红细胞百分率	RET
网织红细胞绝对值	RET#
网织红细胞平均体积	MRV
网织红细胞成熟指数	RMI
网织红细胞分布宽度	RDWR
网织红细胞血红蛋白浓度	RHC
网织红细胞平均血红蛋白浓度	MCHCR
网织红细胞血红蛋白分布宽度	HDWR
弱荧光率	LFR
中荧光率	MFR
强荧光率	HFR

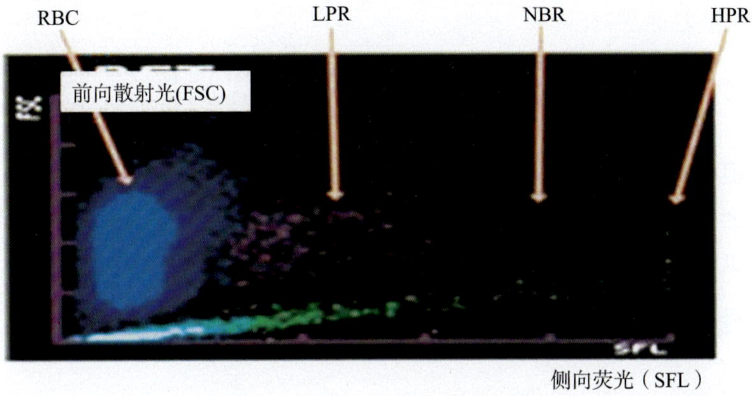

图4－13　前向散射光和侧向荧光检测网织红细胞散点图

五、血小板测定原理

血小板与红细胞在同一通道进行检测，由于血小板体积比红细胞体积小，特定设置的阈值分别计数血小板与红细胞。根据所测血小板体积自动计算血小板平均体积（MPV）。

六、血细胞分析仪的工作流程

各型血细胞分析仪工作流程略有差异，但基本相似，其工作流程如图4－14所示。

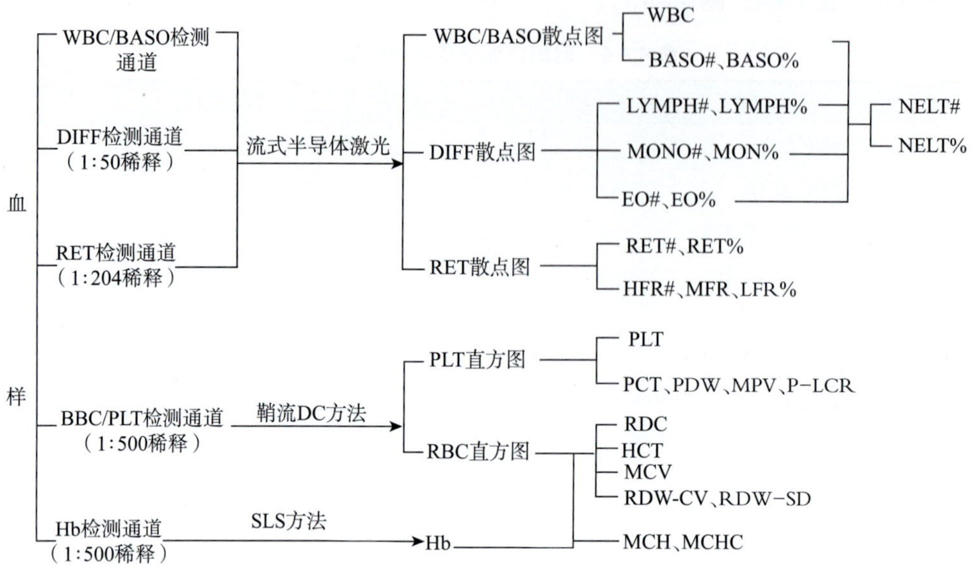

图 4－14 五分类血细胞分析仪工作流程图

第二节 血细胞分析仪的类型及报告方式

根据血细胞分析仪自动化程度分为半自动、全自动两大类。半自动分析仪需手工稀释血液标本，全自动分析仪可直接用抗凝血进样。全自动分析仪又分为三分类血细胞分析仪和五分类血细胞分析仪两大类。

一、全自动三分类血细胞分析仪

（一）仪器性能

1. 速度快 检测速度 60～80 份/小时，配上自动吸样装置，避免实验室内感染。

2. 溶血素 两种溶血素即白细胞溶血素和红细胞溶血素。

3. 线性范围 仪器线性范围宽，重复性好，准确性较高。

4. 自动冲洗 每次测定后自动冲洗，减少管道污染和颗粒阻塞。

5. 自动报警系统 结果异常时出现提示，并通过直方图反映出标本的问题或提示某些疾病所导致的图形异常，如自身免疫性病变、白血病、高免疫球蛋白血症等。

6. 计算机管理 配有质控资料和标本检测资料储存等软件程序。

（二）检测项目及报告方式

仪器可检测 19 项参数及 3 个直方图，报告单如图 4－15。

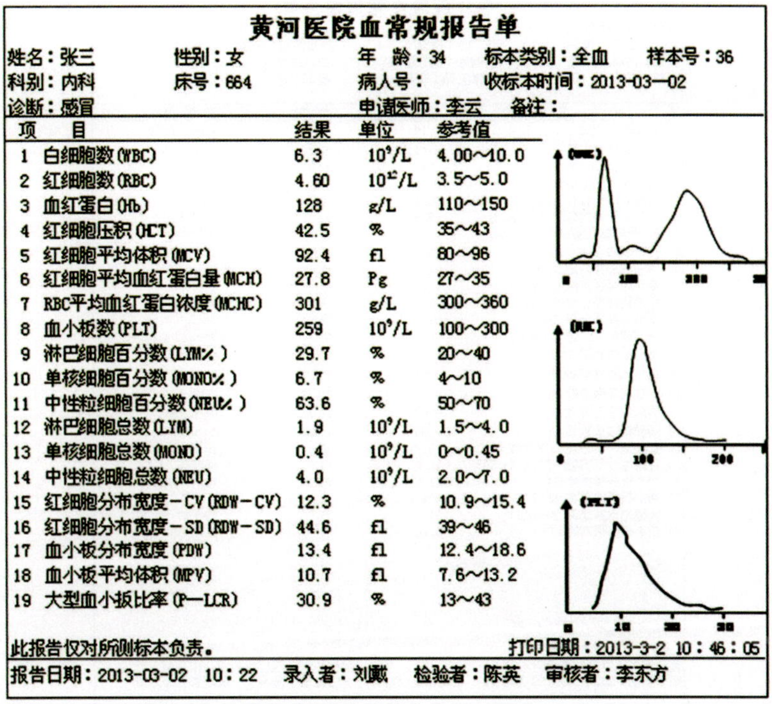

黄河医院血常规报告单

姓名：张三　性别：女　年 龄：34　标本类别：全血　样本号：36

科别：内科　床号：664　病人号：　收标本时间：2013-03-02

诊断：感冒　申请医师：李云　备注：

项 目	结果	单位	参考值
1 白细胞数(WBC)	6.3	10^9/L	4.00~10.0
2 红细胞数(RBC)	4.60	10^{12}/L	3.5~5.0
3 血红蛋白(Hb)	128	g/L	110~150
4 红细胞压积(HCT)	42.5	%	35~43
5 红细胞平均体积(MCV)	92.4	fl	80~96
6 红细胞平均血红蛋白量(MCH)	27.8	Pg	27~35
7 RBC平均血红蛋白浓度(MCHC)	301	g/L	300~360
8 血小板数(PLT)	259	10^9/L	100~300
9 淋巴细胞百分数(LYM%)	29.7	%	20~40
10 单核细胞百分数(MONO%)	6.7	%	4~10
11 中性粒细胞百分数(NEU%)	63.6	%	50~70
12 淋巴细胞总数(LYM)	1.9	10^9/L	1.5~4.0
13 单核细胞总数(MONO)	0.4	10^9/L	0~0.45
14 中性粒细胞总数(NEU)	4.0	10^9/L	2.0~7.0
15 红细胞分布宽度-CV(RDW-CV)	12.3	%	10.9~15.4
16 红细胞分布宽度-SD(RDW-SD)	44.6	fl	39~46
17 血小板分布宽度(PDW)	13.4	fl	12.4~18.6
18 血小板平均体积(MPV)	10.7	fl	7.6~13.2
19 大型血小板比率(P-LCR)	30.9	%	13~43

此报告仅对所测标本负责。　打印日期：2013-3-2 10：46：05

报告日期：2013-03-02 10：22　录入者：刘戴　检验者：陈英　审核者：李东方

图 4－15　三分类血细胞分析仪参数与报告方式

二、全自动五分类血细胞分析仪

（一）仪器性能

1. 速度快　检测速度 80～150 份/小时。

2. 仪器结构复杂　试剂种类多，用多通道、多种技术联合对白细胞进行检测。采用散射光技术、荧光染色及流式细胞术，使白细胞分类更精确，达到最低分类镜检率。

3. 幼稚细胞检测功能　有专用幼稚细胞检测通道和试剂，完成包括幼稚细胞在内的十余种异常细胞的检测。

4. 数据处理功能强大　具有高效、自动的标本资料管理系统及强大的工作平台，包括自动质控、实验室质量保证程序、报警分析和事件记录等功能。

5. 自动加样系统　具有穿刺进样、条码识别和双重样本完整性探测器等。

（二）检测项目及报告方式

五分类分析仪可检测 24 项以上参数和散点图，报告单如图 4－16。有的仪器有各种检测模式，如 CBC（全血细胞计数）、CBC＋DIFF（白细胞五分类）、CBC＋NRBC（有核红细胞检测）、CBC＋DIFF＋NRBC、CBC＋REF（网织红细胞检测）、CBC＋DIFF＋RET、CBC＋DIFF＋NRBC＋RET 等，可由用户设定。

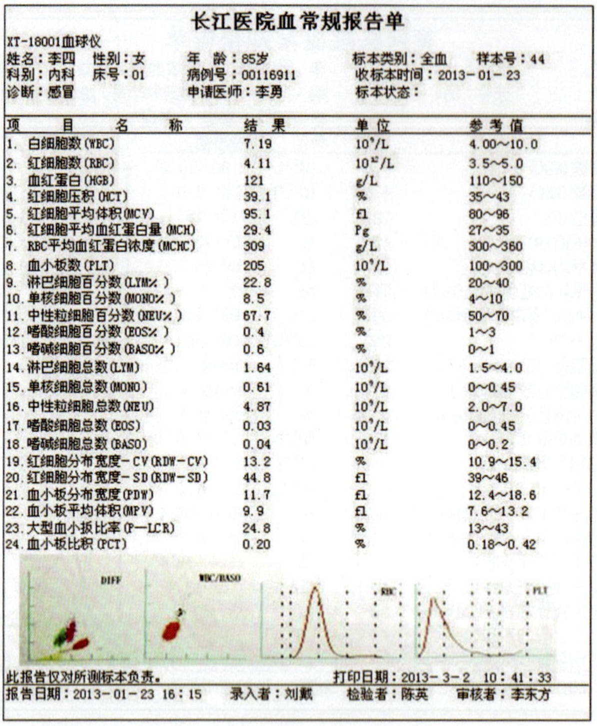

长江医院血常规报告单

XT-18001血球仪

姓名：李四　性别：女　年　龄：85岁　标本类别：全血　样本号：44

科别：内科　床号：01　病例号：00116911　收标本时间：2013-01-23

诊断：感冒　申请医师：李勇　标本状态：

项目名称	结果	单位	参考值
1. 白细胞数(WBC)	7.19	10^9/L	4.00~10.0
2. 红细胞数(RBC)	4.11	10^{12}/L	3.5~5.0
3. 血红蛋白(HGB)	121	g/L	110~150
4. 红细胞压积(HCT)	39.1	%	35~43
5. 红细胞平均体积(MCV)	95.1	fl	80~96
6. 红细胞平均血红蛋白量(MCH)	29.4	Pg	27~35
7. RBC平均血红蛋白浓度(MCHC)	309	g/L	300~360
8. 血小板数(PLT)	205	10^9/L	100~300
9. 淋巴细胞百分数(LYM%)	22.8	%	20~40
10. 单核细胞百分数(MONO%)	8.5	%	4~10
11. 中性粒细胞百分数(NEU%)	67.7	%	50~70
12. 嗜酸细胞百分数(EOS%)	0.4	%	1~3
13. 嗜碱细胞百分数(BASO%)	0.6	%	0~1
14. 淋巴细胞总数(LYM)	1.64	10^9/L	1.5~4.0
15. 单核细胞总数(MONO)	0.61	10^9/L	0~0.45
16. 中性粒细胞总数(NEU)	4.87	10^9/L	2.0~7.0
17. 嗜酸细胞总数(EOS)	0.03	10^9/L	0~0.45
18. 嗜碱细胞总数(BASO)	0.04	10^9/L	0~0.2
19. 红细胞分布宽度-CV(RDW-CV)	13.2	%	10.9~15.4
20. 红细胞分布宽度-SD(RDW-SD)	44.8	fl	39~46
21. 血小板分布宽度(PDW)	11.7	fl	12.4~18.6
22. 血小板平均体积(MPV)	9.9	fl	7.6~13.2
23. 大型血小扳比率(P-LCR)	24.8	%	13~43
24. 血小板比积(PCT)	0.20	%	0.18~0.42

此报告仅对所测标本负责。　打印日期：2013-3-2　10：41：33

报告日期：2013-01-23 16：15　录入者：刘戴　检验者：陈英　审核者：李东方

图4-16　五分类血细胞分析仪参数及报告方式

第三节　血细胞分析仪的临床应用

血细胞分析仪检测参数，如红细胞计数、血小板计数、白细胞计数和分类计数（百分率和绝对值）、网织红细胞计数（百分率和绝对值）等，其临床意义前面已介绍过。以下主要简介新参数的临床应用。

一、血细胞主要参数的参考区间

血细胞主要参数参考区间见表4-5。

表4-5　血细胞主要参数参考区间

项目	男性参考区间	女性参考区间	单位
WBC	4~10	4~10	$\times10^9$/L
RBC	4.0~5.5	3.5~5.0	$\times10^{12}$/L
Hb	120~160	110~150	g/L
PLT	100~300	100~300	$\times10^9$/L
HCT	0.40~0.50	0.35~0.45	L/L
MCV	82~100	82~100	fl
MCHC	316~354	316~354	g/L
MCH	27~34	27~34	pg

二、红细胞系列参数

1. 红细胞体积分布宽度（RDW） 红细胞体积分布宽度形象地描绘红细胞正态分布的峰宽度，为反映红细胞体积大小均一性的参数，用统计分析的变异系数（RDW－CV）或标准差（RDW－SD）表示，有助于贫血的诊断和鉴别诊断。Bassmen 1983 年提出了 MCV/RDW 贫血分类法（表4－6）。

表4－6 MCV/RDW 贫血分类法

MCV	RDW	分类	常见疾病
增高	正常	大细胞均一性贫血	骨髓增生异常综合征
增高	增高	大细胞不均一性贫血	巨幼细胞贫血、恶性贫血
正常	正常	正细胞均一性贫血	慢性病性贫血、再障、白血病、急性失血
正常	增高	正细胞不均一性贫血	骨髓纤维化、铁粒幼细胞贫血
降低	正常	小细胞均一性贫血	轻型 β－地中海贫血
降低	增高	小细胞不均一性贫血	缺铁性贫血、铁粒幼细胞贫血

2. 红细胞血红蛋白分布宽度（HDW） HDW 是反映红细胞内 Hb 含量均一性的参数，用单个红细胞 Hb 含量的标准差表示。HDW 的临床意义见表4－7。

表4－7 HDW 的临床意义

HDW	RDW	MCV	临床意义
增高	增高	减低	缺铁性贫血
增高	正常	减低	轻型 β 珠蛋白生成障碍性贫血
增高	增高	增高	溶血性贫血
明显增高	明显增高	减低	遗传性球形红细胞增多症

3. 红细胞平均体积/红细胞平均血红蛋白浓度比值（M/H） 在流式细胞术激光散射法散点图中，M/H 表示小红细胞低色素的程度，有助于区别 β 珠蛋白生成障碍性贫血和缺铁性贫血。小红细胞高色素可筛查球形红细胞性贫血。欧洲已经将其列入贫血和血液透析患者的诊治指南。

4. 网织红细胞参数

（1）未成熟网织红细胞比率（IRF）：是光散射法血细胞分析仪根据网织红细胞内 RNA 含量不同，引起荧光染色强度的差异，而得出的参数。

$$IRF = \frac{MFR + HFR}{MFR + HFR + LFR}$$

在分析骨髓造血状态的血液学参数中，RET 优于白细胞计数和血小板计数，而 IRF 的变化较 RET 变化更具有重要意义。

（2）网织红细胞成熟指数（RMI）：是光散射法血细胞分析仪根据网织红细胞内 RNA 荧光染色强度而得出的参数，其临床意义与 IRF 相同。

$$RMI = \frac{MFR + HFR}{LFR} \times 100\%$$

（3）网织红细胞平均血红蛋白含量（CHr）：可实时评价骨髓红系造血的功能状态，是反映缺铁性贫血的灵敏指标。CHr 反映体内铁蛋白代谢的最新状态。

（4）球形红细胞平均体积（MSCV）和 MRV：健康人 MSCV 比 MCV 大，但有些患者则相反。如 MSCV < MCV 时诊断遗传性球形红细胞增多症的灵敏度为 100%，特异性为 93.3%。MRV 也是观察促红细胞生长素疗效的灵敏指标。

5. 研究参数

（1）小红细胞贫血因子（MAF）：计数细胞大小和血红蛋白含量，对小红细胞贫血分类有帮助，血液透析患者 MAF 与 EPO 治疗反应呈现良好的对应关系。

（2）网织红细胞分布宽度（RDWr - SD 或 RDWr - CV）：其增高可提示缺铁性贫血，减低可提示杂合子珠蛋白生成障碍性贫血。

三、白细胞系列参数

1. 造血祖细胞（HPC） 是反映以 CD34 阳性为主的造血祖细胞参数，由造血干细胞分化而来。定量检测外周血液 HPC 的变化，特别适合于监测造血干细胞移植过程中供体在接受药物动员后，外周血液造血干细胞的变化，以便于选择采集时机。与流式细胞仪检测结果具有较好地相关性。

2. 平均过氧化物酶活性指数（MPXI） 用于诊断髓过氧化物酶部分和全部缺乏症、中性粒细胞激活等。

四、血小板系列参数

1. 血小板平均体积（MPV） MPV 与血小板数量呈非线性负相关，与血小板功能呈正相关。与血小板计数（PLT）、大血小板比率（P - LCR）和血小板分布宽度（PDW）等指标联合应用意义更大。

（1）鉴别血小板减少的病因：骨髓增生功能良好而外周血液血小板破坏过多，如特发性血小板减少性紫癜、脾功能亢进等，MPV 正常或增高；再生障碍性贫血时 MPV 正常或减小；骨髓病变如急性白血病、骨髓增生异常综合征等则 MPV 减小。

（2）评估骨髓造血功能：①当白血病化疗和骨髓移植患者的骨髓受抑制时，MPV 减小早于 PLT 减少；白血病缓解、骨髓功能恢复时，MPV 增高又早于 PLT 增多 1 ~ 2 天。②特发性血小板减少性紫癜时，MPV 增大表示预后良好；当特发性血小板减少性紫癜缓解、PLT 恢复正常时，MPV 逐渐恢复正常。③MPV 持续减小和 PLT 持续减少，为骨髓造血衰竭征兆。

（3）判断病情变化：用于脓毒症（减低）、新生儿菌血症（增高）、心绞痛（MPV 增大，血管狭窄危险性增高）、急性心肌炎（是复发的独立危险因素）等疾病的判断指标。

（4）疾病鉴别：MPV、P - LCR 和 PDW 应用于原发性血小板增多症（PDW 增大，

PDW 正常或减低）与反应性血小板增多症（MPV 减少，PDW 正常或增大）的鉴别。

2. 未成熟血小板比率（IPF） IPF 对血小板减少症的鉴别诊断具有重要意义。

3. 血小板分布宽度 P－LCR 和 PDW 对于诊断免疫性血小板减少非常可靠。

五、血细胞体积直方图的应用

（一）白细胞直方图及临床应用

三分类电阻抗型血细胞分析仪所显示正常人白细胞直方图有三个峰的曲线，在35～350fl 范围从左至右将血细胞分为三群，分别为淋巴细胞（35～90fl）、单个核细胞（90～160fl）和中性粒细胞（160～350fl）（图4－17）。当白细胞比例、形态发生异常改变时，会导致白细胞直方图的改变，同时出现相应的报警信号，异常的直方图可初步判断细胞比例发生变化或异常细胞出现（表4－8）。根据直方图的变化可决定是否需要进一步进行血涂片镜检，并提示在显微镜分类时应注意异常细胞的存在。

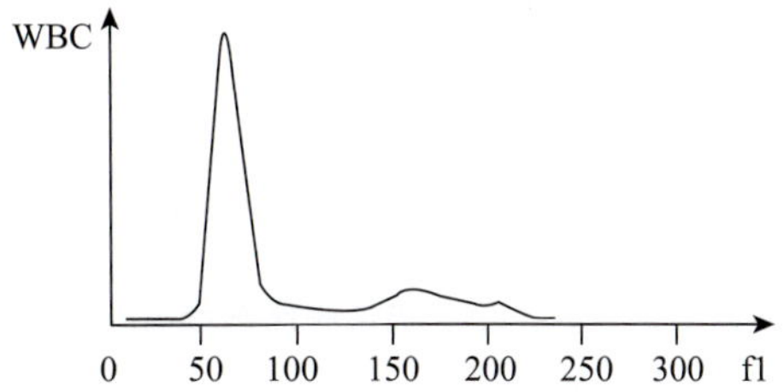

图4－17 正常人白细胞直方图

表4－8 引起警告信号的原因

警告信号	直方图异常区域	可能原因
R0 或 R1	淋巴细胞左侧区域	PLT 凝集，巨大 PLT，有核红细胞，异常淋巴细胞等
R2	淋巴和单个核细胞之间	异常淋巴细胞，嗜酸性粒细胞，嗜碱性粒细胞
R3	单个核和中性粒细胞之间	未成熟粒细胞，异常细胞，嗜酸性粒细胞
R4	中性粒细胞右侧区域	中性粒细胞增多症
RM	多区异常	以上多种原因引起

1. 中性粒细胞比例减低的白细胞直方图特征 淋巴细胞峰面积明显增大，中性粒细胞峰面积明显减小（图4－18）。

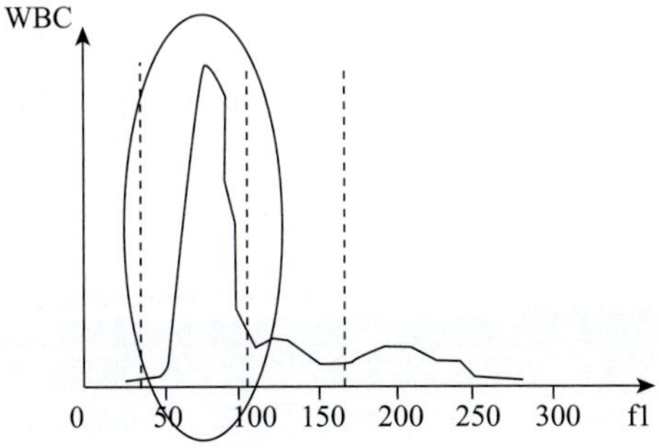

图4－18 中性粒细胞比例减低的直方图

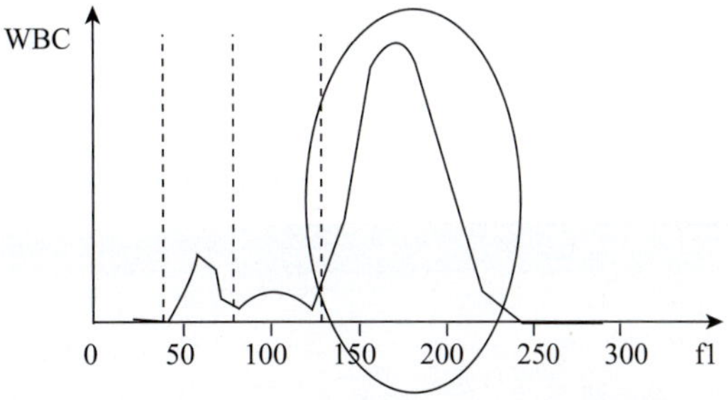

图4－19 中性粒细胞比例增高的直方图

2. 中性粒细胞比例增高的白细胞直方图特征 中性粒细胞峰面积明显增大，淋巴细胞峰面积明显减小（图4-19）。

3. 单个核细胞比例增高的白细胞直方图特征 直方图上90～160fl区域出现一个明显的细胞峰面积（图4-20），说明存在幼稚细胞。

4. 慢性粒细胞白血病的图形特征 在直方图上单个核细胞区和中性粒细胞区（90～350fl），出现一个高大的细胞峰面积（图4-21）。

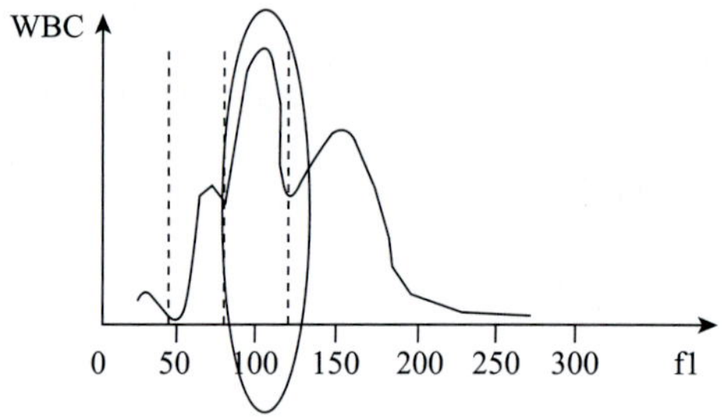

图4-20 单个核细胞比例增高的直方图

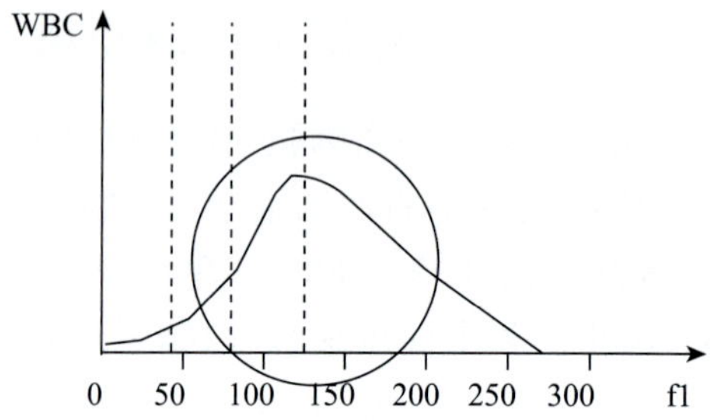

图4-21 慢性粒细胞白血病的直方图

（二）红细胞直方图

正常人的红细胞直方图可见一个细胞群，从50～125fl区域有一个几乎两侧对称、较狭窄的正态分布的峰，其峰值与MCV一致（图4-22）。

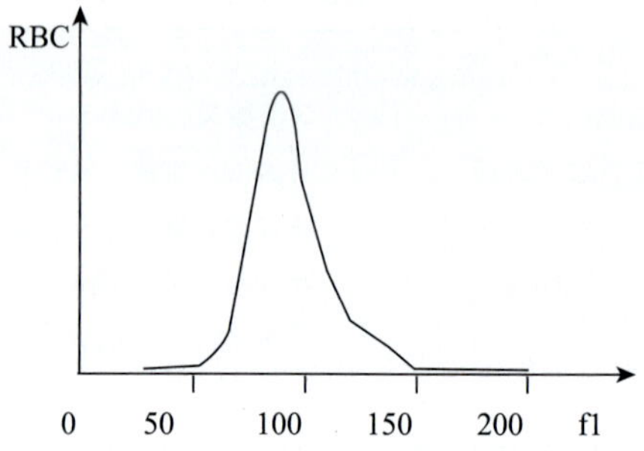

图4-22 正常人红细胞直方图

当红细胞发生变化时，引起其直方图的改变，有一定的特征性。其峰的位置、峰顶的形状、峰底的宽度、有无双峰等图形特征与红细胞其他参数结合分析，对贫血的分类诊断和贫血的疗效评估临床意义见表4-9。各类贫血的红细胞直方图见图4-23～图4-30。

表4-9 红细胞直方图的临床应用

贫血类型	波峰	峰底	RDW	MCV
小细胞均一性	左移	不变	正常	减低
小细胞不均一性	左移	变宽	增大	减低或正常
大细胞均一性	右移	不变	正常	增大
大细胞不均一性	右移	变宽	增大	增大
正常细胞均一性	不变	不变	正常	正常
正常细胞不均一性	不变	变宽	增大	正常

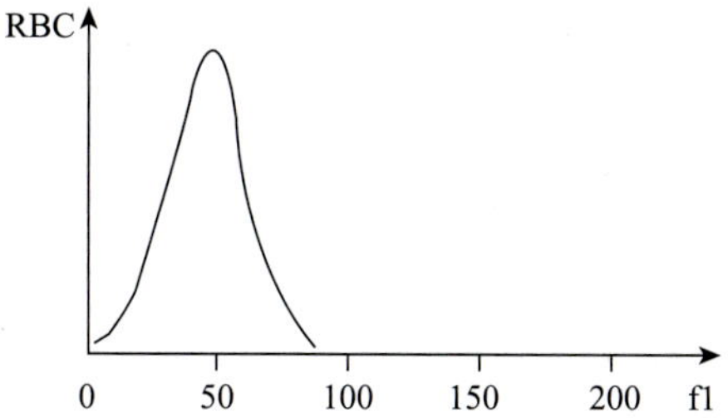

图4－23 小细胞均一性贫血红细胞直方图

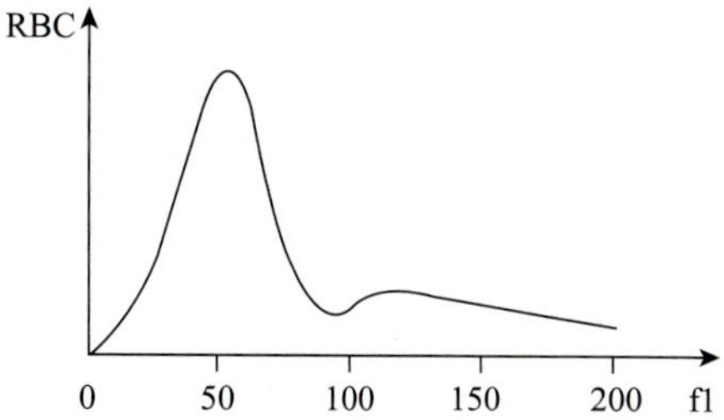

图4－24 小细胞非均一性贫血红细胞直方图

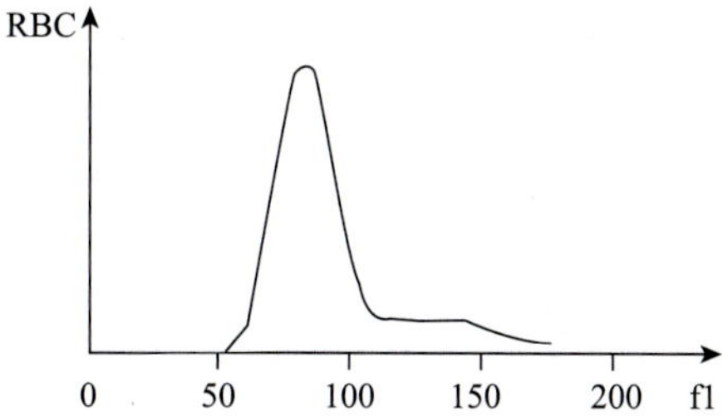

图4－25 正细胞均一性贫血红细胞直方图

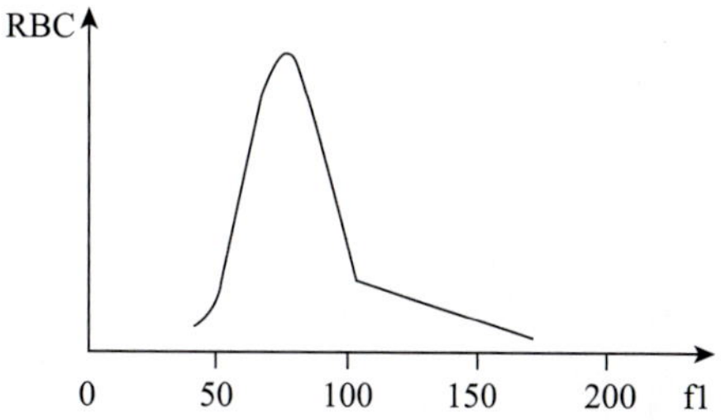

图4－26 正细胞非均一性贫血红细胞直方图

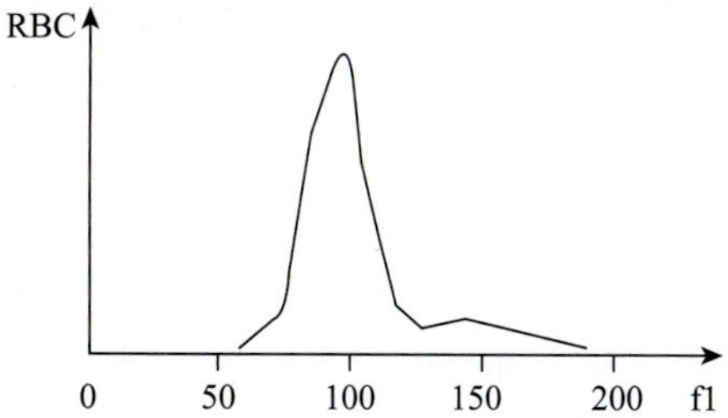

图4－27 大细胞均一性贫血红细胞直方图

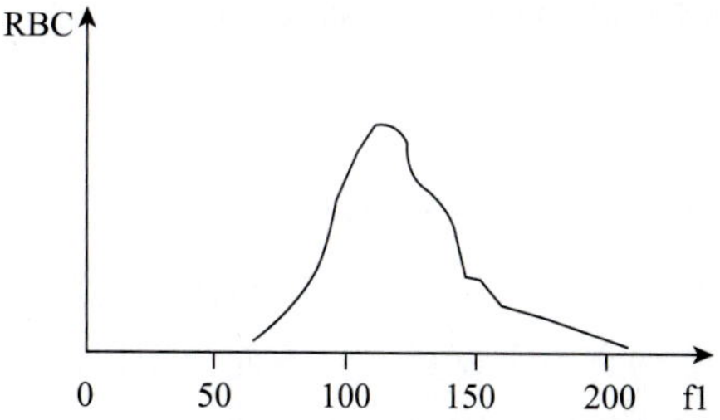

图4－28 大细胞非均一性贫血红细胞直方图

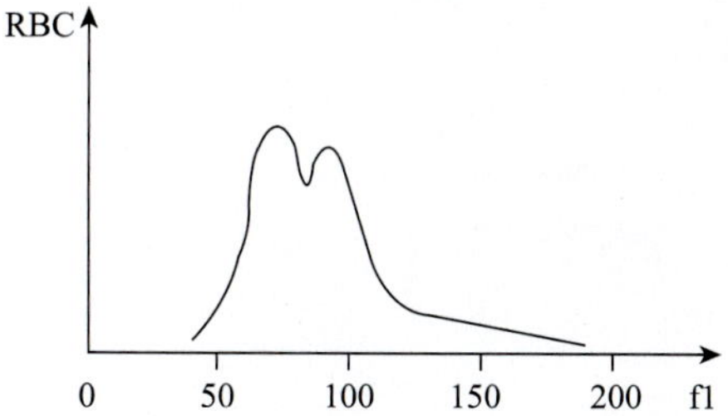

图4－29 缺铁性贫血治疗后红细胞直方图

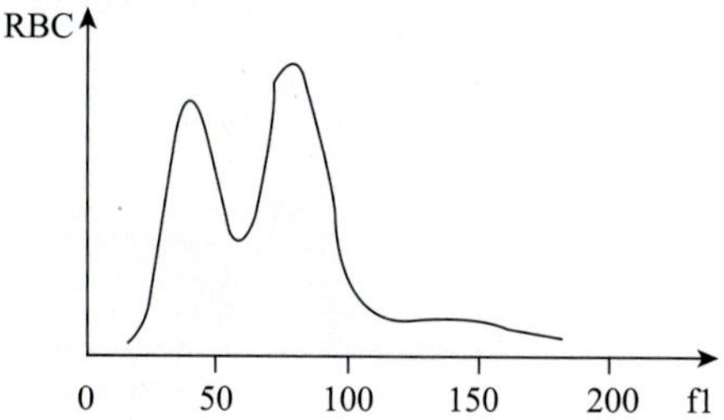

图4－30 双形性贫血红细胞直方图

（三）血小板直方图及应用

正常人血小板直方图呈左偏态分布，主要集中在2～30fl范围内，主峰在7.6～13.1fl之间（图4－31）。多种疾病可使血小板直方图发生改变，当直方图的峰左移时，表示血小板体积变小；当直方图的峰右移时，表示血小板体积变大（图4－32、4－33）。特发性血小板减少性紫癜患者的血小板数量减少而巨型血小板增多，直方图表现为峰右移。若出现窄峰图则常表示血小板减少。血小板直方图常受到细胞碎片等因素的干扰，而致峰左移，若出现极小红细胞可致峰右移。

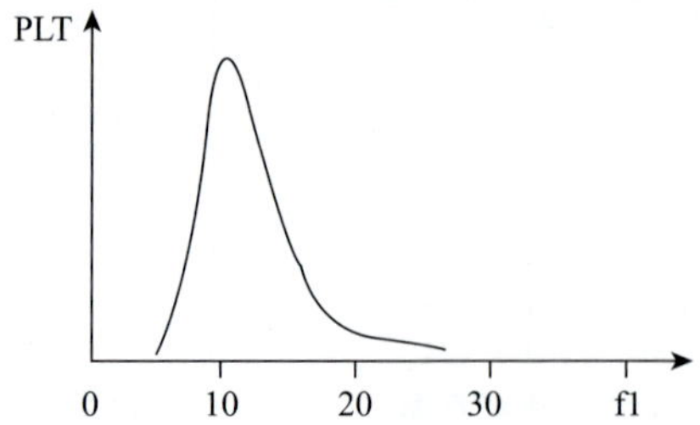

图4-31　正常人血小板直方图

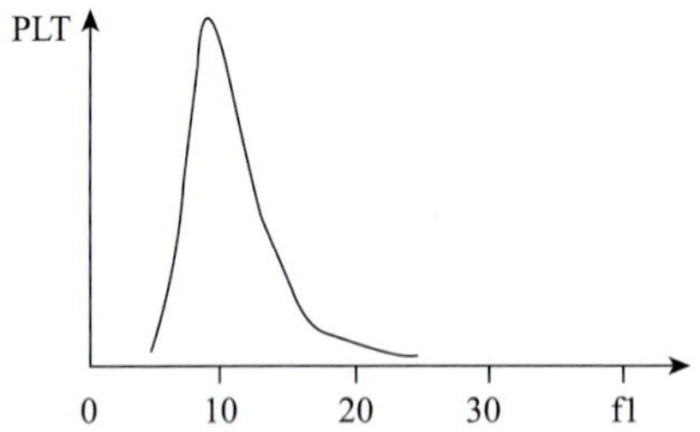

图4-32　血小板平均体积减小的直方图

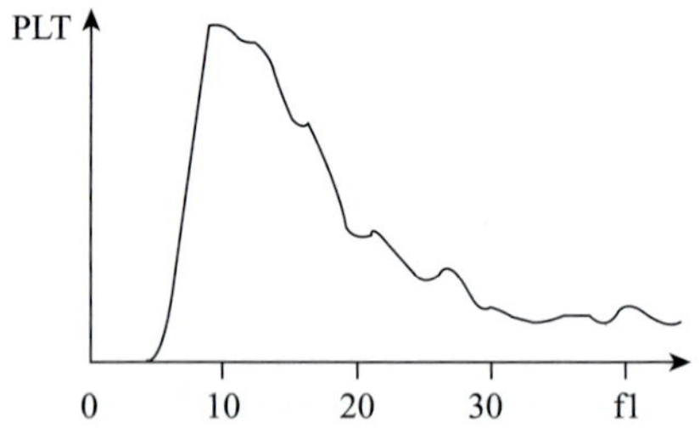

图4-33　血小板平均体积增大的直方图

六、散点图的应用

各类型的五分类血细胞分析仪，因坐标轴代表参数不同，同类细胞在散点图的坐标中分布的区域明显不同。散点图具有直观、信息量丰富等特点，在临床上应用对疾病诊断和鉴别有着重要意义。下面介绍以电阻、传导、光散射和核酸荧光染色检测的白细胞散点图的临床应用（图4-34~图4-37）。

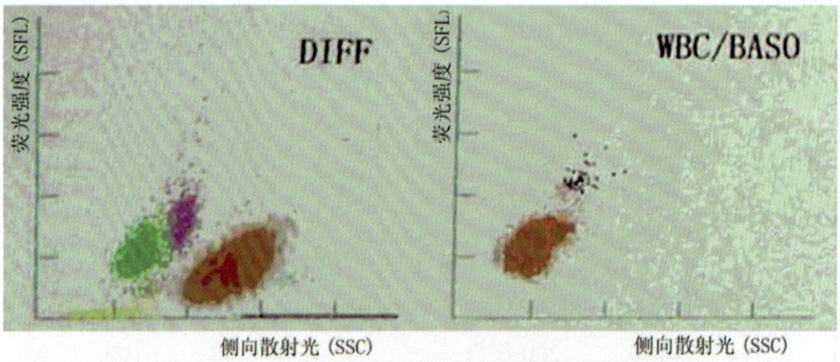

图4-34　中性粒细胞比例增高的散点图

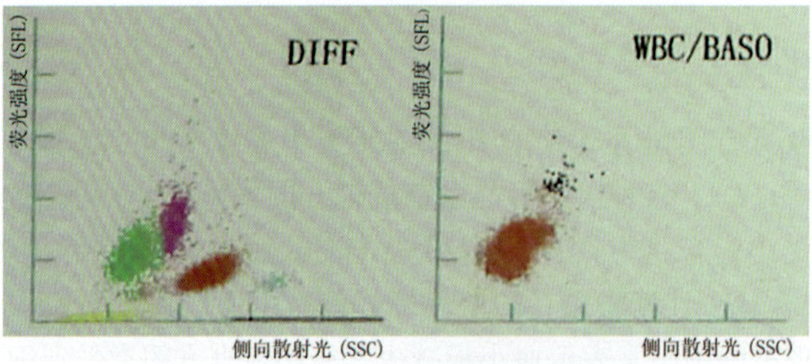

图4-35　淋巴细胞比例增高的散点图

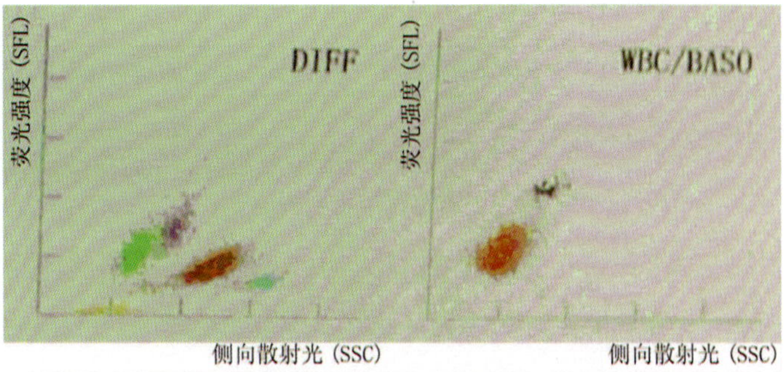

图 4-36 嗜酸性粒细胞比例增高的散点图

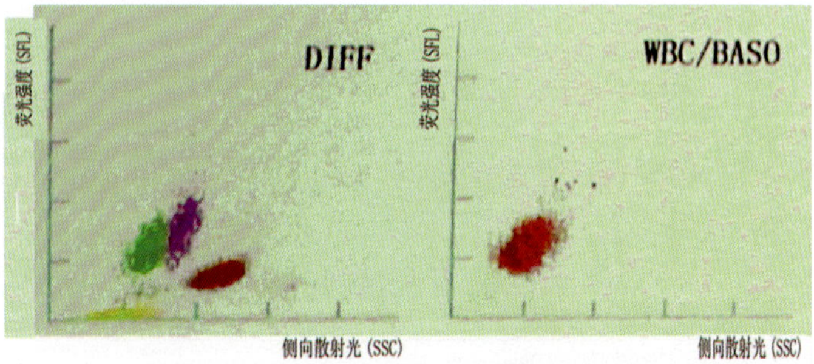

图 4-37 单个核细胞比例增高的散点图

第四节 血细胞分析仪检测结果需显微镜涂片复检规则

2005 年国际血液学组织提出了显微镜复检的 41 条建议性标准（表 4-10～13）。

表 4-10 血细胞分析仪检测结果以手工涂片复查真阳性标准

	涂片镜检阳性	发现异常形态细胞		涂片镜检阳性	发现异常类型细胞
1	红细胞形态异常	≥++，发现疟原虫	7	原始细胞	≥1 个
2	血小板形态异常	≥++	8	晚幼粒细胞	>2 个
3	血小板凝块	偶见或时而可见	9	中幼粒/早幼粒	≥1 个
4	Dohle 小体	≥++	10	非典型淋巴细胞	>5 个
5	中毒颗粒	≥++	11	有核红细胞	≥1 个
6	空泡	≥++	12	浆细胞	≥1 个

表 4-11 血细胞分析仪检测结果的显微镜复检规则（全血细胞计数）

编号	参数	复检条件次序：①→②→③	采取措施次序：①→②→③
1	新生儿	①首次标本	①涂片复查
2	WBC、RBC、Hb、PLT、Ret	①超出线性范围	①稀释标本上机再测
3	WBC、PLT	①低于检验室的线性范围	①按标准操作程序进行复核

续表

编号	参数	复检条件次序：①→②→③	采取措施次序：①→②→③
4	WBC、RBC、Hb、PLT	①仪器无法检测结果	①检查标本有无凝块。②再上机检测。③仍异常，换替代计数方法
5	WBC（$\times10^9$/L）	①<4.0 或>30.0。②首次检测	①涂片复查
6	WBC（$\times10^9$/L）	①<4.0 或>30.0。②测定差值超出预设值。③3 天内	①涂片复查
7	PLT（$\times10^9$/L）	①<100 或>1000。②首次检测	①涂片复查
8	PLT（$\times10^9$/L）	①任何测定值。②与前次相比，PLT 数差值超出限值	①涂片复查
9	Hb（g/L）	①<70g/L 或>（年龄性别）参考值上限 20g/L。②首次检测	①涂片复查。②确认标本完整性
10	MCV（fl）	①<75fl 或>105fl。②首次检测。③<24h 标本	①涂片复查
11	MCV（fl）	①>105fl。②成人。③>24h 标本	①涂片复查大红细胞变化。②采血再检。③如无新鲜血，应注明
12	MCV（fl）	①任何测值。②与前次比，差值超出限值。③<24h 标本	①验证标本完整性/标本身份
13	MCHC（g/L）	①≥参考值上限 20g/L	①检查脂血、溶血、凝集、球形红细胞
14	MCHC（g/L）	①<300。②MCV 正常或增高	①检查可能静脉输液污染或其他原因
15	RDW-CV（%）	①>22。②首次检测	①涂片复查

表 4-12 血细胞分析仪检测结果的显微镜涂片复检规则（白细胞分类和网织红细胞）

编号	参数	第一个条件	或第二个条件
16	无法分类或分类不全		首次检测
17	中性粒细胞计数	$<1.0\times10^9$/L 或 $>20.0\times10^9$/L	首次检测
18	淋巴细胞计数	成人：$>5.0\times10^9$/L；<12 岁：$>7.0\times10^9$/L	首次检测
19	单核细胞计数	成人：$>1.5\times10^9$/L；<12 岁：$>3.0\times10^9$/L	首次检测
20	嗜酸性粒细胞计数	$>2.0\times10^9$/L	首次检测
21	嗜碱性粒细胞计数	$>0.5\times10^9$/L	首次检测
22	有核红细胞计数	任何值	首次检测
23	网织红细胞	$>0.100\times10^9$/L	首次检测

表 4-13 血细胞分析仪检测结果的显微镜复检规则（可疑报警）

编号	参数	复检条件次序：①→②→③	采取措施次序：①→②→③
24	可疑报警	①阳性报警。②首次检测。③成人	①涂片复查
25	可疑报警	①阳性报警。②首次检测。③儿童	①涂片复查
26	WBC 不可信报警	①阳性报警（任何报警）	①再上机。②仪器输出。③涂片复查
27	RBC 碎片	①阳性报警（任何报警）	①涂片复查
28	双形性红细胞	①阳性报警。②首次检测	①涂片复查
29	不溶性红细胞	①阳性报警（任何报警）	①WBC 直方图和散点图。②按标准操作程序验证（是否 Ret 错误）③涂片复查 RBC 形态
30	PLT 凝集报警	①任何计数值	①检查有无凝块。②涂片估计 PLT 数。③如 PLT 凝集，复查
31	PLT 报警	①PLT 和 MPV 报警	①涂片复查
32	未成熟粒细胞报警	①阳性报警。②首次检测	①涂片复查
33	未成熟粒细胞报警	①阳性报警。②既往结果明确。③与前次比，WBC 增高差值高于限值	①涂片复查
34	左移报警	①阳性报警	①按标准操作程序复查
35	非典型/变异淋巴细胞	①阳性报警。②首次检测	①涂片复查
36	非典型/异型淋巴细胞	①阳性报警。②既往结果明确。③与前次比，WBC 增高差值高于限值	①涂片复查
37	原始细胞报警	①阳性报警。②首次检测	①涂片复查
38	原始细胞报警	①阳性报警。②既往结果明确。③与前次比，WBC 减低差值未超出限值或低于上次。④3~7 天之内	①按标准操作程序复查
39	原始细胞报警	①报警阳性。②既往结果明确。③与前次比，WBC 增高差值高于限值	①涂片复查
40	NRBC 报警	①报警阳性	①涂片。②计数 NRBC，校正 WBC
41	网织红	①仪器检测结果出现异常类型	①检查输出。②重测。③镜检

第五节 血细胞分析仪质量保证

质量保证过程要求技术人员具有较高的业务素质和工作责任心，同时要建立严格的室内、室间质量控制制度，才能保证实验结果的准确性和精确性。

一、分析前质量保证

（一）操作人员要求

建立仪器的SOP文件，要求操作人员上岗前经过严格的岗前培训，按照SOP对仪器仪的原理、操作、仪器的校正、室内质控、使用注意事项、直方图意义、散射图意义、异常报警、检测干扰、仪器维护等进行培训。

（二）仪器安装条件

血细胞分析仪是精密电子仪器，为确保仪器的正常工作，安装时要按照仪器手册的要求，满足空间、温度、湿度、通风、电源、抗电磁、抗热源、光线等基本要求。

（三）分析仪的验收与校准

新仪器安装后或每次维修后，必须按照ICSH公布的对血细胞分析仪的评价方案，对仪器的技术、性能进行测试、校准和评价，并做好记录和管理工作。血细胞分析仪使用一定时间后，必须进行一次校准，并做好记录和管理工作。

（四）校准物和质控物

仪器、配套试剂和配套校准物组成一个完整分析仪标准检测系统，它是保证检测质量和解决结果溯源问题的关键。血细胞分析仪的校准最好用配套的校准物，但其价格贵、有效期短、难以及时购买，也可用经国家认证的参考实验室用国际参考方法准确定值的正常人血。质控物是一种在保存期内较为稳定的人血，用它随病人样本一起分析，以控制外来误差，了解仪器工作状态。质控物所标记范围仅作参考，不能作定值用。

（五）标本的采集和运送

1. **血标本** 最好用抗凝的静脉血，尽量不用末梢血，因其误差大，重复性差。

2. **容器** 最好采用真空采血管，减少交叉感染。

3. **抗凝剂** 采用不影响细胞大小、形态的抗凝剂。ICSH推荐使用EDTA－K_2。

4. **血液贮存** 上述抗凝血在室温（18℃～22℃）下，WBC、RBC、PLT可稳定24h，白细胞分类可稳定6～8h，Hb可稳定数日，白细胞形态在2h内是稳定的（2h后粒细胞形态有变化，可先推制血涂片）。

二、分析中质量保证

（一）开机程序

每天按照仪器的 SOP 操作仪器，在全面检查电源、试剂后才开机。开机后，检查仪器是否报警、空白计数是否通过。

（二）室内质控

在检测标本之前，必须做室内质控，只有各项检测参数在 X ±2S 内，才可以检测标本；如果超出 X ±2S，必须查找失控原因并纠正，填写失控报告，才能检测标本。注意日间、批间的质控精密度，决定当天结果是否准确，是否可发检验报告。

（三）标本要求

应保证无肉眼可见的血凝块，分析仪吸样前充分混合。

（四）仪器保养和维护

严格按照仪器保养和维护的 SOP 操作，认真做好仪器的日常保养、周保养、月保养，以减少仪器堵孔现象；当仪器出现异常波形或报警声时应及时处理，并做好记录。

（五）生理状态对实验结果的影响

避免因生理状态引起的结果误差，非急诊病人应固定时间检查。

（六）仪器的报警提示

1. 堵孔 仪器会出现异常波形或报警声及指示灯闪烁。

2. 警告信号 超出仪器参数阈值或标本内有异常细胞时，仪器可出现警告信号（表 4－14），以提醒对检测结果的复查。不同的分析仪报警方式有所不同。

表 4－14 项目警告符号及意义

显示	可能原因	显示	可能原因
Blasts?	原始细胞	RBC Agglut?	红细胞凝集
Imm Gran?	未成熟粒细胞	Turb/HGB?	混浊/血红蛋白
Left Shift?	左移	Iron Def?	缺铁
Atypical Ly?	异型淋巴细胞	HGB Defect?	异常/血红蛋白
NRBC?	有核红细胞	Fragments?	碎片
Abn LY/L－Bl?	异淋/原始淋巴细胞	PLT Clumps?	血小板聚集
RBC Lyse Res?	红细胞抵抗溶血	PLTC (S)?	血小板聚集（S）

（七）病理因素对分析仪使用的影响

1. 多发性骨髓瘤、巨球蛋白血症、某些感染时血中含有冷球蛋白，癌症、妊娠、血栓疾病等血中含有冷纤维蛋白，它们使血中非晶体物发生聚集而导致 WBC、PLT 假性增高。可将标本置于 37℃水浴，30min 后检测可清除影响。

2. 血液中白细胞显著增高影响红细胞计数，有核红细胞影响白细胞计数。

3. 初生儿、某些肝病患者红细胞膜质异常，抵抗溶血，使白细胞结果假性升高。

4. 各种病因引起血小板聚集、巨血小板或小红细胞，影响血小板和红细胞检测。

5. M 蛋白增多时，与溶血剂反应，使白细胞结果假性增高。高脂血症可使 Hb 假性增高，引起 MCH 和 MCHC 的结果偏差。

三、分析后质量保证

1. **保留标本备查** 血样标本测定完毕，置于 2℃～8℃冰箱保存 7 天，以备复查，寻找出错的原因。

2. **重视室内质量控制** 每天做 1～2 次室内质控，检查当日参数是否在控。发报告单前要审核，审核参数之间是否有矛盾，各项参数是否符合临床诊断，各项参数、直方图、散射图是否异常等。

3. **确定需要人工涂片复查的标本** 根据国际血液学组织提出的显微镜复检的 41 条复检标准，制定复查规则。

4. **结合临床及与临床医生沟通** 出现异常结果，应及时与医生沟通，做出解释，对难以解释的结果，应做好记录。

5. **定期开展室间质量控制** 定期开展室间质评，对比血细胞分析仪的准确度，及时发现问题，保证检测质量。

第五章 溶血性贫血检验

知识要点

1. 溶血性贫血的定义、临床表现和分类。
2. 溶血性贫血的实验室诊断步骤及基本方法。
3. 溶血性贫血的常见病及发病机理。
4. 常见溶血性贫血检验的原理、试剂、操作、注意事项及临床意义。

第一节 概述

溶血性贫血（hemolytic anemia，HA）是由于各种原因使红细胞存活期缩短，破坏过多，超过骨髓造血代偿能力所致的一类贫血。

骨髓有很强的代偿能力，可使其造血能力增加 6 ~ 8 倍。若红细胞寿命缩短、破坏加快尚未超过骨髓的代偿能力，临床上不会表现为贫血，称为代偿性溶血性疾病。

临床表现：急性溶血常起病突然，表现为寒战、高热、头痛、胸闷、面色苍白，可伴有黄疸、血红蛋白尿症等；慢性溶血患者表现为面色苍白、乏力、头晕、气促等。

一、溶血性贫血的分类

（一）按病因和发病机制分类

1. 红细胞内在异常 红细胞在骨髓内生成有缺陷，易被破坏，多为遗传性。它又分为膜缺陷、酶缺陷和血红蛋白异常。

2. 红细胞外在异常 是血浆或其他异常因素作用于正常红细胞，使其破坏加速。此类溶血一般为获得性。

（二）按溶血发生的部位分类

1. 血管外溶血 指红细胞被单核 - 吞噬细胞系统识别并破坏。多为慢性经过，以先天性多见，常伴有脾大。见于遗传性球形红细胞增多症、血红蛋白病等。

2. 血管内溶血 指红细胞直接在血管内被破坏。多为急性发作，脾大不明显，以获得性多见。见于阵发性睡眠性血红蛋白尿症（PNH）、血型不合性溶血性贫血等。

临床上有些疾病血管内、外溶血均有，如自身免疫性贫血、葡萄糖-6-磷酸脱氢酶缺乏症等。

（三）按溶血的急缓分类

1. 急性溶血性贫血 呈急性发作，持续时间短，多为获得性。

2. 慢性溶血性贫血 呈慢性溶血过程，持续时间长，多为遗传性。

为了对溶血性贫血的鉴别诊断更加有利，一般采用综合分类法，具体见表5-1。

表5-1 溶血性贫血的分类

分类	疾病
遗传性	
膜缺陷	遗传性球形红细胞增多症、遗传性椭圆形红细胞增多症、遗传性口形红细胞增多症
酶缺陷	磷酸戊糖旁路的酶：葡萄糖-6-磷酸脱氢酶缺乏症 糖酵解的酶：葡萄糖磷酸异构酶缺乏症、丙酮酸激酶缺乏症
血红蛋白病	珠蛋白生成障碍性贫血、镰状红细胞贫血、不稳定血红蛋白病
获得性	
物理因素	烧伤、微血管病性溶血性贫血、行军性血红蛋白尿症
化学因素	蛇毒、药物引起的溶血性贫血
感染因素	疟原虫、溶血性链球菌等
膜缺陷	阵发性睡眠性血红蛋白尿症
免疫机制	自身免疫性溶血性贫血、药物免疫溶血性贫血、血型不合性溶血性贫血
其他	脾功能亢进

二、溶血检验项目

1. 确定是否为溶血性贫血的项目 根据病史，有贫血症状、黄疸及网织红细胞增加等表现，应考虑为溶血性贫血。确定溶血的实验诊断依据见表5-2。

表 5-2 确定溶血的实验诊断依据

项目	参考区间	溶血情况
网织红细胞计数	0.5% ~1.5%	↑
异形红细胞	0~0.6%	↑
嗜多色红细胞	0.2% ~1%	↑
总胆红素	5.1~17.1μmol/L	↑↑，常为 34.2~102.6μmol/L
间接胆红素	1.7~10.2μmol/L	↑↑，间接胆红素为主
血浆游离血红蛋白	<40mg/L	血管内溶血 ↑↑
血清结合珠蛋白	0.5~1.5gHb/L	↓
高铁血红素白蛋白	-	+
血红蛋白尿症	-	+
Rous 试验	-	+
红细胞寿命（$^{51}Cr\ T_{1/2}$）	25~32 天	缩短

注：↑增高；↑↑ 明显增高；红细胞寿命（$^{51}Cr\ T_{1/2}$）：将一定量放射性铬标记的受检者红细胞注入受检者血液中，测定红细胞的放射性减至注入时半数的时间，用以表示红细胞的生存时间。

2. 确定溶血部位 血管内与血管外溶血鉴别，见表 5-3。

表 5-3 血管内与血管外溶血鉴别

	血管内溶血	血管外溶血
病因	红细胞外在因素，获得性多见	红细胞内在因素，遗传性多见
红细胞破坏场所	血管内	单核-吞噬细胞系统
病程	急性多见	常为慢性，急性加重
贫血、黄疸	较重	较轻
肝、脾肿大	少见	显著
红细胞形态	多正常	多见异形红细胞
血红蛋白血症	常>100 mg/L	轻度增高
血红蛋白尿症	常见	一般无
Rous 试验	慢性可阳性	一般阴性
脾切除治疗	无效	可能有效

3. 确定溶血原因 依据病史找线索，注意病人的年龄、种族、职业、饮食、用药、病史、遗传史、婚育史等，注意红细胞形态的改变。要结合其临床资料选择筛选试验和确诊试验。不同类型溶血性贫血试验选择见表 5-4。

表 5－4 不同类型溶血性贫血试验选择

病因	疾病名称	筛选/排除试验	确诊试验
膜缺陷	遗传性球形红细胞增多症	红细胞形态检查	膜蛋白电泳、膜脂质分析
	遗传性椭圆形红细胞增多症	红细胞渗透脆性试验	
		酸化甘油溶血试验	
	遗传性口形红细胞增多症	自身溶血试验、Coombs 试验	膜蛋白基因分析
		红细胞腺苷三磷酸活性	家系调查
	阵发性睡眠性血红蛋白尿症	Rous 试验、尿隐血试验	Ham 试验
		蔗糖溶血试验	补体敏感性试验
酶缺陷	G－6－PD 缺乏症	高铁血红蛋白还原试验	红细胞 G－6－PD 活性测定
		G－6－PD 荧光斑点试验	基因分析
		硝基四氮唑蓝试验	
		Heinz 小体生成试验	
	丙酮酸激酶缺乏症	RBC 形态 、PK 荧光斑点试验	PK 活性定量测定
血红蛋白异常	各型地中海贫血	抗碱血红蛋白检测	红细胞镰变试验
	血红蛋白病	红细胞包涵体试验	血红蛋白电泳
		异丙醇沉淀试验、热变性试验	珠蛋白肽链分析
		Heinz 小体生成试验	基因分析
免疫因素	温抗体型免疫性溶血性贫血	红细胞形态检查	Coombs 试验
	冷凝集素综合征	红细胞形态检查、Coombs 试验	冷凝集素试验
	药物致免疫性溶血性贫血	红细胞形态检查、Coombs 试验	加药后 IAGT
	新生儿同种免疫性溶血症	红细胞形态检查、Ret	Coombs 试验
		胆红素代谢检查	孕妇产前免疫性抗体检查
	急发性溶血性输血反应	血型鉴定、Coombs 试验	血型鉴定及交叉配血试验
	阵发性寒冷性血红蛋白尿症	Rous 试验	冷热溶血试验
	微血管病性溶血性贫血	红细胞形态检查、Ret、PLT 血浆游离血红蛋白测定等	止血与血栓实验室检查及其他相关检查

三、溶血过筛试验

溶血过筛试验有血浆游离血红蛋白检测、血浆结合珠蛋白检测、血浆高铁血红素白蛋白检测等。以下对血浆游离血红蛋白检测、血浆结合珠蛋白检测进行介绍。

（一）血浆游离血红蛋白检测

【原理】

血红蛋白可催化 H_2O_2 释放出新生态氧，使邻甲苯胺氧化显蓝紫色，其颜色的深浅与血浆游离血红蛋白的含量呈正相关，与标准血红蛋白溶液比较，可测出游离血红蛋白的量。

【试剂】

1. 2g/L 邻甲联苯胺溶液。

2. 1% H_2O_2 溶液。

3. 10% 冰醋酸溶液。

4. 100mg/L Hb 标准液。

【操作】

1. 取抗凝静脉血 2ml，分离血浆。

2. 取试管 3 支，分别标记测定管、标准管和空白管，按表 5-5 操作。

表 5-5 血浆游离血红蛋白检测的操作方法

试剂（ml）	测定管	标准管	空白管
2g/L 邻甲联苯胺溶液	0.5	0.5	0.5
100mg/L Hb 标准液	/	0.02	/
受检血浆	0.02	/	/
1% H_2O_2 溶液	0.5	0.5	0.5
混匀后室温放置 10min			
10% 冰醋酸溶液	5.0	5.0	5.0
室温静置 10min			

3. 以空白管调“0”，在 435nm 波长处比色，测出测定管和标准管吸光度。

【计算】

$$血浆游离血红蛋白（mg/L）=\frac{测定管吸光度}{标准管吸光度}\times 100$$

【报告方式】

血浆游离血红蛋白：△. △△mg/L。

【参考区间】

血浆游离血红蛋白：0～40mg/L。

【临床意义】

血浆游离血红蛋白含量增加是血管内溶血的特征。微血管内溶血时，血浆游离血红蛋白含量均明显增加。温抗体型自身免疫性溶血性贫血、镰状红细胞性贫血及地中海贫血时血浆游离血红蛋白可轻度或中度增加。血管外溶血则正常。

（二）血清结合珠蛋白检测

【原理】

血清结合珠蛋白（Hp）是肝脏产生的 α_2 糖蛋白，它与游离的血红蛋白（Hb）具有特殊的亲和力，可形成稳定的 Hb-Hp 复合物。在血清中加入一定量的血红蛋白液，通过电泳法将结合的复合物和未结合的 Hb 分开，经盐水洗脱后，用分光光度计测定 Hb-Hp 复合物的量，从而得到血清中结合珠蛋白的含量。

【试剂】

1. 30g/L 血红蛋白液。

2. pH 8.6 的 TEB 缓冲液：三羟基甲基氨基甲烷 55g，EDTA 19g，硼酸 12g，加水至 1000ml。

【操作】

1. 取待检血清 0.18ml 与 0.02ml 的 30g/L 血红蛋白液混匀，置 37℃20min。

2. 用浸透 TEB 缓冲液的醋酸纤维薄膜，取上清液 20μl 在离阴极 1cm 处点样，在电泳槽上电泳。电泳 1h 左右，直至出现两条清晰带为止。

3. 取下醋酸纤维薄膜，剪下前面的 Hb－Hp 带和后面的 Hb 带。分别用 3ml 等渗盐水洗脱，用分光光度计在 415nm 波长处测定吸光度。

【计算】

$$\text{Hp（gHb/L）}=\frac{\text{Hb－Hp 带的吸光度}}{\text{Hb－Hp 带的吸光度}+\text{未结合 Hb 带的吸光度}}\times 30\times\frac{1}{10}$$

【报告方式】

Hp：△.△△gHb/L。

【参考区间】

Hp：0.5～1.5gHb/L。

【临床意义】

1. 增高　见于肝外阻塞性黄疸、感染、组织损伤、恶性疾病等。

2. 减低

（1）各种溶血性贫血，血清中 Hp 含量均明显降低，甚至测不出。

（2）肝病、传染性单核细胞增多症和先天性无 Hp 血症等。

第二节　红细胞膜缺陷检验

正常红细胞的寿命约 120 天，在血液循环中穿行约 500km，穿过比自身直径还小的血管，经受心内涡流的冲击等，红细胞具有良好的韧性和变形能力。如果红细胞膜蛋白的量或结构发生变化，红细胞的形态和功能就会出现异常，甚至发生溶血性贫血。

一、红细胞膜缺陷性溶血

正常红细胞膜由蛋白质和脂类构成。膜蛋白分外在蛋白和内在蛋白，电泳显 7 条带。外在蛋白附着在膜的外表面或内表面，包括收缩蛋白、锚蛋白（2.1 蛋白）、肌动蛋白（5 蛋白）、肌球蛋白、内收蛋白、4.1 蛋白、4.2 蛋白和 4.9 蛋白等；内在蛋白包含 3 蛋白和血型糖蛋白（图 5－1）。“液态镶嵌模型”学说认为膜蛋白镶嵌在脂质双层分子中，膜具有变形性和流动性。红细胞膜异常的疾病常见有遗传性球形红细胞增多症（HS）、遗传性椭圆形红细胞增多症（HE）、遗传性口形红细胞增多症、阵发性睡眠性血红蛋白尿症（PNH）等。

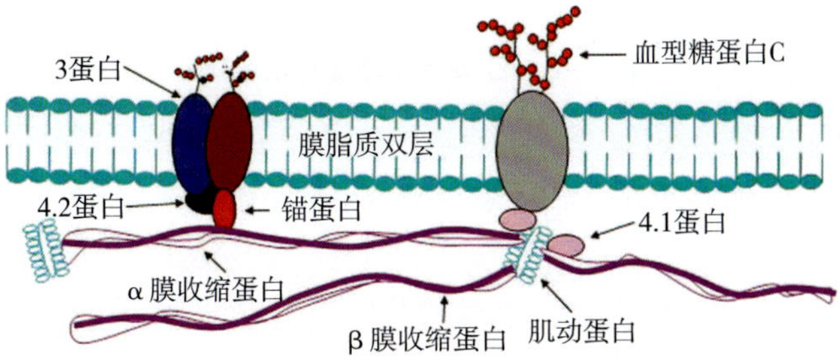

图5－1 红细胞膜结构示意图

（一）遗传性球形红细胞增多症（HS）

HS发病原因主要为基因突变引起锚蛋白合成障碍，造成膜收缩蛋白缺乏锚蛋白的连接和固定而丢失，因红细胞缺少收缩蛋白牵拉而肿大形成球形红细胞，导致膜结构与功能的异常而发生溶血。

（二）遗传性椭圆形红细胞增多症（HE）

HE发病原因是由于膜收缩蛋白－4.1蛋白－膜收缩蛋白连接异常，造成收缩蛋白不能从“二聚体”变成“四聚体”，导致收缩蛋白牵拉力降低而形成椭圆形红细胞而发生溶血。

（三）阵发性睡眠性血红蛋白尿症（PNH）

PNH发病原因是由于膜GPI（糖化磷脂酰肌醇）合成障碍，膜通过GPI连接补体调节蛋白减少，导致补体对膜敏感性增高而溶血。在睡眠时，呼吸减慢，血液中二氧化碳、乳酸等增多，血液酸化激活补体，诱发阵发性溶血，故称阵发性睡眠性血红蛋白尿症。

二、红细胞膜缺陷检验

（一）红细胞渗透脆性试验（Sanford法）

【原理】

红细胞在低渗盐水中，水分子通过细胞膜进入细胞内，使之膨胀破坏而溶血。本试验是测定红细胞对不同浓度低渗盐水的抵抗力。红细胞对低渗盐水的抵抗力与其表面积和体积的比值有关，比值越大，则抵抗力越大，脆性越小，反之比值越小，脆性越大。

【试剂】

5g/L NaCl溶液。

【操作】

1. 配制不同浓度的盐水 取14支试管，按表5－6进行操作，用蒸馏水稀释NaCl

溶液。

表 5 -6　红细胞渗透脆性试验表

试管号	1	2	3	4	5	6	7	8	9	10	11	12	13	14
5g/L NaCl（滴）	25	24	23	22	21	20	19	18	17	16	15	14	13	12
蒸馏水（滴）	0	1	2	3	4	5	6	7	8	9	10	11	12	13
NaCl 浓度（g/L）	5.0	4.8	4.6	4.4	4.2	4.0	3.8	3.6	3.4	3.2	3.0	2.8	2.6	2.4

2. 采血　将试管架带至患者面前，静脉采血 1ml，针尖斜面向上，立即依次向每管加入 1 滴血（贫血较重患者可加 2 滴），从低浓度至高浓度逐一轻轻颠倒混匀。

3. 静置　于室温中静置 2h，观察溶血情况。同时设正常对照。

【结果】

1. 开始溶血　上清液呈淡红色，管底有未溶红细胞（图 5 -2a）。

2. 完全溶血　全管深红色，管底无红细胞（图 5 -2b）。

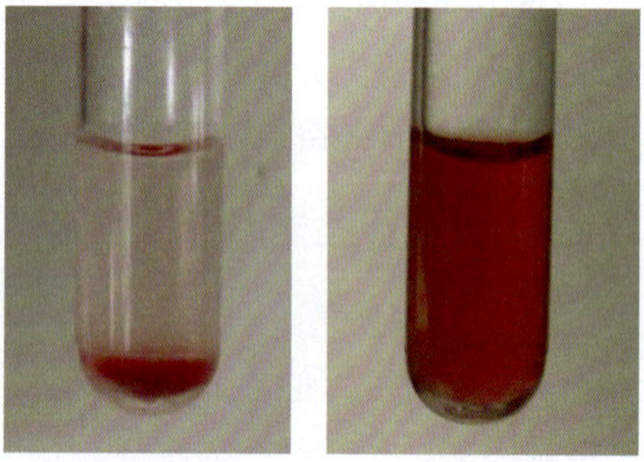

a. 开始溶血管　　b. 完全溶血管

图 5 -2

【报告方式】

开始溶血：Δ. ΔΔg/L NaCl 溶液。

完全溶血：Δ. ΔΔg/L NaCl 溶液。

【参考区间】

开始溶血：3.8 ~4.6g/L NaCl 溶液。

完全溶血：2.8 ~3.2g/L NaCl 溶液。

【注意事项】

1. 准确配制　NaCl 经 100℃烘干保存于干燥器中，用前准确称量配制 NaCl 溶液。

2. 禁用抗凝剂　本试验忌用抗凝血。如特殊情况可用肝素抗凝。

3. 人为溶血　所用器具要清洁干燥，混匀时不能用力过大，以避免发生人为溶血。

4. 持针角度　加血时持针角度应一致，以保证每管加血量一致。

5. 观察　在白色背景下观察结果，结果不易判断时可离心沉淀后观察。

6. 黄疸等干扰　黄疸患者和严重贫血时，开始溶血不易观察，均可用等渗盐水将红细胞洗涤后配成 50% 的红细胞悬液进行试验。

【临床意义】

1. 脆性增加　常见于遗传性球形红细胞增多症、自身免疫性溶血性贫血伴球形红细胞增多者、遗传性椭圆形红细胞增多症和遗传性口形红细胞增多症。患者比正常对照管高 0.4g/L 即有诊断价值。

2. 脆性减低　见于地中海贫血，HbC、HbD、HbE 病，缺铁性贫血，脾切除，及其他红细胞膜异常的疾病，肝脏疾病等。

（二）红细胞孵育渗透脆性试验

【原理】

将患者血液置于37℃温育24h，使红细胞代谢继续进行。由于葡萄糖的消耗，贮备的ATP减少，导致需要能量的红细胞膜对阳性离子（Na^+）的主动传递受阻，造成钠离子在红细胞内集聚，细胞吸水胀破。

【试剂】

pH 7.4 氯化钠磷酸盐缓冲液

NaCl（AR）	9.000g
Na_2HPO_4（AR）	1.365g
$NaH_2PO_4 \cdot H_2O$（AR）	0.243g
蒸馏水	加至1000 ml

此缓冲液的氯化钠浓度为9g/L，但其渗透压相当于10g/L氯化钠溶液。

【操作】

1. **抽血** 抽2ml血分两管，肝素抗凝。一管立即试验，另管置37℃孵育24h后试验。

2. **配制不同浓度的盐水** 按表5-7将氯化钠磷酸盐缓冲液稀释成不同浓度。

表5-7 孵育渗透脆性试验表

试管号	1	2	3	4	5	6	7	8	9	10	11	12	13
9g/L NaCl缓冲液（ml）	4.25	3.75	3.50	3.25	3.00	2.75	2.50	2.25	2.00	1.75	1.50	1.00	0.50
蒸馏水（ml）	0.75	1.25	1.50	1.75	2.00	2.25	2.50	2.75	3.00	3.25	3.50	4.00	4.50
NaCl浓度（g/L）	8.5	7.5	7.0	6.5	6.0	5.5	5.0	4.5	4.0	3.5	3.0	2.0	1.0

3. **加血** 每管加入肝素抗凝血0.05ml，轻轻颠倒混匀，置室温30min。

4. **比色** 分别将各管再混匀1次，以RCF 1110g离心5min，取上清液，在波长540nm处，以9g/L氯化钠磷酸盐缓冲液调零，测定各管的吸光度。同时做正常对照。

【计算】

1. **溶血百分率** 以完全溶血管（第13号管）为100%溶血，求每管溶血百分率。

$$溶血百分率=\frac{测定管吸光度}{完全溶血管吸光度}\times 100\%$$

2. **红细胞中间脆性（MCF）** 以氯化钠浓度为横坐标、溶血率为纵坐标做红细胞盐水渗透脆性曲线。50%溶血度的氯化钠浓度，为红细胞中间脆性（图5-3）。

【参考区间】

1. **未孵育** 50%溶血为NaCl 4.00～4.45g/L。

2. **37℃孵育24h** 50%溶血为NaCl 4.65～5.90g/L。

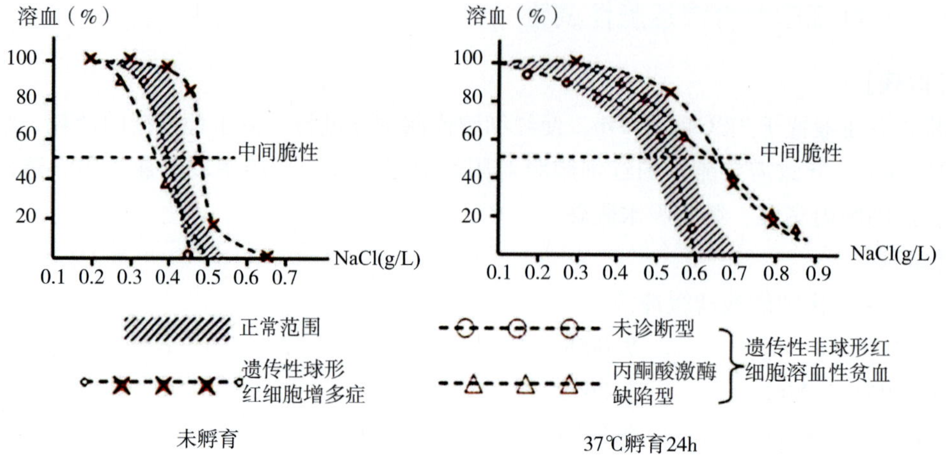

图5－3　红细胞渗透脆性试验曲线图

【临床意义】

遗传性球形红细胞增多症、遗传性椭圆形红细胞增多症、自身免疫性溶血性贫血时红细胞脆性增高。丙酮酸激酶缺乏症孵育前脆性正常，孵育后ATP耗尽则增高。

（三）自身溶血试验及纠正试验

【原理】

将肝素抗凝血置37℃孵育48h，观察自然溶血程度，并结合加葡萄糖及ATP纠正试验，协助遗传性球形红细胞增多症的诊断，并鉴定其类型。

【试剂】

1. 10%葡萄糖。
2. 等渗盐水。
3. 0.4mol/L ATP生理盐水。
4. HiCN转化液。

【操作】

1. 准备抗凝管　取4支小试管，每管加0.02ml1g/L肝素，高压灭菌，烘干。

2. 加血　取静脉血4ml，按表5－8操作。

表5－8　自身溶血及纠正试验操作表

管号	1	2	3	4
肝素抗凝血（ml）	1.0	1.0	1.0	1.0
10%葡萄糖（ml）	0.05	—	—	—
0.4mol/L ATP（ml）	—	0.05	—	—
9g/L NaCl（ml）	—	—	0.05	—
	37℃孵育48小时测红细胞比容			4℃冷藏48小时
另取4支大试管	1	2	3	4
取孵育后血浆（ml）	0.2	0.2	0.2	0.1（全血）
HiCN转化液（ml）	4.8	4.8	4.8	9.9

3. 对照管　取冷藏管离心后的血浆 0.2ml，加 4.8ml 转化液为空白对照管。

4. 比色　将 4 号管作 100% 全溶血管，在 540nm 处测各管吸光度 A_{540}。

【计算】

$$测定管溶血率 = \frac{测定管 A \times (1-红细胞比容)}{溶血对照管 A \times 4} \times 100\%$$

式中：分子是将测定管 A 值乘以血浆比值，换算或稀释到全血量时的吸光度；分母对照管 A 乘以 4 是因为溶血对照管稀释 100 倍，而测定管稀释 25 倍。

【参考区间】

正常人孵育 48h 的溶血率：<4.0%，加葡萄糖 <1.0%，加 ATP <0.8%。

【临床意义】

1. 加入葡萄糖或 ATP 后可纠正，见于遗传性球形红细胞增多症。
2. 能被葡萄糖纠正，见于 G-6-PD 缺乏症、戊糖旁路代谢缺陷的患者等。
3. 加葡萄糖不能纠正，加 ATP 可纠正，见于丙酮酸激酶缺乏症。

（四）酸化血清溶血试验（Ham 试验）

【原理】

在 pH 6.4~6.6 的酸化血清中，补体易被激活，PNH 患者体内的补体敏感红细胞，在此条件下易被破坏而发生溶血，而正常人红细胞不被破坏。将血清加热 56℃30min 灭活补体后，因补体被破坏而失去溶血作用。

【试剂】

1. 0.2mol/L HCl。
2. 8.5g/L NaCl 溶液。

【操作】

1. 脱纤维血的制备　取患者血 5ml，注入已放有玻璃小珠的小烧瓶内，立即轻轻地摇动，直至纤维蛋白附着于玻璃珠上，将脱纤维血倒入试管，低速离心后弃血清。

2. 50%洗涤红细胞配制　用生理盐水洗涤红细胞三次，取此红细胞，加入等量生理盐水，配制 50% 红细胞悬液。

3. 制备对照血清和 50%红细胞悬液　取与患者同型（或 AB 型）的血 10ml，其中 2ml 配制 50% 红细胞悬液作正常对照，8ml 血分离血清。取 1/3 血清在 56℃ 水浴 30min 以灭活补体。

4. 操作　取试管 6 支，按表 5-9 操作。

表 5-9　酸化血清溶血试验操作方法

试剂与标本	试验管			对照管		
	1	2	3	4	5	6
正常人血清（ml）	0.5	0.5	—	0.5	0.5	—
正常人补体灭活血清（ml）	—	—	0.5	—	—	0.5
0.2mol/L HCl（ml）	—	0.05	0.05	—	0.05	0.05

续表

试剂与标本	试验管			对照管		
	1	2	3	4	5	6
50% 患者红细胞悬液（ml）	0.05	0.05	0.05	—	—	—
50% 正常红细胞悬液（ml）	—	—	—	0.05	0.05	0.05
	混匀，37℃孵育 1h（中间轻轻混匀 1 次），离心后观察结果					
阳性结果（溶血）	±	+ + +	-	-	-	-

【报告方式】

Ham 试验：阳性或阴性。

【参考区间】

Ham 试验：阴性。

【临床意义】

1. Ham 阳性是 PNH 的诊断依据。

2. Ham 阳性见于某些自身免疫性溶血性贫血患者溶血发作严重时。

（五）蔗糖溶血试验

【原理】

等渗低离子强度的蔗糖溶液，经温育后可加强补体成分与红细胞膜的结合，使对补体敏感的红细胞膜形成缺损，导致蔗糖溶液进入红细胞内，引起细胞膜破裂，发生溶血。

【试剂】

1. 10% 蔗糖溶液。

2. 与患者同型或 AB 型健康人新鲜血清。

3. 生理盐水。

【操作】

1. 50% 红细胞悬液　取患者枸橼酸钠抗凝血 1ml，洗涤 3 次后，配制 50% 红细胞悬液。

2. 血清和蔗糖　取健康人（同型）血清 0.05ml，加 0.85ml 10% 蔗糖溶液，混匀。

3. 加 50% 红细胞悬液　加患者 0.1ml 50% 红细胞悬液，混匀。

4. 水浴　置 37℃ 水浴箱中 30min 后，观察有无溶血现象。同时做正常对照。

【结果】

阳性：溶血。阴性：无溶血。

【参考区间】

蔗糖溶血试验：阴性。

【临床意义】

1. 阳性　见于阵发性睡眠性血红蛋白尿症（PNH）。

2. 偶见阳性　见于再生障碍性贫血、巨幼细胞性贫血和自身免疫性溶血性贫血等，故必要时需做酸化溶血试验加以鉴别。

（六）红细胞膜缺陷检验的方法评价

见表5－10。

表5－10 红细胞膜缺陷检验的方法比较

检验方法	试验条件	优点	缺点
红细胞渗透脆性试验	室温，2h	简单实用	敏感性较差
红细胞温育脆性试验	37℃，24h	较敏感	方法较复杂，耗时
红细胞自身溶血试验	37℃，48h	对HS有鉴别诊断价值	敏感差，耗时
Ham试验	37℃，酸化，血清，1h	PNH确诊试验，敏感性低	操作较复杂
蔗糖溶血试验	37℃，蔗糖，0.5h	PNH敏感、过筛试验	特异性不强

第三节 红细胞酶缺陷检验

知识链接

葡萄糖－6－磷酸脱氢酶缺乏症

葡萄糖－6－磷酸脱氢酶缺乏症（G－6－PD缺乏症）是最常见的一种遗传性酶缺乏病，俗称蚕豆病。全世界约2亿人罹患此病。我国是本病的高发区之一，呈南高北低的分布特点，患病率为0.2%～44.8%。主要分布在长江以南各省，以海南、广东、广西、云南、四川等省（区）为高。

红细胞酶缺乏症是指参与红细胞代谢的酶的活性改变所引起的溶血和（或）其他表现的疾病。

一、红细胞酶缺陷性贫血

1. 无氧糖酵解途径的酶缺陷 无氧糖酵解是产生能量物质ATP途径，维持红细胞的正常形态和生理功能。此途径缺乏的酶包括丙酮酸激酶（PK）、己糖激酶（HK）、葡萄糖磷酸异构酶（GPI）等。如PK缺乏症发病率仅次于G－6－PD缺乏症，为常染色体隐性遗传。PK缺陷时，ATP减少，膜泵功能降低，细胞脆性增加，变形性下降，导致红细胞破坏而溶血。

2. 戊糖磷酸旁路途径的酶缺陷 戊糖磷酸旁路是产生还原物质NADPH途径，此途径中葡萄糖－6－磷酸脱氢酶（G－6－PD）、6－磷酸葡萄糖酸脱氢酶（6－PGD）等缺陷可引起溶血。G－6－PD缺乏症是最常见的遗传性红细胞酶缺陷疾病。由于G－6－PD基因突变，导致该酶活性降低，产生还原物质（NADPH和GSH）减少，血红蛋白被氧化变性，形成变性珠蛋白小体沉淀于细胞膜上，使红细胞膜变形性和流动性下降，导致红细胞破坏而溶血。

3. 核苷酸代谢的酶缺陷 红细胞成熟过程中RNA被核苷酸酶降解为各种核苷酸。现发现嘧啶5′核苷酸酶（P5′N）和腺苷酸激酶（AK）缺陷可引起溶血。

二、红细胞酶缺陷检验

（一）葡萄糖－6－磷酸脱氢酶缺陷检验

1. 高铁血红蛋白还原试验（MHb－RT）

【原理】

葡萄糖－6－磷酸脱氢酶（G－6－PD）能使葡萄糖－6－磷酸转变为6－磷酸葡萄糖酸，同时使NADP变成NADPH，通过亚甲蓝的递氢作用使高铁血红蛋白（Fe^{3+}）还原成亚铁血红蛋白（Fe^{2+}）（见图5－4）。G－6－PD缺乏时，高铁血红蛋白还原率下降。高铁血红蛋白在635nm有吸收峰，通过比色测定高铁血红蛋白，反映高铁血红蛋白还原量和G－6－PD活性。

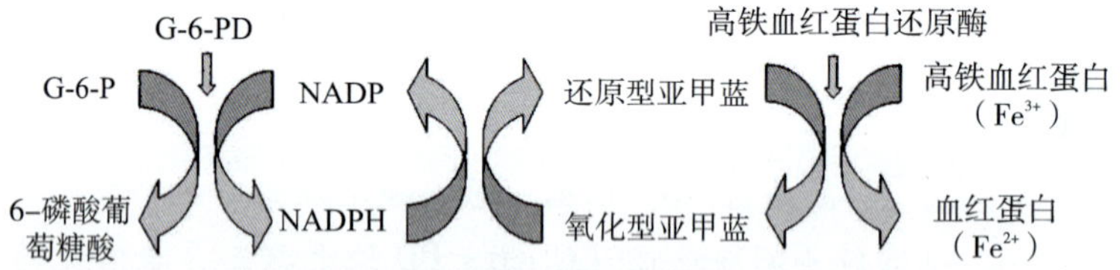

图5－4　高铁血红蛋白还原试验示意图

【试剂】

（1）0.18mol/L亚硝酸钠－葡萄糖溶液。

（2）0.4mmol/L亚甲蓝溶液。

（3）0.02mol/L磷酸盐缓冲液（pH 7.4）。

（4）反应液由亚硝酸钠－葡萄糖溶液1份、亚甲蓝溶液1份组成。

【操作】

（1）调整血标本：取抗凝血2ml，加20mg葡萄糖混匀，离心5min。调整血细胞与血浆比例为1∶1后再混匀。

（2）加反应液：取调整后的血1ml，加反应液0.1ml，颠倒15次，与空气中O_2充分接触，加塞后于37℃水浴3h。

（3）空白对照：取未加反应液的血标本，同样放于37℃水浴3h。

（4）比色：取（2）和（3）水浴标本各0.1ml加于A管和B管，加缓冲液10ml。混匀放置2min后，以缓冲液调零，于635nm测定吸光度SA和B。

（5）高铁血红蛋白的对照：B管加亚硝酸钠－葡萄糖溶液1滴，5min后测吸光度为St。

【计算】

$$\text{高铁血红蛋白还原率} = \left(1 - \frac{SA - B}{St - B}\right) \times 100\%$$

【报告方式】

高铁血红蛋白还原率：△.△△%。

【注意事项】

（1）波长准确：分光光度计的波长应准确，一般 St 应大于 B 的 8 倍以上。

（2）HCT：HCT 过低，高铁血红蛋白还原率会降低，故调节血细胞与血浆比例为1∶1。

（3）抗凝剂：抗凝剂应选用枸橼酸钠或 ACD 液，标本可保存 1 周左右。如 ACD 太多，pH 降低可使高铁血红蛋白还原速度减慢，出现假阳性结果。

（4）凝血或溶血干扰：标本不应有凝血或溶血，以免影响测定结果。

【参考区间】

正常人 G－6－PD 活性高铁血红蛋白还原率外周血≥75%，脐带血≥77%。

【临床意义】

蚕豆病和伯氨喹型药物溶血者由于 G－6－PD 缺陷，高铁血红蛋白还原率下降。杂合子还原率为 31%～74%，脐带血为 41%～76%；纯合子还原率≤30%，脐带血<40%。

2. 变性珠蛋白小体生成试验

【原理】

变性珠蛋白小体（Heinz body）试验可作为 G－6－PD 缺乏的筛检试验。G－6－PD 缺乏的患者血样加入乙酰苯肼于 37℃孵育 2～4h，乙酰苯肼可使血红蛋白氧化为高铁血红蛋白，高铁血红蛋白解离成高铁血红素和变性珠蛋白，变性珠蛋白聚合成变性珠蛋白小体，附于红细胞膜上。用煌焦油蓝染色，在油镜下观察并计算红细胞中含 5 个及 5 个以上变性珠蛋白小体的红细胞百分率。

【试剂】

1g/L 乙酰苯肼溶液和 10g/L 煌焦油蓝盐水溶液。

【操作】

（1）加乙酰苯肼：取 0.1ml 肝素抗凝血加入 2ml 乙酰苯肼溶液，混匀，于 37℃水浴 4h。

（2）染色：取 0.5ml 孵育红细胞悬液加 0.5ml 煌焦油蓝溶液，混匀，染 10min。

（3）镜检：推片，油镜观察红细胞内大小不均、不规则的紫蓝色颗粒。

（4）作对照：同时取正常人血标本，按以上方法检测，作为正常对照。

【结果】

计数 1000 个红细胞，计算含 5 个及 5 个以上变性珠蛋白小体的红细胞百分率。

【参考区间】

健康人含 5 个以上珠蛋白小体的红细胞<30%，>30%有临床意义。

【临床意义】

（1）G－6－PD 缺乏症阳性细胞>45%，随病情的好转，阳性细胞减少，甚至消失。

（2）含有不稳定血红蛋白的患者阳性细胞也高于 30%。

（3）接触硝基苯、苯肼、苯胺等化学物质者也可有阳性细胞增加的现象。

3. 葡萄糖-6-磷酸脱氢酶荧光斑点试验

【原理】

G-6-PD可催化葡萄糖-6-磷酸（G-6-P）和NADP形成6-磷酸葡萄糖酸和NADPH（图5-5）。NADPH在紫外光下产生荧光，G-6-PD缺乏时，不产生荧光。

$$G-6-P+NADP \xrightarrow{G-6-PD} 6-\text{磷酸葡萄糖酸}+NADPH\ (\text{可产生荧光})$$

图5-5 G-6-PD荧光斑点试验原理示意图

【试剂】

（1）0.01mol/L G-6-P液。

（2）7.5mmol/L NADP液。

（3）0.25mol/L磷酸盐缓冲液（pH 7.4）。

（4）1%皂素。

（5）反应液由G-6-P液1份、NADP液1份、皂素2份、磷酸盐缓冲液3份、蒸馏水3份组成。

【操作】

（1）制作第一斑点：取10μl全血或15%红细胞悬液加入100μl的反应液中，充分混匀，取一小滴混合液滴于滤纸上（第一斑点）。

（2）制作第二斑点：将上液置于37℃水浴10min，再取一小滴滴于滤纸上（第二斑点）。

（3）结果观察：晾干后，于紫外灯下（365nm）观察结果。同时设正常对照。

【参考区间】

正常人第二斑点出现强荧光。

【临床意义】

G-6-PD缺乏杂合子出现弱荧光（第二斑点与第一斑点比较无明显变化），G-6-PD严重缺乏者无荧光。本试验常用于人群的普查。

4. 硝基四氮唑蓝试验（定性纸片法）

【原理】

NADPH通过吩嗪二甲酯硫酸盐（M-PMS）的递氢作用，使淡黄色的硝基四氮唑蓝（NBT）还原成紫色的甲臜（FM）。G-6-PD缺乏时由于NADPH生成不足，不显紫色。

【试剂】

（1）0.25mol/L Tris-HCl缓冲液（pH 7.4）。

（2）反应试剂：0.1ml M-PMS，0.5ml NBT，0.4ml G-6-P-Na_2，0.1ml NADP，0.1ml $MgCl_2$。

（3）对照试剂：用等量Tris-HCl代替G-6-P-Na_2和NADP，其余同反应试剂。

【操作】

（1）标本采集：取末梢血1滴，滴于干净滤纸上，血迹直径1.0cm左右，自然晾干。

（2）溶解标本：用两小圆血迹纸片（5mm），置于两反应孔，加1滴蒸馏水，放置5min，待红细胞完全溶解。

（3）加液混匀：一孔加 1 滴反应试剂，置 37℃ 中 10 ~ 30min。另一孔加 1 滴对照试剂。

（4）结果：观察测定孔与对照孔颜色。

【参考区间】

正常人 G－6－PD 活性：孵育 30min 后标本纸片变为紫蓝色。

【临床意义】

G－6－PD 严重缺乏者纸片仍为红色，中度缺乏者（杂合子）为淡紫红色。

5. 四唑氮蓝定量法（NBT 定量法）

【原理】

与定性纸片法相同，在 650nm 测定甲臜（FM）的吸光度，可反映 NADPH 生成的量，以对 G－6－PD 的活性进行定量。

【试剂】

（1）反应试剂和对照试剂与定性纸片法相同。

（2）7mol/L 尿素。

（3）HiCN 转化液。

【操作】

（1）洗涤红细胞：取抗凝血 0.1ml，洗涤红细胞 3 次，弃上清液及血小板层和白细胞。

（2）制备溶血液：向红细胞悬液加 3 ~ 4ml 蒸馏水，摇匀后放置 10min，制得溶血液。

（3）操作方法：取两支试管，分别标记测定管和对照管，按表 5－11 操作。

表 5－11　NBT 定量法操作

试剂（ml）	对照管（ml）	测定管（ml）
溶血液	0.1	0.1
对照试剂	0.1	/
反应试剂	/	0.1
	摇匀后，放入 37℃ 水浴	摇匀半分钟后，放入 37℃ 水浴
	孵育 30min 后取出	
7mol/L 尿素	2.5	2.5

（4）比色测定：以对照管做空白，在 650nm 处比色，求测定管的吸光度（S）。

（5）取 0.4ml 溶血液加入 4mlHiCN 转化液，混匀，放置 5min，在 540nm 波长处测吸光度（H）。

【计算】

以每克血红蛋白每分钟吸光度变化值为单位（NBT 单位）计算 G－6－PD 的活性。

$$\text{G－6－PD 活性} = \frac{S}{H \times 0.00161} \times \frac{1}{30} = \frac{S}{H} \times 20.7 \ \text{（NBT 单位）}$$

式中：H × 0.00161 为 0.1ml 溶血液中的 Hb 的量。

$$\text{Hb（g）} = 0.1 \times H \times \frac{64458}{44} \times \frac{4.4}{0.4} \times \frac{1}{1000} \times \frac{1}{1000} = H \times 0.00161$$

【注意事项】

（1）测定时间：抗凝血需12h内测定，洗涤后的红细胞及溶血液应在4h内测定。

（2）尿素使用：尿素溶液应保持澄清，加入尿素后应在1h内完成比色。

（3）反应条件：溶血液浓度不能太高，吸光度在0.3～0.4为宜。测定H值应准确。

【参考区间】

G－6－PD活性：13.1～30.0 NBT单位。

【临床意义】

G－6－PD缺乏者（杂合子）活性为6.1～13.0 NBT单位，G－6－PD严重缺乏者低于6 NBT单位。

6. 改良WHO推荐G－6－PD定量法 G－6－PD可催化葡萄糖－6－磷酸（G－6－P）和NADP形成6－磷酸葡萄糖酸和NADPH。NADPH在340nm有吸收峰，通过测定NADPH生成的量，求G－6－PD的活性。

7. G－6－PD缺陷检验的方法评价 见表5－12。

表5－12 G－6－PD缺陷检验的方法评价

检验方法	优点	缺点
高铁血红蛋白还原试验	较早方法，简便易行	敏感性低，特异性较差
Heinz小体生成试验	简便易行	特异性较差
G－6－PD荧光斑点法	ICSH推荐方法，敏感性和特异性高	对试剂要求较高
NBT定性纸片法	操作简便易行，敏感特异，适于婴幼儿检查	准确性不如定量法
NBT定量法	准确，简便，快捷，重复性好	试验条件要求较高
改良WHO推荐定量法	准确，简便，快捷	需紫外分光光度计

（二）丙酮酸激酸酶缺陷检验

1. 丙酮酸激酶荧光斑点试验

【原理】

丙酮酸激酶（PK）在二磷酸腺苷（ADP）存在的条件下催化磷酸烯醇丙酮酸（PEP）转化成丙酮酸，在LDH作用下丙酮酸转化为乳酸，同时NADH（有荧光）氧化为NAD^+（无荧光），在紫外线照射下检测荧光消失的时间可反映PK的活性（图5－6）。

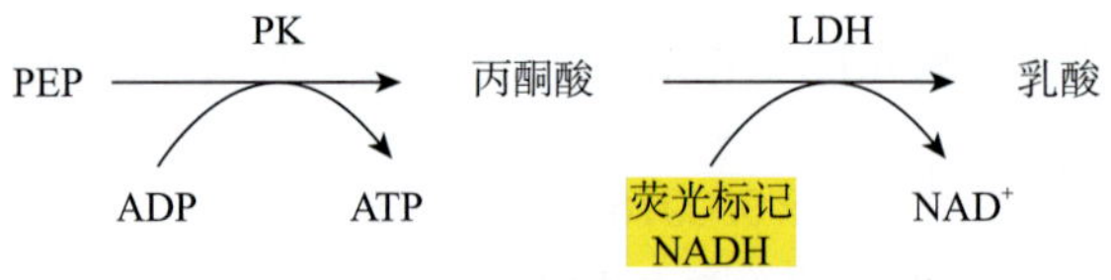

图5－6 PK荧光斑点试验原理示意图

【试剂】

（1）0.15mol/L PEP 液。

（2）0.015mol/L NADH 液。

（3）0.08mol/L 硫酸镁溶液。

（4）0.25mol/L 磷酸盐缓冲液（pH 7.4）。

（5）0.03mol/L ADP 液。

（6）反应液（临用新配）：30μl PEP 液，0.1ml NADH 液，0.1ml $MgSO_4$ 溶液，0.05ml 磷酸盐缓冲液，0.1ml ADP 液，0.62ml 蒸馏水，混匀待用。

【操作】

（1）配制20%红细胞悬液：取肝素抗凝血2ml，离心洗涤，配制20%红细胞悬液。

（2）溶血：20%红细胞悬液置于-20℃冷冻，再在室温中复融，使红细胞溶解。

（3）加入溶血液：用小试管取反应液200μl，加溶血液20μl，混匀，37℃温育。

（4）点斑点：在0min、25min、35min、45min和60min时分别取混合液点于滤纸上。

（5）结果观察：晾干后于紫外线灯下观察斑点的荧光。

【参考区间】

健康人第一点可见明亮的荧光，第二点荧光消失。

【临床意义】

荧光斑点不消失或25min后才消失说明丙酮酸激酶缺乏。中度缺乏（杂合子）时，荧光25～60min消失；严重缺乏（纯合子）时，荧光60min不消失。

2. 丙酮酸激酶活性检测

【原理】

与荧光斑点法反应机理相同（图5-7）。通过检测NADH转变为NAD^+，反映丙酮酸激酶的活性。在340nm波长处，检测NADH减少的速率，推算PK的活性。

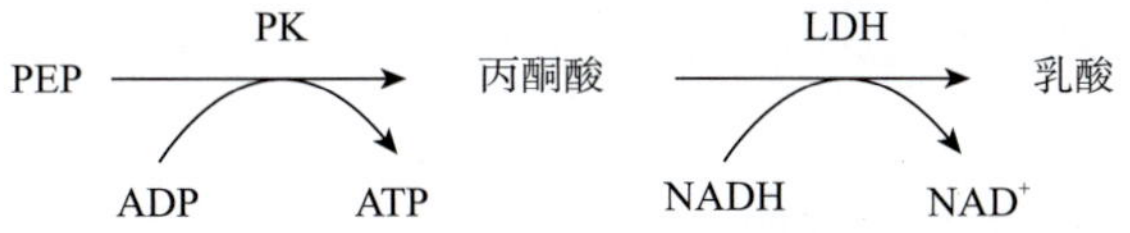

图5-7　PK活性检测试验原理示意图

【参考区间】

PK：13.01～16.99U/gHb。

【临床意义】

（1）先天性丙酮酸激酶缺乏，PK活性降低或消失，纯合子患者PK值在正常活性的25%以下，杂合子患者为正常的25%～50%。

（2）继发性丙酮酸激酶缺陷如白血病、再生障碍性贫血等，PK活性也可减低。

第四节　血红蛋白病检验

血红蛋白由珠蛋白和亚铁血红素构成，珠蛋白有6种肽链，分别命名为α、β、γ、δ、ε、ζ链。成人血红蛋白主要有HbA（$\alpha_2\beta_2$）、HbA_2（$\alpha_2\delta_2$）及HbF（$\alpha_2\gamma_2$）三种，胎儿血红蛋白有Hb－GowerⅠ（$\zeta_2\varepsilon_2$）、Hb－GowerⅡ（$\alpha_2\varepsilon_2$）、Hb－Protland（$\zeta_2\gamma_2$）等。

一、血红蛋白与血红蛋白病

血红蛋白病（hemoglobinopathy）是由于生成血红蛋白的珠蛋白肽链结构异常或合成肽链速率的改变所引起的一组血红蛋白功能异常的血液病，其多为遗传性。如因指导珠蛋白合成速率的基因缺陷所致的珠蛋白生成障碍性贫血（又称地中海贫血）；因控制遗传的珠蛋白基因所致的结构性血红蛋白病，常见高铁血红蛋白血症（HbM）、不稳定血红蛋白病、镰状红细胞贫血（HbS病）等；也有多种基因异常导致的血红蛋白病，如HbE、Hb Constent Spring、Hb Lepore等。另外，也可见获得性血红蛋白病（接触或误服化学药物）。

知识链接

异常血红蛋白

异常血红蛋白已达六百多种，但不到1/3的异常血红蛋白携带者伴有临床症状。全球约有1.5亿人携带血红蛋白病基因，并已成为严重危害人类健康的6种常见病之一。我国近100万人口的普查显示，异常血红蛋白病的发病率为0.33%，α地中海贫血的发病率为2.64%，β地中海贫血的发病率为0.66%，云南、贵州、广西、新疆等地发病率较高。目前尚无根治方法。应做好血红蛋白病筛查、遗传咨询、婚前检查、产前诊断工作，防止重型血红蛋白病患儿出生。

（一）珠蛋白生成障碍性贫血

1. β地中海贫血　本病是第11号染色体上控制β珠蛋白链合成的基因突变成β地中海贫血基因，导致β珠蛋白链合成受到障碍，HbA合成不足，形成小细胞低色素性贫血。正常情况下α、β链合成速度大致相同，β珠蛋白生成障碍性贫血时，杂合子α链的合成速度比β链快2.0～2.5倍，纯合子α链合成的速度超过β链更多，甚至可完全没有β链合成。多余的α链聚合成不稳定的四聚体（α_4），形成不溶的变性产物，常沉淀于细胞膜上，破坏红细胞膜和影响细胞功能，表现为不同程度的溶血性贫血。

2. α地中海贫血　正常人α链的合成是由第16号染色体上两对连锁的α珠蛋白基因所控制。若一个或一个以上的α基因缺失或缺陷就会使α珠蛋白链合成受到抑制，造成α链合成减少，HbA合成不足，致小细胞低色素性贫血。当α珠蛋白链缺乏时，没有足够α链与β链配对形成HbA（$\alpha_2\beta_2$），多余的β链聚合成为HbH（β链形成四聚体β_4）。当α链完全缺乏时，胎儿期无HbF（$\alpha_2\gamma_2$），多余的γ链聚合成为HbH Barts（γ_4）。

（二）异常血红蛋白病

1. 血红蛋白S病 血红蛋白S病是出现异常血红蛋白S的一组疾病，称为镰状细胞综合征。因HbA的β链上第6位氨基酸谷氨酸被缬氨酸替代形成HbS（$Hb\alpha_2\beta_2^{6谷\rightarrow缬}$），当血氧浓度过低时出现镰变红细胞，引起溶血。

2. 血红蛋白E病 HbE是β链第26位谷氨酸被赖氨酸替代的异常血红蛋白。其溶解度与HbA相似，在氧化剂作用下较不稳定。

3. 不稳定血红蛋白病 由于控制基因突变，肽链上某些维持稳定的氨基酸被取代或缺失，致使血红蛋白结构不稳定，发生变性和沉淀，形成红细胞内变性珠蛋白小体（Heinz body），称为不稳定血红蛋白（UHb）。

二、珠蛋白生成障碍性贫血检验

（一）抗碱血红蛋白检测

【原理】

胎儿血红蛋白（HbF）及某些异常血红蛋白具有比HbA更强的抗碱作用。将待检的溶血液与碱性溶液混合，因HbF抗碱作用强，没有变性，存在于上清液中，而HbA变性沉淀。取上清液于540nm处测定吸光度，检测抗碱血红蛋白的浓度。除HbF外，Hb Barts和部分HbH也具有抗碱能力。

【试剂】

1. 0.083mol/L氢氧化钠溶液。

2. 酸性半饱和硫酸铵溶液。

【操作】

1. 制备Hb液 取一定量抗凝血，按血红蛋白电泳检测方法制得Hb液。

2. 比色测定 取1.6ml氢氧化钠溶液置于试管内，25℃±1℃水浴中放置10min。加入0.1mlHb液，并迅速摇动。碱化1min时，加入3.4ml酸性半饱和硫酸铵溶液中止反应，颠倒混匀6次，过滤后取滤液测吸光度（A_{540}），蒸馏水调零。

3. 对照测定 取5ml蒸馏水加入Hb液0.02ml作为对照管，相同条件测定吸光度（B）。

【结果】

$$抗碱血红蛋白（\%）=\frac{测定管吸光度（A）}{对照管吸光度（B）}\times\frac{51}{251}\times100\%$$

【参考区间】

本试验主要测定HbF，健康成人<2%，新生儿可高达40%以上。

【临床意义】

1. HbF 生理性增多　孕妇和新生儿期 HbF 增加。

2. HbF 相对增多　骨髓纤维化、白血病、浆细胞瘤等恶性疾病及再生障碍性贫血、PNH、卟啉病等均可出现 HbF 相对增多。

3. HbF 绝对增多　珠蛋白合成障碍性贫血时 HbF 增加，重型者 30% ~90%，中间型 5% ~30%，轻型小于 5%。遗传性胎儿血红蛋白持续存在综合征 HbF 高达 100%。

（二）HbF 检验（酸洗脱法）

【原理】

HbF 具有抗酸作用，其抗酸能力也比 HbA 强。将血涂片放酸性缓冲液中孵育，含 HbF 的红细胞不被酸洗脱，被伊红染成红色；含 HbA 的红细胞被酸洗脱，不呈红色。

【试剂】

1. 80% 乙醇。

2. pH 3.3 的酸性缓冲液。

3. 伊红染液。

【操作】

1. 固定　将制备的血涂片自然干燥，用 80% 乙醇固定 5min，用水冲洗后晾干。

2. 酸洗　将血涂片浸入 37℃ pH 3.3 的酸性缓冲液中浸 5min，清水冲洗后晾干。

3. 染色　用伊红染色 1min，冲洗待干，油镜计数 1000 个红细胞，求红色红细胞百分比。

【参考区间】

正常成人红色红细胞 <1%。新生儿 55% ~85%，以后渐渐下降。孕妇可有轻度增加。

【临床意义】

珠蛋白生成障碍性贫血患者红色阳性红细胞增加，重型患者大多数红细胞被染成红色，轻型患者可见少量红色的红细胞。遗传性胎儿血红蛋白持续存在综合征全部红细胞均被染为红色。

（三）血红蛋白电泳检测

【原理】

各种血红蛋白其等电点不同，在一定的 pH 缓冲液中可带有不同的电荷，在同一电场中其泳动的速度和位置亦就不同。故在电泳一定时间内可将不同的血红蛋白分离成各自的区带，同时对各区带比色或扫描，可进行各种血红蛋白的定量分析。

【试剂】

1. pH 8.6TEB 缓冲液。

2. 硼酸盐缓冲液。

3. 染液及漂洗液：丽春红 S 染液、氨基黑染液或联苯胺染液等。

【操作】

1. 血红蛋白液的制备 取肝素抗凝血 3ml 离心，弃去血浆，再洗涤、离心得压积红细胞，加等量的蒸馏水，再加 0.5 倍的四氯化碳，振摇，上层液体即为血红蛋白液。

2. 浸膜 将醋酸纤维膜剪成 3cm×8cm 片，浸入 TEB 缓冲液，浸透后取出，吸去缓冲液。

3. 点样 用加样器取 20μl 血红蛋白液，点加于醋酸纤维膜（无光面）距端 1.5cm 处。

4. 电泳 将硼酸盐缓冲液倒入电泳槽内。将点样醋酸纤维膜放于电泳槽架上，点样端置阴极，无光泽面向下，电压 200～250V，电泳 20～30min。

5. 染色 丽春红染色有利于观察；为证实电泳区带是否有血红蛋白带，可用联苯胺染色；HbA_2 检测多用氨基黑染色。

6. 洗脱 分别剪下 HbA、HbA_2 和与 HbA_2 大小相当的空白带，如有异常血红蛋白带（如 HbH）也应剪下。将各带放入试管内，再分别加入 10ml、2ml 和 2ml 的 0.4mol/L 的 NaOH 溶液浸泡，不时轻轻振摇，待血红蛋白完全洗脱下后，混匀。

7. 比色 各管洗脱液用空白带管调零，在波长 600nm 处测定吸光度。为避免染色不透的影响，可不染色，而直接剪下各区带，用蒸馏水洗脱，于 415nm 波长处比色。

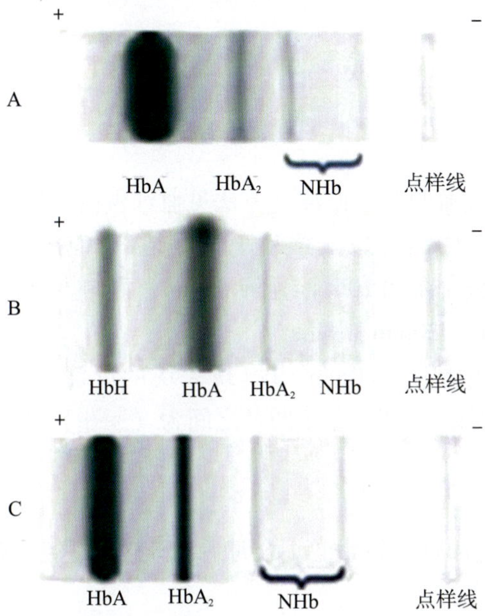

图 A：正常血红蛋白图；图 B：α 地中海贫血时 HbH 增高；图 C：β 地中海贫血时 HbA_2 增高

图 5-8 血红蛋白电泳检测

【计算】

$$HbA_2（\%）=\frac{HbA_2\text{ 管吸光度}}{HbA\text{ 管吸光度}\times 5+HbA_2\text{ 管吸光度}}\times 100\%$$

异常血红蛋白（%）

$$=\frac{\text{异常血红蛋白管吸光度}}{\text{HbA 管吸光度}\times 5+\text{HbA}_2\text{ 管吸光度}+\text{异常血红蛋白管吸光度}}\times 100\%$$

【参考区间】

正常血红蛋白电泳区带：HbA >95%，HbF <2%，HbA_2 为 1.0% ~3.1%（图 5 - 8A）。

【临床意义】

1. 异常血红蛋白区带，如 HbH、HbE、HbBarts、HbS 和 HbC 等（图 5 - 8B）。

2. HbA_2 增多见于 β 珠蛋白合成障碍性贫血。HbE 病也有 HbA_2 增加（图 5 - 8C）。

三、异常血红蛋白检验

（一）异丙醇沉淀试验

【原理】

不稳定血红蛋白较正常血红蛋白更容易解裂，异丙醇能降低血红蛋白分子内部氢键结合力，不稳定血红蛋白的稳定性下降，比正常血红蛋白更快地沉淀。当溶血液中含有不稳定血红蛋白时，溶血液在加入异丙醇后很快混浊，并形成绒毛状沉淀。

【试剂】

1. pH 7.4 的 0.1mol/L Tris 缓冲液。

2. 17%（V/V）异丙醇缓冲液。

【操作】

1. **制备溶血液** 取抗凝血制备溶血液（方法见血红蛋白电泳）。

2. **预热** 于有塞的试管中加入 17% 异丙醇 1ml，在 37℃水浴中预热20 ~30min。

3. **加溶血液** 加入新鲜制备的 10% 溶血液 0.1ml，混匀，加盖，置于 37℃水浴中，分别于 5min、10min、20min、30min 观察。

4. **结果判断** 5min 内混浊，20min 内出现大块的沉淀为强阳性（+ + + +）；20min 内只出现混浊为弱阳性（+），介于两者之间为（+ +）或（+ + +）。30min 内澄清透明的为阴性（-）。

【参考区间】

健康人为阴性，脐血为阳性，新生儿 1 个月后逐渐转为阴性，6 个月后为阴性。

【临床意义】

1. 不稳定血红蛋白病的患者试验常于 5min 时出现混浊，20min 开始出现绒毛状沉淀。

2. 在 HbF、HbH、HbE 大于 4% 时，G - 6 - PD 缺乏症和 α 地中海贫血时均可出现阳性结果。

（二）热变性试验

【原理】

根据不稳定血红蛋白比正常血红蛋白更易遇热变性的特征，观察血红蛋白液在50℃时是否出现沉淀。

【参考区间】

正常人热沉淀的血红蛋白 <1%。

【临床意义】

同异丙醇沉淀试验。

（三）红细胞包涵体试验

【原理】

红细胞包涵体试验是将氧化还原染料煌焦油蓝与新鲜血液一起孵育，不稳定血红蛋白易氧化变性沉淀形成包涵体，计算含包涵体红细胞的百分率。

【参考区间】

正常人 <1%。

【临床意义】

1. 不稳定血红蛋白病　孵育1～3h多数红细胞内出现变性珠蛋白肽链沉淀形成的包涵体。G-6-PD缺陷或细胞还原酶缺乏及化学药物中毒等，红细胞可出现包涵体。

2. HbH病　孵育1h就可出现包涵体，也叫HbH包涵体。

第五节　免疫性溶血性贫血检验

免疫性溶血性贫血是由抗体参与的溶血反应所致的贫血。这类免疫反应是由于红细胞表面抗原，或与外来的抗原（如药物等）相结合，在相应抗体（IgG或IgM）作用下，或激活补体的参与，导致红细胞凝集或破坏而发生溶血，或在脾或肝脏内的单核-吞噬细胞的吞噬作用下被破坏。依据病因不同，可将其分为自身免疫性溶血性贫血、同种免疫性溶血性贫血和药物免疫性溶血性贫血三类。

温性抗体作用于红细胞的最适温度为37℃，主要为IgG，是不完全抗体，在盐水介质中不能使红细胞凝集，其多吸附于红细胞表面使红细胞致敏。冷性抗体在20℃以下作用最活跃，主要为IgM，是完全抗体，在盐水介质中可使红细胞凝集或溶解。

一、抗人球蛋白检验

抗人球蛋白检验（AGT）又称Coombs试验，分为检测红细胞表面不完全抗体的直接抗人球蛋白试验和检测血清中不完全抗体的间接抗人球蛋白试验，其原理、操作见第八章第四节。

【参考区间】

AGT：阴性。

【临床意义】

AGT 阳性见于新生儿溶血、AIHA、冷凝集素综合征、PNH、药物性免疫性溶血等。其他如结缔组织病、淋巴瘤、肿瘤、传染性单核细胞增多症、红斑狼疮、某些慢性肝肾疾病等亦可出现阳性结果。

二、冷凝集素检验

【原理】

冷凝集素综合征的患者血清中存在冷凝集素，属 IgM，为完全抗体，其在低温时可使自身红细胞（或 O 型、同型的红细胞）发生凝集。凝集高峰在 0℃ ~4℃，37℃时凝集消失。

【试剂】

生理盐水。

【操作】

1. 抽血　抽取患者 4 ~5ml 血，置于 37℃水浴箱内，离心分离出血清。

2. 配 2% 红细胞悬液　取患者（同型正常人）抗凝血 1ml，洗涤 3 次，配成 2% 红细胞悬液。

3. 倍比稀释　按表 5 –13 所示，第 1 管加 0. 2ml 受检者血清，第 2 ~10 管加 0. 2ml 生理盐水。第 2 管加 0. 2ml 被检血清，混合后吸取 0. 2ml 加到第 3 管，这样倍比稀释至第 9 管，第 10 管加生理盐水对照。

表 5 –13　冷凝集素检测操作表

试管号	1	2	3	4	5	6	7	8	9	10
生理盐水（ml）		0. 2	0. 2	0. 2	0. 2	0. 2	0. 2	0. 2	0. 2	0. 2
被检血清（ml）	0. 2	0. 2								
倍比稀释（ml）		0. 2→	0. 2→	0. 2→	0. 2→	0. 2→	0. 2→	0. 2→	弃去	
2% RBC（ml）	0. 2	0. 2	0. 2	0. 2	0. 2	0. 2	0. 2	0. 2	0. 2	0. 2

注：表中“0. 2→”表示混匀后并吸出液体毫升数。

4. 观察　冷藏（2℃ ~5℃）2h，观察结果，并记录凝集的血清最高稀释度。将试管放入 37℃水浴 2h，再观察凝集是否消失。

【参考区间】

正常人冷凝集素（4℃）滴度 <1∶16。

【临床意义】

冷凝集素检验阳性见于冷凝集素综合征患者（滴度≥1∶1000）和支原体肺炎、淋巴瘤、传染性单核细胞增多症、疟疾、多发性骨髓瘤、流行性感冒等（滴度 <1∶1000）。

三、冷热溶血检验

【原理】

阵发性寒冷性血红蛋白尿（PCH）患者血清中有一种特殊的冷反应抗体 D－J 抗体，D－J 抗体在 37℃时不能与红细胞牢固结合，在 20℃以下与红细胞结合，同时吸附补体，但不溶血。当温度再升至 37℃时，补体激活，发生溶血。该试验又称D－J试验。

【操作】

1. **抽血**　抽取患者 3ml 血，平均加入标记 A、B、C 三支已预温至 37℃的小试管中。

2. **冷热试验**　A 管凝血后置 37℃1h，B 管凝血后置 4℃1h，C 管先置 4℃中 30min，再置 37℃1h，各管均不可搅动。

【结果】

如 C 管溶血，A、B 管不溶血，结果为阳性，表明患者可能有 D－J 抗体。

【参考区间】

阴性（各管均无溶血）。

【临床意义】

阵发性冷性血红蛋白尿病人为阳性，D－J 抗体效价可高于 1∶40。某些病毒感染如麻疹、流行性腮腺炎、水痘等也可出现阳性反应。

第六章　血栓与止血检验

知识要点

1. 正常止血、凝血机制。
2. 血浆中凝血因子的特性和作用。
3. 内源性凝血途径和外源性凝血途径的不同点。
4. 抗凝血系统和纤维蛋白溶解系统作用机制。
5. 血小板计数的原理、试剂、操作、注意事项及临床意义。
6. 出血、凝血时间测定的概念、原理、试剂、操作、注意事项及临床意义。
7. 各种凝血因子检验的原理、试剂、操作、注意事项及临床意义。
8. 抗凝血系统检验和纤维蛋白溶解系统检验。
9. 血凝仪原理及临床应用。
10. DIC 实验检查和出血性疾病检验步骤。
11. 血栓与止血检验的质量保证与进展。

止血的机制涉及微血管、血小板、凝血因子、抗凝系统及纤维蛋白溶解系统等诸多因素，凝血系统、抗凝血系统和纤维蛋白溶解系统处于动态平衡，若凝血活性减弱或抗凝血及纤溶活性增强则会引起出血，相反，则会引起高凝状态或导致血栓形成。以出血难止为主要临床表现的一类疾病称为出血性疾病，由血栓形成所致的一类疾病称为血栓性疾病。

近年来由于细胞生物学、分子生物学、单克隆抗体技术、基因工程、高效分离提纯技术等方面的发展，血栓与止血的新检测项目达一百多项。目前运用分子生物学技术（如 PCR 技术）和限制性片断长度多态分析方法研究血栓与止血疾病的分子机理，运用凝血因子分离提纯新技术开展凝血因子活性检测和血友病检验及治疗。

第一节 止血与凝血的生理

一、正常止血过程

止血与血管壁的结构和功能、血小板、凝血因子、抗凝血物质、纤维蛋白溶解物质、神经和体液的调节等因素有关（图6-1）。

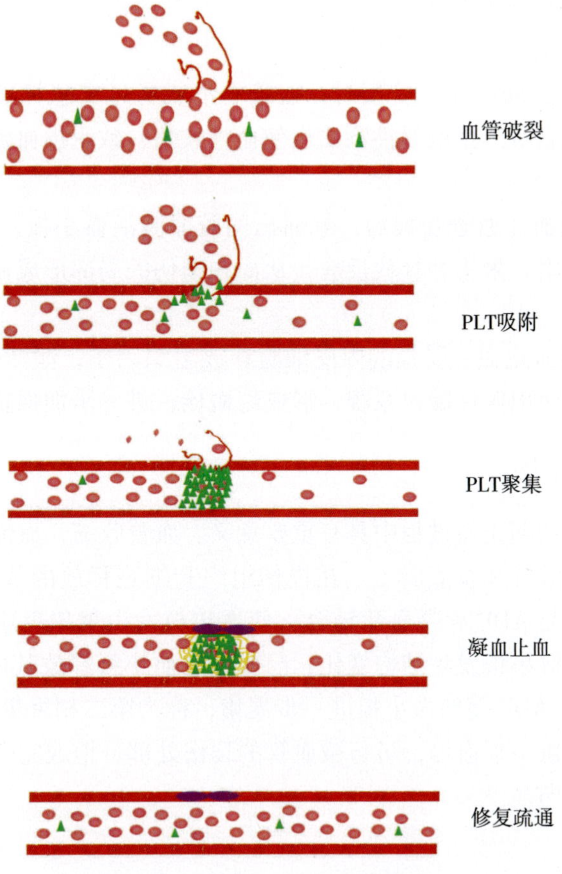

图6-1 止血过程

（一）血管的止血功能

1. 血管壁结构 由于血管内皮细胞间有足够的由维生素C合成的黏合质紧密相连，血管壁内膜光滑，带负电荷，可防止血小板黏附、聚集，使血流中有足够的血小板呈桶状分布以进一步维持血管壁的完整性，完好的血管壁对防止出血和血栓形成有着重要作用。当血管壁的结构发生异常时，便会引起出血或血栓形成。血管壁包括内膜层、中膜和外膜层。

(1) 内膜层：由单层的内皮细胞组成，内皮细胞可产生内皮素和 vWF 等活性物质。

(2) 中膜层：包括基底膜、平滑肌、弹力纤维和胶原，位于内皮细胞和外膜层之间。

(3) 外膜层：主要由结缔组织组成，常含弹力纤维和胶原，是血管壁与组织之间的分界层。

血管壁的内皮细胞之间通过间质紧密相连，可防止血液成分渗出；内皮细胞下的平滑肌、弹力纤维在神经和体液的调控下参与血管的收缩和舒张作用；结缔组织则能维持血管壁的张力，保证血液畅通无阻。

2. 血管壁的止血功能

(1) 血管收缩止血：局部血管受损时，血管平滑肌通过交感神经的轴突反射使血管收缩；另外，内皮细胞所产生的活性物质也使血管收缩，致受损血管的伤口缩小，血流减慢或阻断。

(2) 激活血小板止血：血管受损后，暴露出的胶原激活血小板，通过 vWF 连接血小板，使血小板发生黏附、聚集和释放反应，从而在损伤的局部形成血小板血栓，堵塞伤口，初步止血。

(3) 激活内外源凝血止血：受损的内皮细胞释放组织因子，激活外源性凝血系统；同时暴露的血管胶原激活内源性凝血系统，形成红血栓，进一步加强止血作用。

（二）血小板的作用

血小板与血管壁在初期止血过程中具有重要意义。血管收缩，血流缓慢，有利于血小板黏附于暴露的胶原纤维和基底膜上。在损伤组织和细胞释放的 ADP 及凝血酶等影响下，血小板膜上受体与 ADP 和凝血酶结合，使血小板发生聚集反应，称为第一相聚集，属可逆反应。然后血小板发生结构变化，已变性的血小板释放其内含的 5 - 羟色胺和 ADP 等物质，内源性 ADP 促使血小板进一步聚集，称为第二相聚集，为不可逆反应。从而迅速地形成白色的血小板血栓，可将微血管的裂伤处部分地或完全地加以阻塞，达到止血目的（详见第二节）。

（三）血液凝固

在形成白色血小板血栓的同时，聚集变性的血小板释放出许多生物活性物质，其中血小板第 3 因子（PF_3）为凝血提供磷脂表面，启动外源性凝血和内源性凝血机制，进一步形成以血小板血栓为核心的以红细胞为主体的红色血栓。血液凝固后，血小板伸出伪足，“抛锚”于纤维蛋白束上，血小板收缩蛋白向心性收缩，使纤维蛋白网眼缩小，导致凝血块收缩堵塞微血管壁伤口，从而起到持续止血的作用。

（四）血管修复

凝血块的收缩有利于伤口愈合。当裂伤处形成凝血块以后，血小板释放的促生长因子有利于血管内皮细胞的再生，使血管裂伤处的内皮细胞相互牵引愈合，并激活纤溶系统，开始溶栓、修复、疏通血管。

二、血液凝固机理

（一）凝血因子

血液由流动性的液体变为胶冻状的血块过程称为血液凝固。参与凝血过程的一组血浆因子统称凝血因子。它们绝大多数是肝细胞合成的蛋白质，其活性可被香豆素抑制。1966 年国际凝血因子命名委员会依其发现的先后，以罗马数字命名凝血因子Ⅰ～ⅩⅢ，其中Ⅵ因子为Ⅴ因子的衍生物，Ⅳ因子是 Ca^{2+}。在ⅩⅢ因子以后被发现的高分子量激肽原（HMWK）和激肽释放酶原（PK），经过多年验证，认为对凝血功能无决定性的影响，故未列入凝血因子的编号序列。血浆各凝血因子主要特征见表 6－1。

（二）瀑布学说

1964 年 Macfarlane、Davies 和 Ratnoff 分别提出的瀑布学说，成为现代凝血理论的基础。该学说认为，血液凝固过程是一系列凝血因子被相继激活的酶促放大的反应过程，前一步反应的产物成为下一步反应的催化剂（酶），最终使纤维蛋白原转变成纤维蛋白，形成血块。这一连续的不断加速、放大的酶促凝血过程似“一泻千丈、飞流直下的瀑布”，故称为瀑布学说。

瀑布学说的命名基于两点：①形似“瀑布”：从Ⅻa 催化Ⅺ为Ⅺa，Ⅺa 催化Ⅸ为Ⅸa，Ⅸa 催化Ⅹ为Ⅹa，Ⅹa 与Ⅴa 及 PF_3 结合，在 Ca^{2+} 作用下形成Ⅹa－Ca^{2+}－Ⅴa/PF_3，催化Ⅱ为Ⅱa，Ⅱa 催化Ⅰ为Ⅰa，这些反应逐级层层加速，形成貌似层层叠落的瀑布样凝血图。②速度似“瀑布”：凝血过程是酶促反应，层层催化加速，速度越来越快，似“瀑布”样高速飞流直下（图 6－2）。

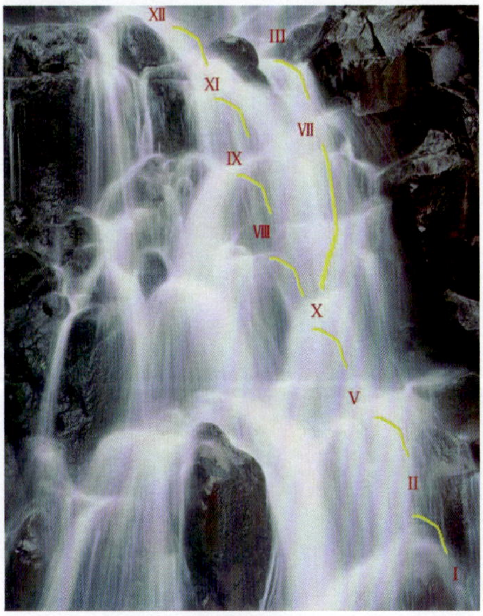

图 6－2 凝血瀑布学说

表 6－1 凝血因子主要特性

凝血因子	常用名称	血浆浓度（mg/L）	主要合成部位	是否依赖维生素 K	存在特性				凝血性疾病	
					新鲜血浆	贮存血浆	$BaSO_4$吸附血浆	血清	先天性	获得性
Ⅰ	纤维蛋白原	2000～4000	肝	（－）	有	有	有	无	无纤维蛋白原血症、低纤维蛋白原血症	重症肝病、DIC 等
Ⅱ	凝血酶原	100～200	肝	（＋）	有	有	无	有	凝血酶原缺乏症	维生素 K 缺乏、肝病
Ⅲ	组织因子		组织中							
Ⅳ	钙离子				无	无	无	有		
Ⅴ	易变因子	5～10	肝	（－）	有	无	有	无	假性低凝血酶原血症（副血友病）	重症肝病、DIC 等
Ⅶ	稳定因子	0.5～2	肝	（＋）	有	有	无	有	Ⅶ因子缺乏症	重症肝病、维生素 K 缺乏
Ⅷ	抗血友病因子（AHF）甲	<10	肝、脾	（－）	有	无	有	无	血友病甲，Vonwille Brand 病	DIC、纤维蛋白溶解症
Ⅸ	血浆凝血活酶成分（PTC）	3～5	肝	（＋）	有	有	无	有	血友病乙	重症肝病、维生素 K 缺乏
Ⅹ	斯－普因子	6～10	肝	（＋）	有	有	无	有	Ⅹ因子缺乏症	重症肝病、维生素 K 缺乏、DIC
Ⅺ	血浆凝血活酶前质（PTA）	3～5	肝	（－）	有	有	有	有	PTA 缺乏症（血友病丙）	重症肝病
Ⅻ	接触因子（Hageman 因子）	2～4	肝	（－）	有	有	有	有	Hageman 因子缺乏症	
ⅩⅢ	纤蛋白稳定因子（FSF）	20～30	肝	（－）	有	有	有	无	FSF 缺乏症	重症肝病、纤维蛋白溶解症
HK	高分子量激肽原（HMWK）	5～9	肝		有	有	有	有		
PK	激肽释放酶原	1.5～5.0	肝		有	有	有	有		

（三）凝血过程

根据凝血启动因素在血管内或血管外的不同，及激活Ⅹ因子的途径的不同，将凝血过程划分为内源性凝血途径和外源性凝血途径（图6－3）。

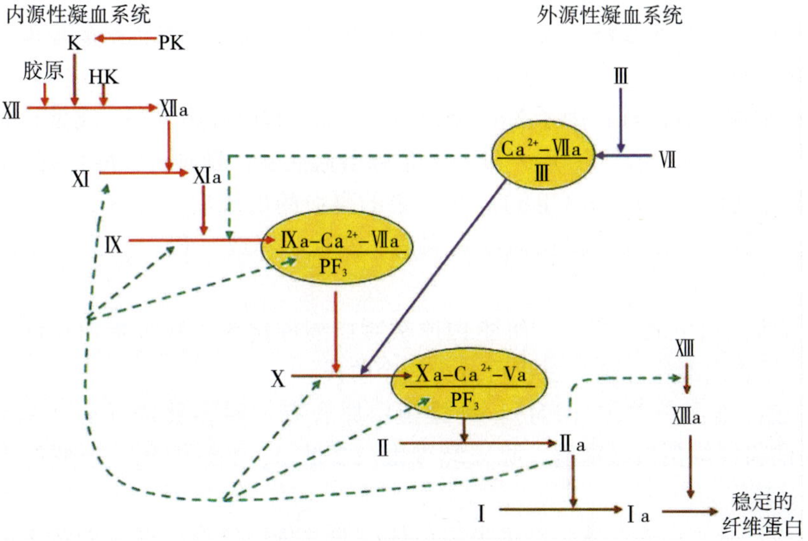

图6－3　凝血途径图

1. 内源性凝血途径　血管内的胶原是内源性凝血途径的凝血启动因素，从激活因子Ⅻ到纤维蛋白原转变成纤维蛋白的全过程称内源性凝血途径。

（1）激活Ⅻ因子：当血管壁发生损伤，血管胶原纤维暴露，与凝血因子Ⅻ接触，在HMWK和PK的参与下，Ⅻ因子被激活为Ⅻa。

（2）激活Ⅺ因子：在Ⅻa的酶解作用下，Ⅺ因子被激活为Ⅺa。

（3）激活Ⅸ因子：Ⅺa为一种丝氨酸蛋白酶，在Ca^{2+}起作用下，使Ⅸ因子激活为Ⅸa。此外，外源性凝血途径的Ⅲ－Ca^{2+}－Ⅶa复合物也能激活Ⅸ因子。

（4）激活Ⅹ因子：Ⅷ：C因子（Ⅷ活性部分）可被少量凝血酶（Ⅱa）激活成Ⅷa，Ⅷa与Ⅸa、Ca^{2+}和磷脂（PF_3）结合，形成Ⅸa－Ca^{2+}－Ⅷa/PF_3复合物，此复合物激活Ⅹ因子成为Ⅹa。

内源性凝血途径这一阶段参与的凝血因子较多，所需时间较外源性凝血途径长。

2. 外源性凝血途径　血管外的组织液是外源性凝血途径的凝血启动因素，从组织因子（Ⅲ）进入血液启动到纤维蛋白原转变成纤维蛋白的全过程称外源性凝血途径。

（1）组织因子：组织因子（Ⅲ）属脂蛋白（载脂蛋白Ⅲ与磷脂的复合物），磷脂为凝血提供催化表面，其蛋白质部分是Ⅶ因子的受体，主要位于血管壁外膜细胞，在血管或组织损伤后，释放出组织因子（Ⅲ）进入血液。

（2）激活Ⅶ因子：组织因子（Ⅲ）与Ⅶ因子结合激活Ⅶ因子成为Ⅶa。

（3）激活Ⅹ因子：组织因子（Ⅲ）与Ⅶa和Ca^{2+}结合形成Ⅲ－Ⅶa－Ca^{2+}复合物，

并迅速激活X因子成为Xa。

外源性凝血途径参与的凝血因子较少，反应迅速，所需时间短，在早期止血中起决定性作用。Ⅲ－Ⅶa－ Ca^{2+} 复合物也能激活因子Ⅸ，说明内源性凝血途径和外源性凝血途径并非是绝对独立的，而是互有联系，相互激活。

3. 共同凝血途径 从因子X被激活至纤维蛋白形成的过程，是内源性凝血途径和外源性凝血途径的共同通路，故称共同凝血途径。共同途径主要包括凝血酶生成、纤维蛋白生成两个阶段。

（1）凝血酶生成阶段：因子Xa、因子Ⅴa、Ca^{2+} 和磷脂膜（PF_3 或Ⅲ）共同形成凝血酶原激活物（Xa－ Ca^{2+} －Ⅴa/ PF_3），俗称凝血活酶，凝血活酶催化凝血酶原（Ⅱ）成为具有凝血活性的凝血酶（Ⅱa）。当少量的凝血酶形成后，通过其正反馈作用进一步增强Ⅴ、Ⅷ因子的活性，促使血小板聚集、变性、释放（PF_3），进一步加速血液凝固过程。

（2）纤维蛋白生成阶段：纤维蛋白原被凝血酶催化成为纤维蛋白单体，并交联形成稳定的纤维蛋白凝块，这一过程可分为三个阶段。

1）生成纤维蛋白单体（FM）：纤维蛋白原含有三对多肽链〔a_2（A_2）β_2（B_2）γ_2〕，凝血酶将纤维蛋白原水解，除去纤维蛋白多肽 A_2 和多肽 B_2，形成纤维蛋白单体FM（$a_2\beta_2\gamma_2$）。

2）生成纤维蛋白聚合体：纤维蛋白单体以非共价键结合，形成能溶于尿素或氯醋酸的纤维蛋白多聚体，称为可溶性纤维蛋白。

3）生成纤维蛋白交联体：纤维蛋白可促使凝血酶激活因子XⅢ，在XⅢa与 Ca^{2+} 的参与下，相邻的纤维蛋白发生快速共价交联，形成稳定的纤维蛋白交联体，并通过它网罗细胞形成血块。纤维蛋白与凝血酶有高亲和力，因此纤维蛋白生成后即能吸附凝血酶。

知识链接

血友病

血友病是一组由于血液缺乏某些凝血因子而导致严重凝血障碍的遗传性出血性疾病，男女均可发病，但男性占绝大多数，包括血友病A（甲）、血友病B（乙）和因子XI缺乏症（曾称血友病丙）。前两者为性连锁隐性遗传，后者为常染色体不完全隐性遗传。出血是该病的主要临床表现，治疗方法包括局部止血、重组人凝血因子治疗等。

三、抗凝血系统

在正常生理情况下，抗凝血系统在防止血栓形成和保证血液在循环系统中正常运行起着重要作用，它包括细胞抗凝和体液抗凝。

（一）细胞抗凝

细胞抗凝主要由单核－吞噬细胞系统、肝细胞及血管内皮细胞等完成。由于发生在局部细胞水平，故称细胞抗凝。单核-吞噬细胞系统能吞噬和清除激活的凝血因子；肝细胞能摄取并灭活已被激活的凝血因子（Ⅺa、Ⅹa、Ⅶa、Ⅱa等）；血管内皮细胞及平滑肌细胞能产生前列环素（PGI_2），它具有舒张微血管和抑制血小板聚集的作用；光滑内皮细胞可阻止血小板活化和纤维蛋白沉积。

（二）体液抗凝

在血浆中存在有多种蛋白酶抑制物，主要包括抗凝血酶（AT）、肝素、蛋白C系统、蛋白Z和组织因子途径抑制物等。

1. 抗凝血酶（antithrombin，AT） 为最主要的抗凝因子（占血浆中抗凝血因子能力的70%～80%），主要要由肝脏合成，是一种单链糖蛋白。AT活性中心位于精氨酸处，部分凝血因子（如Ⅱa、Ⅹa、Ⅸa、Ⅻa、Ⅺa）含丝氨酸，AT精氨酸与丝氨酸结合，使凝血因子灭活。肝素与AT的赖氨酸残基结合，使AT抗凝血能力增强近1000倍。此外AT对已被激活的含有丝氨酸的蛋白酶（纤溶酶、激肽释放酶、胰蛋白酶）也有抑制作用。抗凝血酶Ⅲ（AT-Ⅲ）是抗凝血酶谱中最重要的抗凝血酶。

2. 肝素（heparin） 是一种酸性黏多糖，由肥大细胞和嗜碱性粒细胞产生，存在于大多数组织，尤其是肝、肺、心等组织。肝素主要是通过AT发挥抗凝作用，使AT抗凝血酶能力增强近1000倍。正常人肝素在血液中浓度很低。肝素与肝素辅助因子Ⅱ结合，使肝素辅助因子Ⅱ灭活凝血酶速度加快近1000倍。肝素还可促进纤溶酶原活化物（t-PA）的释放，能增强纤溶活性。

3. 蛋白C系统（protein C system） 1976年Stenflo在层析柱第三蛋白峰中分离出一组抗凝血物质，包括蛋白C（PC）、蛋白S（PS）、血栓调节蛋白（TM）及活化蛋白C抑制物（APCI）。

（1）蛋白C（PC）：蛋白C是由肝合成的依赖维生素K的抗凝物质。

1）APC：凝血酶与血栓调节蛋白（TM）按1∶1比例结合形成复合物，该复合物使PC活化生成活化蛋白C（APC）。

2）APC灭活Ⅴa和Ⅷa：因Ⅴa被灭活，故使Ⅹa与血小板结合发生故障，从而使Ⅹa活性大大降低。

（2）蛋白S（PS）：1977年在美国Seattle分离成功，故称蛋白S。蛋白S是由肝和血管内皮细胞合成的依赖维生素K的单链糖蛋白，它可加强和促进蛋白C的作用。

（3）血栓调节蛋白（TM）：由内皮细胞合成，它与凝血酶结合可加速PC的活化。

（4）蛋白C抑制物（PCI）：PCI与活化蛋白C形成复合物，使活化蛋白C失去灭活Ⅴa和Ⅷa的能力。此外，Ⅱa、Ⅹa、t-PA、胰蛋白酶等都受其抑制。

4. 组织因子途径抑制物（TFPI） 由血管内皮细胞、巨核细胞、肝细胞和血小板合成，是Ⅲ、Ⅶ和Ⅹ的天然抑制物。

5. 其他抗凝物质

（1）蛋白Z（PZ）和依赖PZ的蛋白酶抑制物（ZPI）：20世纪90年代发现PZ和

ZPI与Xa形成复合物，使Xa失活。

（2）α_2 巨球蛋白：它对Ⅱa、激肽释放酶、纤溶酶有明显抑制作用。

（3）α_1 抗胰蛋白酶：它能抑制Ⅺa、Ⅱa和纤溶酶。

四、纤维蛋白溶解系统

凝血形成的血块被溶解的现象，称为纤维蛋白溶解，简称纤溶。由纤溶酶原（PLG）、纤溶酶（PL）、纤溶酶原激活物（PA）及纤溶酶原激活剂抑制物（PAI）等因子组成纤维蛋白溶解系统。本系统是机体组织修复、保持血流畅通及恢复正常生理功能所必需的。纤溶也是一系列酶促反应，其中最主要的是纤维蛋白溶解酶，简称纤溶酶。

（一）纤溶系统的组成成分

纤溶系统的组成成分及作用见表6－2。

表6－2 纤溶系统的组成成分及作用

成分	主要作用
纤溶酶原（PLG）	被激活成为纤溶酶（PL）
纤溶酶原激活物（PA）	
1. 组织型纤溶酶活化剂（t－PA）	外源激活PLG变成PL
2. 尿激酶型纤溶酶原活化剂（u－PA）（如UK）	外源激活PLG变成PL
3. 链激酶（SK）	外源激活PLG变成PL
4. 激肽释放酶（K）、高分子量激肽原（HMWK）、Ⅻa	内源激活PLG变成PL
纤溶抑制物	
1. 纤溶酶原活化剂抑制物（PAI）	灭活t－PA
2. α_2－纤溶酶抑制物（α_2－PI）	灭活PL

1. 纤溶酶原激活物

（1）组织型纤溶酶原激活物（t－PA）：丝氨酸蛋白酶特异性地结合纤维蛋白形成复合物，继而激活PLG转变为PL，促进纤维蛋白溶解。由于t－PA是由血管内皮细胞及组织细胞合成，故称组织型纤溶酶原激活物。妇女的月经血不凝固，与它含有丰富的组织型纤溶酶原激活物有关。

（2）尿激酶型纤溶酶原激活物（u－PA）：丝氨酸蛋白酶直接活化PLG转变为PL。u－PA主要在泌尿生殖系上皮细胞产生，从尿液中排出的u－PA称尿激酶（UK）。

2. 纤溶酶原（PLG） 主要由肝合成，是一种单链糖蛋白。PLG的主要功能是在各种纤溶酶原活化剂（如t－PA、u－PA）的作用下被激活变成纤溶酶（PL）。

3. 纤溶酶（PL） 纤溶酶是一种丝氨酸蛋白酶，主要作用是降解纤维蛋白和纤维蛋白原。此外，PL还可水解多种凝血因子，例如因子Ⅴ、Ⅷ、Ⅹ、Ⅶ、Ⅺ、凝血酶等。

4. 纤溶抑制物

（1）纤溶酶原激活剂抑制物（PAI）：PAI 对 t－PA、u－PA 及尿激酶（UK）均有抑制作用，PAI 与 t－PA、u－PA、UK 以 1∶1 比例结合形成复合物而使其失活。

（2）α_2－纤溶酶抑制物（α_2－PI）：α_2－PI 是由肝合成的单链糖蛋白，它可与纤溶酶以 1∶1 比例形成复合物，而使纤溶酶失去蛋白水解活性。

（二）纤维蛋白溶解的机制

1. 纤溶酶原的激活机制　纤溶酶原可通过两条激活途径被激活。

（1）内激活途径：主要由血管内的内源凝血系统的有关因子激活纤溶酶原，如因子Ⅻa、K、高分子量激肽原等。

（2）外激活途径：主要由血管外产生的激活物激活纤溶酶原，主要包括组织型纤溶酶原激活物、尿激酶型纤溶酶原激活物（如尿激酶）和链激酶等（图 6－4）。

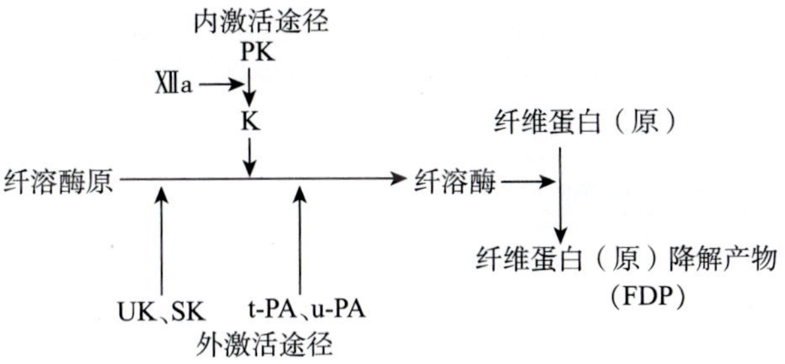

图 6－4　纤溶酶原的激活过程

2. 纤维蛋白（原）溶解机制　纤维蛋白（原）被纤溶酶裂解后形成的多种肽链碎片统称为纤维蛋白（原）溶解产物（FDP）（图 6－5）。

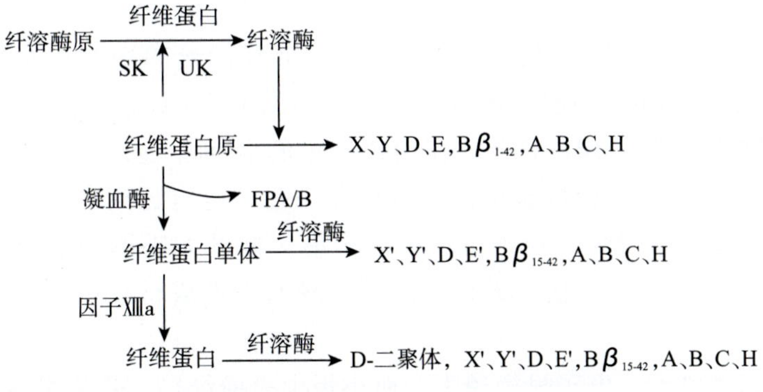

图 6－5　纤维蛋白（原）降解过程

（1）纤维蛋白原的溶解：纤维蛋白原［α_2（A_2）β_2（B_2）γ_2］由三对肽链组成，纤溶酶先作用于纤维蛋白原的 β（B）链 N 末端，释放出纤维蛋白的 $B\beta_{1-42}$肽；又作用于 α（A）链 C 末端，释放出附属物 A、B、C、H，剩余的纤维蛋白原片段即为 X 片段。X 片段继续被 PL 作用，降解出 Y 片段和 D 片段。Y 片段再进一步裂解为 E 片段和

D片段。故纤维蛋白原在纤溶酶的作用下所产生的降解产物，是由X、Y、D、E、$B\beta_{1\sim42}$、A、B、C及H碎片所组成，统称为纤维蛋白原降解产物（FDP）。

（2）可溶性纤维蛋白单体的溶解：纤溶酶先作用于纤维蛋白单体FM（$\alpha_2\beta_2\gamma_2$）β链的N端，释放出纤维蛋白的$\beta_{15\sim42}$肽；又作用于α链的C末端，释放出A、B、C、H碎片，剩余的纤维蛋白原片段即为X′片段，继续被PL降解。Y′片段再进一步裂解为E′片段和D片段。故纤维蛋白原在纤溶酶的作用下所产生的降解产物，最后形成X′、Y′、D、E′、β_{15-42}、A、B、C及H碎片等。

（3）交联纤维蛋白的溶解：交联纤维蛋白在纤溶酶作用下裂解为D-二聚体、X′、Y′、D、E′、β_{15-42}、A、B、C及H和其他聚合物。D-二聚体是它最主要特征。

纤维蛋白（原）降解产物（FDP）保留了类似纤维蛋白原与凝血酶作用的部位，故可与纤维蛋白原竞争凝血酶，而FDP也与FM结合，形成复合物阻止FM的聚合，起抗凝作用。

第二节　血小板的检验

一、血小板的生成与生理

（一）血小板的生成

血小板（PLT）来源于骨髓的巨核细胞系。每个成熟巨核细胞每天可释放2000～7700个血小板，初生成的血小板先在脾内停留两天（脾池化）后再进入血液，全身血小板有1/3贮存脾内，血小板的寿命为7～14天，衰老的血小板在肝、脾被清除，以脾为主。

（二）血小板的形态与结构

1. 血小板的形态　血小板是最小的血细胞，是有折光的扁圆形小体，直径为2～4μm，厚0.5～1.5μm，一般为正常白细胞大小的1/5～1/3，体积为6～8fl。正常时呈圆盘状，被激活后可伸出伪足。在瑞特染色的血涂片上，正常人每个油镜视野内可见5～10个血小板，少量血小板易聚集在一起，也可见到少量形态不规则或畸形的血小板，一般低于2%。由于血小板易聚集，常见大小不一的血小板三五成群分布，呈圆形或不规则的形状，无核，胞质外缘通常染成粉红色，内含紫红色嗜天青颗粒。

2. 血小板的超微结构　电子显微镜下，血小板由表面结构、骨架蛋白、细胞器和特殊膜系统四部分超微结构组成（图6-6）。

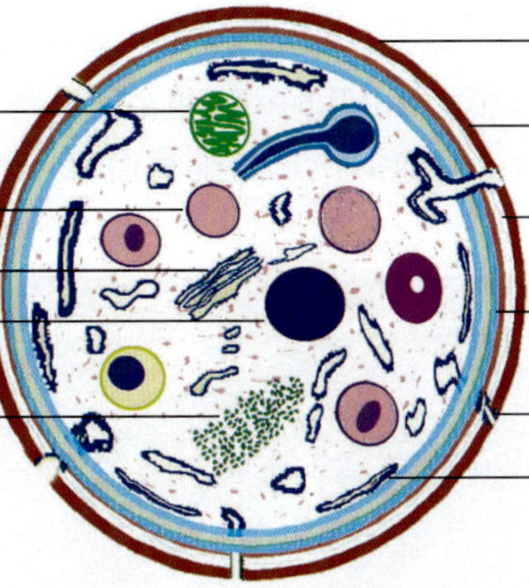

图 6-6　血小板的超微结构

（1）表面结构：由膜蛋白（如糖蛋白 GPⅠ、GPⅡ、GPⅢ、GPⅣ、GPⅤ）和膜脂质（磷脂、胆固醇、糖脂）组成。有的糖蛋白是受体，如 vWF 受体、凝血酶受体、ADP 受体等，与血小板的止血功能如黏附和聚集有关。外衣层覆盖于血小板的外表面，含有黏多糖及吸附的血浆成分等，如 ADP、肾上腺素、5-HT 和各种血浆蛋白。

（2）骨架蛋白：位于血小板表面膜下层，由微丝（由肌动蛋白、肌球蛋白组成）、微管蛋白和膜下细丝组成的可以弯曲变形的网状结构，与维持血小板形态、血小板伸展变形和血小板的收缩功能有密切关系。

（3）细胞器和内容物：血小板内有各种细胞器，主要有 α 颗粒〔含 β-血小板球蛋白（β-TG）、血小板第 4 因子（PF_4）、血小板促生长因子（PDGF）〕、致密颗粒（含 ATP、ADP、5-HT）及溶酶体等，它们含有一些活性物质和多种蛋白水解酶，与血小板的分泌、释放功能有关。

（4）特殊膜系统：主要是开放管道系统及致密管道系统。它们与血小板的分泌（释放）功能有重要关系。开放管道系统开口于血小板表面，是血小板对外交换物质的通路；致密管道系统不对外开口，只分布于细胞质中。它们与血小板的分泌、释放功能有关。

（三）血小板的生理功能

循环中的血小板 90% 以上是静息的，当体内出血等因素激活血小板，活化的血小板形态和功能发生改变，释放生物活性物质，进一步激发血小板黏附、聚集、释放、收缩等功能。

1. 黏附功能　指血小板黏附于血管内皮下层或其他带负电荷物质表面的特性。此种功能是血小板参与止血过程中十分重要的开始步骤。参与黏附的成分有：血管内皮下组织（胶原），它是血小板黏附的活性中心；血小板膜糖蛋白Ⅰ（GPⅠb），是 vWF 的受体；vWF 不仅在血浆中作为因子Ⅷ：C 的载体，而且是血小板与血管内皮连接的桥梁，血小板黏附于血管内皮下胶原的结构模式是 PLT（GPⅠb）-vWF-血管内皮。

2. 聚集功能 指血小板和血小板相互黏附形成血小板聚集体的功能。同时需要血小板膜蛋白、纤维蛋白原和 Ca^{2+} 以及 vWF 的参与。血小板在诱导剂（如 ADP、肾上腺素、凝血酶等）的作用下，其膜上 GPⅡb－GPⅢa 复合物与纤维蛋白原结合，在 Ca^{2+} 作用下，形成血小板（GPⅡb－GPⅢa）－纤维蛋白原－血小板（GPⅡb－GPⅢa）聚集体。

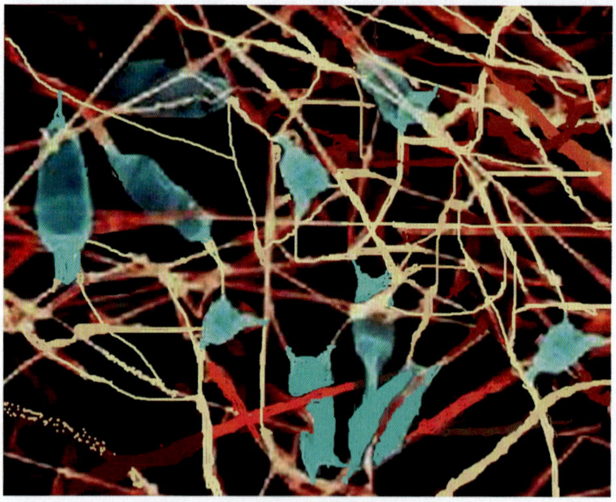

图 6－7 血小板的黏附与收缩

3. 释放反应 指血小板在活化过程中或诱导剂作用下，形态发生变化，致密颗粒、α 颗粒、溶酶体与质膜融合，其中生物活性物质从开放小管系统释放到血小板周围环境中，称为血小板释放。如血小板释放的前列环素（PGI_2）和血栓素（TXA_2），前者能抑制血小板聚集，舒张血管，后者能促进血小板聚集，使微血管收缩。常通过测定血浆 β－TG、PF_4 了解血小板分泌功能。

4. 血块收缩功能 激活的血小板具有收缩血块功能，主要由血小板收缩蛋白来完成。激活的血小板伪足伸向纤维蛋白网，其前端抛锚到纤维蛋白束上，当伪足向心性收缩时，纤维蛋白束弯曲，挤出存留在血块纤维蛋白网间隙内的血清，血块缩小，有利于生理止血（图 6－7）。

5. 促凝作用

（1）PF_3（血小板因子 3）的作用：PF_3 是内源性凝血不可缺少的成分，参与内源性凝血Ⅸa－Ⅷa－Ca^{2+}/PF_3 复合物和Ⅹa－Ⅴa－Ca^{2+}/PF_3 复合物的形成，也可以代替Ⅲ因子，与Ⅶ因子结合，启动外源性凝血。在凝血的共同途径中，PF_3 的磷脂表面是凝血活酶的反应载体平台。

（2）PF_4（血小板因子 4）的作用：PF_4 又称抗肝素因子，能中和肝素的抗凝性。

二、血小板计数

血小板计数（platelet count）分显微镜直接计数法和血细胞分析仪计数法，显微镜直接计数法是参考方法。下面介绍显微镜直接计数法。

【原理】

用血小板稀释液，按一定比例将血液稀释并破坏红细胞后，混匀，充入计数池中，在显微镜下计数一定容积内的血小板数，求得血液中血小板的浓度。

【试剂】

由于血小板体积小，脆弱易碎，容易和异物残渣相混淆，且又有与玻璃等异物表面黏附并促使血小板聚集等特性，故对稀释液有如下要求：①能有效地防止血小板黏附、聚集变形及碎裂。②立即固定血小板形态。③能破坏红细胞，但对血小板无损伤，溶血后视野应清晰。④须为等渗溶液，以防止血小板皱缩。

1. 1%草酸铵稀释液（WHO 推荐）

草酸铵（AR 或其以上规格）	1.0g
EDTA－Na_2	0.012g
双蒸馏水	加至 100ml

用 0.22μm 滤膜过滤后，置于 4℃保存。若用不完，1 周后重新过滤。此溶液对于红细胞破坏力较强，血小板形态清晰。加入 EDTA－Na_2 以防止草酸钙结晶形成。

2. 许汝和稀释液（复方尿素稀释液）

尿素（GR 或 AR）	10.0g
柠檬酸钠	0.5g
40%甲醛	0.1ml
双蒸馏水	加至 100ml

溶解过滤，置 4℃保存。此稀释液能破坏红细胞，稀释后血小板胀大易辨认，但尿素易于分解，试剂因温度升高和保存时间延长而失效，一般只能用 10 天。

【操作】

1. 准备稀释液　吸取 0.38ml 稀释液，加入塑料小试管中。

2. 吸血　用微量采管准确采取外周血 20μl，擦净管外余血。

3. 稀释　将外周血注入稀释液底层，用上清液冲洗吸管 2～3 次，混匀后放室温 10～20min。

4. 充池　待完全溶血，吸混匀悬液充入计数池内，不得有气泡或外溢，静置 10～15min，待血小板沉于池底。

5. 计数　用高倍镜计数中央大方格的四角和中央的五个中方格内的血小板。

【计算】

血小板数/L ＝5 个中格内的血小板数（N）$\times 5 \times 10 \times 20 \times 10^6 = N \times 10^9/L$

＝1 个大方格内血小板数 $\times 0.2 \times 10^9/L$

【报告方式】

血小板：△.△△ $\times 10^9/L$。

【注意事项】

1. 稀释液应清洁　血小板稀释液配成后应过滤，并应防止细菌污染。

2. 器材校准　使用的器材必须标准化，如吸管及血细胞计数板须经过校准或通过计量部门鉴定合格后方可使用，器材应清洁、干燥。

3. 采血要求 穿刺2~3mm深度，血液应自行流出，吸血和注血要快，防止血小板聚集和凝血，如血液不能自行流出，应换位重采。

4. 采血顺序 同时做几项检查时，应先采血小板计数的血。如测出血时间，应换采血部位。

5. 时间要求 血小板计数应在采血后1h内完成，否则因血小板破坏使结果降低。

6. 抗凝剂要求 EDTA－Na_2量应<2mg/ml血，否则因血小板膨胀碎裂可导致结果偏高。

7. 血小板辨认 计数时光线要适中，应注意血小板和杂质、灰尘的区别。一般异物残渣形态大小不定，有的黑暗不透光（尘埃），有的折光性很强（真菌孢子）。

8. 稀释倍数 若血小板成簇分布时，可提高稀释倍数到200倍。

【参考区间】

血小板：（100~300）$\times 10^9$/L。

【临床意义】

1. 生理性变化

（1）年龄：新生儿血小板计数值较低，出生3个月后达成人水平。

（2）日间变化：正常人每天血小板有6%~10%的波动，冬季比夏季高。

（3）经期与妊娠：月经前血小板减少，月经后上升。妊娠中晚期升高，分娩后2天降低。

（4）运动和情绪：进食、运动、激动时血小板计数值升高，静脉血血小板计数比末梢血高10%。

2. 病理性变化

（1）血小板减少（<100×10^9/L）

1）血小板生成障碍：如再生障碍性贫血、急性白血病、放射病和强烈化疗后等。

2）血小板破坏增多：如原发性血小板减少性紫癜（ITP）、脾功能亢进等。

3）血小板消耗过多：如DIC等。

4）家族性血小板减少：如巨血小板综合征等。

若PLT<50×10^9/L时，有出血危险。

（2）血小板增多（>400×10^9/L）

1）骨髓增生性疾病：如慢性粒细胞性白血病、原发性血小板增多症、真性红细胞增多症等。

2）急性感染。

3）急性失血和溶血等。

4）其他：脾切除术后。

在不明原因的血小板增多中，约有10%为恶性疾病。

（3）血小板形态变化的意义：在特发性血小板减少性紫癜、粒细胞性白血病、恶性贫血及某些反应性骨髓增生旺盛的病例，可出现明显的血小板大小不均一，巨大的血小板直径有的可达20～50μm以上。

【方法学评价】

血小板计数的方法学评价见表6－3。

表6－3　血小板计数的方法学评价

方法	评价
血细胞分析仪法	快速，精密，准确性好，为常规筛查主要方法，干扰多
流式细胞仪法	ICSH推荐的参考方法，最准确
相差显微镜直接计数法	易于识别血小板，为手工法的参考方法
普通显微镜直接计数法	准确性较血细胞分析仪法好，但较繁杂、费时

【质量保证】

1. 质量考核方法

（1）变异系数差数法：$CV=\frac{S}{X}$

（2）偏离指数法：$DI=\frac{X-\overline{X}}{S}$

2. 质量保证　血小板计数的质量保证见表6－4。

表6－4　血小板计数的质量保证

阶段	质量保证
检测前	①采血顺利（采血时血流不畅可导致血小板破坏，使血小板假性减低） ②选用合适抗凝剂（肝素抗凝血不能用于计数血小板；EDTA钾盐抗凝血标本取血后1h内结果不稳定，可引起血小板聚集，1h后趋于平稳） ③标本保存温度及时间要适当（血标本应室温保存，保持<1h）
检测中	①定期检查稀释液质量，做稀释液空白计数，确认稀释液是否有污染及杂质 ②仪器必须质控合格才能使用
检测后	核准血小板的方法有： ①镜检染色血片血小板（正常8～15个/油镜），有无大量血小板凝块和大血小板等 ②用参考方法核对 ③同标本计数2次，误差<10%，取均值，若误差>10%，需做第三次计数 ④与临床结合，分析血小板数量与临床符合程度，为临床诊治服务

三、血小板功能试验

（一）血小板黏附功能测定（PAdT）

常用方法有玻球瓶法、玻珠柱法和玻璃滤过器法，下面介绍玻球瓶法。

【原理】

血小板具有黏附于伤口及其他带负电荷物质的特性。当一定量血液与一定表面积的玻璃或其他带负电荷的异物接触一定时间后，即有一定数量的血小板黏附于玻璃或其他带负电荷的异物表面上，测定黏附前、后血液中血小板数量之差，可计算求出血小板黏附率。

【器材】

1. 球形玻璃瓶　容量12ml。

2. 电力转动装置　转速3r/min。

3. 硅化器材　硅化所用的注射器、离心管、吸管、试管等。

【试剂】

109mmol/L 枸橼酸钠液（pH 7.5）。

【操作】

1. 采血　抽4.5ml血，加入含有0.5ml的109mmol/L枸橼酸钠液离心管内，轻轻混匀。

2. 黏附　用微量注射器迅速吸取上述试管中血1.5ml，置于球形瓶内，以3r/min速度转动15min，使血液与瓶壁充分接触。

3. 血小板计数　从瓶中及离心管中分别吸血20μl加入0.38ml血小板稀释液，分别计数黏附前、后血液中血小板数，每管计数两次，取均值。

【计算】

$$\text{血小板黏附率} = \frac{\text{离心管血小板数} - \text{球形瓶血小板数}}{\text{离心管血小板数}} \times 100\%$$

【报告方式】

血小板黏附率：△.△△%。

【注意事项】

1. 禁药　检查前1周，病人禁服阿司匹林类药物。

2. 采血顺畅　取血必须顺利，血中不应混有气泡和产生凝块，否则须重新采血。

3. 接触条件恒定　与球形瓶壁接触时间和面积应恒定，球形瓶必须标准，因为异物面积大小与黏附率成正比。

4. 稀释方法　从瓶中及离心管中分别吸1ml血加入19ml的109mmol/L枸橼酸钠溶液，稀释20倍，静置2h，取上清液进行血小板计数。

5. 恒温　室温应恒定，温度愈高黏附率愈高。

【参考区间】

血小板黏附率：男性（34.9±6.0）%，女性（39.4±5.2）%。

【临床意义】

1. 黏附性增高　见于心肌梗死、静脉血栓、缺血性脑血管病、动脉硬化、高血压病、糖尿病、高β-脂蛋白血症以及手术或创伤后等。

2. 黏附性减低　见于血管性假性血友病、血小板无力症、尿毒症、晚期肝病、白血病、巨球蛋白血症或其他血小板病。

（二）血小板聚集功能测定（PAgT）

【原理】

在特定的连续搅拌条件下，在富含血小板血浆（PRP）中加入聚集诱导剂时，由于血小板发生聚集下沉，悬液的浊度就会发生相应的改变，PRP 悬液的透光度增高，用记录仪记录透光度的时间变化曲线，并计算出血小板聚集的程度和速度。

【器材】

1. 血小板聚集仪。

2. 100μl 微量加液器，硅化试管及注射器。

【试剂】

1. 富血小板血浆（PRP）。

2. 乏血小板血浆（PPP）。

3. 血小板聚集诱导剂：①ADP 二钠盐（0.5 ~ 1.5μmol/ml）；②肾上腺素（0.5μmol/ml）；③凝血酶（0.3U/ml）；④胶原（约为 3U/ml）；⑤瑞斯托霉素（1.0 ~ 1.5mg/ml）。根据需要选择一种诱导剂。

【操作】

1. **采血**　抽血 4.5ml，注入加有 0.5ml 的 109mmol/L 枸橼酸钠的离心管，轻轻混匀。

2. **制备 PRP**　以 RCF 177g（1000r/min）离心 10min，吸取上层血浆（PRP），用 PPP 调血小板数至 200×10^9/L。

3. **制备 PPP**　将剩余血液以 RCF 1600g（3000r/min）离心 20min，上层较为透明的液体，即为 PPP，血小板数一般低于 10×10^9/L。

4. **调 100%透光度**　用 PPP 调透光度为 100%。

5. **调 10%透光度**　用 PRP 调透光度为 10%，并加搅拌磁棒，在 37℃预热 3min。

6. **描记 PRP 基线**　打开记录仪走纸 10s，描记 PRP 基线。

7. **加致聚剂**　加致聚剂到 PRP 中，开始搅拌（1000r/min），测定时间为 6 ~ 10min，走纸速度为 2cm/min，记录透光度的时间变化曲线（即聚集曲线）（图 6-8）。

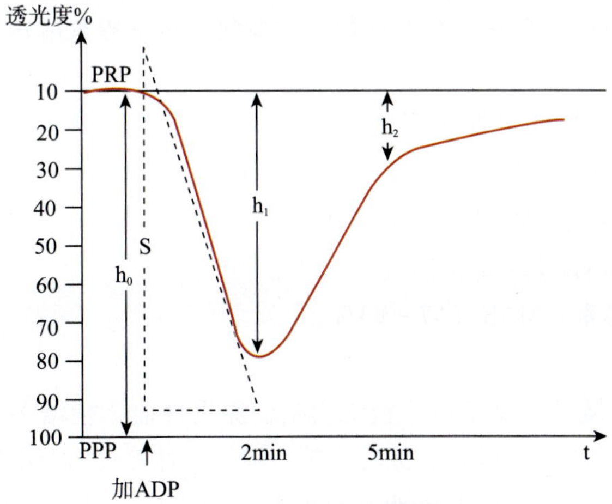

图 6-8　血小板聚集曲线图

【计算】

1. 最大聚集率（MAR） $MAR = \frac{h_1}{h_0} \times 100\%$

式中：h_0 为 PRP 基线距 PPP 基线的高度，h_1 为最大聚集时距 PRP 基线的高度。

2. 坡度 沿聚集曲线下降的最陡峭部分作一切线，以 2min 所走的距离为底边，作切线到底边的垂直高度 S 即为坡度（单位为度，记录纸一小格的距离为 1°）。

3. 5min 有效解聚率 $5\text{min 有效解聚率} = \frac{h_1 - h_2}{h_1} \times 100\%$

式中：h_2 为加 ADP 5min 后的透光度与 PRP 基线高度之间的距离。

【注意事项】

1. 采血 避免反复穿刺把组织液混入血中，从而激活凝血酶引起血小板聚集。

2. 抗凝剂选择 ICSH 推荐用 0.109mol/L 枸橼酸钠；EDTA 结合 Ca^{2+} 能力强，抗凝后剩余 Ca^{2+} 不足以使血小板聚集，故不用 EDTA 盐作抗凝剂；双草酸盐与 Ca^{2+} 结合形成草酸钙沉淀，故影响血小板聚测定结果。

3. 时间要求 应在 3h 内完成试验，否则会降低聚集强度。

4. 温度要求 标本贮放室温为 15℃ ~25℃，切忌放入冰箱，过冷可使血小板改变外形，增强黏附、聚集能力。在 37℃进行血小板聚集测定，低于 33℃时，释放反应降低甚至消失。

5. pH 要求 pH 为 6.8 ~8.5 时聚集最佳，pH <6.4 或 pH >10.0 时聚集将受抑制。

6. 血小板浓度 血小板的聚集强度、速度随血小板浓度的下降而降低，因此每个实验室必须固定 PRP 为（100 ~200） $\times 10^9$/L 为宜。

7. 红细胞干扰 红细胞混杂、溶血、脂血症等因素可降低悬液透光度，干扰透光度，掩盖血小板聚集变化情况。

8. 食物干扰 采血当天应禁饮牛奶、豆浆等富含脂肪类的食物。

9. 药物干扰 采血前 1 周禁用阿司匹林、消炎痛等抑制血小板聚集的药物。

10. 聚集诱导剂 一般应用 ADP 和肾上腺素。ADP 在保存过程中会自行分解，产生 AMP，但配制成溶液后，在 -20℃保存数月无变化。肾上腺素应包以黑纸避光。

【参考区间】

1. 1.2μmol/L ADP：MAR（70 ±17）%。
2. 5.4μg/L 肾上腺素：MAR（65 ±20）%。
3. 20mg/L 花生四烯酸：MAR（69 ±13）%。
4. 20mg/L 胶原：MAR（60 ±13）%。
5. 1.5g/L 瑞斯托霉素：MAR（67 ±9）%。

【临床意义】

1. 血小板聚集功能减低 见于血小板无力症、原发性血小板增多症、真性红细胞增多症、骨髓增生异常综合征、肝硬化、尿毒症等。阿司匹林等药物会影响血小板聚集。

2. 血小板聚集功能增高 见于急性心肌梗死、糖尿病、动脉硬化、静脉血栓及弥散性血管内凝血早期、人工瓣膜、服用避孕药等。

（三）血块收缩测定（CRT）

1. 试管法

【原理】

血液凝固后，血小板伸出伪足"锚定"于纤维蛋白丝上，通过血小板膜下收缩蛋白的向心收缩作用，纤维蛋白网眼缩小，将网隙中的血清挤出，出现血块收缩现象。该现象主要取决于血小板量与质、纤维蛋白原的浓度。析出血清量反映血小板血块收缩功能。

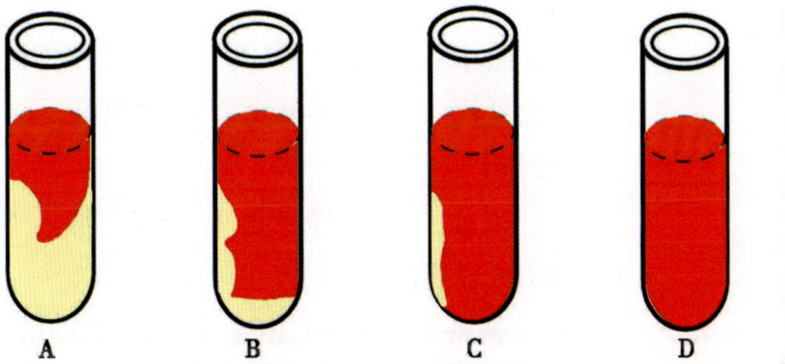

图6－9　血块收缩

【操作】

（1）采血：抽取静脉血1.0ml，置于小试管中。

（2）静置：静置37℃水浴中。

（3）血块收缩：在1h及24h，观察血块收缩情况。

【结果】

（1）完全收缩：血块收缩成紧密的团块状，大部分脱离管壁，血清占全血40%～50%（见图6－9A）。

（2）部分收缩：血块大部分收缩，但尚有部分血块和管壁相粘连，析出血清量占全血量<40%（见图6－9B）。

（3）收缩不良：血块略有收缩，仅见少量血清呈现血块边缘（见图6－9C）。

（4）不收缩：血块维持原样，无血清析出（见图6－9D）。

2. 全血定量法

【原理】

同上。

【操作】

（1）采血：抽取静脉血5ml，缓慢注入10ml刻度离心管。

（2）静置：塞上一个中央插有一根带尾钩的玻棒或钢丝的软木塞，小钩插入血液的中下部，置37℃水浴中。

（3）提出血块：血液凝固1h后，将血块轻轻提起，于管壁上轻轻挤压后弃之，如

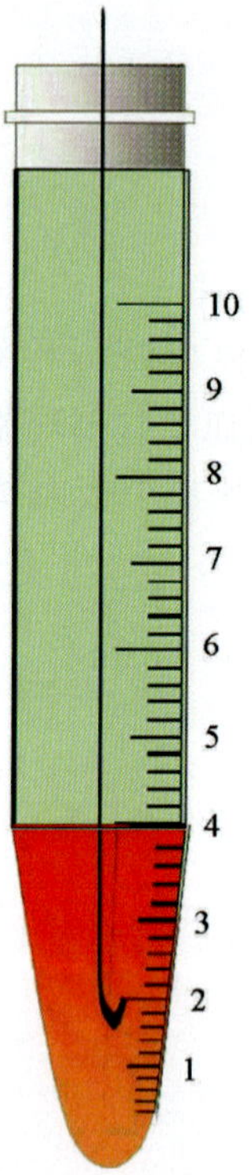

图6－10　血块收缩定量

血块黏附于管壁难以提起时，可用细金属丝将其剥离后再提血块。

（4）测血清：将余液以 RCF 1600g（3000r/min）离心 5min，减去管底的有形成分，即为5ml全血析出的血清量（图6－10）。

【计算】

$$血块收缩率=\frac{血清量（ml）}{全血量（ml）}\times 100\%$$

3. 血浆定量法

【原理】

在富血小板血浆（PRP）中加入 $CaCl_2$ 或凝血酶，使血浆凝固形成凝块，测定析出血清的体积可反映血小板收缩功能。

【操作】

（1）采血：抽取静脉血1.8 ml，加入0.2 ml的0.109mol/L枸橼酸钠溶液中。

（2）制备PRP：以 RCF 177g（1000r/min）离心10 min，制备PRP。

（3）加钙：吸0.6 ml PRP加入刻度试管内，置37℃水浴中温育3min后，加0.2 ml的0.05mol/L $CaCl_2$。

（4）测血清：置37℃水浴中温育2h，用玻璃棒将血浆凝块轻轻除去，测血清体积。

【计算】

$$血块收缩率=\frac{血清量（ml）}{PRP（ml）}\times 100\%$$

【参考区间】

试管法：1h开始收缩，24h完全收缩。

全血定量法：全血血块收缩率为48%～64%。

血浆定量法：血浆血块收缩率为>50%。

【注意事项】

1. 清洁　试管必须清洁，其内径须一致，口径过小或不清洁时，血块易粘于管壁上。

2. 恒温　必须在37℃下进行，温度过高或过低均可影响血块收缩。

3. 气泡　标本中不能混有气泡，否则可影响血块收缩。

【临床意义】

血块收缩不良见于：①血小板无力症。②血小板减少，$<50\times 10^9$/L时。③纤维蛋白原严重减少。④严重凝血障碍。

（四）血小板第3因子有效性测定（PF_3eT）

【原理】

血小板第3因子（PF_3）参与内源性凝血活酶形成，它在白陶土刺激下从血小板中释放出来，并吸附在白陶土表面上。将患者富血小板血浆，加入正常人乏血小板新鲜血浆补充其血浆内凝血因子，以白陶土为激活剂，加钙，测定血浆凝固时间，与正常对照血浆比较，可得知 PF_3 的有效性。

【试剂】

略。

【操作】

1. **准备血浆** 按表6-5分别将患者血浆和正常人对照血浆加于4支小试管内。
2. **预热** 上述各管混匀后，于37℃水浴2min。
3. **加白陶土** 各管加0.2ml白陶土悬液，继续温育20min，其间摇动数次。
4. **加钙** 各管加0.2ml的0.025mol/L氯化钙溶液，立即启动秒表测定凝固时间。

表6-5 PF_3 测定操作表

试管号	患者血浆（ml）		正常人血浆（ml）	
	（PRP）	（PPP）	（PRP）	（PPP）
1	0.1	-	-	0.1
2	-	0.1	0.1	-
3	0.1	0.1	-	-
4	-	-	0.1	0.1

【参考区间】

第1管的凝固时间较第2管延长5s以上，表示患者血小板第3因子有效性减低。第3管、第4管为对照组，第3管凝固时间延长提示可能有因子Ⅷ及（或）Ⅸ缺乏。

【临床意义】

PF_3 有效性减低见于先天性血小板第3因子缺乏症、血小板无力症、尿毒症、肝硬化、异常蛋白血症、系统性红斑狼疮以及某些药物的影响。

第三节 血管壁与内皮细胞的功能检验

血管壁与内皮细胞的功能检验项目有束臂试验、出血时间测定、血管性血友病因子测定、前列腺素 $F_{1\alpha}$ 检测等。下面仅介绍出血时间测定和血管性血友病因子测定。

一、出血时间测定

【原理】

出血时间（bleeding time，BT）是指皮肤受特定条件的外伤后，出血到自然止血所需的时间。出血时间的长短主要与血管壁的完整性、收缩功能、血小板数量与功能、血浆中Ⅷ/vWF 含量等有关。

【操作】

1. Duke 法

（1）采血：用采血针在指端腹部刺 2～3mm 深伤口并启动秒表计时，让血自然流出。

（2）计时：每隔 30s 用滤纸吸去血滴一次，直至血流停止，以秒表计时（图 6－11）。

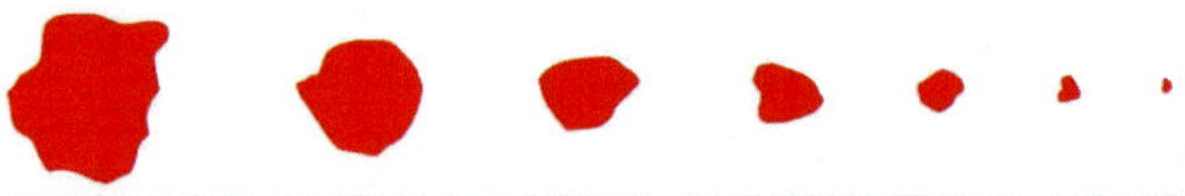

图 6－11 记录出血时间时血滴情况

2. IVY 法

（1）恒压：血压计袖带缚在患者上臂，恒压 40mmHg（儿童 20mmHg）。

（2）针刺：用采血针在肘前窝凹下两横指处刺 2～3mm 深伤口并启动秒表。

（3）计时：按 Duke 法同样操作，每 30s 用滤纸吸血一次，以秒表记录出血时间。

3. 出血时间测定器法（TBT）

（1）恒压：血压计袖带缚在患者上臂，恒压 40mmHg（儿童 20mmHg）。

（2）切割：用标准出血时间测定器（6×1mm）在肘前窝凹下 5cm 处按动按钮，并启动秒表。

（3）计时：按 IVY 法同样操作，每 30s 用滤纸吸血，以秒表记录出血时间。

【注意事项】

1. 保暖 采血部位要温暖，避免充血、水肿、冻伤等，并让血液自动流出。

2. 禁药 1 周前禁用对微血管及血小板有影响的药物，如阿司匹林等。

3. 刺深 穿刺深度可参考第一滴血在滤纸上展开的大小，通常直径 >1cm。

4. 不触伤口 滤纸吸干流出血液时，应避免与伤口接触，更不要挤压。

5. 恒压 血压计的压力应恒定（40mmHg）。

6. 出血过长 BT >10min 时，应及时压住伤口，停止测定，注明 BT >10min。

【参考区间】

Duke 法：1～3 min。

IVY 法：2～7min。

TBT 法：5～9min。

【临床意义】

出血时间延长见于：①微血管结构或功能的异常，如坏血病、遗传性出血性毛细血管扩张症。②血小板数量减少或功能异常，如特发性血小板减少性紫癜、血小板无力症等。③缺乏与血小板黏附等功能有关的因子，如血管性假性血友病。④凝血因子严重缺乏，如缺乏因子Ⅰ、缺乏因子Ⅱ等。

【方法学评价】

出血时间测定方法学评价见表6-6。

表6-6 出血时间测定方法学评价

方法	评价
TBT法	使用标准的出血时间测定器，使切口的深度、长度恒定，推荐方法，但留有疤痕
IVY法	传统方法，比Duke法好，较TBT法差，深度未能标准化，不灵敏，已淘汰
Duke法	传统方法，简单，但穿刺深度、长度难以恒定，不灵敏，已淘汰

二、血管性血友病因子测定

血液中的Ⅷ因子是由Ⅷ：C（促凝活性部分）及vWF所组成。Ⅷ：C辅助Ⅸa因子对Ⅹ因子的激活作用。vWF是Ⅷ：C载体蛋白且能保护Ⅷ：C的活性。vWF主要由内皮细胞合成，当内皮细胞受到缺氧、内毒素及肿瘤坏死因子等作用时释放入血，为血小板黏附提供桥梁。缺乏vWF者，临床上常表现为血管性假血友病（VWD），故称vWF因子。

【原理】

应用抗vWF单克隆抗体与血浆vWF：Ag结合后，再与酶标抗体结合，使邻苯二胺显色，以硫酸中止反应后，用酶标仪测定吸光度，与标准曲线对照，查出vWF：Ag含量。

【试剂】

略。

【操作】

1. **包被抗体** 取抗vWF抗体，被缓冲液溶解后，每孔加200μl，置4℃过夜。
2. **洗涤** 用洗涤液洗涤3次。
3. **加血浆** 每孔加200μl稀释（1∶100）待测血浆到反应板，37℃孵育2h，洗涤3次。
4. **加酶标抗体** 每孔200μl，37℃孵育2h，洗涤6次，加底物每孔200μl，室温3~5min，加0.05ml硫酸中止反应。
5. **测定吸光度值** 置10min，在492nm波长下，用酶标仪测吸光度值（A_{492}）。
6. **标准曲线** 混合血浆用BSA缓冲液作1∶20~1∶1600六个稀释度，与样品同时测定。

【计算】

以混合血浆的vWF浓度为1U/ml，作标准曲线，然后用标本A_{492}查对应浓度。

【参考区间】

vWF：Ag：1.07±0.29U/ml。

【临床意义】

1. **vWF含量减低** 见于血管性血友病，但血友病甲、乙时vWF正常。
2. **vWF含量增高** 见于血管病变、糖尿病、脑血栓、心绞痛、心肌梗死等。

第四节　凝血因子检验

一、内源性凝血途径检验

参与内源性凝血系统的主要因子有Ⅻ、Ⅺ、Ⅸ、Ⅷ、Ⅹ、Ⅴ、Ⅱ、Ⅰ等。检验方法分间接检验（如 APTT、CT、RCT 和 PCT）和直接检验（凝血因子Ⅷ的活性测定）两类。

（一）活化部分凝血活酶时间测定

【原理】

白陶土等可激活Ⅻ因子，以脑磷脂（部分凝血活酶）来代替 PF_3 提供凝血的催化表面，在 Ca^{2+} 参与下，测定血浆凝固时间。

由于白陶土是活化剂，PF_3 是凝血活酶（Ⅹa－Ca^{2+}－Ⅴa/ PF_3）的一部分，故该试验称活化部分凝血活酶时间测定（activated partial thromboplastin time，APTT）。本试验是内源性凝血系统较敏感的常用筛选试验。

【试剂】

1. **部分凝血活酶**　以 25ml 丙酮溶解 1.2g 兔脑粉中磷脂，振荡 2h，过滤，室温蒸发丙酮留下磷脂，用等渗盐水磨成乳剂。

2. **40g/L 白陶土悬液。**

3. **白陶土部分凝血活酶悬液**　用 pH 7.3 巴比妥缓冲液 1∶50 稀释部分凝血活酶，再加等量的白陶土悬液混合而成。

4. **0.025mol/L $CaCl_2$ 溶液。**

【操作】

1. **制备 PPP**　静脉抽血 1.8ml，加入 0.2ml 的 109mmol/L 枸橼酸钠中，以 RCF 1600g（3000r/min）离心 15min，分离 PPP。

2. **加 PPP**　取 0.1ml PPP 置于小试管内，于 37℃水浴预热 2～3min。

3. **加白陶土部分凝血活酶悬液**　加入 0.1ml 白陶土部分凝血活酶悬液。

4. **加 $CaCl_2$**　加入 0.1ml $CaCl_2$，启动秒表，置水浴中不断振摇，约 30s 时，取出观察出现纤维蛋白丝的时间。

5. **重复两次**　求 APTT 均值。同时作正常对照。

【报告方式】

APTT：△.△△s。

【参考区间】

APTT：34～40s。

【注意事项】

1. **限时检验**　抽血后 2h 内完成 APTT 测定。

2. 孵育活化时间　>3min，完全激活Ⅻ、Ⅺ因子。

3. 正常对照　每次试验应作正常对照，检查试剂质量。

4. 激活剂　白陶土对凝血因子较灵敏，硅藻土对肝素较灵敏，鞣花酸对抗凝物较灵敏。

【临床意义】

1. APTT 延长 10s 有意义

（1）先天性凝血因子缺乏：如Ⅷ、Ⅸ、Ⅺ、Ⅻ、Ⅰ、Ⅱ、Ⅴ和Ⅹ缺乏症。

（2）获得性凝血因子缺乏：见于肝病、纤溶亢进、维生素 K 缺乏等。

（3）抗凝物质存在：如口服抗凝剂、肝素和 FDP 存在。

2. APTT 缩短　见于 DIC 高凝期、高凝状态和血栓性疾病等。

3. 监测肝素治疗首选指标　APTT 值以维持在正常对照的 1.5～2.5 倍为宜。

【方法学评价】

APTT 测定的方法学评价见 6－7。

表 6－7　APTT 测定的方法学评价

方法	评　价
手工法	校准仪器的参考方法，准确度高，不需特殊仪器，但重复性差，繁杂
仪器法	快速，简便，重复性好，但准确度一般，仪器成本高

（二）凝血时间测定

【原理】

血液离体后Ⅻ因子被带负电荷表面（如玻璃）激活，在 PF_3 及 Ca^{2+} 参与下，经过一系列凝血因子相继活化，最后使纤维蛋白原转变为纤维蛋白，血液离体后至完全凝固需要的时间称为凝血时间（clotting time，CT）。它是内源性凝血筛选试验。

【操作】

1. 玻璃试管法

（1）准备 3 支 6mm×80mm 玻璃小试管。

（2）采血：采血 3.0ml，当血液进入针头开始计时，每管注入 1.0ml 血，置 37℃水浴。

（3）结果判断：3min 后，每隔 30s 倾斜第一管一次，直至倒置血液不再流动，相同方法看第二管凝固，再看第三管，到第三管凝固所需时间。

2. 硅管法（略）

【报告方式】

CT：△. △△min。

【参考区间】

试管法：4～12min。

硅管法：15～30min。

【临床意义】

1. 凝血时间延长

（1）Ⅷ、Ⅸ、Ⅺ因子减少：即重症甲、乙、丙型血友病时。

（2）纤维蛋白原减少：如先天性纤维蛋白原缺乏症、严重肝损伤等。

（3）凝血酶原严重减少：如肝病、阻塞性黄疸、新生儿出血病等。

（4）监测抗凝药物：如肝素、双香豆素等使用期间应监测，监测指标的预期值为参考值的2倍左右，以<30min为宜。

（5）纤溶亢进：如DIC后期、原发性纤溶或有FDP大量生成。

2. 凝血时间缩短 见于高凝状态时，如弥散性血管内凝血的早期、脑血栓或心肌梗死、静脉血栓等。

（三）复钙时间测定

【原理】

在除钙抗凝血浆中加入适量的钙以后，血液凝固所需的时间即复钙时间（RCT）。

【操作】

1. 制备PRP 静脉抽血1.8ml（1∶9抗凝），以RCF 177g（1000r/min）离心5min，制备PRP。

2. 加 $CaCl_2$ 0.1ml PRP加0.1ml $CaCl_2$ 溶液，测定凝固时间。重复3次，取均值。

【报告方式】

RCT：△.△△s。

【参考区间】

RCT：1.5～3.0min。

【临床意义】

同CT。

（四）凝血酶原消耗试验及纠正试验

1. 凝血酶原消耗试验（PCT）

【原理】

血液凝固会消耗大部分凝血酶原。将患者血清加入硫酸钡吸附的正常人乏凝血酶原血浆中，测凝血酶原时间，如缩短，表明血清中凝血酶原较多，说明凝血有障碍。

【试剂】

（1）乏凝血酶原血浆：硫酸钡吸附的血浆（有Ⅰ，无Ⅱ、Ⅶ、Ⅸ和Ⅹ）。

（2）PT试剂：凝血活酶和 $CaCl_2$。

【操作】

（1）制备血清：抽3ml血，分装三管，每管1ml，凝固1h后分离血清。

（2）乏凝血酶原血浆：取0.05ml乏凝血酶原血浆，加入0.05ml患者血清中。

（3）加PT试剂：加0.05mlPT试剂，测凝固时间。重复3次，并作正常对照。

【报告方式】

PCT：△. △△s。

【参考区间】

PCT > 25s 为正常，< 20s 为异常。

【临床意义】

（1）PCT 缩短：①凝血障碍：Ⅷ、Ⅸ、Ⅺ、Ⅶ、Ⅰ、Ⅱ、Ⅴ和Ⅹ因子缺乏症。②血小板减少和功能障碍：如血小板无力症及血小板减少性紫癜。

（2）PCT 延长：高凝状态及血栓性疾病。

2. 凝血酶原消耗纠正试验（鉴别缺乏的凝血因子）

【原理】

用已知的某凝血因子能纠正患者 PCT，证明患者缺此因子。

【试剂】

（1）正常血浆：即正常人新鲜枸橼酸钠抗凝血浆，含Ⅷ、Ⅸ、Ⅺ。

（2）正常血清：正常人血液凝固后，在 37℃ 保温 4h 以上，然后分离血清，含Ⅸ、Ⅺ。

（3）硫酸钡吸附血浆：含Ⅷ和Ⅺ。

（4）PT 试剂：凝血活酶和 $CaCl_2$。

【操作】

（1）按表 6－8 操作，混匀后，置 37℃ 水浴中待凝固，并记录凝血时间。

表 6－8　凝血酶原消耗纠正试验操作

试管号	1	2	3	4
纠正物（ml）	0.1ml 正常血浆	0.1ml 正常血清	0.1ml$BaSO_4$ 吸附血浆	0.1ml 等渗盐水
患者全血（ml）	0.9 ml	0.9 ml	0.9 ml	0.9 ml

（2）测 PCT：凝血 1h 后，分离血清，测 PCT。

【结果】

PCT 从 < 20s 延长至 > 25s 即为纠正（表 6－9）。

表 6－9　凝血酶原消耗纠正试验结果

纠正物	PCT	PCT	PCT
正常血浆	能纠正	能纠正	能纠正
正常血清	不能纠正	能纠正	能纠正
$BaSO_4$ 吸附血浆	能纠正	不能纠正	能纠正
缺乏因子	Ⅷ	Ⅸ	Ⅺ

（五）凝血因子Ⅷ（FⅧ:C）活性测定

【原理】

待检血浆和稀释的正常人血浆分别与缺乏因子Ⅷ:C的基质血浆混合，作APTT测定，将待检血浆APTT与正常人血浆APTT比较，计算待检血浆所含因子Ⅷ:C相当于正常人的百分率。

【试剂】

1. 缺乏因子Ⅷ:C的基质血浆　可购买乏Ⅷ:C因子的商品基质血浆。
2. APTT试剂　兔脑粉悬液、5g/L白陶土生理盐水悬液。
3. 0.05mol/L $CaCl_2$。
4. 咪唑缓冲液（pH7.3）。

【操作】

1. 空白测定　取基质血浆、缓冲液、APTT试剂悬液各0.1ml，混匀，置37℃预温2min，加0.1 ml $CaCl_2$，启动秒表记录凝固时间。
2. 标本稀释　枸橼酸钠抗凝的待检血浆，测定前以咪唑缓冲液作1:20稀释。
3. 测FⅧ:C　待检稀释血浆、缓冲液、APTT试剂各0.1ml，混匀，置37℃预温2min。
4. 加$CaCl_2$　加0.1 ml $CaCl_2$，启动秒表记录凝固时间。

【标准曲线】

取多个人新鲜混合血浆，以咪唑缓冲液1:10、1:20、1:40、1:80、1:100、1:200、1:500、1:1000稀释。将各稀释度的样品分别与缺乏因子的基质血浆、APTT试剂各0.1ml，混匀，置37℃预温2min，加0.05mol/L氯化钙溶液0.1 ml，启动秒表记录凝固时间。以凝固时间对数和浓度（1:10作为100%）对数作标准曲线。

【计算】

FⅧ:C：查标准曲线得FⅧ:C，再乘以2。

【报告方式】

FⅧ:C：△.△△%。

【参考区间】

FⅧ:C：（103±25.7）%。

【注意事项】

1. 缺乏Ⅷ因子的基质血浆　FⅧ:C应<1%，其他因子正常，在-40℃～-80℃冰箱中保存。
2. 标本保存　采血后立即测定或将血浆置于-20℃～-40℃冰箱内，但不要超过2个月。
3. 作标准曲线　正常人新鲜混合血浆至少30人份以上。
4. Ⅸ、Ⅺ活性测定　与凝血因子Ⅷ（FⅧ:C）的活性测定方法相似。

【临床意义】

1. **血浆中凝血因子Ⅷ:C、Ⅸ:C、Ⅺ:C 减低**　见于血友病(A、B、C)、肝病和 DIC。

2. **血浆中凝血因子Ⅷ:C、Ⅸ:C、Ⅺ:C 增高**　见于高凝状态及血栓性疾病。

(六) 内源性凝血检验方法比较

内源性凝血检验方法比较见表 6-10。

表 6-10　内源性凝血检验方法比较

方法	共同点	标本	影响因素
CT	内源凝血检验	全血	血细胞和凝血因子
RCT	内源凝血检验	PRP	血小板和凝血因子
PCT	内源凝血检验	血清	凝血因子
APTT	内源凝血检验	PPP	凝血因子
FⅧ:C	内源凝血检验	PPP	Ⅷ因子

二、外源性凝血途径检验

参与外源性凝血系统的主要有Ⅶ、Ⅹ、Ⅴ、Ⅱ、Ⅰ等因子。

(一) 凝血酶原时间测定

【原理】

在乏血小板的血浆（PPP）中加入过量的组织凝血活酶（兔脑浸液）和 Ca^{2+}，激活外源性凝血途径，使凝血酶原变为凝血酶，进而使纤维蛋白原变为纤维蛋白，导致血浆凝固所需的时间即为凝血酶原时间（prothrombin time，PT），是外源性凝血系统的筛选试验（图 6-12）。

【试剂】

1. 109mmol/L 枸橼酸钠溶液。
2. 0.025mol/L $CaCl_2$ 溶液。
3. 组织凝血活酶：以兔脑粉和缓冲液配制（含Ⅲ）（注明 ISI）。
4. 正常人混合血浆。

【操作】

1. **制备 PPP**　抽取血液 1.8ml，加入 0.2ml 的枸橼酸钠中，以 RCF 1600g 离心 15min 分离血浆。
2. **加 PPP**　取 0.1mlPPP 置于小试管内，于 37℃水浴预热 2~3min。
3. **加组织凝血活酶**　加入 0.1ml 组织凝血活酶。
4. **加 $CaCl_2$**　加入 0.1ml$CaCl_2$，启动秒表，摇动试管，记录液体不流动所需时间。
5. **重复 3 次**　求 PT 平均值。同时作正常对照。

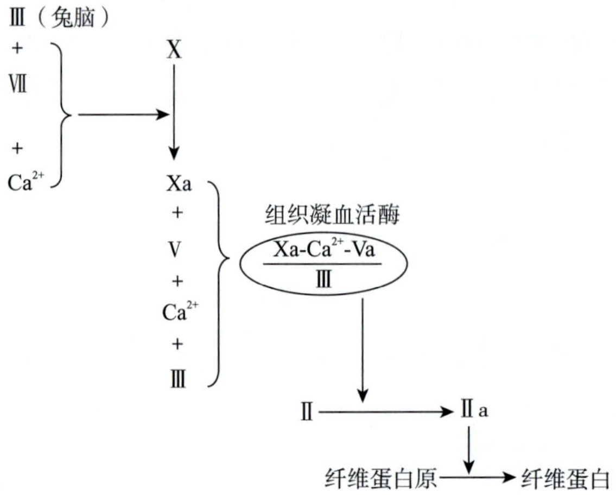

图6－12　凝血酶原时间测定原理

【计算】

1. $PIR = \frac{PT_{病人}}{PT_{对照}}$

2. INR（国际标准化比值）$= PTR^{ISI}$（ISI是国际敏感指数）

【报告方式】

PT：△. △△s。

PTR：△. △△。

INR：△. △△。

【注意事项】

1. 抗凝剂　枸橼酸钠（9∶1）抗凝。

2. 采血　抽血顺利，不凝固或溶血。

3. 及时分离PPP　抽血后及时分离PPP并在1h内完成试验。

4. 避免冷激活现象。

5. pH　pH 7.2～7.4，标本管应加盖，防止pH改变。

6. 恒温　36.5℃～37.5℃。

7. PT报告形式　ICSH指出，医学论文必须用INR报告结果才有可比性。比如同一血标本，在两个实验室分别用ISI为3.0和1.2的凝血活酶试剂检测，其PT 19.8s和42s（对照标本PT均为12s），PTR分别为1.64和3.50，结果相差悬殊，但若换算成INR，则 $PTR1.64^{3.0}$ = INR4.41，$PTR3.50^{1.2}$ = INR4.49，二者的INR值相近。各国采用WHO推荐的IRP建立NRP（国家参考制品）。WHO的IRP国际参考制品BCT/253系人脑制剂，ISI＝1，ISI愈高则其敏感性愈低。厂家用多份血浆与IRP（或NRP）进行校准，计算每批试剂ISI。

【参考区间】

PT：11 ～14s。

PTR：0.82～1.15。

INR：0.8～1.5。

【临床意义】

1. PT 延长

（1）先天性凝血因子缺乏：如Ⅰ、Ⅱ、Ⅴ、Ⅶ和Ⅹ缺乏症。

（2）获得性凝血因子缺乏：见于 DIC、原发性纤溶、维生素 K 缺乏。

（3）抗凝物质存在：如口服抗凝剂、肝素和 FDP 存在。

2. PT 缩短 见于先天性因子Ⅴ增多症、口服避孕药、高凝状态和血栓性疾病等。

3. 监测口服双香豆素类抗凝剂 抗凝剂治疗时控制 INR 在 1.8～2.5，不超过 3.0。

【方法学评价】

与 APTT 试验相同。

（二）蝰蛇毒时间测定（RVVT）

【原理】

蝰蛇毒能强烈激活Ⅹ因子，在无Ⅶ因子的参与下，可与Ⅴ、Ⅹ及 PF_3 结合形成外源性凝血活酶而激活Ⅱ，使血液凝固。本试验主要用以鉴别Ⅶ或Ⅹ因子的缺陷。

【试剂】

1. 1∶10000 稀释的蝰蛇毒溶液。

2. 0.025mol/L 氯化钙溶液。

【操作】

1. 取 PRP 取 0.1ml PRP 加入小试管内。

2. 加蝰蛇毒 加入 0.1ml 稀释蝰蛇毒，混合后置 37℃水浴中 30s。

3. 加 $CaCl_2$ 加 0.1ml $CaCl_2$，记录凝固时间。同时设正常人对照。

【报告方式】

RVVT：△.△△s。

【参考区间】

RVVT：13～14s。比正常对照延长 3s 有意义。

【临床意义】

1. RVVT 正常而 PT 延长 见于Ⅶ因子缺乏。

2. PT 及 RVVT 均延长

（1）Ⅰ、Ⅱ、Ⅴ和Ⅹ减少。

（2）血小板减少或血小板功能缺陷性疾病（如血小板无力症）。

（3）血液中有抗凝物质（如肝素、FDP）。

3. RVVT 缩短 见于血小板增多、心肌梗死及血脂过高等。

知识链接

凝血因子的发现

20世纪初发现了纤维蛋白原（Ⅰ）、凝血酶原（Ⅱ）、组织凝血活酶（Ⅲ）和 Ca^{2+}（Ⅳ），并建立了凝血四因子学说。1943年，研究发现蛇毒有促凝作用，发现组织激活凝血酶原途径之外还另有途径。1947年，发现凝血酶原时间延长的病人能用除去凝血酶原的正常人血浆纠正，说明除了上面四个因子外还有其他，后来相继发现并命名了Ⅴ、Ⅶ、Ⅷ、Ⅸ、Ⅹ、Ⅺ、Ⅻ等因子，并发现了内源途径，建立了凝血瀑布学说。

三、共同途径检验

参与共同途径的主要凝血因子有Ⅹ、Ⅴ、Ⅱ、Ⅰ、ⅩⅢ等，下面介绍Ⅰ因子和ⅩⅢ因子的检验。

（一）血浆纤维蛋白原测定

1. Clauss法 为1992年WHO推荐的定量方法，属凝血酶法。

【原理】

在血浆中加入过量的标准化凝血酶，血浆凝固的时间与纤维蛋白原含量呈负相关。以国际纤维蛋白原标准品作标准曲线，从而查得样本的纤维蛋白原含量。

【试剂】

（1）牛凝血酶100NIHU/ml（含 Ca^{2+}）。

（2）纤维蛋白原标准品（IRP次级标准）。

（3）缓冲液。

【操作】

（1）稀释患者血浆及标准品：用缓冲液作1:10稀释。

（2）加稀释血浆：取0.2ml稀释血浆置于小试管中，37℃水浴4min。

（3）加试剂：加入0.2ml凝血酶液，摇匀并启动秒表，至出现凝固时停表。

（4）均值与对照：每份标本测两次，求均值。同时做对照管。

（5）标准曲线：以凝固时间为纵坐标、纤维蛋白原浓度为横坐标，制作标准曲线。

【计算】

根据患者血浆凝固时间在标准曲线上查出纤维蛋白原含量。

【报告方式】

Fg：△.△△g/L。

【参考区间】

Fg：2～4g/L。

【临床意义】

（1）纤维蛋白原减少：①先天性纤维蛋白原缺乏症。②DIC 纤溶亢进期。③原发纤溶症。④肝实质损害。⑤溶栓治疗后等；

（2）纤维蛋白原增多：①急性细菌性感染。②手术或创伤之后等。③糖尿病。④冠心病、脑血管疾病。⑤肾炎。

2. 热沉淀比浊法 血浆经磷酸二氢钾－氢氧化钾缓冲液稀释后，纤维蛋白原在56℃数分钟可产生热变性沉淀，通过比浊计算出纤维蛋白原含量。

3. PT－der 法 通过 PT 法推导 Fg 值。

4. 酶联免疫分析法 双抗体夹心法，具体操作参考试剂盒。

5. 双缩脲法 用 12.5% 亚硫酸钠溶液将血浆 Fg 沉淀分离，用双缩脲法检测。

（二）ⅩⅢ因子活性测定

【原理】

在 Ca^{2+} 的作用下，ⅩⅢ因子能使纤维蛋白单体转变为不溶尿素的纤维蛋白交联体，如因子ⅩⅢ缺乏，由纤维蛋白单体形成的凝块会溶于尿素中。

【试剂】

1. 5mol/L 尿素溶液。

2. 0.025mol/L $CaCl_2$ 溶液。

【操作】

1. 加血浆 分别加待测和正常人的 0.1ml 血浆于 A 管和 B 管。

2. 加 $CaCl_2$ A、B 管分别加入 0.1ml 0.025mol/L $CaCl_2$ 溶液，置 37℃水浴 30min。

3. 加尿素 把凝固的血凝块移入 3ml 尿素溶液中。

【结果】

在 1h、2h 和 24h 检查凝块是否溶解。同时与正常人作对照。

【报告方式】

24h 凝块（不）溶解。

【参考区间】

24h 内凝块不溶解。

【临床意义】

若血浆凝块在 24h 内被溶解，则见于：①先天性ⅩⅢ因子缺乏。②获得性缺乏，如严重的肝病、转移性肝癌和 DIC 等。

第五节 抗凝血系统检验

抗凝血系统有间接检验（如 TT）和直接检验（如 AT：Ag 和 PC：Ag 等测定）两类方法。

一、凝血酶时间测定及纠正试验

（一）凝血酶时间测定

【原理】

在血浆中加入限量的标准化凝血酶溶液后，血浆凝固所需时间即为凝血酶时间（thrombin clotting time，TCT；简称 TT）。

【试剂】

1. 109mmol/L 枸橼酸钠。

2. 5U/ml 凝血酶溶液。

【操作】

1. **制备 PPP** 抽取 1.8ml 血液加入 0.2ml 枸橼酸钠，以 RCF 1600g 离心 15min。

2. **加 PPP** 取 0.1ml PPP 置于小试管内，于 37℃水浴预热。

3. **加凝血酶** 加凝血酶 0.1ml，同时启动秒表记录凝固时间。

4. **重复 3 次** 求 TT 平均值。同时作一正常血浆对照。

【注意事项】

1. **时间** 血浆须新鲜，抽血后立即操作，室温下放置不得超过 3h。

2. **抗凝剂** EDTA 和肝素不宜作本试验抗凝剂。

3. **凝血酶** 加前要混匀。

4. **TT 法与 Clauss 法区别** 都属凝血酶时间测定法，TT 法凝血酶限量，而 Clauss 法凝血酶过量，故 TT 法检测抗凝物和 Fg 的变化，而 Clauss 法只检测 Fg 的变化。

【报告方式】

TT：△. △△s。

【参考区间】

TT：16 ~ 18s。比正常对照延长 3s 以上为异常。

【临床意义】

1. **抗凝物** AT 活性增高、肝素以及类肝素抗凝物质存在，TT 延长。

2. **Fg 减少** DIC 纤溶亢进期、低纤维蛋白原血症，TT 延长。

3. **肝素监测** 用肝素治疗时，TT 控制在参考区间的 4 倍以内（64 ~ 72s）。

（二）甲苯胺蓝纠正试验（游离肝素时间测定）

【原理】

甲苯胺蓝可中和肝素的抗凝作用。当 TT 延长时，可在受检血浆中加入甲苯胺蓝，若延长的 TT 恢复正常或缩短，则表示血浆中有肝素增多，否则为其他抗凝血酶类物质增多。

【试剂】

1. 1g/L 甲苯胺蓝溶液。

2. 109mmol/L 枸橼酸钠。

3. 5U/ml 凝血酶溶液。

【操作】

1. 加血浆 加 0.1ml 血浆于小试管。

2. 纠正试验 加 0.01ml 甲苯胺蓝于小试管，混匀后置 37℃水浴，按 TT 操作测定 3 次，求 TT 均值。

【结果】

甲苯胺蓝纠正试验结果见表 6－11。

表 6－11 甲苯胺蓝纠正试验

抗凝物类型	加甲苯胺蓝前 TT	加甲苯胺蓝后 TT
肝素或类肝素物质	延长	恢复正常或缩短
非肝素类或低 Fg	延长	延长

【临床意义】

肝素和放疗、肝切除、肝移植等产生的类肝素能被甲苯胺蓝中和，缩短 TT。

二、抗凝血酶测定

（一）抗凝血酶 Ag（AT:Ag）测定

【原理】

血浆中的 AT 与包被在塑料杯上的抗 AT 结合，再与酶标抗 AT 抗体结合，形成抗 AT－AT－酶标记抗 AT 的复合物，此复合物作用于底物，使底物邻苯二胺显色，硫酸中止反应后，用酶标仪比色，与标准曲线对照，计算 AT 含量。

【操作】

按试剂盒说明操作。

【参考区间】

AT:Ag：290±30mg/L。

（二）抗凝血酶（AT:A）活性测定

【原理】

在待检血浆中加入一定量的凝血酶（过量），凝血酶与 AT 形成 1:1 复合物，剩余的凝血酶作用于发色底物，释出显色基团 PNA（对硝基苯胺），其显色的深浅程度与剩余凝血酶呈正相关，与 AT:A 呈负相关。

【试剂】

1. 底物 S－2238 浓度 5×10^{-7}mmol/L。

2. 牛凝血酶溶液 7.5～7.7U/ml。

3. 标准血浆。

4. Tria－肝素缓冲液。

5. 50%乙酸溶液。

【操作】

1. 稀释标准血浆和标本　按表6－12操作。

表6－12　稀释标准血浆和标本

	管1	管2	管3	管4	管5	受检管
标准血浆（μl）	50	100	150	200	250	－
待测血浆（μl）	－	－	－	－	－	200
缓冲液（μl）	1150	1100	1050	1000	950	1000
稀释度	1:24	2:24	3:24	4:24	5:24	4:24
AT:A(%)	25	50	75	100	125	?

2. 加稀释血浆　取上述稀释血浆各200μl，37℃温育5min。

3. 加凝血酶　加50μl凝血酶，混匀，37℃温育30s。

4. 加底物　加150μl底物，混匀，37℃温育30s。

5. 加乙酸　加150μl乙酸终止反应，405nm波长比色，求吸光度（A）。

6. 标准曲线　标准品AT：A浓度为横坐标，以吸光度（A）为纵坐标，在半对数纸作标准曲线。

【计算】

根据受检血浆吸光度值，查标准曲线求受检血浆AT：A。

【报告方式】

AT：A：△.△△%。

【参考区间】

AT：A：(108.5±5.3)%。

【临床意义】

AT降低见于DIC、肝脏疾病、败血症、血栓形成性疾病及口服避孕药等。

第六节　纤维蛋白溶解系统的检验

一、血浆硫酸鱼精蛋白副凝试验（3P试验）

【原理】

纤维蛋白原在凝血酶作用下生成纤维蛋白单体（FM），FM在ⅩⅢa作用下生成纤维蛋白多聚体。纤溶产生的纤溶产物（FDP）与FM结合可生成可溶性复合物。硫酸鱼精蛋白可使FM与FDP分离，FM进而聚合沉淀，呈现肉眼可见的纤维蛋白丝或胶冻状物，称为血浆鱼精蛋白副凝固试验，简称3P试验。

【试剂】

1. 10g/L 硫酸鱼精蛋白溶液（pH 6.5），置 -20℃备用。

2. 109mmol/L 枸橼酸钠溶液。

【操作】

1. 加 PPP　取患者 0.5ml PPP 加入小试管中，37℃水浴预温 3min。

2. 加硫酸鱼精蛋白液　加入硫酸鱼精蛋白 0.05ml，混匀后置 37℃水浴 15min。

【结果】

1. 血浆清晰无沉淀物为阴性。

2. 有纤维蛋白丝或网或呈胶冻状为强阳性，呈颗粒沉淀时为阳性。

【参考区间】

3P 试验：阴性。

【临床意义】

1. 3P 阳性　见于 DIC 早期、中期，也可见于溶栓治疗、大出血、败血症、急性胰腺炎、休克、烧伤、恶性肿瘤晚期、流行性出血热等。

2. 3P 阴性　正常人、DIC 晚期和原发性纤溶症。

二、FDP 胶乳凝集试验

【原理】

用抗 FDP 抗体包被胶乳颗粒，与血浆的 FDP 结合，形成肉眼可见的胶乳颗粒凝集物。

【试剂】

1. 胶乳悬液　鼠抗人 FDP 抗体包被胶乳颗粒。

2. 甘氨酸缓冲液。

3. 阳性对照液和阴性对照液。

【操作】

1. 采血　抽 1ml 血，凝血后，以 RCF1600g（3000r/min）离心 8min，分离血清。

2. 稀释标本　用缓冲液对待测血清做 1:2 和 1:8 两种稀释。

3. 胶乳反应　取稀释血清各 20μl 于纸板圈内，加胶乳悬液 20μl，混合 2min。

4. 对照　取阳性、阴性对照各 20μl 于纸板圈内，滴加胶乳悬液 20μl，混合 2min。

【结果】

若两种稀释标本均不凝集时，FDP <5mg/L；若 1:2 稀释标本凝集，1:8 稀释标本不凝集时，FDP 在5 ~20mg/L；1:2 和 1:8 稀释标本均凝集时，则 FDP >20mg/L。

【参考区间】

FDP <5mg/L。

【临床意义】

1. 原发性纤溶亢进时，FDP 含量明显增高。

2. 高凝状态、DIC、深部静脉血栓、溶栓治疗等继发性纤溶亢进，FDP 含量增高。

三、D－二聚体测定

纤维蛋白原在凝血酶和ⅩⅢa作用下最终形成交联纤维蛋白，交联纤维蛋白的D－二聚体相互交联，继发性纤溶亢进时，以D－二聚体形式裂解下来，故D－二聚体是交联纤维蛋白标志性纤溶产物（纤维蛋白原和可溶性纤维蛋白的纤溶产物均没有D－二聚体）。目前测定方法有下面四种。

（一）胶乳凝集法

【原理】

抗D－二聚体抗体标记胶乳颗粒，当受检血浆中有D－二聚体时，则与胶乳颗粒抗体结合，发生凝聚反应，形成被肉眼所见的粗颗粒。

【试剂】

D－二聚体胶乳试剂盒。

【操作】

1. 制备PPP　抽血1.8ml，加入0.2ml枸橼酸钠溶液中，以RCF1600g离心15min。

2. 加样　按说明书将受检血浆1∶5稀释，取稀释血浆和未稀释血浆各20μl，分别与20μl胶乳颗粒抗体迅速混匀，置室温2min观察结果。

【结果】

胶乳凝聚法测D－二聚体结果见表6－13。

表6－13　胶乳凝聚法测D－二聚体结果判断

未稀释标本	1∶5稀释	D－二聚体（μg/ml）
－	－	<0.5
＋	－	0.5～3.0
＋	＋	>3.0

注：“－”为不凝聚，“＋”为凝聚。

【注意事项】

1. 标本要求　采血要迅速，分离血浆后1h内测定完毕或置－20℃保存（不超过1周）。

2. 特点　快速简便，无需特殊设备，但结果易受主观因素影响，且仅为半定量。

3. 参考区间差异　不同厂家的试剂盒参考区间有差异。

【参考区间】

D－二聚体：阴性（<0.25μg/ml）。

【临床意义】

1. D－二聚体增高

（1）血栓状态：深部静脉血栓、急性心肌梗死、肺梗死、DIC时明显增高。

（2）溶栓治疗监测指标：血栓溶解，D－二聚体增高；溶解完毕，其含量下降。

2. 鉴别继发性和原发性纤溶　继发性纤溶D-二聚体阳性，原发性纤溶D-二聚体阴性。

（二）胶体金免疫渗透试验

采用双抗体夹心法，将包被在固相上的抗D-二聚体抗体与受检血浆的D-二聚体反应，再加上胶体金标记的特异性抗体，金标记的底物所显颜色深度与抗原含量成正比。该法可对D-二聚体进行定量测定，操作简便快速。

（三）ELISA法

采用酶联免疫技术，特异性好，用酶标仪在492nm波长下比色，能准确测定D-二聚体含量，但操作较复杂，影响因素多。

（四）仪器法（免疫比浊法）

见第七节。

四、纤溶酶原活性测定（PLG: A）

纤溶酶的半寿期仅为0.1s，通过测定血浆纤溶酶原含量来间接了解纤溶酶活性。

【原理】

纤溶酶原在纤溶酶原激活物的作用下，转变成纤溶酶，发色底物在纤溶酶的作用下释放出对硝基苯胺而显色，显色深浅与纤溶酶高低成正相关，通过计算求纤溶酶原含量。

【试剂】

试剂盒。

【操作】

略。

【参考区间】

PLG: A：58%～113%。

【临床意义】

1. 纤溶酶原含量减低　表示纤溶增高，见于原发性和继发性纤溶症。

2. 纤溶酶原含量增高　表示纤溶降低，见于高凝状态和血栓性疾病。

第七节　血凝仪及临床应用

血液凝固分析仪简称血凝仪。1910年发明了最早的血凝仪，50年代开发了电流法血凝仪，60年代开发了光学法血凝仪，90年代，全自动血凝仪免疫通道的开发将各种检测方法融为一体，检测的项目更加全面（图6-13）。

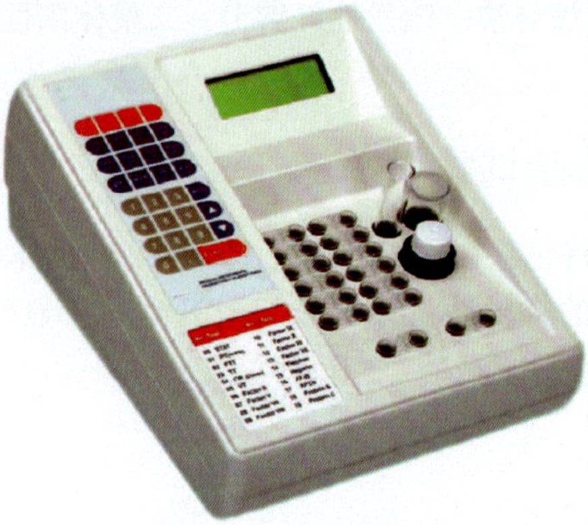

图6－13　血凝仪

一、血凝仪原理

血凝仪根据反应原理分生物物理法（凝固法）、免疫学方法和生物化学法（底物显色法）等。根据检测手段分电流法、光学法及磁珠法等。按自动化程度可分为半自动及全自动血凝仪。

（一）生物物理法（凝固法）

将凝血因子激活剂加入待检血浆中，使血浆发生凝固，连续记录血浆凝固过程中的一系列变化（如光、电、机械运动等），并将这些变化信号转变成数据，用计算机收集、处理数据后得出检测结果。根据检测手段分电流法、光学法及磁珠法。

1. 光学法　为血凝仪使用最多的一种检测方法。反应杯中的血浆凝固过程中，纤维蛋白原逐渐转变为纤维蛋白，其透射光和散射光的强度会随之发生改变，根据光强度的变化来判断凝固终点。光学法又可分散射光比浊法和透射光比浊法两种。

（1）散射光比浊法：通过检测散射光的变化来确定凝固终点。开始时本底散射光强度低，随着纤维蛋白凝块的形成，标本浊度增加，散射光强度也增加，完全凝固后，散射光的强度就稳定下来。仪器连续记录散射光强度变化曲线。仪器设定一个点（例如$A_{50\%}$）所对应的时间为凝血时间。

（2）透射光比浊法：通过检测透射光的变化来确定凝固终点。

2. 电流法　又称钩方法。通过检测电流的变化来确定凝固终点。

3. 磁珠法　又称黏度法。在待检标本中加入小磁珠，把一对电磁铁安放在反应杯的两端，它们交替产生电磁场，使反应杯内小磁珠保持恒定的摆幅运动。通过电磁式传感器，测定小磁珠的不同振荡幅度，当血浆凝固时，小磁珠摆动幅度变小，根据幅度减小程度推测凝固时间。

（二）免疫学方法

免疫学方法是以待检物质作为抗原，然后用相应抗体对待检测物质进行定量分析，有免疫扩散法、酶联免疫吸附试验（ELISA 法）、免疫比浊法等。血凝仪多采用免疫比浊法（光学法），又可分为透射光比浊法、散射光比浊法和胶乳比浊法。

1. 透射光比浊法 由于标本中抗原与对应的抗体形成复合物，其浊度增加，吸光度（A）增加，通过吸光度的变化求标本中抗原的量。

2. 散射光比浊法 通过检测抗原与抗体复合物的散射光的变化来确定凝固终点。

3. 胶乳比浊法 将待检物质相应的抗体包被在直径 15～60nm 的胶乳颗粒上，使抗原抗体复合物的体积增大，吸光度的变化更为显著，从而提高试验的敏感性。

（三）生物化学法

待检标本中的活性酶作用于连接产色物质的底物，裂解出产色物质而显色，根据颜色变化可推知待检物质（活性酶）的含量。本法属于光学检测方法。产色物质一般选用对硝基苯胺（PNA），特征波长为 405nm。如凝血酶的检测，在含凝血酶的标本中直接加入连接产色物质的底物，因为凝血酶可裂解底物释放出产色物质（如 PNA），监测 A_{405} 的变化，可推算标本中凝血酶的活性。

二、血凝仪的临床应用

出凝血疾病常用检测项目都可以用血凝仪检测，检测项目多达几十项。

第八节 血栓与止血检查的质量保证

一、分析前质量保证

分析前的质量保证主要包括医院和科室管理制度，血液标本的采集、运送与处理，抗凝剂、检测试剂、仪器的选择及使用等问题。

（一）实验方法的选择

血栓性疾病病理变化是动态的，应根据病人临床表现和病理变化选择适宜的实验方法。

（二）标本的采取与保存

1. 准备 要求患者处于平静与空腹状态，避免凝血因子、血小板和纤溶成分的激活。另外，采血前 1 周内不可服用对血栓与止血检查有影响的药物如阿司匹林等。

2. 采血管 提倡真空抽血管，但有些实验需采用玻璃试管，如血块收缩试验。

3. 采血 要“一针见血”，扎止血带时间 <1min。抗凝剂比例要合适，避免用力振荡。

4. 标本的运送和保存 采血后应及时送检，低温会损伤血小板，并激活因子Ⅶ、Ⅺ。但 β－TG、PF_4 等项目需在 4℃ 下运送，以防止因子Ⅴ和Ⅱ降解。过日血浆置于

-20℃冰箱保存。

5. 离心 实验室接到标本后应在室温下及时离心，分离血浆。

（三）试剂的选择及使用

1. 常用抗凝剂 常用109mmol/L枸橼酸钠作抗凝剂（9∶1）。

2. 特殊抗凝剂 因枸橼酸钠不能完全抑制血小板活化，故血小板活化指标的检测改用CTAD液（枸橼酸钠109mmol/L、茶碱15mmol/L、腺苷3.7mmol/L和双嘧达莫0.198mmol/L）。

3. 试剂标准化 选用仪器配套的试剂、校准品和质控物。

4. 试剂使用 按照厂家说明书贮存，在有效期内使用，不同批号的试剂不能混用。

5. 敏感性和特异性适当 根据检测目的，选用敏感性和特异性恰当的试剂。

（四）仪器的选择及使用

1. 选择仪器 应考虑仪器的性能、使用范围以及各实验室的具体情况。

2. 检测环境 有接地和稳压装置，防电磁干扰，防尘，室温18℃～25℃，湿度<80%。

3. 作标准曲线 根据下列情况按照血凝仪说明书的程序，使用配套定标品，制作标准曲线：①血凝仪器投入使用前。②维修后。③检测结果不稳定时。④更换试剂批号时。

4. 实验室的参考区间 因仪器和试剂不同，必须建立本实验室的参考区间。

5. 仪器保护和维修 例如定期清洗吸样针，测试仪器的温度、波长和光源等。

二、分析中质量保证

1. 严格按照操作规程 尤其注意：①手工法：试剂、标本预温不宜超过10min；判断凝固终点是技术关键。②半自动血凝仪：应在反应杯内壁加试剂，避免产生气泡。

2. 测不出结果 常见：①FDP、D-二聚体等检测，因超出线性范围或脂血干扰。②PT、TT等检测，见于标本Fg含量过低或黄疸干扰。

3. 做好室内质控 用正常及异常值两种质控品测定合格，才能检测标本。

4. 参加室间质控 室间质控是质量保证的重要环节。PT、APTT要求偏差在±15%范围内，Fg要求偏差在±20%范围内。如果结果超出允许范围，应该查明原因并改进。

三、分析后质量保证

主要包括检验结果的审核以及检验结果为临床和患者服务等。

1. 审核 检测结果受患者状况（生理病理变化、饮食、用药等）、标本质量等因素影响，因此应结合临床情况等作出综合判断，才能提高检验服务质量。

2. 危急值报告 重视异常和危重疑难患者结果的复查，并及时报告临床医生。

3. 加强与临床沟通 做好为临床医生和患者提供的咨询服务，掌握反馈信息。

第九节 血栓与止血检验的进展

随着生物化学、免疫学及分子生物学的发展，血栓与止血的基本理论及分子机制的研究有着根本性的突破，相应的血栓与止血的检测项目和技术得到了进一步的发展和完善。

一、血栓与止血的检查步骤

一般血栓与止血的检查步骤是，首先通过筛选试验确定有无止、凝血异常，再根据初筛的结果，选择相应的确诊试验以明确诊断（表6-14）。

表6-14 常见出血、血栓性疾病的检验结果

病因	病名	束臂试验	BT	CT	血块收缩	PLT	PT	Fg	TT
血管异常	过敏性紫癜	阳性	正常/延长	正常	正常	正常	正常	正常	正常
	毛细血管扩张症		延长	正常	正常	正常	正常	正常	正常
血小板减少	血小板减少性紫癜	阳性	延长	正常	不良	减少	正常	正常	正常
血小板功能异常	血小板无力症	阳性	延长	正常/延长	不良	正常	延长	正常	正常
凝血因子减低	血友病甲、乙、丙	阴性	正常	延长	正常	正常	正常	正常	正常
	凝血酶原缺乏症	阴性	延长	延长	正常	正常	延长	正常	正常
	纤维蛋白原缺乏症	阴性	延长	延长	不良	正常	延长	减低	延长
抗凝物增多	肝素增多症	阴性	正常/延长	延长	正常	正常	延长	正常	纠正
凝血因子消耗多	DIC	阴性	延长	延长	不良	减少	延长	减少	延长
凝血因子增多	血栓、糖尿病	阴性	正常	缩短	正常	正常	缩短	减低	正常

1. 筛选试验

（1）血管壁和血小板缺陷的筛选试验：BT和PLT。

（2）凝血因子缺乏的筛选试验：APPT、PT、TT和Fg。

（3）纤溶筛选试验：D-二聚体和FDP测定。

2. 确诊试验

（1）诊断血管病变：主要有vWF、血浆内皮素-1、血栓调节蛋白因子检测。

（2）血小板检查：①血小板数量异常：检测主要包括血小板寿命测定、血小板相关免疫球蛋白测定、补体测定及骨髓穿刺检查。②血小板功能异常：检测包括血小板黏附试验、血小板聚集试验、血小板释放产物（β-血小板球蛋白、PF_4及P-选择素等）测定。

（3）凝血因子测定：①凝血因子缺乏纠正试验。②凝血因子活性测定。③凝血因子活化标志物测定。④凝血因子抗原含量测定。

（4）纤溶活性测定：主要有t-PA或u-PA测定、FDP和D-二聚体测定等。

二、弥散性血管内凝血检验

弥散性血管内凝血（DIC）是一种弥散性、广泛性微血管内凝血。早期凝血系统功能亢进，发生弥散性微血管血栓，其后因消耗了大量凝血因子而进入低凝状态出血。DIC 筛选试验是 PLT、PT 和 Fg。

1. 血小板计数 由于血管内弥散性的微血栓消耗了 PLT，故 PLT $<100\times10^9/L$。

2. PT 或 APTT 测定 DIC 早期血液处于高凝状态时，PT（APTT）正常甚至缩短。当微血栓形成消耗了凝血因子，同时纤溶亢进，FDP 拮抗凝血酶，PT（APTT）延长。

3. 血浆纤维蛋白原（Fg）定量 DIC 时，血浆凝血酶和纤溶酶生成均增加，迅速消耗和降解 Fg，因此有不同程度降低。

4. D－二聚体或 FDP 测定 为继发性纤溶亢进的理想指标，DIC 并纤溶亢进时，D－二聚体或 FDP 增高。

5. 血浆硫酸鱼精蛋白副凝试验（3P 试验） 继发性纤溶亢进的较早期，血中 FDP 增多，3P 试验，DIC 时阳性率 70%～80%。

6. 凝血酶凝固时间 DIC 患者的凝血酶凝固时间延长见于纤维蛋白原减少或（及）FDP 增多，如加入正常新鲜血浆后延长的 PT 能缩短提示 Fg 减少，反之支持 FDP 增多。

三、血栓与止血的分子标志物

在血栓与止血过程中，相关成分在活化与代谢过程中表现出某些特征或产物，称为分子标志物，可为血栓性疾病的早期诊断提供重要依据。如血栓调节蛋白（TM）、PF_4、β－TG、凝血酶原片段、FPA、FPB、PC、组织因子抑制剂（TFPI）、Ⅸa－AT－Ⅲ、纤溶酶原激活剂（PA）等分子标志物。

四、流式细胞仪的应用

1. 活化血小板的检测 应用抗活化血小板抗体 CD63、CD62P 作探针，以免疫荧光标记，用流式细胞仪（FCM）可检测活化血小板，此法较 PF_4 和 β－TG 等更敏感和特异地评价血小板活化程度。

2. 血小板膜糖蛋白测定 利用膜糖蛋白抗体与血小板作用，再加上荧光二抗，经 FCM 测定糖蛋白，能诊断血小板无力症及巨大血小板综合征等疾病。

3. 血小板致密颗粒检测 用荧光标记血小板致密颗粒，经 FCM 测定血小板致密颗粒。

4. 纤维蛋白原结合试验 应用纤维蛋白原单抗（如 SZ65）及 ADP、肾上腺素等诱导剂，在 FCM 上检测纤维蛋白原结合的阳性血小板百分率和荧光强度，可诊断血小板无力症等疾病。

5. 特发性血小板减少性紫癜的研究 ①血小板自身抗体检测。②网织血小板检测。

第七章 血液流变学检验

知识要点

1. 牛顿液体与非牛顿液体的概念。
2. 血液的流变特性。
3. 血液流变学常用参数（血液黏度、红细胞变形性、红细胞聚集性、红细胞电泳）测定的原理、方法、影响因素及临床意义。
4. 血液流变学检验的质量保证。

第一节 血液流变学的基础知识

一、血液流变学的基本概念

（一）牛顿液体与非牛顿液体的概念

流体是液体和气体的总称，它的基本特征是具有流动性和变形性，如水、酒精、牛奶、血浆等。流变学就是研究物体流动和变形的学科。研究血液及其有形成分的流动与变形规律的学科称为血液流变学。

当流体做层流运动时，由于各层流体的流速不同，相邻的两个流层间会出现相对运动，较快的流层给较慢的流层以拉力，同时较慢的流层给较快的流层以阻力，这对大小相等、方向相反的力，称为流体的内摩擦力（或黏滞力）。由于这对拉力和阻力的方向平行于两流层相对运动的方向，即力学中的剪切方向，且这对力是引起流体变形的力，故又称为切变力（或剪切力）。单位面积上的切变力叫做切应力，用 τ 表示，单位为帕斯卡（Pa）。各层流体流速的变化率（或速度梯度）称为切变率，即相邻的两个流层的流速差与流层间的距离差之比（$\Delta\upsilon/\Delta y$），用 γ 表示，单位为秒$^{-1}$（s^{-1}）。

物质的流动性与它的黏稠程度有很大关系，衡量物质黏稠程度的物理量为黏度，用 η 表示，单位为帕·秒（Pa·s），1 Pa·s = 1000 mPa·s。根据黏度是否随切变率变化而改变的特性，流体分为牛顿液体和非牛顿液体。牛顿液体是指在受力后极易变形，且在一定温度下切应力与切变率成正比，黏度不随切变率变化而改变的液体，如水、酒精、血浆、轻质油、低分子化合物溶液等。

牛顿液体的流变方程是：$\tau = \eta\gamma$

式中：τ 为所加的切应力，γ 为切变率，η 为黏度。

黏度随切变率的变化而改变的液体称为非牛顿液体，如血液、高分子聚合物的浓溶液和悬浮液等。对于非牛顿液体，η 值不为常数，可用 η_a 表示，称为表观黏度。η_a 的变化规律随流体的性质不同而存在差异。

血液流变学的研究内容包括：①宏观血液流变学：研究全血在各切变率下的表观黏度、血浆黏度等。②微观血液流变学：又称细胞流变学，研究血液中有形成分的流变特性，如红细胞聚集性、变形性、表面电荷，血小板黏附性、聚集性，及白细胞的流变性等。③分子血液流变学：从分子水平研究血液成分的流变特性，如红细胞膜中骨架蛋白、膜磷脂对红细胞流变性的影响，血浆分子成分对血浆黏度的影响等。

（二）血液在血管内的流动形式

1. 层流 血液是流体，它在血管中流动的驱动力是心脏的收缩压力。由于血管壁的摩擦阻滞作用，血液在血管内呈层流运动。所谓层流，就是血液流动时血流横截面上分为许多极薄的环状层，每层的流速不同。在血管轴线处的中心层，其流速最快（v_{max}）；从中心到管壁，各层流速依次递减，紧贴血管壁的血液层流速为零（$v_0 = 0$）（图 7－1）。

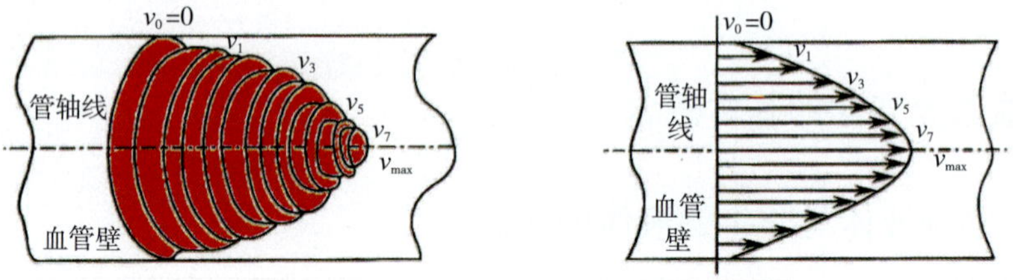

图 7－1 血液在血管内的层流和流速

2. 轴流 血液在血管中流动时，血液中的有形成分如红细胞等有向血管轴线集中的趋向，该现象称为轴流。同时，血浆有沿边缘流动的趋向。轴流可以最大限度地减少血细胞与血管壁的接触机会，从而降低血液流动阻力，减少血细胞黏附、聚集的概率。

（三）血液的流变特性

1. 血液黏度 血液在血管内流动时，黏度对血液的流动状态有很大影响。全血是由血细胞和血浆组成的悬浮液，为非牛顿液体，其表观黏度随切变率的增大而减小。全血黏度与血浆黏度、红细胞比容、红细胞的变形性、聚集性、弹性程度等有关，其中红细胞比容对全血黏度影响最大。当红细胞比容在 0.10～0.80 时，全血黏度与红细胞比容呈正相关，红细胞比容越大，黏度越高。血浆为牛顿液体，血浆黏度与血浆组成成分有关，尤其受纤维蛋白原影响较大。

在低切变率下，切应力必须达到某一临界值，血液才能流动，这个切应力的临界值称为屈服应力，血液的屈服应力大小主要取决于红细胞比容和血浆纤维蛋白原的含量。

2. 红细胞的变形性 红细胞的变形性是指红细胞在外力作用下，改变自身形态的能力。正常人的红细胞具有良好的变形性，在微循环系统，红细胞随血液的流动被拉伸成椭圆形，其纵轴与流向一致，变形的大小和取向随切变率的增加而增加，从而使全血黏度降低，血流阻力降低。红细胞的变形性是决定血液黏度的重要因素之一，当红细胞变形性降低时，会使全血黏度特别是高切变率下的全血黏度增高，影响微循环血流和红细胞寿命。

3. 红细胞的聚集性 红细胞聚集是红细胞之间的可逆性黏附，受血浆中大分子物质的桥联力、红细胞表面静电排斥力和切应力等诸多因素的影响。①血浆中纤维蛋白原的桥联作用最强，其次是球蛋白。桥联物质的浓度、分子的大小、形状和电荷对红细胞的聚集都有影响。②红细胞表面带有负电荷，使红细胞之间相互排斥，对红细胞的聚集起抑制作用。③正常人的红细胞在切变率很低或血液静止时会形成聚集体，红细胞聚集是引起低切变率下血液黏度升高的主要因素之一。当流场中的切变率增大时，作用在红细胞上的切应力也随之增大，切应力足够大时，会使聚集体解聚。

二、血液流变学检验的临床应用

血液流变特征的变化与疾病的发生、发展有着密切的关系。血液流变学在疾病的预测、预防、诊断、治疗及预后判断等方面都发挥了重要作用。

1. 为疾病的预防、早期诊断提供帮助 许多疾病，尤其是心脑血管疾病（中风、冠心病、心肌梗死等）在出现明显的临床症状之前，往往已经出现血液流变学指标的异常，如全血黏度增加、血沉加快、细胞比容增高等。血液流变学检测可为某些疾病提供预报，及早检测出人的亚健康状态，指导医生和患者及时采取改善措施，有效地预防疾病的发生和发展。

2. 用于疾病的诊断 血液流变学检验是目前诊断脑卒中、冠心病、高血压、高脂血症、动脉硬化等心脑血管疾病不可缺少的项目。糖尿病、慢性肾炎、白血病、晚期肿瘤、出凝血性疾病、肺心病等，均可有血液流变学指标异常。

3. 用于疾病的鉴别诊断 如用于缺血性脑卒中和出血性脑卒中的鉴别，缺血性脑卒中患者全血黏度增高，而出血性脑卒中患者全血黏度则降低或接近正常。

4. 用于疗效的观察 无论是缺血性脑卒中还是冠心病，或其他血黏度异常疾病，在治疗过程中可通过观察血液流变学各项指标变化，来判断药物疗效及疾病预后。

5. 为疾病的治疗提供新的途径 如对某些心脑血管疾病采用容量血液稀释疗法、降低纤维蛋白原、降低血小板聚集性的药物疗法等。

血液流变性的异常改变是非特异性的，并不能确定这种改变的诱因及原发部位，因此应结合其他检查才能确诊。

第二节 标本的采集和处理

血液标本的正确采集和处理是保证血液流变学检测结果准确性的重要前提。

一、采血前的注意事项

1. **饮食影响** 为避免饮食和血液黏度昼夜节律性变化对检测结果的影响，一般以早晨空腹采血为宜。采血前1天晚餐应忌高脂饮食。

2. **药物影响** 采血前3天停用溶栓抗凝的药物、降脂药物和活血化瘀类中药等。

3. **女性生理周期影响** 血液流变学指标受月经周期的影响，采血时应避开月经期。

4. **精神状态影响** 采血前应安静休息，以免因紧张、焦虑等造成血液流变性异常。

二、血液标本的采集

1. **抗凝剂的选择** 选用肝素或EDTA盐抗凝，以肝素最为常用。

2. **采血部位** 一般选择肘前静脉。采血时不应在输液、输血侧肢体采血。

3. **体位** 全血黏度、血浆黏度及红细胞比容等指标易受体位的影响，一般取坐位采血，尤其对需要进行疗效观察的病人，应统一采血体位。

4. **采血器具** 建议用玻璃、塑料注射器或真空管采血，采血针内径宜大不宜小，一般用7号以上较粗针头。所用采血器具必须清洁、干燥。

5. **采血时的技术要求** 采血过程要顺利，避免各种原因引起的溶血。采血时应尽可能缩短压脉带的压迫时间。采血结束后，应立即将血液与抗凝剂充分混匀。

三、血液标本的处理和保存

血液标本的贮存时间和温度对血液黏度测定结果有重要影响。一般于室温（15℃～25℃）下存放标本，采血后应静置20min再检验为宜，否则血液黏度值会偏低，但时间不能超过4h。如特殊情况需延长存放时间，应置于4℃存放，保存时间不应超过24h。

第三节 血液流变学常见参数的测定

血液流变学的应用越来越广泛，其检测的参数也很多，临床常用检测参数见表7－1。

表7－1 血液流变学检测参数及参考区间

检测项目	参考区间	单位
全血黏度（120）	4.28～4.92	mPa·s
全血黏度（50）	4.68～6.88	mPa·s
全血黏度（30）	8.40～9.40	mPa·s
血浆黏度	1.50～1.70	mPa·s

续表

检测项目	参考区间	单位
全血高切还原黏度	3.42～5.20	
全血中切还原黏度	4.78～7.28	
全血低切还原黏度	8.09～11.95	
红细胞沉降率	0～20	mm/h
血沉方程K值	14.00～94.00	
红细胞聚集指数	5.06～6.10	
红细胞比容	0.40～0.50	L/L
红细胞变性指数（TK）	0.66～0.88	
红细胞刚性指数	3.42～5.20	
红细胞电泳指数	10.33～14.53	

一、血液黏度测定

血液黏度主要通过黏度计来测定，目前常用的黏度计有两种：毛细管黏度计和旋转式黏度计。全血为非牛顿液体，采用能提供较宽的切变率范围的旋转式黏度计来测定全血黏度。血浆为牛顿液体，可采用毛细管黏度计测定其黏度。

（一）全血黏度测定

测定全血黏度采用可调切变率的旋转式黏度计。常用的旋转式黏度计有同轴圆筒式和同轴锥板式两种。

【原理】

以锥板式黏度计为例（图7－2）说明。锥板式黏度计的测试系统是由一个圆锥体和圆形平板组成，圆锥体顶和平板中心在同一轴线上，血液填充于圆锥和平板之间狭窄的间隙中。当平板以一定的速度旋转时，通过血液把转动形成的力矩传递到同轴静止的圆锥体，后者便随之偏转一定角度。血液黏度越大，则传递给圆锥体的力矩越大，因而使其偏转的角度也越大。力矩作用于锥体时，力矩变化传递给力矩感应器，并将其转换为电信号，根据力矩大小、平板转速、平板和圆锥体的几何参数等数据即可得出表观黏度值，直接显示在屏幕上。黏度计算公式为：$\eta = \tau / r = 450 T \sin\theta / \pi^2 r^3 n$

式中：T 为平板转动时所受的阻力矩（$N \cdot m$），r 为锥体半径，n 为平板的转速（r/min），θ 为圆锥体与平板之间的夹角。

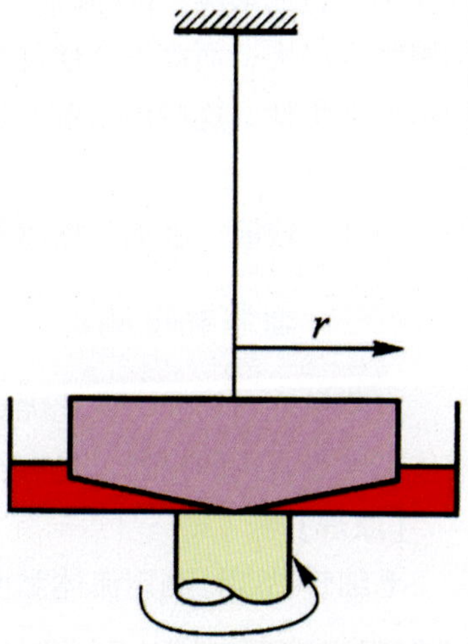

图7－2 锥板式黏度计示意图

由于全血黏度随切变率的不同而异，所以应按要求分别取高、中、低（如 $120s^{-1}$、$50s^{-1}$、$30s^{-1}$）三个不同的切变率来测定全血表观黏度。

【仪器】

1. 样品传感器：由同轴锥体与平板组成，其中平板可以旋转，锥体通过血液黏度来感应旋转所致的切应力。

2. 转速控制与调节系统。

3. 力矩测量系统。

4. 温度调控系统。

【操作】

应严格按照仪器使用说明书和厂家提供的操作手册进行操作，并加强质量控制。

【影响全血黏度的因素】

1. 内在因素

（1）红细胞比容：红细胞比容是影响血液黏度的最重要因素。在同一切变率下，全血黏度与红细胞比容呈正相关。当 HCT 超过 0.80 时，血液便失去流动性。

（2）红细胞聚集性：低切变率时血液黏度主要受红细胞聚集性的影响，当切变率 $<50s^{-1}$时，红细胞聚集性对黏度影响显著。切变率越低，聚集性越大，黏度越高。

（3）红细胞变形性：红细胞的变形性是影响高切变率时血液黏度的重要因素。红细胞变形的大小和取向随切变率的增加而增加，从而使全血黏度降低，血流阻力降低。

（4）血浆黏度：血浆黏度影响全血黏度。血浆黏度增高，全血黏度也增高。

2. 外在因素

（1）温度：温度对血液黏度的影响取决于血液及其组成成分的流变性对温度变化的反应。温度升高会使血浆黏度下降，红细胞变形性下降，红细胞聚集性增强。因此，测定全血和血浆黏度时应将温度控制在 37℃ ±0.5℃。

（2）pH 和渗透压：血浆 pH 和渗透压可以通过改变红细胞的变形性和聚集性而对全血黏度造成影响。pH 降低，可使红细胞膜变硬，红细胞的变形性下降。低渗可使红细胞吸水胀大，而高渗会使红细胞脱水，两种变化均使红细胞变形性降低，又会影响红细胞的聚集性。这些因素都可使低切变率下的血液黏度降低，高切变率下的血液黏度增高。

另外，输液、吸烟、饮酒及应激反应都可影响血液黏度。

（二）血浆黏度测定

血浆黏度与切变率变化无关，故采用毛细管黏度计测定。毛细管黏度计是测定牛顿液体黏度最常用的仪器，具有经济、简便等优点。

【原理】

毛细管黏度计测定流体黏度的基本原理是泊肃叶（Poiseuille）定律，即

$$Q=\frac{\pi R^4 \Delta P}{8\eta L}$$

式中：Q 为单位时间通过某一截面积的流体体积，即流量；R 和 L 分别是毛细管的半径和长度；η 为流体的黏度；ΔP 为毛细管两端压力差。流量 Q 等于 V/t，V 为流经毛细管的流体的体积，t 为流动的时间，即 $V/t=\pi R^4\Delta P/8\eta L$，则：

$$\eta=\frac{\pi R^4\Delta P}{8LV}\times t$$

由上面公式可见，在毛细管半径、长度及驱动压差 ΔP 恒定时，一定体积的流体流经毛细管所需的时间 t 与流体的表观黏度 η 成正比，即流体的黏度越大，通过毛细管所需的时间越长。同体积的血浆和生理盐水通过毛细管所需的时间之比称为该血浆的比黏度。实际结果用血浆比黏度表示。

【仪器】

1. 已知尺寸的毛细管。
2. 驱动装置：竖直型毛细管黏度计的驱动压差来自流体的重力。水平型毛细管黏度计驱动压差由自动充气仪控制（或由血压计气囊和水银柱控制）。
3. 储液池。
4. 控温装置。
5. 测量电极。

【操作】

血液标本分离血浆时应以 RCF1600g（3000r/min）离心 10min 以上，尽量去除细胞成分并应避免溶血。测量血浆黏度时应按仪器使用说明书和厂家提供的操作手册进行操作。

【影响因素】

血浆黏度取决于血浆中的蛋白质、脂类、电解质等成分，其中以蛋白质的影响最大。蛋白质对血浆黏度的影响与蛋白质的分子量、分子结构的对称性及浓度有关，蛋白质中纤维蛋白原对血浆黏度影响最大，其次为球蛋白。此外，温度与血浆黏度呈负相关。测定血浆黏度应保持 37℃ 恒温。

（三）血液黏度测定的临床意义

1. 血液黏度增高　见于冠心病、心肌梗死、脑血栓形成、高血压、高脂血症、糖尿病、恶性肿瘤、真性红细胞增多症、大面积烧伤、多发性骨髓瘤、巨球蛋白血症等。

2. 血液黏度降低　各类贫血、失血，由于红细胞比容降低，常导致血液黏度降低。

二、红细胞变形性测定

红细胞的变形性是影响血液表观黏度和体内微循环灌注的重要因素之一。测量红细胞变形性的方法大致分为直接测定法和间接测定法两大类。直接测定法是针对单个红细胞或细胞膜力学性质的研究，如微孔滤膜滤过法、微管吸吮法。间接测定法是利用红细胞悬液流动时，红细胞的变形和取向作用引起流体的黏度、透光性、导电性等的变化，从而间接评估红细胞的变形能力，如黏度法、激光衍射法、电导法等。

（一）微孔滤膜滤过法

【原理】

微孔滤膜滤过法目前应用最广泛，在一定负压作用下，让红细胞悬液通过直径为 3~5μm 的微孔，根据红细胞悬液滤过的时间判断红细胞的变形性。

【仪器】

仪器主要由负压、滤过和恒温三个系统组成，如图 7-3 所示。阀门 A 右边为负压系统：关闭 A，打开 B，从抽气口将瓶内气体抽出而产生负压。阀门 A 的左边为微孔滤过装置，所用滤膜孔径为 3μm 或 5μm。

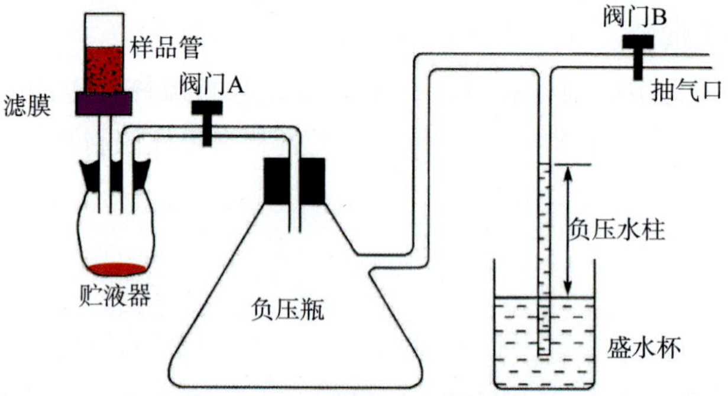

图 7-3 恒负压微孔滤膜测量仪原理图

【操作】

1. 样品配制 取 EDTA-K_2 抗凝血，以 RCF 1600g 离心 10min，弃去血浆和白细胞层，用 PBS 缓冲液或 Tris-HCl 缓冲液洗涤 3 次后配成 10% 的红细胞悬液，37℃预温。

2. 测量滤过时间 先后在样品管内加入等体积的红细胞悬液和缓冲液，分别测出这两种液体通过微孔滤膜的时间 t_1、t_2。

3. 测定红细胞比容 测定抗凝血标本的红细胞比容（HCT）。

【计算】

红细胞滤过指数（IF）：

$$IF = \frac{t_1 - t_2}{t_2} \times \frac{100}{HCT}$$

红细胞变形性越差，通过膜孔越困难，其悬液滤过的时间 t_1 越长，IF 越大。

（二）激光衍射法

【原理】

光在传播途中遇到障碍物而发生偏离直线传播的现象称为光的衍射。在两个圆筒间隙加入红细胞悬液，当激光束垂直射入红细胞悬液时，红细胞会对激光产生衍射效应，在衍射记录装置上可获得红细胞衍射图像（方向 90°改变）（图 7-4）。

利用光电转换装置将光信号与衍射图像的吸光度直接联系起来，以衍射环中心为坐

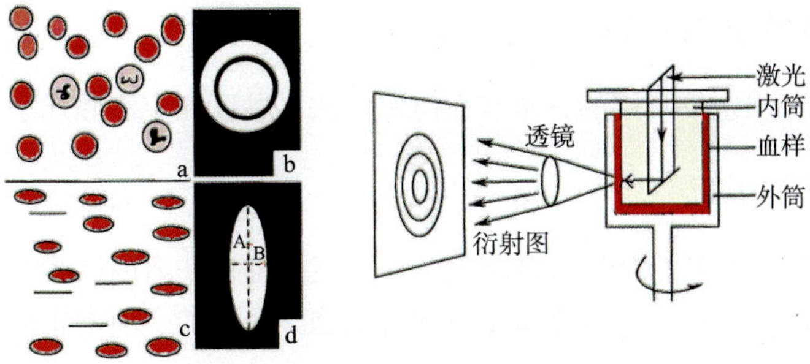

图7－4　激光衍射原理及红细胞衍射图

标原点，比较衍射图横轴和纵轴等距离A、B两点的光强度I_A、I_B，计算红细胞变形指数（DI）：

$$DI=\frac{I_A-I_B}{I_A+I_B}$$

红细胞静止时（无切应力作用），圆盘形红细胞的衍射图呈圆形，横、纵轴等长，$I_A=I_B$，$DI=0$；当外筒旋转时，红细胞在流体切应力的作用下变为椭圆形，横、纵轴不等长，$I_A>I_B$，$DI>0$。DI越大，说明具有变形能力的红细胞越多。此法反映的是红细胞的平均变形性。

【仪器】

测量红细胞变形性的激光衍射仪由四部分组成：①两个透明的同轴圆筒，内、外筒的间隙为0.5mm，内筒固定，外筒旋转。②光路系统，包括激光器和三棱镜。③摄像系统，记录衍射图。④控温装置。

（三）黏度法

高切变率下的血液表观黏度主要取决于红细胞的变形性。在相同的红细胞比容、介质黏度和切变率下，红细胞的变形性越大则表观黏度越低。红细胞刚性指数计算公式为：

$$IR=\frac{\eta_b-\eta_p}{\eta_p}\times\frac{1}{HCT}$$

式中：η_b为血液在高切变率下的表观黏度，η_p为血浆黏度，HCT为红细胞比容。η_b越大，IR值越大，则刚性指数越大，红细胞变形性越差。

（四）临床意义

红细胞变形性异常可以是某些疾病的病因或特征性变化。红细胞变形性降低见于：

1. **溶血性贫血**　遗传性球形红细胞增多症、镰形红细胞贫血、地中海贫血等。
2. **心脑血管疾病**　脑血栓形成、心肌梗死、冠心病等循环系统疾病。
3. **其他疾病**　糖尿病、休克、肝硬化、恶性肿瘤、慢性肾衰竭等。

三、红细胞聚集性测定

红细胞聚集性测定较常用的方法有血沉测定法、黏度测定法和光学检测法。

（一）血沉测定法

红细胞沉降率（ESR）简称血沉，是指在一定条件下，离体抗凝血中的红细胞在单位时间内沉降的距离。红细胞沉降率是反映红细胞聚集性的一项常用的筛检性指标。

测定血沉的方法有魏氏法、温氏法、潘氏法、自动化法等，血沉自动化仪器有魏氏法自动血沉测定仪和新型全自动血沉测定仪。WHO 和 ICSH 推荐使用魏氏法。

【原理】

将抗凝血吸入特制的血沉管中，垂直立于血沉架上，室温下静置 1h，读取红细胞沉降后露出的血浆段的高度（mm），即红细胞的沉降速度。

【器材和试剂】

1. 魏氏血沉管 魏氏血沉管为一平头吸管，按 ICSH 规定，管长 300 ± 1.5mm，内径 2.55 ± 0.15mm，吸管表面自上而下刻有 0 ~ 200 刻度，最小分度值为 1mm（图 7 - 5）。

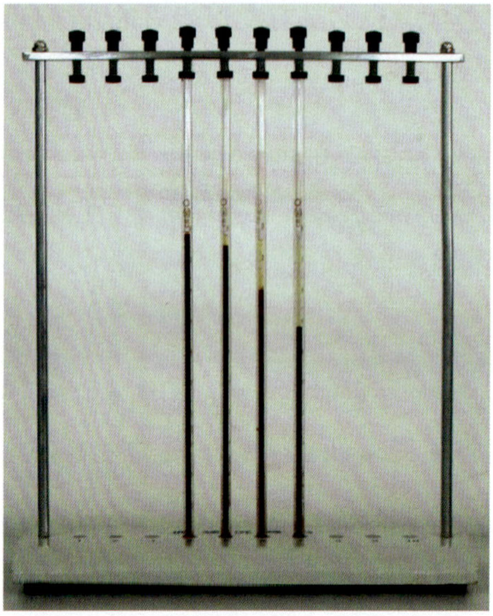

图 7 - 5 魏氏血沉管与血沉架装置

2. 血沉架 血沉架与血沉管相匹配，由底座、侧板、上横板、血沉管稳固盖等组成，底座上装有橡胶垫，上横板装有血沉管稳固盖，保证血沉管能垂直竖立。

3. 0.109mol/L 枸橼酸钠抗凝剂 按 1∶4 抗凝。

【操作】

1. 加抗凝剂 取 0.109mol/L 枸橼酸钠抗凝剂 0.4ml 置于试管中（抗凝管）。

2. 采静脉血 静脉采血 1.6ml，加入抗凝管中，立即混匀。

3. 吸样并上血沉架 用血沉管吸取混匀的抗凝血至“0”刻度处，拭去管外余血，垂直竖立在血沉架上。

4. 静置　室温条件静置1h。

5. 读数　于1h末读取红细胞下沉后露出的血浆段高度（mm）。

【报告方式】

ESR：△. △△mm/h。

【注意事项】

1. 器材清洁　所用器材符合要求且清洁、干燥。

2. 抗凝剂　抗凝剂的浓度要准确，抗凝剂浓度和用量增加会使血沉减慢。

3. 标本无溶血　血液标本要求无溶血、无凝血及避免脂肪血。

4. 垂直放置　血沉管要垂直竖立于血沉架上，如果血沉管倾斜，可使血沉加快。测试时，血沉架要平稳，不受震动。

5. 室温　温度越高，血沉越快。室温低于18℃时，应将血沉架放在20℃±2℃的恒温箱中测定；室温高于25℃时，应用Roger血沉温差校正表校正结果（图7-6）。

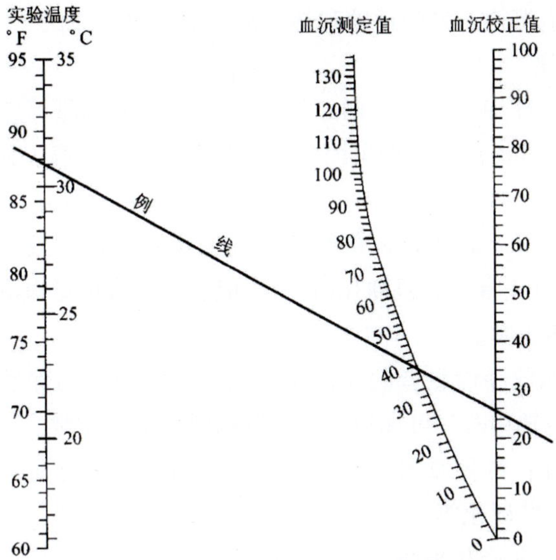

图7-6　Roger血沉温差校正表

6. 时间　观察结果必须准确掌握在1h末。

7. 标本保存　采血后应尽快测定，室温下保存不应超过2h，4℃保存不应超过6h。

【影响血沉的因素】

1. 红细胞自身因素

（1）红细胞数量：红细胞数量越多，血沉越慢，反之，血沉越快。

（2）红细胞形态：球形、镰形等异形红细胞不易形成缗钱状，因此血沉减慢。

（3）红细胞的聚集状态：正常状态下，红细胞因细胞膜表面的唾液酸而带负电荷，彼此排斥，形成25nm的间距而保持悬浮稳定性，故沉降缓慢。在病理情况下，一些因素可使红细胞表面的负电荷减少，彼此相互聚集成缗钱状，血沉加快。

2. 血浆因素 血浆中的大分子蛋白，如纤维蛋白原、免疫球蛋白、巨球蛋白等，能促进红细胞缗钱状形成，从而使血沉加快，其中带正电荷的不对称的大分子纤维蛋白原的作用最强。清蛋白、糖蛋白等则相反，可使血沉减慢。此外，脂类对血沉也有影响，胆固醇、甘油三酯可使血沉加快，而卵磷脂可使血沉减慢。

【参考区间】

成年男性 ESR：0～15mm/h。成年女性 ESR：0～20mm/h。

【临床意义】

血沉是较为常用而缺乏特异性的试验，但对判断机体有无感染、组织损伤、坏死或疾病有无活动、进展、恶化等都有一定价值。

1. 生理性血沉加快

（1）妇女经期由于子宫内膜破损及出血使血沉略有加快；妊娠3个月至产后1个月可因生理性贫血及血浆纤维蛋白原的增高而使血沉加快。

（2）老年人多因血浆纤维蛋白原含量的增加而使血沉加快，可达30mm/h。

（3）餐后较空腹血沉快，剧烈运动和热水浴后血沉也可加快。

2. 病理性血沉加快

（1）各种炎症：急性细菌性炎症时，由于血中纤维蛋白原等急性时相反应物质增加，可使血沉加快；慢性炎症活动期可因免疫球蛋白等含量增高，而使血沉加快；病情好转时血沉减慢，非活动期血沉可正常。故血沉测定可动态观察疾病的疗效和预后。

（2）组织损伤及坏死：较大范围的组织损伤或手术创伤常致血沉加快，若无并发症，一般2～3周内恢复正常。心肌梗死时于发病后3～4天可见血沉加快，并持续2～3周，而心绞痛时血沉多正常。

（3）恶性肿瘤：恶性肿瘤患者的血沉常加快，恶性肿瘤切除后或治疗彻底时，血沉可趋于正常，复发或转移时又可加快，良性肿瘤时血沉多正常。

（4）高球蛋白血症：各种原因导致的高球蛋白血症均可见血沉加快，如多发性骨髓瘤、巨球蛋白血症、肝硬化等。

（5）吸毒：吸毒会使 ESR 加快。

【方法学评价】

血沉测定的方法学评价见表7－2。

表7－2 血沉测定的方法学评价

方法	优点	缺点
魏氏法	WHO 推荐法，简便，准确	一次性血沉管成本较高
温氏法	简便，快速	结果平均高于魏氏法 9.6mm
ζ 血沉率	用血量少，测定速度快	使用专用离心机及配套离心管，少用
潘氏法	可测定毛细血管血，较适用于儿童	采血时易混入组织液，较少使用
自动血沉仪法	自动化，微量化，快速化，可记录红细胞沉降全过程	测定结果应与“参考方法”比较

（二）血沉方程 K 值法

血沉在一定程度上可以反映红细胞的聚集性，但血沉的影响因素比较多且复杂，除受红细胞聚集性和血浆黏度的影响外，还与红细胞比容密切相关。为使血沉更客观地反映红细胞的聚集性，须将血沉转换成一个不依赖于 xa 细胞比容的参数，即血沉方程 K 值。血沉方程 K 值就是用方程式的形式表达血沉和红细胞比容的关系。血沉方程为：

$$ESR = K\left[-(1 - HCT + \ln Hct)\right]$$

式中：K 为血沉方程 K 值，ln 指自然对数（以 2.718 为底的对数），HCT 为红细胞比容。若令 $R = [-(1 - HCT + \ln Hct)]$，则 $K = ESR/R$。

K 值不受 HCT 影响，主要受红细胞聚集性影响，因此，K 值能更好地反映红细胞的聚集性。

【临床意义】

血沉方程 K 值排除了红细胞比容对血沉的影响，故无论 ESR 是否加快，K 值增大都反映红细胞的聚集性增强。

1. 若 ESR 加快，且 K 值增大，说明红细胞聚集性增强。
2. 若 ESR 加快，但 K 值正常，说明 ESR 加快是由 Hct 减低引起，红细胞聚集性并不增强。
3. 若 ESR 正常，但 K 值增大，说明红细胞聚集性增强。
4. 若 ESR 正常，且 K 值正常，说明红细胞聚集性正常。

但 K 值的使用有一定范围，当 $HCT < 0.2$ 时则不适用。

（三）黏度测定法

正常人的红细胞在血液静止或者切变率很低时会形成聚集体，红细胞聚集是引起低切变率下血液黏度升高的主要因素，血液黏度的升高程度与红细胞的聚集程度呈正相关。因此，采用血液黏度法测定低切变率下血液表观黏度，可以评价红细胞聚集性。可以用以下两种方法计算红细胞聚集指数。

1. 方法一 可用低切变率（$1s^{-1}$）血液的相对黏度（全血黏度与血浆黏度之比）作为红细胞聚集指数。即

$$AI = \frac{\eta_b}{\eta_p}$$

式中：η_b 为 37℃时的低切变率全血黏度，η_p 为血浆黏度。

2. 方法二 由于低切变率时红细胞聚集体大量形成，表观黏度很高，在高切变率时红细胞解聚，表观黏度降低，因此 Dintenfass 采用低切变率下的表观黏度（η_L）与高切变率下的表观黏度（η_H）之比作为红细胞聚集指数。即

$$AI = \frac{\eta_L}{\eta_H}$$

AI 值越高表示红细胞聚集性越强。

四、红细胞电泳

【原理】

细胞电泳是应用显微镜直接观察悬浮介质中的活细胞在外加直流电场作用下的移动，以反映细胞表面电荷性质和电荷密度。红细胞表面带负电荷，在外加电场的作用下向正极移动，在电场强度不变的情况下，红细胞的电泳速度与其所带负电荷的密度相关。

【仪器】

常用毛细管式电泳仪，主要由直流电源、电泳小室、电极、显微镜、恒温操作箱、显示系统等组成。毛细管电泳小室采用长 6cm、内径 800～1000μm 的方形玻璃毛细管。

【准备】

1. **盐桥的制备** 称取氯化钠 9g，加蒸馏水 100ml，溶解后加 1g 琼脂，加热至琼脂溶化。将内径略大于方形玻璃管的塑料管插入溶液内，使溶液充满管腔，冷却备用。

2. **样品的制备** 以自身血浆为稀释液，稀释全血 200 倍，使血浆中红细胞数为 $(10\sim20)\times10^9/L$。

3. **测定静止层** 当电流通过电泳小室时，除了发生细胞电泳外，同时发生液体相对管壁的移动，即电渗。电渗的存在直接影响测定细胞的真实电泳速率，因此，应选择电渗等于零的深度（静止层）测量。一般静止层位于内径深度的 1/10 处。

【操作】

1. **吸样** 将毛细管插入稀释血液中，使之吸满红细胞悬液，取出，拭去管外液体。

2. **安装** 将毛细管两端插入琼脂盐桥管中，接上电极，平放在电泳槽支架的方槽内，夹紧，安装在显微镜载物台上，调好光源。

3. **测量红细胞电泳时间** 将毛细管调节到显微镜透视孔中央，先低倍镜后高倍镜找到静止层。开启直流电源，记录某个红细胞通过网格目镜测微计 2 格的时间 t_1。按转换开关，使电极反向，并观察和记录同一个红细胞反向通过目镜测微计 2 格所需时间 t_2。如此依次测量 10 个红细胞，可算出红细胞的平均电泳时间。

【计算】

1. **电泳速度**

$$v=\frac{\text{目镜测微计小方格边长}\times2}{\bar{t}}$$

注：目镜测微计每格相当于多少微米要用镜台测微计校正。

2. **电泳率**

$$EPM=\frac{v}{E}$$

式中：E 为电场强度（单位：V/cm），v 为电泳速度（单位：μm/s）。

【临床意义】

红细胞电泳率的测定主要用于红细胞表面分子结构、药物对红细胞作用的观察以及细胞分离和细胞免疫的研究。正常人红细胞的电泳率为（1.16 ± 0.06）$\mu m \cdot s^{-1}/(V \cdot cm^{-1})$，在病理情况下，如冠心病、缺血性脑卒中、出血性脑卒中、心肌梗死、血栓闭塞性脉管炎、静脉栓塞及系统性红斑狼疮等，患者的红细胞电泳率降低。

第四节　血液流变学检验的质量保证

一、分析前质量保证

（一）标本的采集与处理

与第六章第八节相同。

（二）仪器的质量保证

1. 仪器的选择　毛细管式黏度计只适合测量牛顿液体。旋转式黏度计可以测出血浆和全血在不同切变率下的表观黏度值。仪器性能要满足以下评价条件：

（1）切变率变化范围：旋转黏度计的切变率应满足 1 ~ 200s^{-1}的技术要求。

（2）准确度：以国家计量标准油为准，要求测定值与真实值的相对偏差 <3%。

（3）分辨率：高切变率（200s^{-1}）下能分辨出 Hct 相差 0.02 时的血液表观黏度的变化；在低剪切率（5s^{-1}）下能分辨出 Hct 相差 0.01 时的血液表观黏度的变化。

（4）精密度：要求高切变率下血液表观黏度 CV <3%，低切变率下 CV <5%。

2. 仪器的安装条件　应无热源，远离电磁干扰，清洁，防潮，通风，避免阳光直射，室温 18℃ ~25℃，相对湿度 <80%，并有稳定电压的电源和良好的接地。

3. 仪器校正　应定期采用由国家标准物质中心提供的标准黏度油进行定标。

4. 仪器的维护　对仪器进行定期维护，冲洗时一定要用去离子水。

（三）操作人员要求

操作人员必须具有高度的责任心，经过岗前培训，对仪器的构造、原理、操作规程、注意事项、异常报警的含义有充分的了解。掌握仪器的保养、简单维修及校准方法。

二、分析中质量保证

1. 采用标准化的检验方法和报告方式　各医院选择的仪器的型号、方法均不统一，因此，同一地区、同一实验室应实行仪器标准化管理，积极采用统一的、标准化的检验方法和报告方式，做到规范化操作。

2. 仪器的使用　每日开机后，应对仪器运转进行检查，达到要求才能进行样品测定。每天检测标本前，只有当质控物各参数在规定范围内时，才允许检测临床标本。

3. 试剂　检测试剂应选用仪器厂家推荐使用的合格配套试剂、校准物、质控物。

4. 温度 测定温度应控制在 37℃ ±0.5℃，标本需置 37℃ 预温后再进行检测。

5. 加样 为了使检测结果准确，加样时一定要准确，并要避免产生气泡。

三、分析后质量保证

参见第六章第八节。

第八章 血型与输血

知识要点

1. ABO、Rh 血型鉴定与交叉配血的方法及临床意义。
2. ABO、Rh 血型鉴定与交叉配血的质量保证。
3. 血型鉴定与交叉配血的异常及其克服办法。
4. 新生儿溶血病的诊断。
5. 血液的保存、成分输血的临床应用。

1900 年卡尔·兰德斯坦纳（Karl Landsteiner）发现了 ABO 血型，1930 年被授予诺贝尔医学及生理学奖。该发现被评为 20 世纪改变人类生活的重大发现之一。在发现 ABO 血型系统后，人们又在红细胞上陆续发现了 MNS、P、Rh、Lutheran、Lewis、Kell 等血型系统，后来在白细胞、血小板和各种组织细胞上也发现了类似的同种抗原，甚至发现血清蛋白也有型别差异，于是血型的概念得到了扩展。

现在认为血型（blood groups）是以抗原为表现形式的遗传性状，为人类血液的主要特征之一。血型的研究和应用对临床输血、溶血性疾病的诊断、器官移植、骨髓移植、法医鉴定和考古等方面都有重要意义。

第一节 红细胞血型系统

红细胞血型系统较为复杂，包括 ABO、Rh、MNS、P 等多个系统，其中最具有临床意义的是 ABO 血型系统，其次是 Rh 血型系统。

一、红细胞血型分类及命名

（一）红细胞血型分类

国际输血协会（ISBT）血型命名委员会，将已发现的三百余种红细胞血型抗原分成了 30 个血型系统、6 个血型集合、1 个高频率抗原组和 1 个低频率抗原组。

血型系统是由单一基因位点或多个紧密连锁基因位点上的等位基因编码的一组抗原

所组成，如ABO、Rh血型系统。血型集合是指在血清学、生物化学或遗传学上有相关性，但又达不到血型系统命名标准并与血型系统无关的血型抗原，如Cost、Li集合。血型系列是指目前不能归类于血型系统和血型集合的血型抗原，按照在人群中的分布频率，归类为低频率抗原组和高频率抗原组。

（二）红细胞血型命名

最初没有统一血型命名，有的血型抗原用大写字母表示，有的以大、小写字母混合组成，有的则以字母加数字来表示，如A、B抗原，Lea、Leb抗原和Fy3、Fy5抗原等。

1996年ISBT建立了两种血型命名系统，一种是全数字命名法，一种是字母/数字命名法。数字命名法使用6位数字，前3位表示血型系统，后3位表示血型抗原，如001001表示ABO血型系统的A抗原，较少使用。字母/数字命名法用2~5个大写字母表示血型系统，用字母加数字表示血型抗原，如RH1表示Rh血型系统D抗原。

二、ABO血型系统

ABO血型由红细胞抗原和血清中的抗体共同决定。根据红细胞上是否存在A、B抗原，血清中是否存在抗A、抗B抗体，分为A、B、O及AB四种血型（表8－1）。

表8－1 ABO血型系统的抗原与抗体

型别	红细胞上的抗原	血清中的抗体
A	A、H	抗B
B	B、H	抗A
O	H	抗A及抗B
AB	A、B及H	-

（一）ABO血型系统抗原

1. ABO抗原的遗传 Bernstein在1924年提出“三复等位基因学说”。该学说认为，控制ABO血型遗传的基因有A、B、O三个等位基因，位于第9号染色体的长臂3区4带上。其中A和B基因为显性基因，O基因为隐性基因。每个个体携带有其中的两个基因，父母双方各遗传一个基因给子代。三个等位基因可以组合成6种基因型（AA、AO、BB、BO、OO、AB），但只有4种表现型（A、B、O、AB）。通常所说的血型，指的是血型基因的表现型（表8－2）。

表8－2 ABO血型遗传举例

父母血型	父母基因型	子代可能血型
A×B	AA×BB	AB
	AO×BB	AB或B
	AA×BO	AB或A
	AO×BO	AB或A或B或O

2. ABO抗原的合成及结构 ABO血型系统的抗原有A、B、H三种，分别受A、B、

H 基因间接控制。A、B、H 基因不是实际产生 ABO 血型抗原的遗传密码，而是产生特异性糖基转移酶的遗传密码。A、B、H 抗原的前身物质（oh）是含 4 个糖基的寡糖链，糖基转移酶可使糖基连接到前身物质（oh）上。

在 H 基因的控制下，oh 寡糖链末端的 D－半乳糖上连接一个岩藻糖成为 H 抗原，是 A、B 抗原的前身物质。在 A 基因控制下，产生 N－乙酰氨基半乳糖转移酶，使 H 抗原连接一个 N－乙酰氨基半乳糖，成为 A 抗原；在 B 基因的控制下，产生 D－半乳糖转移酶，使 H 抗原连接一个 D－半乳糖，成为 B 抗原（图 8－1）。H 抗原在红细胞上的含量依次为 O 型 > A_2 型 > A_2B 型 > B 型 > A_1 型 > A_1B 型。

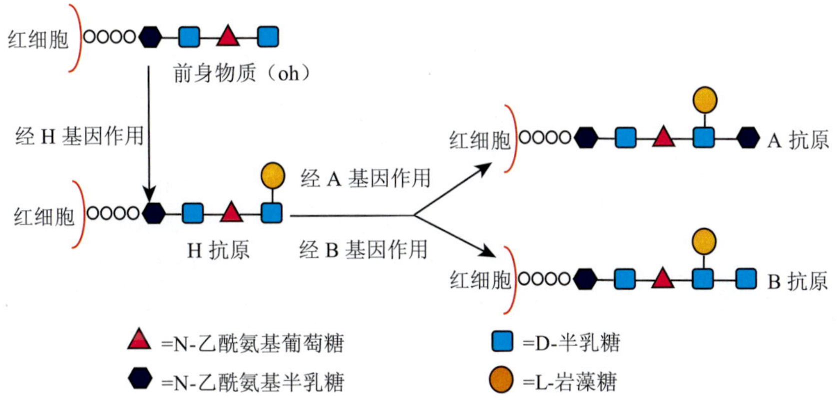

图 8－1　ABH 抗原形成示意图

3. ABO 抗原的产生　37 天的胎儿就可以产生 A、B、H 抗原，在胚胎 5～6 周即可检出，但出生时的抗原性仅为成人的 20%，18 个月后才能充分表现出抗原性，到 20 岁左右达高峰。ABO 血型抗原性保持终身不变，但到老年时有所下降。

4. 血型物质　A、B、H 血型抗原不仅存在于红细胞上，而且以水溶性状态广泛存在于体液和分泌物中，存在于体液和分泌物中的游离红细胞血型抗原多为半抗原，被称为血型物质。血型物质以唾液中含量最丰富，其次是血清、精液、胃液、卵巢囊肿液、羊水、汗液、尿液、泪液、胆汁、乳汁和腹水等，脑脊液中没有。根据唾液中是否含有 A、B、H 血型物质，可将人群分为分泌型和非分泌型。汉族人分泌型占 80%，非分泌型占 20%。

血型物质的主要作用有：①测定唾液中的血型物质可辅助鉴定 ABO 血型。②测定羊水中的血型物质可预测胎儿血型。③血型物质可中和 ABO 血型系统中的“天然抗体”，有助于检查抗体性质。

知识链接

孟买血型

孟买血型是因首先在孟买一妇女中发现而得名，其基因型为 hh，表现型为 oh。无 H、A、B 抗原，易被误定为 O 型。但其血清含有抗 H、抗 A、抗 B 抗体，所以除与 A、B 型红细胞发生反应外，还可与 O 型红细胞凝集。此血型人如需输血，只能输 oh 同型血。

（二）ABO血型系统抗体

婴儿出生时，通常抗A和抗B抗体较少，但出生后合成量逐渐增多，5~10岁时具有较高的效价并一直持续到成年的晚期，老年人抗体水平一般低于年轻人。ABO血型系统的抗体可分为天然抗体和免疫性抗体。

1. 天然抗体 指机体未经可见的抗原刺激而自然存在的抗体，为完全抗体。

2. 免疫性抗体 主要是在母婴血型不合的妊娠及血型不合的输血后产生，属IgG，为不完全抗体。两种血型抗体的主要特性见表8-3。

表8-3 天然抗体与免疫性抗体的特性及区别

特性	天然抗体（IgM）	免疫性抗体（IgG）
抗原刺激	无可察觉	有抗原刺激（妊娠、输血）
分子量	分子量大（100万）	分子量小（16万）
与红细胞反应最适温度	4℃~25℃	37℃
血型物质的作用	易被血型物质中和	不能或部分被血型物质中和
能否通过胎盘	不能通过胎盘	能通过胎盘
与红细胞反应的介质	盐水介质	酶、抗人球蛋白血清等

（三）ABO血型系统的亚型

亚型是指同一血型抗原，但抗原结构、性能或抗原位点数有一定差异。

1. A亚型 ABO血型系统中以A亚型最多见，常见的A亚型有A_1、A_2、A_3、Ax和Am等，其中最主要的是A_1和A_2亚型。AB型也有A_1B和A_2B两个亚型。在我国，A型、AB型汉族人中，A_1型占99.23%，A_2型仅占0.77%，A_1B型占99.13%，A_2B型仅占0.87%。

A_1亚型红细胞上含有A_1和A抗原，血清中含有抗B抗体。A_2亚型的红细胞上只有A抗原，血清中除抗B抗体外，还含有抗A_1抗体。故A_1与A_2之间的输血也可能引起输血反应。由于A_2亚型抗原性弱，易将A_2或A_2B型误定为O或B型。

2. B亚型 B亚型较A亚型少见，主要有B_2、B_3、Bm等，具有与抗B血清凝集较弱的特点，定型时易被误定为O型。

ABO血型系统各亚型的抗原、抗体及其与抗血清的反应结果见表8-4。

表8-4 ABO各亚型的抗原、抗体及其与抗血清的反应

血型	红细胞表面抗原	血清中抗体	与抗血清的反应			
			抗A	抗B	抗A+B	抗A_1
A_1	A、A_1	抗B	+	-	+	+
A_2	A	抗B、抗A_1（1%~8%）	+	-	+	-
A_1B	A、A_1、B	-	+	+	+	+
A_2B	A、B	抗A_1（22%~35%）	+	+	+	-
B	B	抗A、抗A_1	-	+	+	-
O	-	抗A、抗A_1、抗B	-	-	-	-

三、Rh 血型系统

1940 年 Landsteiner 和 Wiener 用恒河猴（Rhesus monkey）的红细胞免疫豚鼠和家兔，得到一种免疫性抗体，此抗体能凝集 85% 白种人的红细胞，故认为人的红细胞上存在一种与恒河猴红细胞相同的抗原，于是取 Rhesus 的前两个字母命名为“Rh”抗原。同时，Levine 与 Stetson 从一名新生儿溶血病儿的母亲血清中也发现了与这种抗原反应的抗体，后经研究发现 Landsteiner 等用动物血清鉴别的抗原和 Levine 等用人体抗体确定的抗原并不完全相同。因 Rh 这个术语已被普遍采用，故一直沿用下来，而把最初 Landsteiner 等发现的恒河猴抗原命名为 LW 抗原。Rh 血型系统的重要性仅次于 ABO 血型系统。

（一）Rh 血型的命名和遗传

Rh 遗传基因位于 1 号染色体短臂上，由 RHD 和 RHCE 两个紧密连锁的基因构成，分别编码 D 抗原和 CE 抗原。RHD 和 RHCE 的遗传物质较为容易交换，出现新的杂交基因，产生新的 Rh 抗原，现已确认 Rh 抗原有 50 个。

Rh 血型有 Fisher - Race 命名法（CDE 命名法）和数字命名法。CDE 命名法用抗 C、抗 c、抗 D、抗 E、抗 e 五种抗体进行 Rh 血型分型，被检红细胞与某种抗体凝集就用与该抗体相同的符号标记，若不凝集则用其大小写相反的符号标记，例如：抗 C +、抗 c +、抗 D +、抗 E -、抗 e +，Rh 血型为 CcDee。该命名法基于早期对 Rh 血型基因的错误认识，因而并不正确，但目前临床工作中还在使用。

（二）Rh 血型系统抗原及亚型

1. Rh 血型抗原 Rh 血型抗原与临床关系最为密切的有 5 种，分别为 D、C、E、c、e。因 D 的抗原性最强，对临床最为重要，所以临床上习惯将含 D 抗原的红细胞称为 Rh 阳性，不含 D 抗原的红细胞称为 Rh 阴性，又叫熊猫血型。据调查，白种人 Rh 阴性者约占 15%，我国汉族人 Rh 阴性率约为 0.4%，少数民族中 Rh 阴性率较高，苗族为 12.3%，塔塔尔族为 15.81 %。

2. Rh 血型亚型 Rh 血型系统也有亚型，其中以弱 D 最有临床意义。弱 D 是 D 抗原的一组变异体，表现为红细胞上 D 抗原数量减少。弱 D 红细胞与 IgM 类抗 D 试剂反应呈阴性，但用抗人球蛋白方法检测呈阳性。

（三）Rh 血型系统抗体

Rh 血型天然抗体极少，绝大多数是通过母婴血型不合的妊娠或输血而产生的免疫性抗体。Rh 血型抗体主要有 5 种，即抗 D、抗 E、抗 C、抗 c、抗 e 等。

四、MNS 血型系统

1927 年发现了 M 和 N 抗原，1947 年发现了 S 抗原，1951 年发现了 s 抗原，目前已确定 MNS 血型系统有 46 个抗原。该系统的抗体主要有抗 M、抗 N、抗 S 和抗 s。抗 M

比较常见，多为自然产生，也有报道因输血或细菌感染产生，以IgM为主。抗N抗体比较罕见，多数为IgM。抗M和抗N抗体多数在37℃不发生反应，一般无临床意义。

五、P血型系统

1927年发现了P抗原。P血型系统包括P_1（+）型和P_2（-）型。P_1抗原频率在人群中差异较大，白种人约80%，亚洲人约30%。人血清中抗P1比较常见，以IgM为主，凝集反应很弱，温度超过25℃，一般不发生凝集和溶血反应，因此临床意义不大。

六、Kell血型系统

Kell血型系统抗原比较复杂，但主要抗原为K和k。K抗原的抗原性较强，抗K多为IgG，抗k较少见，都与新生儿溶血病及溶血性输血反应有关。在我国汉族中，k抗原几乎100%阳性，而K抗原几乎100%为阴性，少数民族如维吾尔族K抗原出现的几率也仅为0.0359。

七、Duffy血型系统

Duffy血型系统共有6个抗原，两个主要抗原为Fya和Fyb，亚洲人几乎100%为Fya。抗Fya和抗Fyb抗体大多数为IgG类。Fyb抗原性弱，抗Fyb少见。

第二节　其他血型系统

一、人类白细胞抗原与抗体

白细胞上的血型抗原通常分三类，第一类为红细胞血型抗原，即ABO等血型系统中的各种抗原；第二类为白细胞所特有的血型抗原，如中性粒细胞特异性抗原（HNA）；第三类为与其他组织共有的，也是最强的同种抗原，即人类白细胞抗原（HLA）。人类白细胞上表达的红细胞血型抗原的量比较少。中性粒细胞表达的HNA有7种，归属于5个粒细胞抗原系统，都有相应的抗体。HNA及其相应的抗体可引起输血相关性急性肺损伤、发热性非溶血性输血反应及各种免疫性粒细胞减少症等。

白细胞上的HLA抗原包括Ⅰ类和Ⅱ类，二者均为膜结合糖蛋白，且结构相似而稍有差异。HLA-Ⅰ类抗原分布广泛，几乎存在于所有的有核细胞表面，其中以淋巴细胞上密度最高。HLA-Ⅱ类抗原分布的范围较窄，主要表达在巨噬细胞、树突状细胞及B淋巴细胞等专职抗原递呈细胞上。HLA抗体由复杂的球蛋白构成，含有许多抗原位点，大部分是IgG，少数是IgM。临床上HLA抗体多由妊娠、输血、器官移植等免疫机制产生。HLA系统在器官移植、亲子鉴定以及临床输血等方面都有重要意义。HLA系统引起的输血反应主要包括急性肺损伤、发热性非溶血性输血反应及血小板输注无效等。

二、血小板血型系统

（一）血小板抗原

血小板上的抗原主要分为两类：一类是与其他细胞或组织所共有的，称为血小板相关抗原，如红细胞血型系统抗原、HLA 系统的抗原；另一类为血小板特异性抗原，是血小板上所特有的，不存在于其他组织、细胞上的抗原，即人类血小板抗原（HPA）。

血小板表面存在的 ABO 血型系统的 A 抗原和 B 抗原的抗原量较红细胞少，但输注 ABO 血型不合的血小板，可使血小板寿命缩短；若浓缩血小板血浆中含有高效价的抗 A、抗 B 抗体也可引起溶血性输血反应，因此我国通常进行 ABO 同型血小板输注。血小板特异性抗原至今已检测出二十多种，被分为 6 个系统，即 HPA－1、HPA－2、HPA－3、HPA－4、HPA－5 和 HPA－15。

（二）血小板抗体

血小板抗体包括同种抗体和自身抗体。血小板同种抗体是由输血或妊娠等同种免疫产生，是造成同种免疫性血小板减少症的直接原因，最常见的是血小板输注无效、输血后紫癜和新生儿血小板减少性紫癜等。

（三）血小板血型鉴定的临床意义

1. 提高血小板输注疗效 反复输注血小板或有妊娠史的妇女，血清中可产生血小板同种抗体，当再输入具有相应抗原血小板后，会导致输入的血小板迅速破坏。

2. 诊断新生儿同种免疫性血小板减少性紫癜 同种免疫性血小板减少性紫癜是由于母婴血小板血型不合所致，死亡率极高，通过检查血小板抗原和血小板抗体来诊断。

3. 诊断原发性血小板减少性紫癜 原发性血小板减少性紫癜（ITP）患者体内存在血小板自身抗体，使血小板大量破坏而发病，检测血小板抗体是诊断 ITP 的一种手段。

三、血清蛋白抗原

血清蛋白按性质可分为免疫球蛋白、清蛋白、血清酶和补体等几类。血清蛋白有型差异，研究较为深入的是免疫球蛋白型。一方面免疫球蛋白是具有抗体活性的蛋白质分子，另一方面它对另一种系的动物或同一种系不同个体来说又是一种抗原。输注血浆可引起速发型超敏反应，对有此反应的患者应尽量避免使用血浆而用人工血浆。

第三节 ABO 血型鉴定

一、血型鉴定标本的采集和保存

采血 3～5ml，抗凝或不抗凝。要及时送检，一般 2h 内完成试验。认真核对申请单上的受检者信息与标本标签，认真审查标本采集时间、标本量、标本类型是否符合要求。试验完成后，将标本置4℃保存7天，以备复查。

二、红细胞悬液的配制

经离心或红细胞自然沉降后取试管下层的红细胞2滴于小试管中，加入生理盐水2ml并充分混匀，2500r/min离心3min后弃去上清液。重复洗涤3次后，吸取1滴压积红细胞加入19滴生理盐水混匀，即为5%红细胞生理盐水悬液。

三、标准血清的制备和要求

标准血清包括抗A、抗B和抗A+B（O型血清）。其来源有两种途径，一是从健康人血清中获取，二是采用单克隆抗体。目前标准血清基本上都采用单克隆的抗A、抗B试剂。标准血清应符合以下要求：

1. **特异性** 抗A抗体只凝集含A抗原红细胞，抗B抗体只凝集含B抗原红细胞。

2. **效价标准** 抗A对A_1、A_2、A_2B型红细胞的凝集效价分别不低于1∶128、1∶32、1∶16，抗B对B型红细胞凝集效价不低于1∶128。

3. **亲和力** 抗A对A_1、A_2、A_2B型红细胞开始出现凝集的时间分别不长于15s、30s、45s，抗B对B型红细胞开始出现凝集的时间<15s，且3min内凝集块必须$\geq 1mm^2$。

4. **稳定性** 单克隆抗体没有人血清抗体稳定，故应认真筛选单抗和合适的稳定剂。

5. **其他** 无菌，已灭活补体，冷凝集素效价<1∶4。

四、标准红细胞悬液的制备

为了防止红细胞敏感性不一致，可随机采取3个以上的健康人血液，按A、B、O型分别混合后，经生理盐水洗涤3次，配成5%红细胞悬液。

五、ABO血型鉴定方法

【原理】

ABO血型鉴定是根据红细胞表面的A、B抗原与相应的抗A、抗B抗体发生特异性结合，使红细胞出现凝集，通过正、反定型来鉴定ABO血型。正定型是指用标准血清来测定红细胞表面有无A或（和）B抗原，反定型是指用标准红细胞来测定血清中有无抗A或（和）抗B抗体。

【试剂】

1. 标准抗A、抗B、抗A+B血清。
2. 5%A、B、O型标准红细胞悬液。
3. 受检者血清。
4. 受检者5%红细胞悬液。

【操作】

1. 试管离心法

（1）正定型：取小试管3支，分别标明抗A、抗B和抗A+B，滴加相应的抗A、抗B和抗A+B标准血清各1滴，再分别滴加受检者5%红细胞悬液1滴，轻轻混匀。

（2）反定型：另取小试管3支，分别标明A、B、O型红细胞，分别加入受检者血清1滴，再分别滴加A、B、O型5%标准红细胞悬液1滴，轻轻混匀。

（3）离心：立即以RCF 177g离心1min。

【结果】

先观察上清液，判断有无溶血，再轻弹试管，使沉于管底的红细胞浮起，观察有无凝集。用低倍镜观察凝集现象和凝集强度。凝集强度判断标准见表8－5。

表8－5　凝集强度判断标准

凝集程度	判断标准
＋＋＋＋	红细胞凝集成一大块，血清清晰透明
＋＋＋	红细胞凝集成数小块，血清尚清晰
＋＋	红细胞凝集成数小块，周围可见游离红细胞
＋	肉眼可见大颗粒，周围有较多游离红细胞
±	镜下可见数个红细胞凝集在一起，周围有很多游离红细胞
－	镜下未见凝集，红细胞均匀分布

2. 玻片法

（1）正定型：在玻片上用蜡笔画出圆圈，分别标明抗A、抗B、抗A+B，分别滴加相应的标准血清各1滴，再各加受检者5%红细胞悬液1滴。

（2）反定型：在另一玻片上，用蜡笔画出圆圈，分别标明A、B、O，各滴加受检者血清1滴，再分别滴加标准A、B、O型红细胞悬液各1滴。

【结果】

轻转玻片，充分混匀，1～5min后，肉眼和镜检观察有无凝集（图8－2，表8－6）。

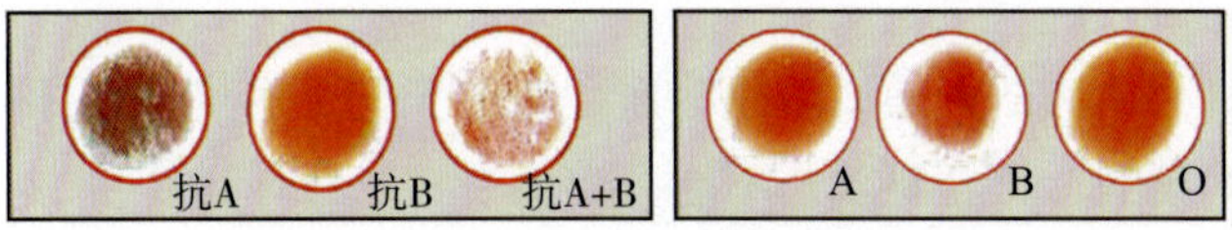

图8－2　玻片法正定型和反定型结果

表8－6　ABO血型正、反定型结果判断

标准血清＋被检者红细胞			被检者血型	标准红细胞＋被检者血清		
抗A	抗B	抗A＋B		A型红细胞	B型红细胞	O型红细胞
＋	－	＋	A型	－	＋	－
－	＋	＋	B型	＋	－	－
－	－	－	O型	＋	＋	－
＋	＋	＋	AB型	－	－	－

【报告方式】

ABO 血型鉴定报告方式见图 8－3。

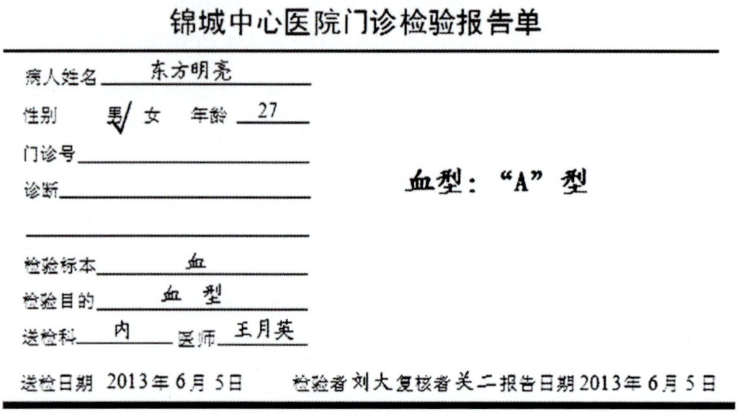
锦城中心医院门诊检验报告单

病人姓名 东方明亮

性别 男√/ 女 年龄 27

门诊号

诊断

血型："A" 型

检验标本 血

检验目的 血 型

送检科 内 医师 王月英

送检日期 2013年6月5日 检验者刘大复核者关二报告日期2013年6月5日

图 8－3 ABO 血型鉴定报告方式

六、ABO 血型鉴定方法评价

ABO 血型鉴定的方法学评价见表 8－7。

表 8－7 ABO 血型鉴定的方法学评价

方法	优点	缺点
玻片法	操作简单，不需离心，适于血型普查	不灵敏，不适合常规检查
试管法	常规血型鉴定方法，结果可靠	较玻片法复杂

七、ABO 血型鉴定质量保证

（一）分析前质量保证

1. 器材 器材必须清洁干燥，防止溶血。为避免交叉污染，使用一次性滴管。

2. 标本 标本新鲜，符合要求，不能有溶血。

3. 方法 玻片法适合普查，试管法适合临床检查。

4. 标准血清 标准血清质量应符合要求，冰箱保存，以免细菌污染。

5. 标准红细胞 标准红细胞以 3 个健康者同型新鲜红细胞混合，用生理盐水洗涤 3 次，红细胞浓度为 3%～5%。

（二）分析中质量保证

建立标准操作程序（SOP）文件，严格按操作程序操作。

1. 标记 标记准确、清楚。

2. 加标本和试剂 按规定应先加血清再加红细胞悬液，以便核实是否漏加血清。

3. 反应温度与时间 一般在室温（20℃～24℃）下进行检验。玻片法观察结果时，应注意悬液是否干涸，避免将边缘干涸的红细胞聚集误为凝集。

4. 离心 严格按照离心时间、速度的要求进行离心。

5. 观察结果 认真仔细观察结果，并用显微镜检查证实。

（三）分析后质量保证

1. 结果分析 正、反定型结果一致方可发报告。如发现正、反定型结果不一致，首先要重复检验一次。如果结果仍然不符，必须及时请示上级主管，并进一步检查。

2. 结果登记 仔细核对后，准确无误登记鉴定结果。

3. 结果报告 仔细核对后，准确无误报告鉴定结果。

4. 标本保存 标本置4℃保存7天，以备复查。

八、ABO 血型鉴定的临床意义

1. 输血 鉴定受血者与供血者的血型，选择同型血，交叉配血相符后才能输血。

2. 器官移植 受者与供者 ABO 血型相符才能移植，血型不符极易引起排斥反应。

3. 其他 新生儿溶血、法医学鉴定、亲子鉴定及某些疾病的相关调查等。

第四节 Rh 血型鉴定

在临床上，Rh 血型鉴定主要用抗 D 血清来检测红细胞表面是否含有 D 抗原。红细胞上含有 D 抗原者称为 Rh 阳性，不含有 D 抗原者称为 Rh 阴性。根据 Rh 抗体的不同选择不同的鉴定方法，如果是单克隆的 IgM 类抗体，可以选用盐水法，如果是 IgG 类抗体，多采用酶介质法、凝聚胺法和抗人球蛋白法等。

一、酶介质法

【原理】

IgG 类抗体，因分子量小，在盐水介质中只能与含相应抗原的红细胞结合，而不产生凝集。木瓜蛋白酶、菠萝蛋白酶等可破坏红细胞表面的唾液酸，减少红细胞表面负电荷，使红细胞间排斥力减小，红细胞间距缩小，使之出现肉眼可见的凝集。

【试剂】

1. IgG 类抗 D 标准血清。
2. 0.067mol/L 磷酸盐缓冲液（pH 5.5）。
3. 1% 菠萝蛋白酶溶液：菠萝蛋白酶 1.0g 溶于 pH 5.5 的磷酸盐缓冲液 100ml。
4. 对照：5% Rh 阳性红细胞悬液，5% Rh 阴性红细胞悬液。
5. 5% 受检者红细胞悬液。

【操作】

1. 标记 取 3 支试管，分别标记受检者、阳性对照、阴性对照。

2. 加抗 D 分别加抗 D 标准血清 1 滴。

3. 加红细胞悬液 分别加入受检者、Rh 阳性和 Rh 阴性的 5% 红细胞各 1 滴。

4. 加酶 每支试管加入 1% 菠萝蛋白酶各 1 滴，混匀。

5. 水浴 置 37℃水浴 1h。

【结果】

先观察对照管，如阳性对照管凝集，阴性对照管不凝集，说明结果可信。再观察受检管，若凝集为 Rh 阳性，若不凝集则为 Rh 阴性。

二、盐水法

【原理】

单克隆 IgM 类抗 D 血清与红细胞上的 D 抗原结合，在盐水介质中出现红细胞凝集。

【试剂】

1. 单克隆抗 D 标准血清（IgM 类）。

2. 对照：5% Rh 阳性红细胞悬液，5% Rh 阴性红细胞悬液。

3. 5% 受检者红细胞悬液。

【操作】

1. 试管法

（1）标记：取 3 支试管，分别标记为受检者、阳性对照和阴性对照。

（2）加抗 D：每管加入抗 D 标准血清 1 滴。

（3）加红细胞悬液：按标记分别加入受检者、Rh 阳性和 Rh 阴性的 5% 红细胞悬液各 1 滴。

（4）离心：将各管混匀后，以 RCF 177g 离心 1min。

2. 玻片法

（1）标记：在玻片上画出 3 个圆圈，分别标记被检者、阳性对照和阴性对照。

（2）加抗 D：在每一圆圈中加入抗 D 血清 1 滴。

（3）加红细胞悬液：按标记加入受检者、Rh 阳性、Rh 阴性红细胞悬液各 1 滴。

【结果】

同酶介质法，如图 8-4。

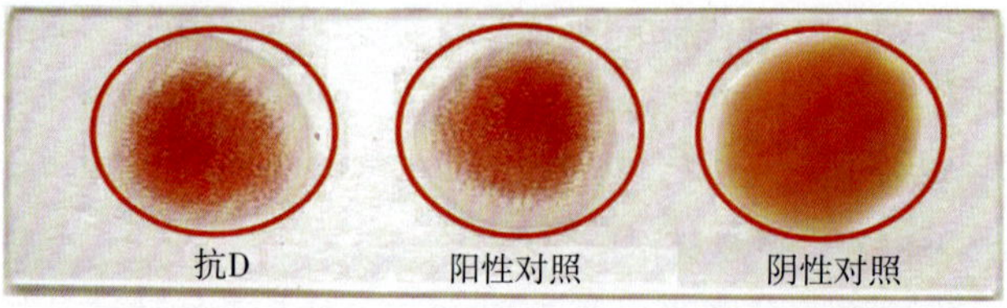

图 8-4 盐水法 Rh 血型鉴定（玻片法）结果

三、凝聚胺法

【原理】

凝聚胺是一种高价阳离子季铵盐多聚物，溶解后能产生很多阳离子，可以中和红细胞表面的负电荷，使红细胞间距缩小，发生可逆的非特异性凝集。低离子强度溶液可降低红细胞的 Zeta 电位，进一步增强抗原抗体间的引力。当红细胞表面含有 D 抗原时，抗 D 抗体可以在凝聚胺和低离子强度溶液的作用下与之发生紧密结合。枸橼酸盐解聚液可以消除凝聚胺的正电荷，使红细胞的非特异性凝集解散，而发生抗原抗体特异反应的凝集仍然存在。

【试剂】

1. 凝聚胺试剂盒组成：①低离子强度溶液（LISS 液）。②凝聚胺液。③解聚液。
2. 5% Rh 阳性红细胞悬液。
3. 5% 受检者红细胞悬液。
4. 不完全抗 D 标准血清。
5. AB 型血清（由于 Rh 阴性血液来源很少，可用 AB 型血清作阴性对照）。

【操作】

1. **标记** 取 3 支试管，分别标明受检管、阳性对照管、阴性对照管。
2. **加反应物** 按表 8-8 向各管中滴加反应物。

表 8-8 Rh 血型鉴定（凝聚胺法）

反应物	受检管	阳性对照管	阴性对照管
5% 受检者红细胞悬液	1 滴	-	-
5% Rh 阳性红细胞悬液	-	1 滴	1 滴
不完全抗 D 标准血清	1 滴	1 滴	-
AB 型血清	-	-	1 滴
LISS 液	0.6ml	0.6ml	0.6ml
凝聚胺液	2 滴	2 滴	2 滴

3. **离心并弃上清液** 混匀后，以 RCF 177g 离心 10s，弃去上清液，观察试管底红细胞凝集情况，全部凝集说明试剂有效。
4. **加解聚液并观察结果** 向各管中分别加入解聚液 2 滴，混匀，同时观察结果。

【结果】

阳性对照管凝集，阴性对照管不凝集，如受检管凝集，表示受检红细胞上含有 D 抗原，为 Rh 阳性；如受检管不凝集，表示受检红细胞上不含 D 抗原，为 Rh 阴性。

四、抗人球蛋白法

【原理】

又称 Coombs 试验。抗人球蛋白与致敏红细胞上的不完全抗 D 抗体（IgG）结合，通过抗抗体的搭桥作用，将致敏红细胞连接而发生凝集反应。

【试剂】

1. 不完全抗 D 标准血清。

2. 抗人球蛋白血清：稀释为最适稀释度后使用（按说明书要求进行稀释）。

3. AB 型血清（阴性对照）。

4. 5% Rh 阳性红细胞悬液。

5. 5% 受检者红细胞悬液。

【操作】

1. **标记** 取试管 3 支，分别标记受检管、阳性对照管、阴性对照管。

2. **加反应物** 按表 8 -9 加入反应物。

表 8 -9 Rh 血型鉴定（抗人球蛋白法）

反应物	受检管	阳性对照管	阴性对照管
5% Rh 阳性红细胞悬液	-	1 滴	1 滴
5% 受检者红细胞悬液	1 滴	-	-
不完全抗 D 标准血清	1 滴	1 滴	-
AB 型血清	-	-	1 滴

3. **水浴后洗涤** 置 37℃水浴 1h 后，用 8 ~ 10 倍生理盐水洗涤 3 次，弃上清液。

4. **加抗人球蛋白** 各管加入抗人球蛋白血清 1 滴，1000r/min 离心 1min。

【结果】

同凝聚胺法。

五、Rh 血型鉴定的临床意义

（一）Rh 血型与输血

输血前必须做 Rh 血型鉴定。正常人血清中一般不存在 Rh 抗体，故第一次输血时往往不会发生输血反应。Rh 阴性受血者如果输入了 Rh 阳性血液，会产生免疫性抗体，当第二次接受 Rh 阳性血液时，即可发生严重的溶血性输血反应。如果将含有 Rh 抗体的血液输给 Rh 阳性的人，也可致敏受血者的红细胞而产生溶血。Rh 阴性妇女如果孕育过 Rh 阳性胎儿，第一次接受 Rh 阳性血液也可能发生溶血性输血反应。

（二）Rh 血型与新生儿溶血病

详见本章第七节。

第五节 交叉配血试验

交叉配血试验是输血前必须做的血型配合性试验，以确保受血者和供血者血液中不含不相配合的成分。由于配血试验主要是检查受血者血清中是否存在破坏供血者红细胞的抗体，所以把受血者血清与供血者红细胞相配的试验称为主侧试验，把供血者血清与受血者红细胞相配的试验称为次侧试验。只有主、次两侧试验均无凝集、无溶血才能输血。

一、交叉配血试验方法

（一）盐水配血法

【原理】

IgM 类血型抗体在盐水介质中可与红细胞上相应抗原结合出现肉眼可见的凝集，通过观察主、次侧试验结果，判断供、受血者之间 ABO 血型相合的情况。

【操作】

1. **分离血清并制备红细胞悬液** 分别取受血者和供血者血液 3～4ml，分离血清，以生理盐水洗涤红细胞 3 次，配成 2% 红细胞悬液。

2. **标记** 取 2 支试管，标记主侧管、次侧管。

3. **主侧管** 受血者血清 1 滴 + 供血者红细胞悬液 1 滴。

4. **次侧管** 供血者血清 1 滴 + 受血者红细胞悬液 1 滴。

5. **离心** 两管混匀后，以 RCF 177g 离心 1min。

6. **观察** 观察上清液是否溶血，再轻轻侧动试管，观察有无凝集，如无凝集应镜检（图 8－5）。

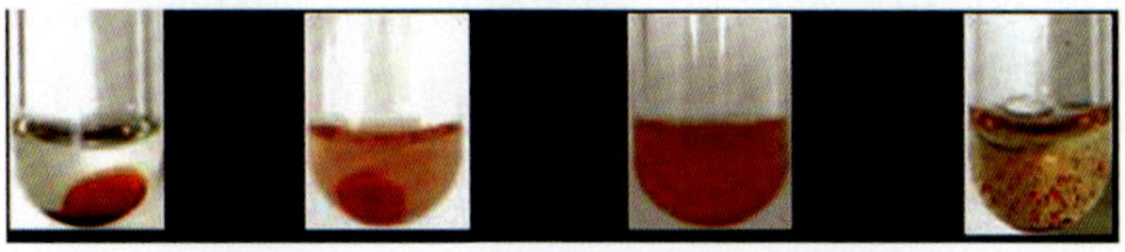

图 8－5 盐水法交叉配血结果

【结果】

ABO 同型配血，主侧和次侧均不凝集、无溶血，表示无输血禁忌，可以输血。

ABO 异型配血（指 O 型血输给其他各型或 A、B、O 型血输给 AB 型），主侧无凝集、无溶血，但次侧必然有凝集或溶血。

【报告方式】

交叉配血报告方式见图 8－6。

（二）凝聚胺配血法

【原理】

同本章第四节 Rh 血型鉴定中的凝聚胺法。

【操作】

1. **标记** 取试管 2 支，分别标记主侧管、次侧管。

2. **主侧管** 受血者血清 2 滴 + 供血者 3%～5% 红细胞悬液 1 滴。

锦城中心医院输血记录单

病人姓名 东方明亮 性别 男 年龄 27 住院号 6699 科别 内

病人血型 A 型 RhD（+） 诊断 贫 血 预订输血日期 2013.6.5

预约血量 2 单位 申请医师 王月英

献血员血型 A 型 RhD（+）

姓　　名 370601206196355

受血者血清+供血者红细胞 无凝集无溶血

供血者血清+受血者红细胞 无凝集无溶血

检验者 刘 大 复核者 张 三 检验日期 2013.6.5

发血人 关 二 日期 2013.6.5

图 8-6　交叉配血报告方式

3. **次侧管**　供血者血清 2 滴 + 受血者 3% ~5% 红细胞悬液 1 滴。

4. **加 LISS 液**　各管加 LISS 液 0.6ml，混匀，室温放置 1min。

5. **加凝聚胺**　各管加凝聚胺溶液 2 滴混匀。

6. **离心并弃上清**　以 RCF 177g 离心 10s，弃去上清液，轻摇试管观察红细胞是否凝集，如无凝集，必须查找原因并重做。

7. **加解聚液并观察结果**　两管中分别加入解聚液 2 滴，轻轻混匀，观察结果。

【结果】

加入解聚液后如果 60s 内凝集散开，则为凝聚胺引起的非特异性凝集；如果凝集不散开，则为抗原抗体特异性凝集。主、次侧管凝集都散开，表示无输血禁忌，可以输血。

（三）抗人球蛋白配血法

【原理】

同本章第四节 Rh 血型鉴定中的抗人球蛋白法。

【操作】

1. **标记**　取试管 6 支，分别标记主侧管、次侧管、阳性对照管、阴性对照管、受血者盐水对照管和供血者盐水对照管。

2. **主侧管**　受血者血清 2 滴 + 供血者 5% 红细胞盐水悬液 1 滴。

3. **次侧管**　供血者血清 2 滴 + 受血者 5% 红细胞盐水悬液 1 滴。

4. **水浴**　将两管混匀后，置 37℃ 水浴 1h。

5. **洗涤红细胞**　用生理盐水洗涤红细胞 3 次，弃去上清液。

6. **加抗人球蛋白**　各加 1 滴抗人球蛋白，以 RCF 177g 离心 1min，观察结果。

7. **做对照**　按表 8-10 加入反应物。

表 8-10　抗人球蛋白配血法对照试验

反应物	阳性对照	阴性对照	受血者盐水对照	供血者盐水对照
5%抗 D 致敏 Rh 阳性红细胞悬液	1 滴	-		
5% O 型红细胞悬液	-	1 滴		
受血者 5%红细胞悬液			1 滴	
供血者 5%红细胞悬液				1 滴
生理盐水	-	-	1 滴	1 滴
抗人球蛋白	1 滴	1 滴		
各管混匀后以 1000r/min 离心 1min，观察结果				

【结果】

阳性对照管凝集，阴性对照管、盐水对照管无凝集，主、次侧管均无凝集，表示无输血禁忌，可以输血。

（四）酶介质配血法

【原理】

同本章第四节 Rh 血型鉴定中酶介质法。

【操作】

1. **标记**　取试管 4 支，分别标记主侧管、次侧管、阳性对照管、阴性对照管。
2. **加反应物**　按表 8-11 加入反应物。

表 8-11　酶介质配血法

反应物	主侧管	次侧管	阳性对照管	阴性对照管
受血者血清	1 滴	-	-	-
供血者 2%红细胞悬液	1 滴	-	-	-
供血者血清	-	1 滴	-	-
受血者 2%红细胞悬液	-	1 滴	-	-
AB 型血清	-	-	-	1 滴
2% Rh 阳性红细胞悬液	-	-	1 滴	1 滴
IgG 抗 D 血清	-	-	1 滴	-
1%木瓜酶	1 滴	1 滴	1 滴	1 滴

3. **观察结果**　混匀，置 37℃水浴 1h，轻轻侧动试管，观察结果。

【结果】

阳性对照凝集，阴性对照无凝集，主、次侧管均不凝集，表示无输血禁忌，可以输血。

（五）方法学评价

交叉配血试验的方法学评价见表 8-12。

表 8－12　交叉配血试验的方法学评价

配血方法	优点	缺点
盐水法	简单，快速，适用于无输血史或妊娠史患者	仅检查 IgM
凝聚胺法	应用广泛，快速，灵敏，准确，检测 IgM、IgG	需特殊试剂，操作复杂
抗人球蛋白法	灵敏，特异，为检查 IgG 最可靠的方法	操作复杂，费时，较贵
酶介质法	简便，经济，灵敏，检测 IgG	准确性、稳定性相对差

二、交叉配血试验的质量保证

交叉配血试验质量保证的要点见表 8－13。

表 8－13　交叉配血试验的质量保证

要点	质量保证
方法	根据具体情况选择方法。有输血史和妊娠史者应使用酶介质、凝聚胺、抗人球蛋白等配血法
试剂	质量合格，在有效期内使用，严防细菌污染，配血后应置冰箱保存
器材	清洁干燥，防止溶血；为防止交叉污染，试管、滴管均应一次性使用
标本	新鲜，防止污染，无溶血。红细胞浓度符合要求，要盐水洗涤红细胞 3 次
操作	建立 SOP 文件，严格按操作程序操作，要用显微镜检查证实，溶血和凝集时为不合
结果报告	准确无误核对、登记、报告鉴定结果，密切联系临床
标本处理	检查后标本置 4℃保存 1 周以上，以备复查

交叉配血试验中发现有不配合现象时，首先应考虑受血者与供血者的 ABO 和 Rh 血型鉴定是否有错，须重新鉴定血型，必要时可进行抗体筛检。有条件的医院应将不规则抗体筛检作为常规检验项目。

三、交叉配血的临床意义

1. 验证血型　进一步验证受血者与供血者血型鉴定是否正确，以避免血型鉴定错误而导致的严重输血反应。

2. 发现亚型　如 A_2 亚型一部分人含有抗 A_1 抗体，与 A_1 型配血时，可出现凝集。

3. 发现不规则抗体　抗 A 和抗 B 的存在是有规则的（如 A 型者具有抗 B，B 型者具有抗 A），而其他红细胞血型抗体的存在与否并无规则可循，因此称之为不规则抗体。虽然 ABO 血型相同，但当 Rh 或其他血型不同时同样可引起严重的输血反应，通过交叉配血可发现血型不合的不规则抗体的存在。

第六节　血型鉴定与交叉配血的异常及其克服办法

一、责任性错误

输血前检查的内容至少应包括以下几方面：①申请单和标本等的检查、核对与处理。必须确认输血申请单的识别信息与血液标本试管标签上的信息一致，受血者标本一般要求不超过48h的期限。②受血者和供血者ABO、Rh血型鉴定。③交叉配血试验。④准确无误核对、登记、报告鉴定结果。⑤发血，密切联系临床。

血型鉴定与交叉配血技术并不复杂，出现错误的原因大多是由于不严格执行操作规程或操作过程中精神不集中所致。为杜绝责任性错误应熟悉操作规程并严格执行。

二、假阴性反应

应出现凝集而未凝集，称为假阴性反应。

1. 标准血清不符合要求

（1）原因：保存方法不当或试剂已过期可导致效价降低。易将A_2型和A_2B型分别误定为O型和B型。

（2）处理方法：设阴、阳性对照。

2. 被检红细胞抗原性弱

（1）原因：A_2型、老年人、新生儿、肿瘤患者等抗原性弱，与相应抗血清反应时可能出现无凝集或混合外观，造成定型错误。

（2）处理方法：采用试管法鉴定血型；正、反定型结果相对照。

3. 红细胞悬液浓度不当

（1）原因：红细胞悬液过浓或过淡，可使凝集现象不明显或不出现凝集。

（2）处理方法：应按规定配制适当浓度的红细胞悬液。

4. 将溶血反应误认为无凝集

（1）原因：标本已溶血；所用盐水不等渗；血清含补体；红细胞表面存在补体。

（2）处理方法：拒收溶血标本；检查盐水是否等渗；洗涤红细胞；配血溶血按不合处理。

5. 血型物质的中和作用

（1）原因：血清中的血型物质过多，中和相应抗体。

（2）处理方法：用洗涤后红细胞配制悬液。

三、假阳性反应

无抗原抗体反应，本不该发生凝集，却出现了凝集现象，称为假阳性反应。

1. 红细胞呈缗钱状排列

（1）原因：高球蛋白血症；输注高分子物质如右旋糖酐或静脉造影剂等药物；试验时间过长、温度过高引起水分蒸发、血清浓缩；新生儿或脐带血中含华通胶等。

（2）处理方法：洗涤红细胞；加入1滴生理盐水，混匀后在显微镜下观察结果。

2. 冷凝集

（1）原因：冷凝集素在0℃~5℃活性最强，可凝集自身红细胞，在20℃以上失去活性。正常人血清中的冷凝集素效价一般不高，多在1∶16以下。部分自身免疫性溶血性贫血、肝硬化等患者，血清中冷凝集素效价较高，室温下可凝集自身红细胞。

（2）处理方法：在 37℃下用盐水洗涤红细胞，患者可输入 30℃预温过的血液。

3. 全凝集与多凝集

（1）全凝集与多凝集红细胞

1）原因：红细胞受到细菌污染时，表面的唾液酸被消化，暴露出 T 抗原，可与多数人血清中含有的抗 T 抗体反应，出现凝集。若此种红细胞与所有人的血清凝集，称为全凝集红细胞；与大多数人的血清凝集，称为多凝集红细胞。该现象又称为 T 凝集。

2）处理方法：用 AB 型血清加以鉴定；血液细菌培养；重新采集标本。

（2）全凝集血清

1）原因：血清受到细菌污染后，出现抗 H 抗体，可与各型红细胞（孟买型除外）表面含有的 H 抗原反应，使红细胞出现凝集。这种血清称为全凝集血清。

2）处理方法：用 O 型人红细胞加以鉴定；防止污染。

4. 类 B 抗原

（1）原因：O 型或 A 型患者，因肠道疾患（肠癌、革兰阴性细菌感染等）导致红细胞表面获得类 B 抗原，使其红细胞能被抗 B 血清凝集，而患者血清中还含有正常的抗 B，在血型鉴定时易被误判为 B 型或 AB 型。类 B 抗原是获得性的，患者肠道病情好转时，红细胞表面的“类 B”就消失，并且患者唾液中无相应的血型物质。

（2）处理方法：可通过检查血型物质，判断患者真实的血型。

5. 自身免疫性温性抗体

（1）原因：自身免疫性溶血性贫血患者血清中存在一种温性自身抗体，能凝集自身红细胞。

（2）处理方法：用递增温度的盐水洗涤红细胞后，再进行试验。

第七节　新生儿溶血病的实验室诊断

新生儿溶血病（hemolytic disease of the newborn，HDN）是指母婴血型不合而引起的胎儿或新生儿免疫性溶血性疾病。

一、发病机制和临床表现

（一）发病机制

当胎儿从父方遗传所获血型抗原为母方所缺乏时，母体若产生与胎儿红细胞血型抗原相应的 IgG 类抗体，此抗体可通过胎盘进入胎儿体内，破坏胎儿红细胞，而出现一系列溶血性征象。在我国以 ABO 血型不合者占多数，Rh 血型不合者较少。

1. ABO 血型不合　由于 O 型血母体的天然抗 B（或抗 A）抗体是不能通过胎盘的 IgM 类抗体，当 O 型血母亲怀有 A（或 B）型血胎儿时，胎儿红细胞通过不完善的胎盘屏障进入母体血液，激发母体产生抗 A（或抗 B）免疫抗体（IgG），母体的抗 A（或抗 B）（IgG）抗体通过胎盘进入胎儿体内，使红细胞破坏而溶血。随着怀孕次数增多，免疫抗体增加，发病儿率会越来越高，且一次比一次严重。

2. Rh 血型不合　当母亲为 Rh 阴性血，胎儿为 Rh 阳性血时，胎儿红细胞通过不完善的胎盘屏障进入母体血液，激发母体产生抗 D 免疫抗体（IgG），母体的抗 D（IgG）抗体通过胎盘进入胎儿体内，使红细胞破坏而溶血。当再次妊娠时，母体产生大量 IgG 类抗体，导致溶血更加严重，故 Rh－HDN 多发生于第二胎。

（二）临床表现

HDN 的临床表现轻重与缓急取决于抗原性的强弱、个体的免疫反应、胎儿的代偿能力和产前的干预措施等因素。

1. 贫血　患儿可有不同程度的贫血，以 Rh－HDN 较为明显。

2. 黄疸　Rh－HDN 患儿黄疸出现较早，一般在出生后 24h 内出现，发展迅速，血清中以未结合胆红素增高为主。部分 ABO－HDN 黄疸较轻，与生理性黄疸相似。当足月婴儿胆红素超过 306μmol/L（18mg/dl），早产婴儿胆红素超过 204～255μmol/L（12～15mg/dl），应高度怀疑有发生胆红素脑病的可能。

3. 胎儿水肿　严重者表现为胎儿水肿，其原因与严重贫血所致的心力衰竭、肝功能障碍所致的低蛋白血症和继发于组织缺氧的毛细血管通透性增高等因素有关。胎盘也可明显水肿，严重者可发生死胎。

4. 肝脾肿大　严重病例可因髓外造血而出现肝、脾肿大。

二、实验室检验

（一）产前检验

1. 血型鉴定　在产前，对夫妇双方进行 ABO 和 Rh 血型鉴定，以确定夫妇血型是否配合。如判定夫妇血型不配合，需做进一步检查。

2. 母亲血清中 IgG 抗体检查　夫妇血型不配合时，应检测母亲血清中有无相应 IgG 类抗体并滴定其效价，可预测 HDN 的发生。

3. 羊水分析　羊水分析内容：①检查胎儿血型物质，确定胎儿血型。②测定胆红素含量判断胎儿宫内溶血情况。③检测羊水中卵磷脂/鞘磷脂比值，预测胎儿肺的成熟度，判断胎儿的存活价值。羊膜穿刺术有一定的危险性，应慎重。

（二）患儿血标本检验

1. 直接抗人球蛋白试验　如果患儿红细胞已被 IgG 类抗体致敏，其结果为阳性。

2. 间接抗人球蛋白试验　如血清有与其红细胞不符合的 IgG 类抗体，结果为阳性。

3. 红细胞抗体放散试验　利用抗原与抗体结合的可逆性，改变某些物理条件使抗体从结合的红细胞上解脱。常用热放散试验和乙醚放散试验。

4. 血清胆红素测定　作为 HDN 严重程度判断指标之一，可决定是否需要换血。

知识链接

Rhogen 免疫球蛋白

"Rhogen"或"HypRho-D"是一种对抗 Rh 阳性抗原的免疫球蛋白，可以用来预防 Rh 阴性的母亲被致敏。每毫升的胎儿血液需要约 20μg 来预防，一般产后注射的剂量在 300μg 左右。但有 1% ~2% 的人即使接受 Rhogen 免疫球蛋白的注射，还是会被致敏，原因是这种致敏反应可能在生产之前就已发生，所以也有人建议在妊娠 28 周时也要接受预防性注射。

第八节　自动化血型分析仪

传统的血型分析法费时费力，且敏感性差，操作难以规范化、自动化，检测结果不易保存。血型分析仪的问世，提高了血型检验速度和准确度。

一、原理及临床应用

（一）自动化血型分析仪的原理

1. 微柱凝胶（玻璃珠）法　在微柱凝胶介质（或细小玻璃珠）中，利用凝胶颗粒间隙的分子筛作用，经低速离心后，与抗体结合而发生凝集的红细胞将悬浮在凝胶的上层或胶中，而未和抗体结合的红细胞则沉于凝胶底部，从而形成不同的反应谱，通过对图谱的判断完成血型分析。本法具有准确度高、可重复性强、敏感性高、抗干扰能力强的特点，但需要专门的仪器和试剂，且试剂较为昂贵。

2. 微板法　采用 96 孔 U 形微量反应板、全自动加样器处理样品和试剂，通过孵育、离心、悬浮等步骤，再联合自动酶标仪和血型判读软件对反应板进行扫描判读结果。本法可以使血型检测批量化、自动化。采用这种方法不需要额外增加仪器设备，目前已在血液中心（站）得到广泛应用。

3. 全自动血型分析仪检测法　本法使用专用的梯度式 V 形微孔板进行抗原抗体凝集反应。被检标本离心后，放置在标本夹内，机器自动按条形码标签编号标本信息并储存，同时由 6 支样品探针分别定量吸取血浆和红细胞，加至装有样品稀释液的样品杯内，稀释后的样品由样品探针加入相应的反应孔内，试剂探针分别将试剂加入到相应的反应孔内。然后传送到振荡仪上，振荡混匀后将反应板传送到恒温反应槽（37℃ ± 1℃）内孵育 30min，最后传送到装有 CCD 摄像机的扫描盒内进行扫描判读结果。

（二）自动化血型分析仪的临床应用（微柱凝胶法）

根据不同的需要可选用中性凝胶、特异性凝胶或抗人球蛋白凝胶作为反应介质。中性微柱凝胶卡中不含抗体，可用于检测 IgM 类抗体与红细胞抗原的反应，如 ABO 血型正、反定型；特异性微柱凝胶卡中含有特异性血型抗体，如抗 A、抗 B、抗 D，可用于血型抗原的检测；抗人球蛋白凝胶微柱卡中含有抗人球蛋白抗体，可用于检测 IgG 类抗体与相应红细胞抗原的反应，如交叉配血、不规则抗体筛检等。

【器材】

1. 微柱凝胶卡。
2. 水平离心机。
3. 自动化血型分析仪。

【操作】

每种凝胶微柱卡分为反应腔和凝胶分离柱两部分，操作时先加红细胞后加血清。

1. 血型鉴定（以 A－B－D－C－E－Ctl－N_{A1}－N_B 特异性凝胶微柱卡为例）

（1）加被检者红细胞：将被检者红细胞（不用洗涤）配成2%～3%生理盐水悬液，向 A、B、D、C、E、Ctl 六个孔内分别加入 50μl。

（2）加标准红细胞和被检者血清：在 N_{A1}孔中 加入 50μl 标准 A_1 型红细胞，在 N_B 孔中加入 50μl 标准 B 型红细胞，再在两孔中分别加入 50μl 被检者血清。

（3）离心并观察：用水平离心机以 RCF 177g 离心 10min 后观察结果（图 8－7）。

2. 交叉配血试验

（1）标记：取抗人球蛋白微柱凝胶卡，标记 1 号（主侧）和 2 号（次侧）。

（2）加红细胞和血清：主侧：供血者 0.8%～1.2%红细胞悬液 50μl＋受血者血清 25μl；次侧：受血者 0.8%～1.2%红细胞悬液 50μl＋供血者血清 25μl。

（3）孵育：将已加好反应物的凝胶卡于 37℃孵育 15min。

（4）离心并观察：取出凝胶卡，以 RCF 177g 离心 10min，观察结果（图 8－7）。

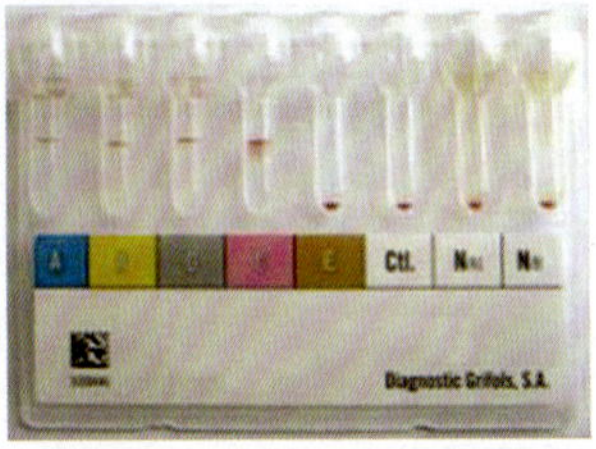

ABO 血型：AB 型
Rh 血型：D＋，C＋，E－

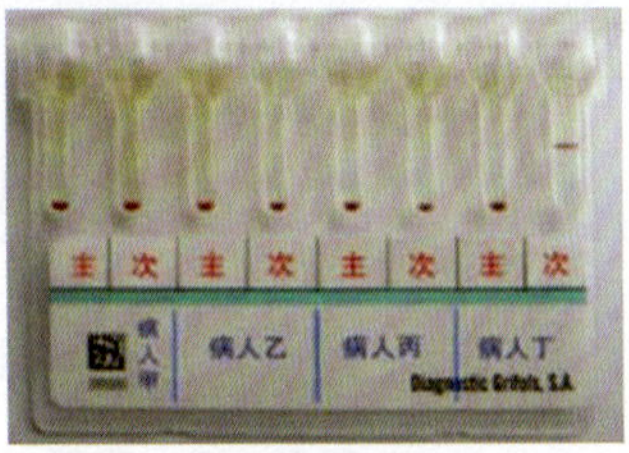

病人甲、乙、丙：主次侧皆无凝集、无溶血
病人丁：主侧：无凝集无溶血
次侧：有凝集无溶血

注：A、B、D、C、E 五孔内分别加有抗 A、抗 B、抗 D、抗 C、抗 E，Ctl 为阴性对照，N_{A1}、N_B 用于反定型

图 8－7 凝胶微柱卡血型鉴定与交叉配血结果

二、主要特点

血型分析仪具有以下特点：①采用自动化加样，加样量准确、迅速。②结果自动判读，自动打印，直观、稳定、可靠、清晰、易判断。③由于离心、沉淀、振荡，提高了弱抗体的检出率。④有利于数据的管理。

第九节　采血、贮血与输血

输血是一种有效的治疗措施而广泛应用。血源主要来自于义务献血、亲属血液和自身血液。我国规定每个公民都有献血的义务。

一、采血

为了提高血液质量，对献血的组织管理统一由各地中心血站负责，实行统一规划采供血机构，统一管理血源，统一供血和合理用血。

（一）献血员的检查

为了确保血液的质量，保证献血员的健康和受血者的安全，在献血前必须对献血员进行体格检查和血液检查。献血员一次献血一般以 200ml 为宜，最多不能超过 400ml，献血间隔时间不得少于 6 个月。机采血小板每隔 4 周采集一次，如间隔时间少于 4 周，采集前血小板计数应 $\geq 150\times10^9/L$。机采血小板后，应间隔 4 周以上方可献全血。

1. 体格检查　我国献血员的体格检查要求见表 8－14。

表 8－14　我国献血员体格检查要求

项目	体格检查要求
年龄	18～55 岁
体重	男性≥50kg，女性≥45kg
血压	（90～140）/（60～90）mmHg，脉压≥30mmHg
脉搏	60～90 次/分
体温	正常
其他	皮肤、五官、四肢、胸、腹部检查无残疾或严重疾患

2. 血液检查　我国献血员的血液检查要求见表 8－15。

表 8－15　我国献血员血液检查要求

序号	检查项目	血液检查要求
1	血型	ABO 血型（正、反定型）、Rh 血型
2	血红蛋白	男性≥120g/L，女性≥110g/L
3	ALT	<40U/L
4	HBsAg	阴性
5	抗 HCV	阴性
6	抗 HIV	阴性
7	梅毒试验	阴性

（二）采血方法

1. 密闭式重力采集法 利用静脉压和血液本身的重力使血液流入到采血袋内的方法。常规消毒后进行静脉穿刺，将采血袋放在低于献血员手臂 30cm 的采血天平上，并不断摇动，为保证血流畅通，应嘱咐献血员反复握拳和松开。采血完毕后用热合器封闭采血管，将采血管内的血液密封成三段，留作配血标本。

2. 血细胞分离机采血法 是一种采集献血员血液中某一有用成分或清除患者血液中某一有害成分（治疗性单采）的方法，又称为单采术。因其采血过程完全密封，可减少污染，是成分采血最理想的方法。

二、贮血

正确的血液贮存对保证血液质量是十分重要的。为了尽量减少细胞的贮存损伤，提高贮存血的质量，选择恰当的血液保存液及贮存温度是十分重要的。

（一）血液保存液

血液保存液除了具备抗凝作用外，还应具有保护细胞生存能力和功能的作用。常用的血液保存液为酸性枸橼酸钠葡萄糖（ACD）保存液和枸橼酸盐磷酸盐葡萄糖（CPD）保存液（表 8－16）。

1. ACD 保存液 ACD 保存液包括 ACD－A 和 ACD－B。保存液中枸橼酸钠的作用是抗凝；枸橼酸可防止葡萄糖在高温灭菌时焦化，还可延缓保存过程中红细胞脆性的增加；葡萄糖可供给红细胞能量，延长保存时间。ACD 保存液只能保存红细胞 21 天。

2. CPD 保存液 在 ACD 保存液中加入磷酸二氢钠，使其 pH 有所提高（pH 5.63），便成为 CPD 保存液。CPD 保存液可使红细胞的保存时间延长至 28 天。在 CPD 保存液中加入腺嘌呤即为 CPD－A 保存液。红细胞可利用腺嘌呤产生 ATP，使红细胞保存时间延长至 35 天。CPD－A 又可分为 CPDA－1 和CPDA－2保存液。

表 8－16 几种保存液的组成成分

	ACD－A	ACD－B	CPD	CPDA－1	CPDA－2
枸橼酸钠（g/L）	22.0	13.2	26.3	26.3	26.3
枸橼酸（g/L）	8.0	4.8	3.27	3.27	3.27
葡萄糖（g/L）	24.5	14.7	25.5	31.8	44.6
磷酸二氢钠（g/L）	－	－	2.22	2.22	2.22
腺嘌呤（g/L）	－	－	－	0.275	0.550
保存时间（天）	21	21	28	35	35

（二）贮存温度与时间

低温可以减慢红细胞糖酵解使葡萄糖不至迅速被消耗，但冷冻可能导致细胞破坏。

1. 全血和各种红细胞制剂 贮存温度为2℃～6℃，保存时间根据保存液的不同而定。ACD保存液的红细胞保存期为21天，CPD－A保存液的红细胞保存期为35天。

2. 血小板制剂 浓缩血小板可在20℃～24℃振荡条件下保存数天。保存时间依据所使用的血小板保存袋而定，普通袋可保存24h，特殊专用袋可保存5天。

3. 粒细胞 粒细胞采集后应尽快输注，不适于贮存。在粒细胞保存液中静置于20℃～24℃保存期为24h，最佳保存时间不超过8h。

4. 血浆 新鲜冰冻血浆于－20℃以下冰箱保存可达1年，其后可转为普通冰冻血浆，保存期为4年。

5. 冷沉淀 制备后，应在1h内冻结，保存温度应低于－18℃，保存期为1年。

6. 冰冻红细胞 冰冻红细胞最大优点是可以长期保存，一般用于稀有血型的贮存。高浓度甘油慢冻红细胞在温度为－70℃～－80℃可以保存3年，低浓度甘油超速冷冻红细胞在－196℃液氮中可保存10年以上。

三、输血

（一）全血输注

全血是指将献血员的血液采集入含有抗凝保存液的血袋中，不做任何加工的一种血液制品。我国规定200ml全血为一个单位。全血的有效成分主要是红细胞、血浆蛋白、凝血因子，其主要功能是载氧和维持渗透压。因全血输注疗效差、不良反应多，目前全血主要用于分离血液成分，成分输血已基本取代全血输注。

（二）成分输血

成分输血是指将血液的不同成分用科学方法分开，依据患者的病情需要输注有关成分。全血离心即可分离出血浆，血浆用化学方法分离提纯又可制成不同的血浆蛋白成分。各种细胞成分可以用离心沉降法分离，也可用细胞单采机获得。

成分输血的优点：①疗效高：将血液成分提纯和浓缩，有目的地进行选择性输注，可以显著提高疗效。②反应少：成分输血可避免输入一些不需要的血液成分，从而减少了输血反应。③合理：将血液制成不同的细胞、血浆及血浆蛋白成分，供不同目的的应用，可一血多用。④经济：成分输血既节省血液资源，又可减少患者的经济负担。

1. 红细胞输注 红细胞输注是根据患者的具体病情，选用不同类型红细胞制剂进行输血治疗，其主要目的是补充红细胞，纠正贫血，改善组织氧供。红细胞输注是衡量成分输血水平的最主要指标，在输血事业发达的国家和地区，红细胞输注率在95%以上。

（1）浓缩红细胞：去除了全血中的大部分血浆，血容量只有全血的一半。由于浓缩红细胞临床输注困难，现在采供血机构已较少提供。

（2）悬浮红细胞：又称添加剂红细胞，是目前国内应用最广泛的红细胞制品。它是在高浓缩红细胞中，加入专门针对红细胞设计的添加剂，使红细胞在体外保存效果更好，适应证广，适用于临床大多数需要补充红细胞、提高携氧能力的患者（图8-8）。

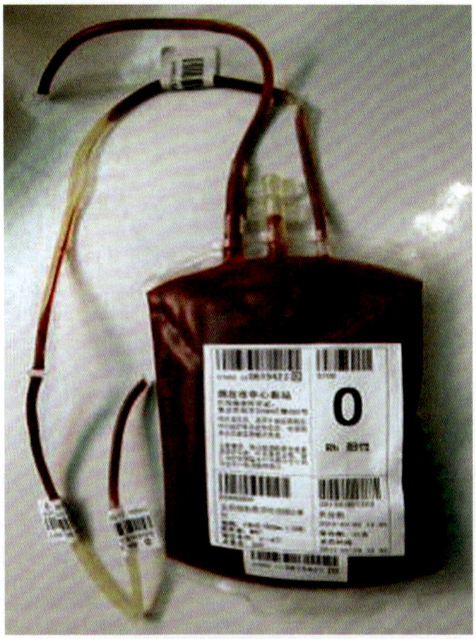

图8-8　悬浮红细胞

（3）少白细胞红细胞：是在采血后应用白细胞过滤器过滤去除白细胞后制备的红细胞制剂，白细胞清除率和红细胞回收率都很高，不良反应少，特别适用于需要反复输血或准备做器官移植的患者。该红细胞制剂在发达国家已逐渐替代悬浮红细胞。

（4）洗涤红细胞：经生理盐水洗涤后配制而成，已去除80%以上白细胞和99%血浆，保留了至少70%红细胞。输注该制品可显著降低输血不良反应的发生率。该制品宜在6h内输注，不宜保存，因故未能及时输用只能在4℃保存12h。主要适用于：①输入全血或血浆后发生过敏反应的患者。②自身免疫性溶血性贫血的患者。③高钾血症及肝肾功能障碍需要输血的患者等。

（5）冰冻红细胞：冰冻红细胞制备成本昂贵、工艺复杂且制备过程长，目前主要应用于稀有血型和自体红细胞的长期保存，以便应急使用。

（6）辐照红细胞：对各种红细胞制品进行辐照处理，灭杀有免疫活性的淋巴细胞，达到预防输血相关性移植物抗宿主病的目的。辐照红细胞主要适用于有免疫缺陷或免疫抑制患者的输血、新生儿换血、宫内输血、选择近亲供血者血液输血等。

（7）年轻红细胞：大多为网织红细胞，可用血细胞分离机采集。主要用于需要长期、反复输血的患者，可使输血的间隔延长，减少输血次数。

2. 粒细胞输注　随着各种高效抗生素、基因重组造血因子的出现以及临床对输注粒细胞引起的严重输血不良反应认识的加深，中性粒细胞过低的患者采用预防性粒细胞输注的方法已废弃，治疗性粒细胞输注也日益减少。但是，由于放化疗对一些肿瘤患者骨髓造成严重损害，导致中性粒细胞显著减少而并发严重感染，在用抗生素治疗无效的情况下，仍需要使用粒细胞以增加抗感染的能力。

3. 血小板输注 血小板输注主要用于预防和治疗血小板数量或功能异常所致的出血，恢复和维持机体的正常止血与凝血功能。美国血库协会（AABB）调查发现：超过70%的血小板输注是预防性的，只有30%为治疗性输注，用于止血目的。血小板输注需要ABO血型相合，未能及时输注的血小板不能放冰箱，可在室温下短暂放置，最好置于血小板振荡箱保存（图8－9）。

4. 血浆输注 新鲜液体血浆和新鲜冰冻血浆含有全部凝血因子。一般是将新鲜液体血浆速冻保存作为新鲜冰冻血浆供临床使用。新鲜冰冻血浆（FFP）主要用于补充各种凝血因子的缺乏，普通冰冻血浆（FP）主要用于因子Ⅴ和Ⅷ以外的凝血因子缺乏患者的替代治疗。冰冻血浆在国内外均有滥用趋势，如补充血容量、补充营养、增强抵抗力、消除水肿等。输注血浆前不需做交叉配血试验，最好与受血者ABO血型相同。冰冻血浆使用前于37℃水浴中迅速融化，立即输注。融化后的血浆不应再冰冻保存。

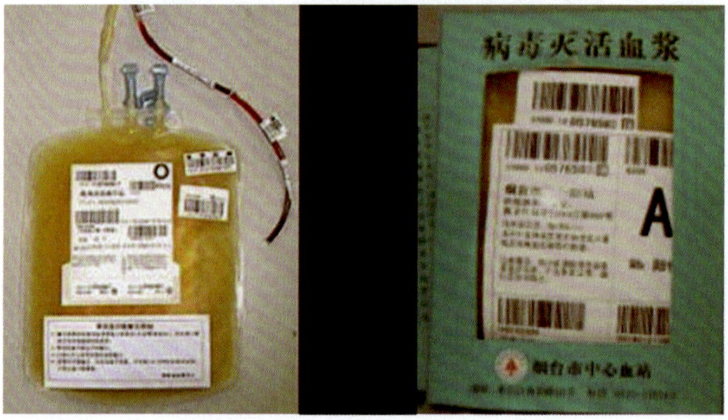

图8－9 机采血小板与冰冻血浆

5. 冷沉淀输注 冷沉淀是新鲜冰冻血浆在低温下（2℃～4℃）解冻后沉淀的白色絮状物，是FFP的部分凝血因子浓集制品。冷沉淀主要应用于补充凝血因子Ⅷ、vWF、纤维蛋白原、因子ⅩⅢ等。由于冷沉淀在制备过程中缺乏病毒灭活，导致输注后感染病毒的风险增加，在一些发达国家该制品已经较少应用。但由于制备工艺简单，国内上述五种蛋白制品缺乏，目前临床应用还较多。冷沉淀融化后应尽快输注。

6. 血浆蛋白制品的输注 血浆蛋白制品有数十种，目前常用的有白蛋白、免疫球蛋白、纤维蛋白浓缩剂、因子Ⅷ浓缩剂、凝血酶原复合物浓缩剂、因子Ⅸ浓缩剂、纤维蛋白胶和抗凝血酶浓缩剂等。

（三）自身输血

自身输血是指采集个体的血液和（或）血液成分并予以保存，或当其处于出血状态时收集其所流出血液并做相应处理，在需要时实施自我回输的一种输血治疗方法。自身输血的优点有：①避免了输血引起的传染性疾病。②避免了细胞和血浆蛋白抗原、同种抗体等引起的免疫反应。③自身输血者由于反复放血，可刺激红细胞再生。④为无条件供血地区提供血源。⑤为稀有血型患者解决了输血上的困难等。⑥节约献血。

1. 贮存式自身输血 是指术前一定时间采集患者的血液和（或）血液成分并进行适当的保存，在手术期间将其进行回输。只要患者身体一般情况较好，血红蛋白 > 110g/L 或红细胞比容 >0.33，行择期手术，患者签字同意，都适合用贮存式自身输血。应按相应的血液储存条件，于手术前 3 天完成血液采集。每次采血量不超过 500ml，两次采血间隔不少于 3 天。在采血前后可给患者服用铁剂、维生素 C 及叶酸（有条件的可应用重组人红细胞生成素）等。血红蛋白 <100g/L 的患者及有细菌性感染的患者不能采集自身血。对冠心病、严重主动脉瓣狭窄等心脑血管疾病及重症患者应慎用。

2. 稀释式自身输血 是指在麻醉成功后手术开始前，采集患者一定数量的血液，同时输注一定数量的晶体和胶体溶液以补充有效循环容量，并使血液稀释，在患者失血后将先前采集的血液进行回输。血液稀释程度一般使红细胞比容不低于 0.25。下列患者不宜进行血液稀释：血红蛋白 <100g/L、低蛋白血症、凝血障碍、静脉输液通路不畅及不具备监护条件者。

3. 回收式自身输血 是指将患者体腔积血、手术失血及术后引流血液进行回收、抗凝、滤过、洗涤等处理，然后回输给患者。回收式自身输血禁忌证：①血液流出血管外超过 6 个小时。②怀疑流出的血液被细菌、粪便、羊水或消毒液污染。③怀疑流出的血液含有癌细胞。④流出的血液严重溶血。

（四）输血反应

输血反应是指在输血过程中或输血后，受血者出现了用原来疾病不能解释的、新的症状或体征。发生于输血 24h 内的称为急性反应，发生于输血 24h 后的称为迟发性反应。按有无免疫因素参与，又可将输血反应分为免疫性反应和非免疫性反应（表 8-17）。当出现输血反应时，立即终止输血，做相应的处理，并查找发生的原因。

表 8-17 输血反应的分类

分类	急性反应	迟发性反应
免疫反应	发热反应、过敏反应、急性溶血反应、输血相关性肾损伤	迟发性输血反应、输血后紫癜、输血相关性移植物抗宿主病、白细胞输注无效、血小板输注无效
非免疫反应	细菌污染、循环负荷过重、空气栓塞、低体温、出血倾向、枸橼酸中毒、电解质紊乱、非免疫性溶血、肺微血管栓塞	含铁血黄素沉着症或血色病、血栓性静脉炎、输血相关感染性疾病

（五）输血传播性疾病

尽管在保证血液制品的安全性、病原体检测及灭活等方面进行了大量的工作，但输血传播性疾病仍然无法避免。通过输血传播的疾病有二十几种，最严重的是艾滋病、乙型肝炎和丙型肝炎。常见的输血传播性疾病见表 8-18。

表 8－18　输血传播性疾病与病原体

病原体	输血传播性疾病
乙型肝炎病毒（HBV）	乙型肝炎
丙型肝炎病毒（HCV）	丙型肝炎
丁型肝炎病毒（HDV）	丁型肝炎
人类免疫缺陷病毒（HIV）	艾滋病
巨细胞病毒（CMV）	巨细胞病毒感染
EB 病毒（EBV）	传染性单核细胞增多症
疟原虫	疟疾
梅毒螺旋体	梅毒
弓形虫	弓形虫病

第十节　医院输血科质量管理

血液从采集、贮存到输血要经历多个环节，每个环节的质量都直接影响血液的安全性和输血疗效。要加强输血质量管理，保证血液制品质量和临床输注质量。

一、建立健全输血科质量管理体系

为保证血液安全，医院输血科应建立质量管理体系，做到科学化、规范化、制度化、系统化，确立与其工作相配套的质量手册、程序文件、管理制度、操作规程、质量记录，为临床输血提供安全保障。发血时输血科工作人员与护士必须共同进行“三查”（即查血制品的有效期、血制品的质量及输血装置是否完好）、“八对”（即核对患者的床号、姓名、住院号、血袋号、血型、交叉配血试验结果、血制品的种类和剂量）。

二、建立输血科人员培训制度

输血科工作人员应取得卫生部血库人员上岗资格证书，做到持证上岗。医院应为全体员工提供培训机会，受过良好培训的员工才是确保临床输血安全、有效的重要保证。所有培训计划和培训工作应制度化，并要对培训作出评价，必要时实施改进。

三、指导临床合理使用成分血

输血科应积极指导临床医生合理使用成分血，积极推广自身输血。成分输血率不仅反映医务人员的技术水平，也是衡量一个国家、一个地区、一所医院管理水平的重要标志之一。尽量使用过滤白细胞血液、病毒灭活血浆、射线辐照血液及血液替代产品。

第九章　细胞病理学检验

知识要点

1. 脱落细胞的概念。
2. 脱落细胞检验的优势和不足。
3. 脱落上皮细胞的正常形态特征。
4. 脱落细胞检验程序、镜检方法和报告方式。
5. 常用的标本采集方法和巴氏染色原理。
6. 良性病变脱落细胞的形态特征。
7. 核异质细胞和常见恶性肿瘤细胞的一般形态特征。
8. 女性生殖道、消化道、呼吸道、浆膜腔积液、泌尿道等脱落细胞检验。
9. 穿刺针吸细胞学检验。

第一节　细胞病理学检验基本知识

细胞病理学（cytopathology）是通过检查细胞的形态特点，对无症状个体进行癌前病变的筛检，对有症状或体征患者进行诊断和鉴别诊断。根据标本采集方法不同，细胞学分为脱落细胞学和细针吸取细胞学。脱落细胞是指人体各组织、器官及管腔器官内表面脱落的细胞。脱落细胞检验是指将人体病变部位的脱落细胞经过染色镜检进行鉴别，对形态及其病变性质进行研究，从而协助临床诊断疾病的一门学科。

细胞病理学检验具有操作简便、迅速、安全、病人痛苦少等特点，适用于防癌普查，对肿瘤的早期发现、诊断和治疗起到积极作用。但它也存在一定局限性，有一定的误诊率，对人体某些深部脏器肿瘤不易采得脱落细胞，不易对肿瘤进行定位，诊断耗时多。

一、正常上皮组织与上皮细胞形态

人体的上皮组织包括被覆上皮和腺上皮两种。根据位置和功能不同可分为复层鳞状上皮、移行上皮、单层柱状上皮、假复层柱状上皮、单层立方上皮和间皮细胞等。下面仅介绍复层鳞状上皮和柱状上皮细胞的形态特点（本章仅描述巴氏染色的形态特点）。

（一）复层鳞状上皮

复层鳞状上皮分布极广，如皮肤、口腔、咽喉、食管、阴道、子宫颈外口等。

复层鳞状上皮一般是由十多层细胞组成，自最底层至表面，细胞的大小和形态均有明显的改变，实际反映了鳞状上皮细胞发育成熟的各个阶段。细胞从深部到表浅部形态的变化规律为：①细胞体积由小到大。②细胞核由大到小，最后固缩、破碎而消失。③染色质由细致疏松到粗糙紧密。④核浆比由大到小。⑤胞浆量由少到多，颜色由蓝绿色到红黄色。复层鳞状上皮从底层到表层可分为基底层、中层和表层三部分（图9－1）。

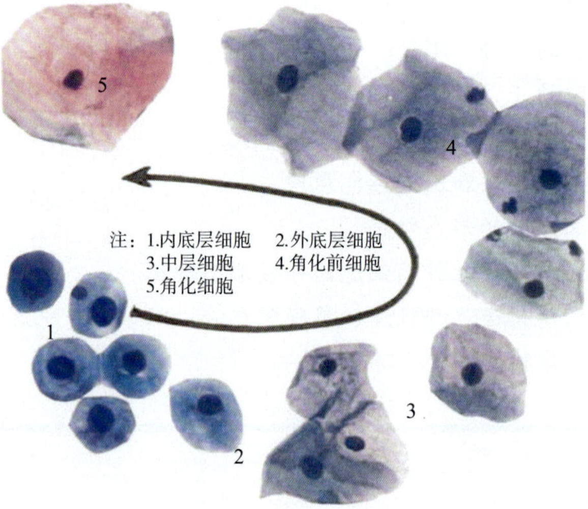

图9－1 鳞状上皮的分化

1. 基底层细胞 分为内底层和外底层细胞。

（1）内底层细胞：位于复层鳞状上皮最底部，紧接基底膜。这层细胞体积最小，具有旺盛的繁殖能力，故又称“生发层”。内底层细胞脱落后，在涂片上呈圆形或卵圆形，直径13～15μm。胞浆染蓝绿色，核位于中央，圆形或卵圆形。染色质细致均匀，呈较深的蓝色，核浆比（即核的直径与胞浆幅缘宽度之比）1∶0.5～1∶1（图9－2）。

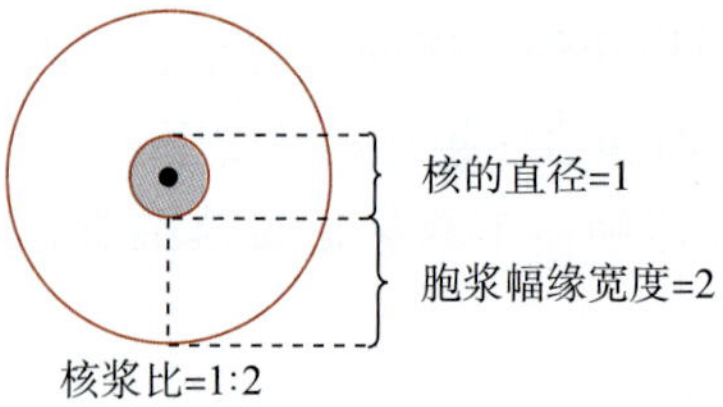

图9－2 核浆比

（2）外底层细胞：紧接于内底层细胞之上，由2～3层细胞组成。较内底层细胞略大，圆形或椭圆形，直径15～30μm，胞浆较丰富染灰蓝色或淡绿色。核位于中央或偏位，染色质细致疏松，深蓝色，其形态类似内底层细胞，核浆比1∶1～1∶2。

正常涂片中不易见到基底层细胞，在黏膜炎症、溃疡或糜烂时可见。

2. 中层细胞 在外底层细胞之上，细胞层次、数量最多。细胞直径30～40μm，细胞形态多样，圆形、卵圆形、菱形等，细胞浆淡绿色或淡蓝色。核位于中央，其大小、形态和外底层细胞相似或略小，核浆比1∶2～1∶3。

3. 表层细胞 位于上皮的最表层，体积大。染色质固缩深染，胞浆丰富。细胞扁平，呈不规则多边形。表层细胞的核浆比为1∶5～1∶10。根据细胞成熟程度，又分为角化前、不完全角化和完全角化细胞。

（1）角化前细胞：是由中层细胞发育衍化而来，核直径6～8μm 。胞浆量显著增多，染色质颗粒均匀，胞浆淡绿色或淡红色，核浆比1∶3～1∶5。

（2）不完全角化细胞：胞核明显固缩、深染，核直径约4μm，胞浆染成极浅的粉红色，核浆比1∶5以上。

（3）完全角化细胞：胞核消失，胞浆薄而透明、皱褶、卷曲，染成极浅的橘黄色。

当上皮细胞高度角化时，表层细胞成团环绕成洋葱头样结构，形成上皮细胞角化珠，角化珠是鳞状上皮增生和高度分化的现象，观察时应与癌珠相鉴别。

（二）柱状上皮细胞

主要分布在鼻腔、气管、肺、胃肠、子宫颈、子宫内膜及输卵管等部位。根据细胞形态和功能的不同，可分为纤毛柱状上皮细胞、黏液柱状上皮细胞和储备细胞。

1. 纤毛柱状上皮细胞 细胞形态呈圆锥形，顶端宽而平，其表面有密集的纤毛，胞浆常染成淡蓝色，纤毛染成淡红色。细胞底端尖细如胡萝卜状。核位于细胞中下部，呈卵圆形。染色质细致均匀，染色较淡，有1～2个核仁，常与细胞边界重合。

2. 黏液柱状上皮细胞 细胞较肥大，呈卵圆形或圆柱形。细胞内含有丰富的黏液，故胞浆染色淡而透明。胞核位于基底部，呈卵圆形，其形态、大小、染色与纤毛柱状上皮细胞相似。有时胞浆内可见巨大的黏液空泡，将核挤压至细胞底部，呈戒指形或月牙形。

3. 储备细胞 位于基底部，胞体较小，呈圆形或卵圆形，胞浆量少。染色质细致均匀，可见核仁。正常涂片少见，为具有增殖能力的幼稚细胞。

（三）成团脱落的上皮细胞

成团脱落的上皮细胞，因排列紧密，甚至细胞核有重叠，需与癌细胞团相鉴别。

1. 成团脱落的鳞状上皮细胞 细胞相互挤压，呈多边形，且细胞大小一致，细胞核多居中，核间距相等，排列整齐，呈嵌铺砖状。

2. 成团脱落的黏液柱状上皮细胞 细胞排列呈蜂窝状结构。但因细胞内黏液多，所以胞浆淡而透明，且胞浆丰富，核间距离较大，有时在细胞团边缘可见栅栏状结构。

3. 成团脱落的纤毛柱状上皮细胞 细胞紧密聚集成堆，细胞间的分界不清，而形成核团，核团周围有胞浆融合的胞浆带。细胞团的边缘有时可见纤毛（图9－3）。

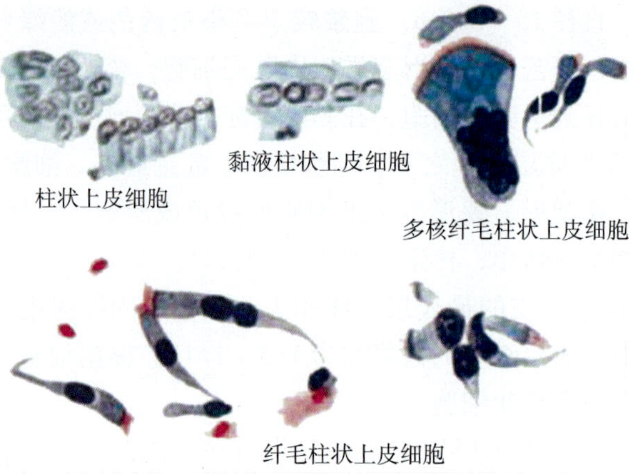

图9－3　成团脱落的上皮细胞

二、非上皮细胞成分

涂片中非上皮细胞成分又称背景成分，其主要来自血液和单核－吞噬细胞系统。在不同的病理情况下，其细胞种类、数量、形态均有不同。

1. 红细胞　常见病变部位有出血，也可能是取材损伤所致。恶性肿瘤时，涂片中可见数量不等的红细胞。

2. 白细胞　大多数标本中都有白细胞。不同部位白细胞的种类和数量有所不同。

（1）中性粒细胞：炎症或肿瘤时，涂片中可见中性粒细胞，易溶解而成裸核。

（2）嗜酸性粒细胞：主要见于寄生虫病、皮肤病及过敏性疾病等。

（3）淋巴细胞：为小淋巴细胞，慢性炎症时较多。

3. 单核－吞噬细胞系统的细胞

（1）组织细胞：细胞呈圆形或卵圆形，核染色较深，圆形居中，多见炎症涂片中。

（2）巨噬细胞：胞体较大，胞质丰富，含有空泡和各种异物，核偏位。在涂片中巨噬细胞有黑色灰尘颗粒时称尘细胞，含有铁血黄素时称心衰细胞。

（3）多核巨噬细胞：胞体巨大，直径30～40μm。可见10～20个核，其形态大小较一致，呈马缔状排列或居中。结核病时可见。

三、上皮细胞的退化变性

退化变性（退变）是细胞逐渐衰老至死亡的过程，炎症或肿瘤时，上皮细胞退变的速度明显加快。细胞退变分为肿胀性退变和固缩性退变。

1. 肿胀性退变　由于细胞内水分明显增多，胞浆肿胀，体积增大2～3倍，胞浆内出现液化空泡，着色淡。胞核肿胀，染色质结构模糊不清，呈云雾状。核体积增大变形，最后胞膜破裂，胞浆溶解消失，呈裸核。多见于急性炎症。

2. 固缩性退变　由于细胞脱水，胞体变小，胞核固缩，深染呈团状，核边皱褶，最后崩解或消失。多见于慢性炎症（图9－4）。

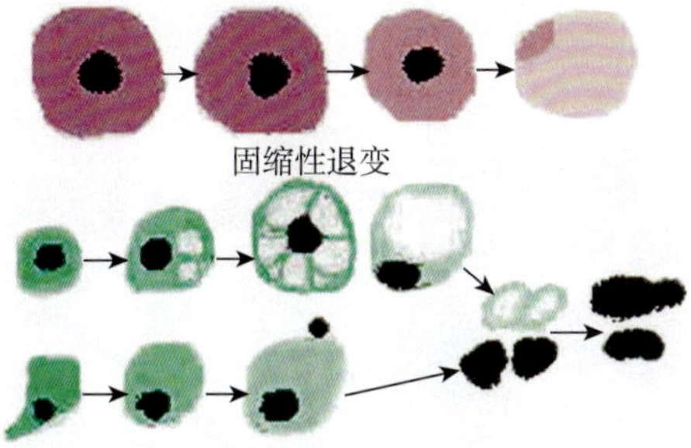

图9－4 退化变性

表层鳞状上皮常表现为固缩性退变，中、底层细胞常表现为肿胀性退变。柱状上皮细胞较鳞状上皮细胞更易发生退变，多见于肿胀性退变。

四、良性病变的上皮细胞形态

（一）上皮细胞增生、再生、化生、分化和逆分化

1. 增生 指细胞分裂增殖旺盛，数目增多，常伴有胞体增大。多由慢性炎症等刺激所致。主要见于鳞状上皮的基底层细胞和柱状上皮的储备细胞。

2. 再生 指上皮组织损伤后，由邻近组织的同类正常细胞分裂增殖进行修复的过程，是细胞新生的表现。再生时细胞核增大，染色深，染色质增多，分布均匀。

3. 化生 指一种分化成熟的上皮组织在某些因素的刺激下，其形态和功能逐渐转化为另一种成熟的上皮组织的过程。如在炎症的长期刺激下，柱状上皮的储备细胞逐渐转化为鳞状上皮，称为鳞状化生。

4. 分化 指细胞从幼稚阶段逐渐发育成具有完整结构和功能的成熟细胞的过程。

5. 逆分化 指幼稚细胞长期受不良因素刺激或遗传基因发生突变，细胞背离其正常分化过程而向相反方向发展的过程。逆分化最后可发展为恶性细胞（图9－5）。

（二）上皮细胞炎症变性

1. 鳞状上皮细胞炎症变性 炎症时，基底层和中层细胞改变较明显，主要是核肥大、异形、固缩、碎裂等。有时细胞形态也有不同程度改变，有时增大0.5～1.5倍。

2. 柱状上皮细胞炎症变性 炎症时，纤毛柱状上皮细胞改变较明显。核明显固缩，也有略增大，着色较深，轻度畸形，胞浆仅有正常一半，呈小锥形（图9－6）。

（三）核异质

核异质主要表现为核的大小、形态异常，染色质增多、分布不均、呈块状、染色较深且畸形，胞浆尚正常。核异质细胞是介于良性与恶性之间过渡阶段的细胞。70%病例恢复正常，30%病例发展为癌。根据形态改变的程度，分轻度、中度和重度核异质。

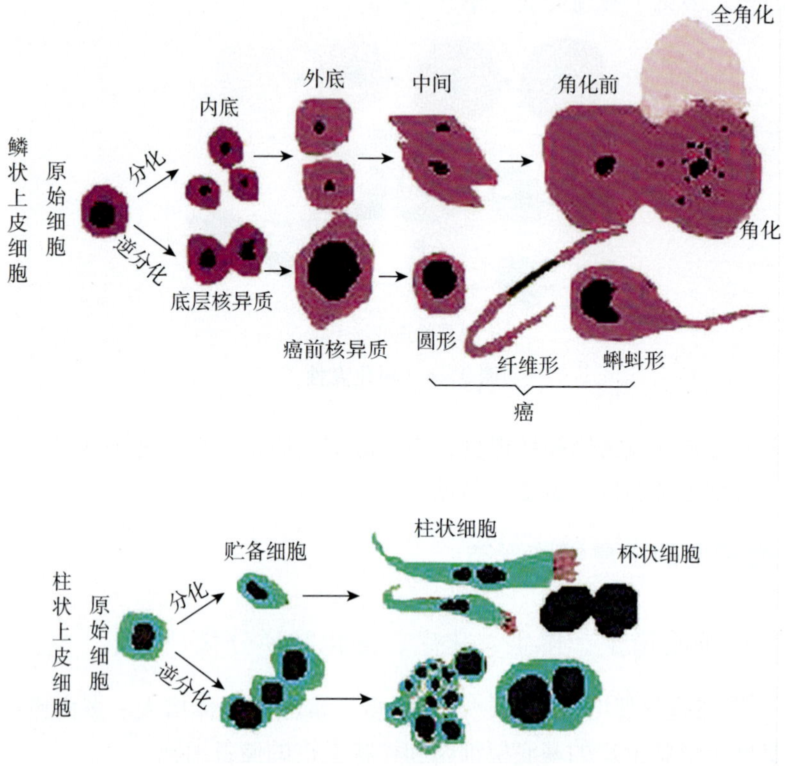

图 9-5 上皮细胞分化和逆分化

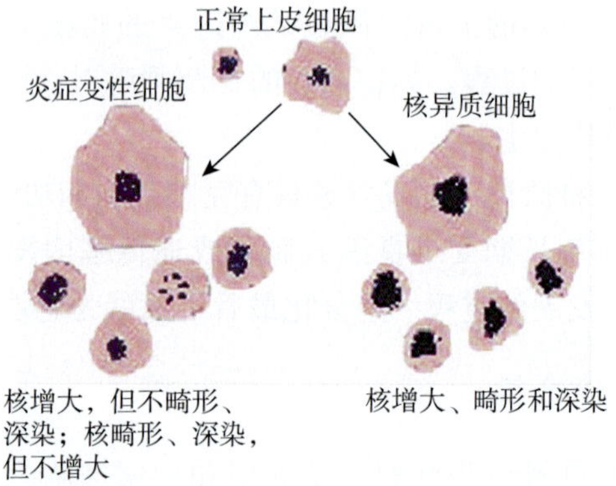

图 9-6 炎症变性细胞与核异常细胞

1. **轻度核异质** 多由慢性炎症细胞刺激而引起，又称炎症核异质。细胞核较正常核稍微增大，着色略深，染色质呈颗粒状，有轻度畸形。

2. **重度核异质** 可发展为癌，故又称癌前核异质。核增大明显，较正常核大 2～3 倍，染色质增多，呈粗颗粒状，着色深，核膜增厚，有时可见核仁，有中度以上畸形。

3. **中度核异质** 介于以上二者之间。

4. **出现核异质细胞的临床意义** 在涂片中找到核异质细胞常有以下三种情况：

（1）炎症核异质：在急、慢性炎症或受理化因素的刺激下，呈轻度核异质样改变。

（2）癌前变核异质：是指真正处于良性与恶性之间过渡阶段的细胞。

（3）癌旁核异质：本身就是癌旁细胞，因细胞数量少，形态尚不够十分典型，没有确诊的把握而视为核异质细胞。

（四）异常角化

指鳞状上皮细胞核与胞浆发育不平衡，胞浆分化超过核分化，胞浆过度成熟，染红色。若表层角化前细胞的胞浆红染称假角化；中、底层细胞的胞浆红染称早熟角化。

异常角化是细胞营养缺乏的表现，在炎症和肿瘤的涂片中易见。出现早熟角化细胞时，可能是癌前病变，故称癌前角化。应重视中老年妇女阴道涂片中异常角化细胞。

五、肿瘤细胞

（一）肿瘤的命名

肿瘤的命名是根据发生的部位、组织来源、良恶性来进行的。

1. 瘤　通常指良性肿瘤。在组织来源后加“瘤”字。如脂肪瘤、纤维瘤等。

2. 癌　来源于上皮组织的恶性肿瘤统称为癌。如鳞状细胞癌、腺癌等。

3. 肉瘤　来源于间叶组织的恶性肿瘤称肉瘤。如淋巴肉瘤、骨肉瘤等。

4. 母细胞瘤　来源于未分化的胚胎性组织或神经组织的恶性肿瘤称母细胞瘤。如肾母细胞瘤、神经母细胞瘤等。

5. 白血病　指造血系统的恶性肿瘤，俗称“血癌”，如急性白血病。

有些特殊的恶性肿瘤，为了与某些瘤区别，常在组织来源前加“恶性”二字，如恶性黑色素瘤、恶性畸胎瘤、恶性精原细胞瘤等。

（二）恶性肿瘤细胞的一般形态特征

肿瘤细胞具有极度异常的繁殖力，染色质的增多是繁殖力过盛的表现。因此，核的改变是诊断细胞是否恶变的主要依据，胞浆的变化多用于鉴别肿瘤的类型（图9－7）。

1. 细胞核的改变

（1）核增大：癌细胞核的染色质增生过盛，体积显著增大，为同类正常细胞的2～5倍，有的可达10倍以上。核浆比变大，细胞分化愈差，胞浆愈少，核浆比愈明显。

（2）核大小不均：有的癌细胞核的体积很大，有的核较小，参差不齐。

（3）核畸形：癌细胞的核形除圆形、卵圆形外，尚可见有结节、分叶、出芽、凹陷、皱折等各种畸异形态。

（4）核深染：由于癌细胞DNA含量增加，染色质颗粒变粗，着色很深，呈蓝紫色，似墨水滴样。腺癌细胞深染程度不及鳞癌细胞。

（5）染色质分布不匀：癌细胞染色质颗粒变粗，成块，或向核边作离心性集结，使核中央染色质稀疏，形成苍白区，核边呈明显不规则增厚。

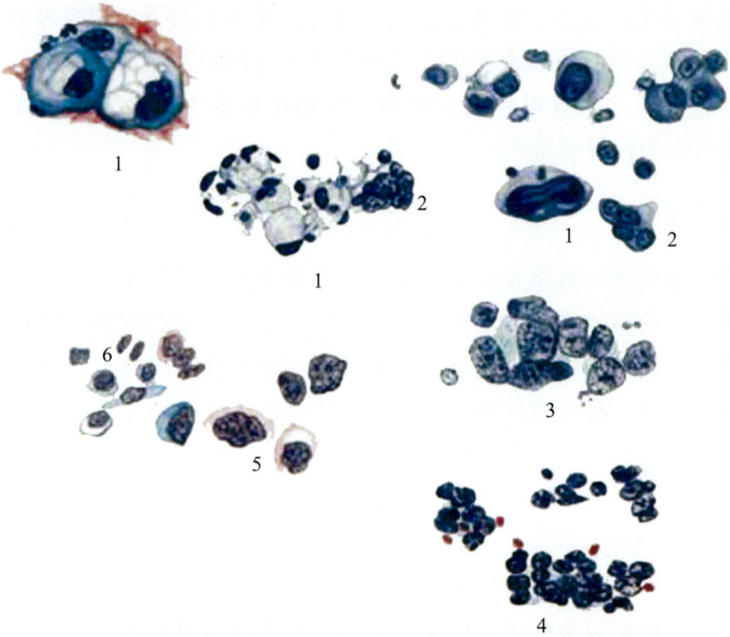

1.分化好的腺癌细胞；2.分化差的腺癌细胞；3.未分化癌大细胞；
4.未分化癌小细胞；5.分化好的鳞癌细胞；6.分化差的鳞癌细胞

图 9－7　癌细胞形态

（6）多核：癌细胞常出现双核或多核，各个核的大小、形态很不一致。

（7）裸核：由于肿瘤恶性增生，营养供给不足，或继发感染，细胞退化，胞浆溶解而呈裸核。多见于腺癌和未分化癌。早期裸核尚具有核的恶性特征，供诊断参考。后期裸核呈云雾状结构，失去诊断价值。

（8）核仁异常：癌细胞核仁增多，异形，巨大，若核仁直径达 5μm，数目超过 3～4 个，应考虑癌细胞。但是核仁增大，也可见于炎症增生。

（9）分裂异常：恶性肿瘤细胞有丝分裂异常，涂片中常见其异常分裂象。如不对称分裂、多极分裂、环状分裂、染色体密集成团和其他畸形丝状分裂等。

（10）核浆比例失调：由于胞核显著增大，引起核浆比例增大。

2. 胞浆的改变

（1）量少畸形：由于核增大，胞浆相对减少，且越幼稚，胞浆量越少，并有畸形。

（2）着色异常：某些癌细胞呈特殊的颜色反应，如橘黄色、灰黑色和蓝色等。

（3）空泡变异：腺癌细胞的空泡变异较为突出，常可融合成一个大空泡，把核挤向一侧，形成戒指样细胞。

（4）吞噬异物：部分癌细胞可吞噬血细胞、细胞碎片等。有时可见一个癌细胞封入另一个癌细胞，称鸟眼细胞或封入细胞。

3. 癌细胞群特征

（1）大小不均：成群癌细胞比单个癌细胞更有确诊价值。大的为正常的 10 倍以上，小的可小于正常。但肉瘤细胞相差并不很大。

（2）形态不一：癌细胞具有多形性，特别是分化好的鳞癌。

（3）浆界不清：分化差的癌细胞成群出现时，细胞间界线不清。

（4）排列不齐：成团癌细胞拥挤重叠，极度紊乱无序，失去正常细胞团结构。

（三）癌细胞的分类

1. 鳞癌　由人体鳞状上皮癌变而来，称为鳞状上皮癌，简称鳞癌。

（1）高分化鳞癌：癌细胞分化程度较高，以表层细胞为主。癌细胞的核具有一般的恶性特征，呈煤块状。胞浆常因角化而染成粉红色、橘黄色。形态多形性及畸形，如纤维形、蜘蛛形、蝌蚪形等畸形。癌细胞的多形性和癌珠是高分化鳞癌的标志。

（2）低分化鳞癌：癌细胞分化程度较低，以中层和底层细胞癌变为主。细胞圆形或不规则形。胞核明显畸形深染，可见核仁。细胞浆少，无角化，有的似裸核样。

2. 腺癌　由柱状上皮恶变而来，称为腺癌。

（1）高分化腺癌：胞体较大，常散在分布于涂片中，细胞圆形。核常偏位，畸形不明显，是正常细胞核的 2～3 倍，染色质丰富，略深染，呈粗网状，核边缘增厚，有巨大核仁。胞浆丰富，呈蓝绿色，有黏液空泡，形成戒指样癌细胞。

（2）低分化腺癌：胞体较小，胞浆较少，呈蓝色，含少量黏液及空泡。细胞易成团脱落呈花边形或桑椹状。核大小不一，圆形，偏位，染色质明显增多，可见核仁。

3. 未分化癌　从形态上难以确定其组织来源，为分化程度最低、恶性程度最高的癌。

（1）大细胞未分化癌：胞体较大，约为正常外底层细胞大小，呈不规则圆形，胞浆量较少，核明显畸形，着色深。

（2）小细胞未分化癌：胞体小，似内底层细胞，胞浆量更少，似裸核样，成堆的癌细胞核相互挤压成石榴子镶嵌样结构，核浆比例增大，核畸形明显，呈瓜子形、燕麦形、棒状、三角形等。

鳞癌、腺癌和未分化癌的癌细胞形态比较见表 9－1。

表 9－1　三种癌细胞形态比较

癌细胞类型		鳞癌	腺癌	未分化癌
细胞外观		圆形、纤维形等畸形，大小差异明显	圆形或卵圆形，大小差异明显，畸形不明显	圆形、卵圆形，大小、形状差异明显或不明显
细胞边界		清楚	模糊	模糊
细胞浆		较多，染蓝、黄色	不多，有空泡，染蓝绿色	很少，染蓝绿色
细胞核	位置	多居中，有时偏位	常偏向一侧	居中或充满整个细胞
	形状	畸形	类圆形或卵圆形	圆形、瓜子形、带角不规则圆形
	染色质	增多，深染，块状	增多不明显，粗颗粒状	增多，粗颗粒状，核边浓染
	核仁	模糊	单个，轮廓清楚	单或多个，轮廓清楚
排列		单个，成群，癌珠	多成群	成群排列紊乱、拥挤

第二节　细胞病理学检验技术

一、标本采集

标本采集是细胞病理学诊断的关键之一，取材的好坏直接关系到诊断的阳性率。正确选择采集部位，尽可能直接从病变处采集，避免大量干扰物（血、黏液）混入，以免降低阳性率。标本采集后，尽快进行制片、固定，以免细胞自溶或退化变性，尽可能保持标本新鲜。如液体标本应浓缩，使脱落细胞聚集，即低速离心或自然下沉。

二、标本制作

（一）传统制片法

有推片法、涂抹法、喷射法、印片法等方法。

（二）液基薄层制片法

详见第十四章第二节。

三、标本固定

（一）常用的固定液

1. 乙醚乙醇固定液　取95%乙醇和乙醚各49.5ml混合，加1ml冰乙酸混合即可。

2. 95%乙醇固定液　大规模防癌普查时应用，但渗透性略差。

（二）固定方法

1. 带湿固定　涂片未干燥即进行固定。适用于痰液、宫颈刮片等黏稠的标本。

2. 干燥固定　涂片自然干燥后，再进行固定。适用于尿液、浆膜腔积液等。

固定时间一般为15～30min。

四、染色

由于细胞中各种结构的生化组成不同，对染料的亲和力不同，而显示不同的颜色，使细胞的形态易于辨认。

（一）染色方法

1. 巴氏染色法　是细胞学染色法中较好的方法。适用于上皮组织及间皮组织的细胞，显示细胞结构清晰，分色明显，透明度好，胞浆艳丽，亦可观察女性激素水平，但染色程序多，时间长，费用高。

2. H－E 染色法 此法染色效果较好，缺点是胞浆色彩不丰富，不能用于观察阴道涂片对激素水平测定。优点是操作简易，试剂易配制。

3. 瑞－吉氏染色法 此法适用于血片、淋巴穿刺液与胸腹水涂片。

（二）巴氏染色法

【原理】

核酸带有磷酸根，其等电点为 pH1.5～2.0。因此，当 pH＞2.0 时，核酸带负电荷，能结合带正电荷的碱性染料氧化苏木素矾，而呈蓝紫色。天然苏木精的染色力极弱，需经黄色氧化汞氧化成苏木精红（或称氧化苏木素），才具有染色性。但苏木精红呈弱酸性，其等电点是 pH 6.5，阳离子电荷不强，尚需与含铝（铵明矾、钾明矾或铁明矾）金属的媒染剂结合，形成带强大正电荷的氧化苏木素矾，才更具有亲和力，与核酸牢固结合。染液中的伊红、亮绿、橘黄 G^6 等为酸性染料，俾斯麦棕为碱性染料，分别与胞浆中具有相反电荷的蛋白质结合，而染出鲜艳结构。在染液中加入适量磷钨酸作媒染剂，并调整 pH 为 5.2 左右，以增加胞浆着色力。

【试剂】

1. 赫氏（Harris）苏木精染液

苏木精	1g
无水乙醇	10ml
硫酸铵铝	20g
蒸馏水	200ml
黄色氧化汞	0.5g

2. 橘黄 G^6 染液 取橘黄 $G^6$0.5g，溶于 5ml 蒸馏水，再加 95% 乙醇 95ml，然后加磷钨酸 0.015g，过滤后备用。

3. EA^{36} 染液 由亮绿、黄色伊红、俾斯麦棕三种染料组成。先各称取 0.5g，分别溶于 5ml 蒸馏水中，待溶后，各加 95% 乙醇至 100ml，混匀过滤，分别保存于棕色瓶内备用。应用时按表 9－2 配制。

表 9－2 EA^{36} 染液配方

试剂	EA^{36}
5g/L 亮绿	45ml
5g/L 俾斯麦棕	10ml
5g/L 黄色伊红	45ml
磷钨酸	0.2g
碳酸锂饱和液	1 滴

【操作】

1. 加水 将已固定的涂片依次置 80%、70%、50% 乙醇和蒸馏水中各 1min。

2. 染核 置苏木素染液中 5～10min，取出后用水冲洗 1～2 次。

3. 分色 浸入盐酸中退色 2 次，每次 5s，用水洗去酸，涂片转为淡红色。置稀碳酸锂中蓝化细胞核 1min，观察涂片变蓝为止，然后用水冲洗。

4. 脱水 将染核后的涂片置 50%、70%、80%、90% 乙醇中各 1min 脱水。

5. 染浆 橘黄 G^6 染色 2min，用 95% 乙醇洗涤 2 次；EA^{36} 染色 2min，再用 95% 乙醇洗涤 2 次。

6. 脱水透明 继续将涂片置两缸无水乙醇和两缸二甲苯中各 2min。

7. 封片 用中性光学树胶加盖片封固，镜检。

【结果】

上皮细胞核染深蓝色或深紫色，核仁红色，胞浆染色可因细胞的类型和分化程度的不同，染成橘黄色或蓝绿色。红细胞染鲜红色。白细胞的胞浆染淡蓝、绿色，核染深蓝、黑色。

五、镜检

用低倍镜检查全片，如果发现可疑细胞再用高倍镜或油镜辨认。对可疑细胞或典型癌细胞进行标记，以便复查、比较、讨论及教学时查找。

六、报告方式

细胞病理学检验的报告方式分为直接法和分级法，目前常用分级法有三级、四级和五级等。如四级报告法：

Ⅰ级：阴性。

Ⅱ级：核异质细胞。涂片中发现少量轻度核异质细胞。

Ⅲ级：可凝。涂片中见重度核异质细胞，但因数量少，又不能排除癌细胞的可能。

Ⅳ级：阳性。涂片中可见典型的癌细胞。

七、细胞病理学检验的质量保证

（一）遵守工作制度，防止责任事故

1. 严格认真编号、送检、记录、回报、归档等。
2. 详细记录镜检涂片中的细胞学变化和诊断意见。
3. 认真填写病人的姓名、性别、编号、病室床号等，经技师签署后，才能发单。
4. 细胞学标本片和送检、记录、回报（复写底稿）都必须整理完善，归档保存。

（二）认真执行操作规程，减少技术误差

1. 防止假阴性，提高检出率 认真采取标本，选材适当，标本新鲜，染色透明清晰，镜下移动要有规律，防止遗漏癌细胞。

2. 防止假阳性，力求诊断正确

（1）防止不同患者细胞交叉污染。

（2）放射线损伤或化疗药物等可使细胞变异，导致误诊为癌，应注明治疗情况。

（3）经验不足可导致误诊肿瘤。

（三）建立必要的复查制度，减少差错

当发现可疑细胞而难以诊断时、按诊断治疗而效果不好时及怀疑有差错时等应复查。

第三节 女性生殖道脱落细胞学检验

一、标本采集

1. 子宫颈刮片法 用窥阴器扩张阴道，蘸去子宫颈口的黏液和血，将刮板的指尖部插入子宫颈外口，轻轻地顺时针旋转一周，将刮取物立即涂片。常用于宫颈癌检查。

2. 阴道后穹隆液吸取法 扩阴后，用带橡皮球的长吸管，自后穹隆吸取标本涂片。

除了以上方法外，还有子宫颈管吸取法、子宫腔吸取法、阴道上段侧壁刮片法等。

二、女性生殖道正常脱落上皮细胞的形态

女性生殖器官的上皮细胞主要有两种：一是鳞状上皮，主要见于阴道、子宫颈外口等部位；二是柱状上皮，主要见于子宫颈管、子宫内腔、卵巢等部位。子宫颈外口鳞状上皮与柱状上皮交界处是子宫颈癌的好发部位（图9－8）。

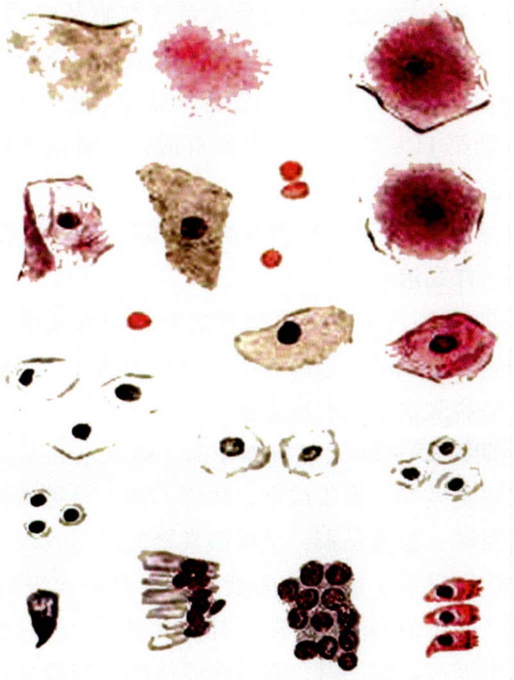

图9－8 女性生殖道脱落细胞形态

（一）复层鳞状上皮细胞

阴道鳞状上皮细胞的形态变化受雌激素水平的影响。

1. 基底层细胞 阴道涂片中不易见内底层细胞，仅出现于哺乳期、闭经后阴道高度萎缩或深度糜烂时。外底层细胞根据来源可分为子宫型、产后型及萎缩型。

2. 中层细胞 根据生理状态不同，可分为非孕期中层细胞和妊娠期中层细胞。

3. 表层细胞 在月经周期中，阴道上皮细胞随着雌激素水平的变化而变化，主要表现在表层角化前细胞和角化细胞所占的比率上。

（二）柱状上皮细胞

涂片中主要见于子宫颈内膜细胞和子宫内膜细胞。根据子宫颈内膜细胞形态分为黏液柱状上皮细胞（多见于排卵期）和纤毛柱状上皮细胞（多见于绝经后）。

（三）非上皮细胞成分

可见红细胞、中性粒细胞、淋巴细胞、阴道杆菌、霉菌、阴道滴虫及黏液等。

三、阴道上皮细胞与月经周期及卵巢功能的关系

1. 青春期 女性在 12～17 岁，卵泡发育趋于成熟，月经来潮。但卵巢功能不稳定，月经不规则，阴道上皮细胞无周期性变化。

2. 性成熟期 在青春期后，随着卵巢发育成熟，阴道上皮细胞呈周期性变化。

（1）行经期：一般 3～5 天，涂片中可见大量红细胞及成团脱落的子宫内膜细胞，伴有白细胞和黏液。行经期末卵泡开始发育，雌激素轻度影响。

（2）行经后期：周期第 5～11 天，卵泡发育，雌激素水平轻度到中度影响。

（3）排卵前期：周期第 11～13 天，卵泡发育成熟，雌激素中度影响，阴道杆菌和黏液增多，白细胞和杂菌减少，背景较清晰。

（4）排卵期：周期第 14～16 天，雌激素高度影响，涂片背景清晰，胞浆鲜艳多彩，可见大量阴道杆菌及蛋清样黏液。

（5）排卵后期：周期第 16～24 天，受黄体影响，孕激素增多，角化细胞减少，主要以中层细胞为主。细胞聚集成堆，边缘卷折，似秋天落叶，黏液转稠，白细胞和杂菌渐多，阴道杆菌转少，呈雌激素中到轻度影响。

（6）月经前期：周期第 25～28 天，黄体萎缩，雌激素和孕激素都陡然下降，角化细胞难见，涂片中上皮细胞破裂，聚集成堆，边缘不清，易见裸核和碎屑。白细胞和杂菌大量出现，阴道杆菌裂解，黏液黏稠，呈雌激素轻度低落表现。

3. 更年期 女性 40 岁以后，卵巢功能渐衰，雌激素水平转低，阴道上皮逐渐萎缩，表层细胞减少，中、底层细胞增多，阴道杆菌大量减少，白细胞、杂菌增多。

中层细胞在月经后半期或妊娠期时，受黄体酮影响，细胞呈舟形或卵圆形，细胞膜变厚，胞浆有大量糖原，核皱褶，呈纺锤形位于细胞一侧，称舟状细胞或妊娠细胞。

四、女性生殖道脱落细胞病理性变化

长期、慢性炎症刺激，可诱导细胞发生核异质和癌变，形成恶性肿瘤。

（一）炎症改变

1. 慢性子宫颈炎 为妇科最常见疾病。轻者，细胞无特征性改变；重者，除了大量炎症细胞外，可见核肥大，甚至核异质，以及各种退化变性细胞。临床表现为白带增多，宫颈糜烂，或出现息肉或肥大。

2. 老年阴道炎 老年妇女停经后，雌激素水平低落，阴道鳞状上皮高度萎缩，以基底层细胞为主。细胞较小且大小不一，核固缩、深染及碎裂。

3. 滴虫性阴道炎 涂片背景污浊，滴虫促进鳞状上皮细胞分化成熟，底层细胞重度核异质时，易被误认为癌变细胞。

4. 单纯疱疹病毒感染 外底层鳞状上皮细胞或子宫颈内腺上皮贮备细胞的核、浆肥大。贮备细胞亦可因分裂异常而融合成多核巨大细胞，核内含一围绕有空晕的包涵体，胞浆肿胀，蓝色，含有空泡。

（二）核异质

子宫颈炎、阴道炎常见上皮细胞轻度核异质变化，而重度核异质细胞可见于子宫颈非典型增生病人的刮片中，也可在子宫颈癌时大量出现。其细胞核为正常的1～2倍，圆形或畸形，染色质呈粗粒状深染。胞浆有一定程度的减少，颇似圆形癌细胞。

（三）肿瘤细胞

宫颈癌是女性生殖器官最常见的恶性肿瘤。宫颈癌中又以鳞癌多见，占宫颈癌的95%，其次是腺癌，占5%，未分化癌极少见，占1%以下。而子宫体和输卵管以腺癌为主。

第四节　消化道脱落细胞检验

一、食管脱落细胞检验

食管癌是我国常见恶性肿瘤之一，以中老年男性多见。

（一）标本采集

目前广泛采用食管拉网器和纤维胃镜直接钳取法。

（二）食管正常脱落上皮细胞的形态

食管黏膜为复层鳞状上皮所覆盖，自贲门以下则为柱状上皮。

1. 鳞状上皮细胞 食管黏膜涂片为非角化鳞状上皮，细胞体积略小，以角化前细胞多见，中层细胞少见。

2. 柱状上皮细胞 多来自贲门，细胞以黏液柱状细胞为主。

3. 非上皮细胞成分 如红细胞、白细胞、动植物细胞等。

（三）食管肿瘤细胞

1. 食管癌 鳞癌占95%以上，腺癌占2%～3%，未分化癌极少（图9－9）。

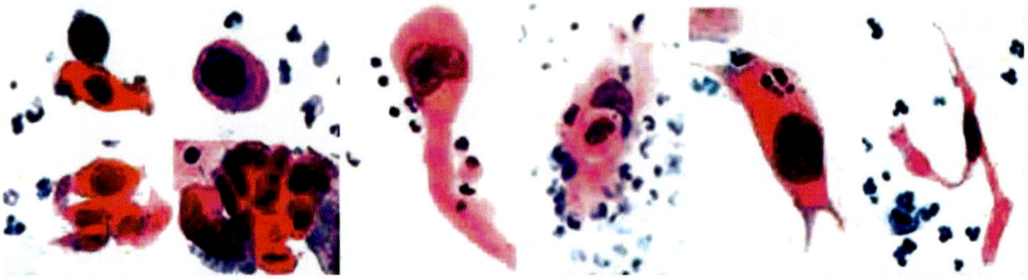

图9－9 食管鳞癌

2. 贲门癌 以腺癌多见，占95%以上；未分化癌占2%～3%；鳞癌极少见。

二、胃脱落细胞检验

胃癌是常见恶性肿瘤之一，多发于40岁以上的男性。以幽门小弯处发病率最高，其次为贲门部。

1. 标本采集 在光学纤维胃镜直视下，刷取病灶直接涂片送检或做活检，确诊率很高。

2. 胃正常脱落上皮细胞的形态 均为柱状上皮细胞，分为胃黏膜上皮细胞、胃底腺主细胞及壁细胞和幽门腺细胞等。

3. 胃部肿瘤细胞 胃癌中以腺癌为主，占95%以上，鳞癌与未分化癌极少见，鳞癌仅见于贲门部（图9－10、图9－11）。

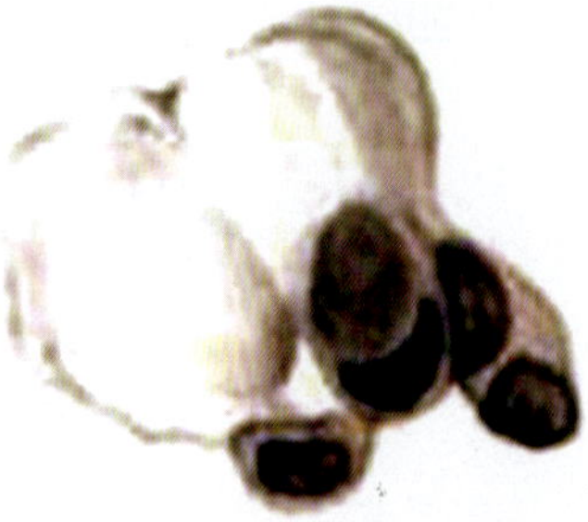

图9－10 分化好的胃腺癌细胞

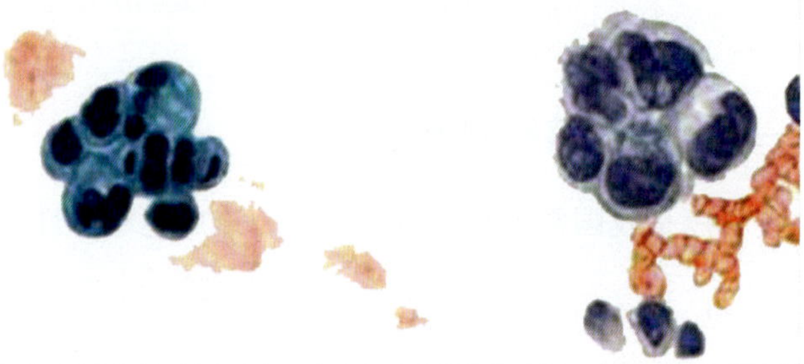

图9－11 分化差的胃腺癌细胞

第五节 呼吸道脱落细胞检验

一、肺部脱落细胞检验

（一）标本的采集和制片

晨起后漱口将唾液吐出，做深呼吸数次，咳出肺深部的痰，收集在玻璃皿中尽快送检。用竹签挑取带血的痰丝或白色、灰白色可疑处，均匀涂制 2 ~4 张，立即固定染色。

（二）肺部正常脱落上皮细胞的形态

1. 鳞状上皮细胞 主要来自口腔和喉部。

2. 柱状上皮细胞

（1）纤毛柱状上皮细胞：来自气管、支气管、鼻咽部。

（2）黏液柱状上皮细胞：是呼吸道上皮的分泌细胞。

（3）无纤毛的立方细胞：来自支气管。

3. 其他细胞 肺有炎症或异物时，肺泡内出现大量组织细胞，此细胞有活跃的吞噬能力。因其吞噬异物不同，可分为尘埃细胞、心力衰竭细胞及泡沫细胞。

（三）肺部脱落上皮细胞炎性退变

1. 纤毛柱状上皮细胞退变 常见核肥大、固缩。胞浆红染，或含有嗜伊红包涵体。

2. 基底层细胞增生 细胞增生变厚，当细胞坏死时，可成团脱落，但无恶性特征。

3. 鳞状上皮化生细胞 由纤毛柱状上皮化生而来，其形态较各层正常鳞状上皮细胞为小，胞浆红染，与鳞状上皮细胞有时很难区分。

4. 巴氏细胞 细胞小，不规则。核深染，轻度畸形。胞浆蓝绿色。

（四）支气管上皮细胞核异质

在长期慢性炎症刺激下，可使上皮细胞出现核异质，最后可转变为癌。

（五）痰液中常见的肿瘤细胞

肺部恶性肿瘤主要是原发性肺癌，其次为转移癌，肉瘤很少见。以鳞癌为主。

1. 鳞癌 多见于 50 岁以上且长期吸烟的男性。癌细胞多数分化较差，大小似外底层细胞，呈圆形或不规则形。核大居中，畸形，深染，核仁较明显。胞浆量少，角化者染浅红色，未角化者染蓝绿色。涂片中偶见高度分化、畸形明显的表层癌细胞。

2. 腺癌 肺癌中腺癌少，好发于 40 岁以上的女性，病灶呈周围型（图 9 - 12）。

3. 未分化癌 是肺癌中恶性程度最高的一种类型（图 9 - 13）。

（1）小细胞型未分化癌：肺癌中常见。胞体很小，胞浆少，呈裸核样。

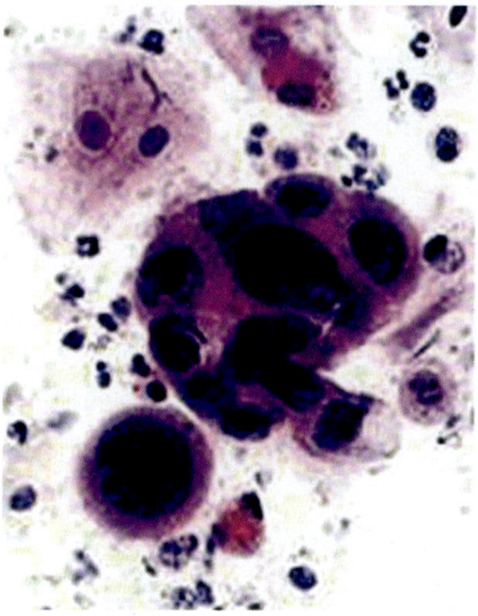

图 9-12 支气管腺癌

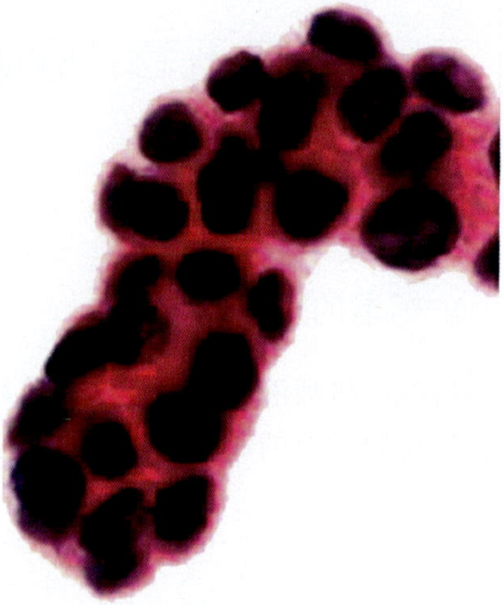

图 9-13 肺小细胞型未分化癌

（2）大细胞型未分化癌：中等大小，不规则。胞浆量中等或较少，核圆或不规则圆形，位于中央，比正常底层细胞大 1～2 倍，染色质粗糙，分布不均，着色深。

二、鼻咽部脱落细胞检验

（一）标本采集与制片

1. 棉拭子擦取法 在鼻腔镜直视下，用棉拭子探入病变部位擦取后制片。

2. 其他方法 有时亦用纱布球擦取法和金属管海绵球摩擦法。

（二）鼻咽部正常脱落上皮细胞的形态

1. 柱状上皮细胞 有纤毛柱状上皮细胞和黏液柱状上皮细胞两种。

2. 鳞状上皮细胞 各层细胞均可在涂片中出现，以中、表层上皮细胞为主。

3. 非上皮细胞成分 可见高度退化变性的淋巴细胞、白细胞及红细胞等。

（三）鼻咽癌细胞形态

鼻咽癌以鳞癌为主，占 95%，其中以低分化癌最为常见，腺癌罕见（图 9-14）。

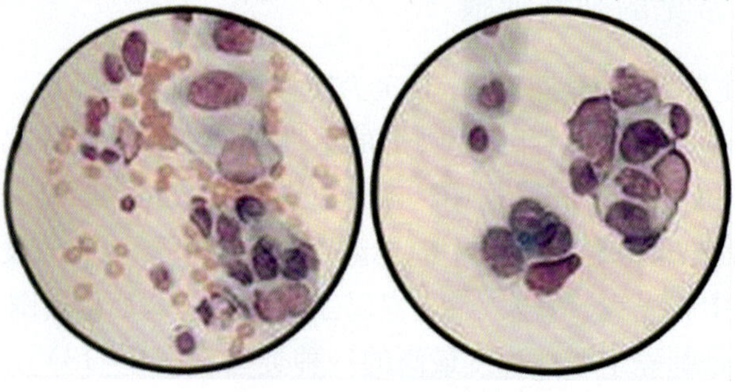

图 9-14 鼻咽鳞癌

第六节 浆膜腔积液脱落细胞检验

浆膜主要由间皮组织构成，间皮组织由扁平多角形间皮细胞相互嵌合而成。

一、标本采集与制片

抽出浆膜腔积液后，按 1:10 加 106mmol/L 枸橼酸钠抗凝，低速离心后取沉淀物涂片。为若血性积液，取白细胞层涂片。

二、正常间皮细胞与退变间皮细胞

（一）正常间皮细胞

间皮细胞圆形或卵圆形，其大小与复层鳞状上皮的基底层细胞相似，细胞核居中，约比小淋巴细胞大半倍，染色质颗粒细且均匀，偶见核仁，呈双核或多核分裂。

（二）退变间皮细胞

间皮细胞退化变性，表现为胞浆肿胀，胞体增大，继而核肿胀，胞浆内可出现空泡，将核挤于一边呈戒指形。如细胞继续肿胀，染色质呈淡蓝色云雾状，细胞膜破裂。

（三）异形间皮细胞

又称炎症变性的间皮细胞，其形态变异很大，易被误诊为癌细胞。其特征如下：

1. **核大小改变** 细胞核明显增大，可为正常核的几倍。也有的核固缩，深染且畸形。
2. **核形态的改变** 由圆形、卵圆形变为各种不规则形，核膜有皱褶现象。
3. **染色质改变** 染色质增多变粗，着色深，但较典型癌细胞细致而淡。
4. **核浆比的改变** 多数细胞核浆比正常，少数细胞核浆比失调，偶见小核仁。

三、浆膜腔积液的肿瘤细胞

浆膜腔积液的肿瘤细胞多继发于邻近组织的肿瘤转移。积液中的肿瘤细胞可继续吸取营养、增殖、肿大和退变，因此形态变异较大，易与异形间皮细胞相混淆。

（一）常见浆膜腔积液的肿瘤类型

来自上皮组织的肿瘤占胸腹水恶性肿瘤的 98%，腺癌占 80%，肉瘤占 20%。

1. 胸水中最常见的肿瘤细胞来自原发性肺癌，其次为其他部位转移的癌。

2. 腹水中常见的癌细胞来自于胃癌、结肠癌、直肠癌、卵巢癌等。从肝、子宫颈、子宫体转移来的癌细胞少见。所以腹水中癌细胞多为腺癌细胞（图 9－15）。

3. 心包液中的肿瘤细胞多来自肺癌直接浸润，由于心包位于肺门区，所以癌细胞主要是鳞癌和未分化癌。

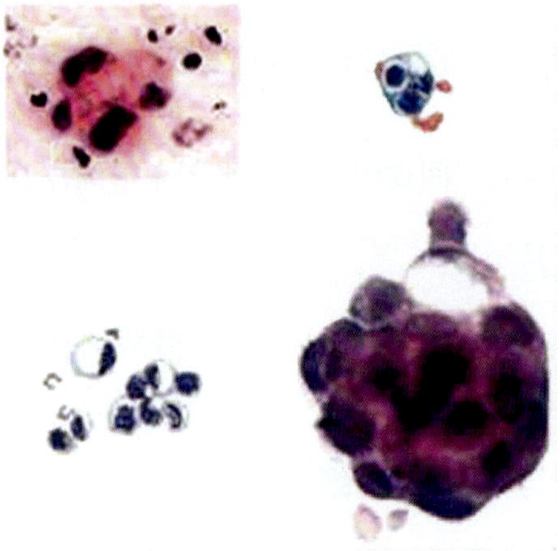

图 9－15 腹水中腺癌细胞

（二）各种肿瘤细胞在积液中的特征

1. **腺癌** 由于退变间皮与异形间皮皆可形成戒指样细胞，易与腺癌细胞相混淆，因此腺癌的诊断，应见到成团脱落的、呈典型腺腔样结构的癌细胞团才可诊断。

2. **鳞癌** 除了癌的典型特征外，必须见到有角化胞浆，多形性鳞癌细胞形态，才能诊断。若能见到癌珠则更为可靠。

3. **小细胞型未分化癌** 胞体小，胞浆极少，癌细胞似裸核，可散在或成堆出现。必须发现核具有明显带角的圆形癌细胞和有典型镶嵌结构的成团癌细胞时才能确诊。

4. **恶性间皮瘤细胞** 细胞单个或成群，如桑椹样，小腺腔样。细胞边界清楚，呈圆形、椭圆形、梭形或不规则形。核大，圆或椭圆，具有一般恶性特征，核仁大而明显。可有空泡，易见分裂型和多核恶性间皮瘤细胞。

5. **肝癌细胞** 肝癌病人常有腹水，但癌细胞并不常见。肝癌可分为胆管癌和肝细胞癌。胆管癌细胞与腺癌细胞的形态相似，肝细胞癌分化低的则与未分化癌细胞相同，分化好的细胞特别大，胞浆丰富，部分含有空泡，核大，不规则，色质呈粗颗粒状，常有大而明显的核仁。

6. **淋巴肉瘤细胞** 胞体略大于小淋巴细胞 1 倍，且大小一致，胞浆少，多成堆排列，但不镶嵌。涂片清一色地似淋巴细胞。核圆形或不规则圆形，浓染，结构模糊。

第七节 泌尿道脱落细胞检验

泌尿道脱落细胞可来自肾实质、肾盂、肾盏、输尿管及尿道等部位。

一、标本采集与制片

1. **随机尿** 留取新鲜一次尿，离心沉淀，将浓缩的沉淀物进行涂片，干燥后立即固定、染色。

2. 血尿 用快速推片法，使上皮细胞集中在涂膜的尾部，便于诊断。

3. 结晶或胶冻尿 可用碳酸氢钠或醋酸使结晶溶解，离心后取沉淀物涂片。胶冻尿加入蒸馏水，轻轻摇动试管，经离心取沉淀物涂片。

二、泌尿道正常脱落上皮细胞的形态

肾实质脱落扁平上皮细胞、立方上皮细胞和柱状上皮细胞，肾盂、肾盏、输尿管、膀胱和部分尿道脱落移行上皮细胞，尿道脱落假复层柱状上皮细胞，尿道外口脱落复层鳞状上皮细胞。女性尿中常混杂来自外阴的上皮细胞。肾实质细胞在正常尿液中难以见到（图9－16）。

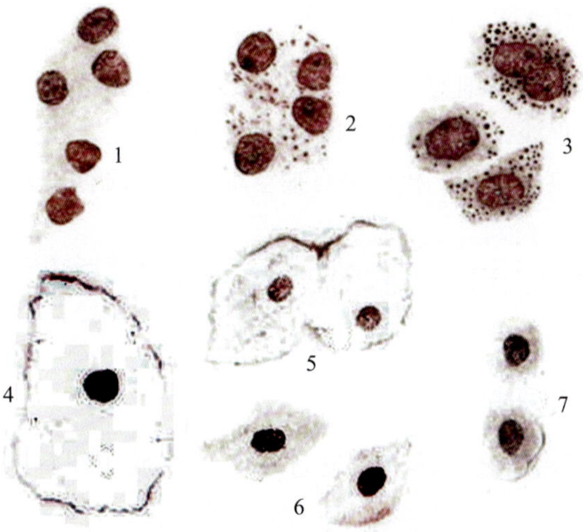

图9－16 泌尿道脱落细胞

1～3 肾小管上皮细胞；4～6 移行上皮细胞；7 移行底层细胞

1. 鳞状上皮细胞 正常尿中可见少量。尿道炎症或污染时，尤其是女性尿中，可大量出现。

2. 柱状上皮细胞 正常尿中少见，尿道炎症时多见，导尿标本中可成堆出现。

3. 移行上皮细胞 在正常尿中少见，在肾盂、输尿管或膀胱炎症时可成片脱落。

三、泌尿道炎症脱落细胞

1. 涂片中可见数量较多的红细胞、白细胞和各种组织细胞，涂片背景污浊，有肾实质损害时，可见各种管型及肾小管上皮细胞。

2. 慢性尿道炎、慢性腺性膀胱炎（腺上皮化生）者，尿中可见柱状上皮细胞。

3. 移行细胞明显增多，且形态也明显改变。表现为核固缩，可见核异质细胞。

4. 慢性肾盂肾炎时，可见大量多核的移行上皮细胞，核多达20个，但无恶性变。

四、泌尿道恶性肿瘤细胞

泌尿道的恶性肿瘤多来自上皮组织，占95%，而非上皮的肉瘤则很少见。

（一）膀胱癌

主要是移行上皮细胞癌，其次可见鳞癌、未分化癌、腺癌，膀胱内转移癌极少。

1. 鳞癌 一般由移行上皮鳞化恶变而来，可见较典型分化好的鳞癌细胞。

2. 腺癌 多来自肾小管，少数来自膀胱、尿道，也有来自前列腺者。

3. 未分化癌 主要来自肾脏和膀胱，涂片中癌细胞中等大小，核具有恶性特征。

4. 移行上皮细胞癌 细胞具有高度异形性，分为乳头状瘤、乳头状移行细胞癌Ⅰ级、Ⅱ级、Ⅲ级共四级。涂片中可见大量典型癌细胞，移行上皮癌细胞一般不及鳞癌细胞大。

（二）肾实质肿瘤

肾实质肿瘤有腺癌、透明细胞癌和未分化癌，癌细胞很大，直径50～60μm，胞浆内有许多小空泡，染色很淡，呈透明状。细胞核中等大小，直径约15μm，卵圆形，畸形，染色质粗块状，向核边聚集，核中央有抽空现象，核内有一大核仁。

第八节　穿刺针吸细胞学检验

一、乳腺穿刺细胞学检验

乳腺癌是女性常见肿瘤之一，一般通过手术切取或用粗针头穿刺吸取做活组织检查。

（一）标本采集方法与制片

1. 乳头溢液直接涂片法 当乳腺内有肿块并有溢液时，可由肿块向乳头方向轻轻挤压，将溢液直接滴于载玻片上制片。若乳腺无肿块，可在乳晕周围挤压，用溢液涂片。

2. 细针穿刺法 当肿块明显而又无溢液时，用20ml注射器配7～9号针头，插入肿块中心部，用注射器负压抽吸，一边退针一边抽吸，待针头已出肿块，尚未离开皮下组织时，再转变方向刺入肿块，如此数次，拨出针头，将针头内的组织液滴到玻片上并推片。

（二）乳腺癌

多发于35岁以上女性。乳腺癌来自乳腺导管的柱状上皮，均为腺癌，以分化好的腺癌较多见，分化差的腺癌少见，部分为大细胞型未分化癌。临床表现为乳腺可触及肿块，边界不清，质坚与皮肤粘连，有时表面皮肤呈橘皮样，仅少数患者有乳头排液。

二、淋巴结穿刺细胞检验

淋巴结穿刺细胞检验是对淋巴结吸取少量液体进行细胞学检查的方法，准确，简便易行。

（一）标本采集方法与制片

1. 询问病史 了解病情，检查淋巴结肿大的部位、大小、硬度、压痛和粘连情况。

2. 选择穿刺部位 选颈部、锁骨上和腋下淋巴结，避免放射治疗后或腹股沟的淋巴结。

3. 消毒 常规消毒，一般不需要局部麻醉。

4. 进针 操作者用左手拇指和食指固定肿大淋巴结，右手持有7号针头的20ml注射器，沿淋巴结长轴斜刺入淋巴结的皮质部。

5. 抽吸 用左手固定针头和注射器，右手拉动注射器活塞到20ml刻度左右，反复抽吸数次。然后变动针头的方向刺入淋巴结，再次抽吸，使取材范围较广，代表性较强。

6. 出针 抽吸后如针头内有少量血液或组织液，则可较快拔针，如未见液体，拔针宜慢。用干棉球压迫止血，并盖上无菌纱布，胶布固定。

7. 涂片 取下针头，注射器充气后，将针头内的穿刺液滴注在载玻片上，迅速涂片染色。

（二）正常淋巴结细胞形态

1. 淋巴细胞 小淋巴细胞占95%～98%，其大小比红细胞稍大，核深蓝色，染色质块状，胞浆很少，天蓝色。大淋巴细胞胞浆丰富，可见小圆形核仁。

2. 网状细胞 占2%～5%，大小15～20μm，染色质细网状，有1～2个圆形小核仁，胞浆丰富，淡灰蓝色，浆内有大小不等的空泡，细胞界限不清。

3. 其他细胞 可见单核细胞、浆细胞和吞噬细胞等。

（三）淋巴结炎症细胞

1. 急性或慢性淋巴结炎 小淋巴细胞为主，可见少量大淋巴细胞及散在网状细胞。

2. 结核性淋巴结炎 涂片中可见上皮样细胞和朗汉斯巨细胞及干酪样坏死。

三、淋巴结肿瘤细胞

淋巴结恶性肿瘤是一组起源于淋巴结或其他淋巴组织的恶性肿瘤。

（一）原发性恶性淋巴瘤

1. 霍奇金病（HD） 临床表现为无痛性淋巴结肿大，90%病例累及横膈以上的淋巴结，以颈部为主，其次是纵隔和腋窝，各年龄段都有，20～40岁霍奇金病患者占恶性淋巴瘤的30%～40%。其形态学特征是出现霍奇金细胞（R－S细胞）及其变异型R－S细胞。霍奇金细胞具有以下形态特征：①胞体巨大，直径可达40～100μm，大小不等，不规则。②核巨大，染色质疏松，呈网状或水肿状，核膜厚而深染。③核仁巨大，5～10μm，呈蓝色或紫红色，形似猫眼或牛眼状。④胞浆丰富，染色灰蓝或嗜多色性，常见空泡。典型的 R－S 细胞为镜影状双核。背景可见淋巴细胞、粒细胞和组织细胞（图 9－17）。

霍奇金病可分为淋巴细胞为主型、结节硬化型、混合细胞型、淋巴细胞衰减型四种。

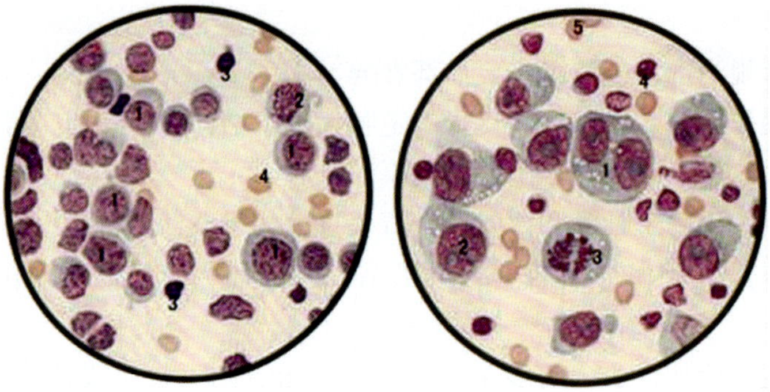

图 9－17　霍奇金细胞

2. 非霍奇金病淋巴瘤（NHL）　NHL 分类方法很多，十分复杂，主要依据组织切片所见优势细胞的类型而确定，一般由一种优势细胞或两种优势细胞组成。

（二）转移性肿瘤

淋巴结转移性肿瘤以癌转移最多见，转移性癌的主要特征是癌细胞聚集成团，相互堆积，在低倍镜下，可见 10 个以上的细胞核堆积在一片胞浆中，同时伴有少数散在癌细胞，淋巴细胞少见或消失，癌细胞常与坏死变性的中性粒细胞等混杂在一起。

1. 鳞癌　最常见。胞体较大，在 20～30μm 以上。核畸形，可见核仁。胞浆丰富。畸形。

2. 腺癌　较多见。胞体在 30μm 以上。胞浆深蓝色，核大，在 20μm 左右，常偏向一边。可见巨大核仁，3～4μm。胞浆多少不等，浆内可见黏液空泡。

3. 未分化癌　最少见。癌细胞小，10～15μm，低倍镜下呈成堆的黑芝麻状。核小，圆形或瓜子形，核仁明显，胞浆很少，或成裸核样。

第十章 尿液检验

知识要点

1. 尿标本的收集和处理。
2. 血尿、脓尿、乳糜尿、管型、闪光细胞的基本概念。
3. 白色混浊尿的鉴别方法；血尿、血红蛋白尿和肌红蛋白尿的鉴别方法。
4. 蛋白尿种类及临床意义。
5. 尿液的比重、pH、蛋白质、葡萄糖、酮体、胆红素、尿胆原、血红蛋白(或红细胞)、亚硝酸盐、白细胞的检测原理、方法及影响因素。
6. 本周蛋白的特性及检测方法。
7. 尿液全自动有形成分分析仪工作原理。
8. 尿 hCG 测定方法、原理及临床应用。

第一节 概 述

尿液是人体的重要体液，由肾脏生成，经输尿管、膀胱及尿道排出体外，其生成与排出基于泌尿系统结构与功能的完整性，又受神经、体液及内分泌系统的调节。机体通过尿液排出代谢废物与毒素等，并调节水、电解质及酸碱平衡，维持内环境相对稳定。

一、尿液的生成与排泄

（一）肾的结构

肾脏由肾实质、肾盂、肾血管构成，每个肾的肾实质有二百多万个肾单位（图 10-1)，肾单位包括肾小球、肾小囊和肾小管三部分，与集合管共同完成泌尿功能。

（二）尿液生成过程

血浆经肾小球滤过生成原尿，原尿经肾小管、集合管选择性重吸收和排泌作用，形成终尿。

1. 肾小球滤过 肾小球滤过膜对血液成分进行选择性滤过，滤出水、电解质和小

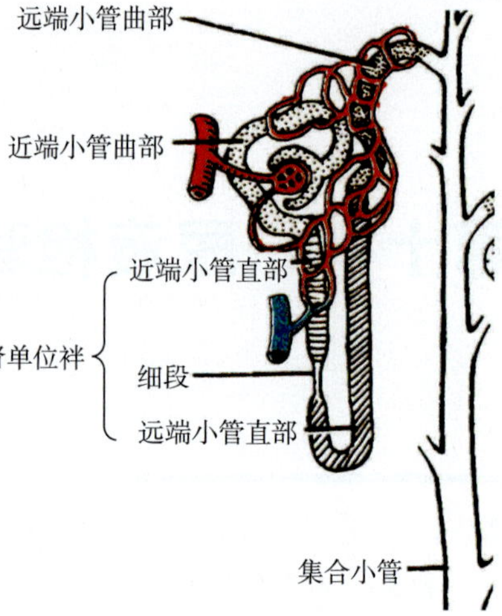

图 10－1　肾单位结构图

分子有机物等，形成超滤液即原尿。影响滤过功能的因素：①有效滤过压：有效滤过压即肾小球毛细血管压与血浆胶体渗透压及肾小球囊内压之差。②肾小球滤过膜的通透性：滤过膜的细胞表面覆盖带负电荷的唾液酸，形成电荷屏障。③滤过面积：肾小球毛细血管总面积即滤过膜面积。

2. 肾小管和集合管重吸收　肾小管和集合管具有选择性重吸收和浓缩功能。近曲小管是重吸收的主要部位，对葡萄糖、氨基酸、乳酸、肌酸等全部重吸收，对 HCO_3^-、K^+、Na^+和水大部分重吸收，对硫酸盐、磷酸盐、尿素、尿酸部分吸收。

3. 肾小管和集合管分泌与排泄　肾小管能分泌 H^+、K^+等，肾小管不断产生 NH_3 与其分泌的 H^+结合生成 NH_4^+，排到管腔以换回 Na^+，起到排 H^+保 Na^+作用。原尿经肾小管和集合管重吸收、分泌与浓缩后形成终尿。

二、尿液分析的目的

1. 泌尿系统疾病的筛查与鉴别　泌尿系统炎症、损伤、肿瘤、结石等疾病可直接引起尿液异常，尿液检测结果可提供诊断及鉴别诊断依据。

2. 其他系统疾病的辅助诊断与疗效观察　其他系统的疾病会引起尿液改变，如糖尿病、中毒、内分泌疾病等，尿液分析有助于诊断与鉴别，动态检测有助于疗效观察。

3. 安全用药监测　应用某些肾毒性药物者，必须进行尿液监测，严格把握停药指征。

4. 职业病防护　与四氯化碳、铅、汞等接触的人员，应定期体检，预防肾损伤。

5. 健康评估　通过尿液检测可发现泌尿系统或全身性疾病如糖尿病等，对高危或易感人群进行定期监测，做到早发现、早治疗。

三、标本收集、保存与检验后的处理

（一）尿标本收集

1. 容器 收集尿液应采用清洁干燥、密封较好且口径较大的一次性尿样杯。容器上应有用于填写标本信息的位置，其材质应不与尿液成分发生反应而影响结果。

2. 患者准备 医务人员应向受检者说明标本采集的注意事项，如空腹、停用某些药物、留尿时间等。女性应避免经血、白带混入，瘫痪或昏迷患者需由医务人员辅助采集。

3. 标本种类及留取方法

（1）晨尿：清晨起床后第一次尿液。尿液在膀胱内贮存浓缩后有利于异常成分的检出。多用于住院患者，适用于糖尿病的筛查，泌尿系统疾病的诊断、疗效观察等。

（2）随机尿：随时留取任意时间的尿液。适用于门诊或急诊患者，但检测结果易受饮食、运动、药物等多种因素影响，导致检验结果不准。

（3）定时尿：常用的有：①餐后尿：通常收集午餐后 2h 的尿液，有利于检出病理性尿糖、尿蛋白或尿胆原，有助于肝胆疾病、肾疾病、糖尿病等诊断。②3h 尿：一般收集 6:00～9:00 时段内的尿液，多用于尿液有形成分排泄率的检查，如 1h 尿细胞排泄率检查等。③12h 尿：收集 20:00 到次日 8:00 时段内的全部尿液，用于微量清蛋白、球蛋白排泄率测定。④24h 尿：患者在 8:00 排空膀胱，收集此后每次排出至次日 8:00 最后一次排出的尿液，用于对尿液中肌酐、儿茶酚胺、17－羟类固醇、17－酮类固醇、蛋白质、电解质等成分定量分析，也用于肾功能检查等。

（4）微生物学检验用尿：①清洁中段尿：患者清洗外阴后，用无菌容器收集中段尿液，密封送检。②导尿或耻骨上膀胱穿刺尿：由临床医护人员按无菌操作采集。

4. 标本验收与拒收 检验工作人员对符合要求的标本必须接收并按照操作规程进行预处理，对不符合要求的标本，如标本采集日期有误、标本类型错误、有污染、放置时间过长、采集方法错误、标本量不足、容器不对等情况均有权拒收。

（二）尿标本的保存

尿液排出体外后将发生变化，如尿胆素原、胆红素见光后易氧化变质；细菌繁殖会消耗葡萄糖造成假阴性；非致病菌产生亚硝酸盐造成假阳性；细菌还会分解尿素产生氨导致尿 pH 升高，进而破坏细胞、管型及其他有形成分。因此，尿标本应立即检查，若不能及时检查应妥善保存。

1. 冷藏或冷冻 ①冷藏：适用于电解质、肌酐、葡萄糖、总蛋白、促卵泡激素、雌三醇等检查，4℃温度一般可保存 6h，但有些标本冷藏时可析出盐类结晶影响镜检。②冷冻：可较好保存尿中的酶类、激素等，应先将标本离心后密封保存上清液。

2. 化学防腐

（1）400g/L 甲醛溶液：按 5ml∶1L 比例稀释尿液，适用于管型、细胞检查的防腐。

但甲醛作为一种还原剂会造成班氏法尿糖定性呈假阳性，与尿素作用产生沉淀影响镜检。

(2) 甲苯：按5ml∶1L比例滴加在尿标本表面形成薄层可阻止标本与空气接触，常用于尿糖定量及尿蛋白定量测定。

(3) 浓盐酸或冰乙酸：加入量为10ml∶1L或25ml∶1L，用于保存尿中的钙、磷、17－酮类固醇、17－羟类固醇、儿茶酚胺等成分。

(4) 麝香草酚：加入量为1g∶1L，用于保存尿中化学成分、细胞等的防腐。

(5) 氟化钠：1%氟化钠可阻止葡萄糖酵解，适用于尿糖测定。

(三) 尿标本检验后处理

检测后的残余标本和所用器械必须按照《临床实验室废物处理原则》的要求进行消毒处理。残余标本可用10g/L过氧乙酸溶液或30～50g/L漂白粉液浸泡后排入下水道，实验器材可用75%乙醇浸泡或30～50g/L漂白粉液浸泡，也可用10g/L次氯酸钠浸泡2h，或用5g/L过氧乙酸溶液浸泡60min，消毒后洗净晾干待用。一次性尿杯焚化处理。

第二节 尿液理学检验

一、尿量

尿量指一定时间内排出尿液的多少。正常情况下，尿量受多种因素如饮食、气温、年龄等影响。病理性尿量改变常反映肾小球滤过功能或（和）肾小管重吸收功能异常。

【参考区间】

健康成人1～2L/24h，小儿1ml/（h·kg）。

【临床意义】

1. 少尿 尿量＜0.4L/24h或尿量＜17ml/h（儿童＜0.8ml/kg）称为少尿，尿量＜100ml/24h或12h内无尿液排出者称为无尿。病理性少尿按发生原因分为：①肾前性少尿：休克、高热、呕吐、腹泻、烧伤及心功能不全等。②肾性少尿：各种急性肾炎、肾衰竭等。③肾后性少尿：输尿管结石、肿瘤及前列腺肥大等导致尿路梗塞。

2. 多尿 尿量＞2.5L/24h称为多尿。病理性多尿的原因有：①溶质性利尿：如糖尿病或使用利尿剂等。②垂体病变：如尿崩症。③肾浓缩功能障碍：如慢性肾炎、肾盂肾炎晚期、急性肾衰竭多尿期、肾移植手术后等。

二、尿颜色

正常新鲜尿液含有尿色素等而呈淡黄色或黄色，受饮食、药物等因素影响可有变化。

【临床意义】

1. 红色 尿内含有一定量的红细胞时尿液呈红色，称血尿。尿含血量超过1ml/L

即可出现淡红色，称为肉眼血尿。若外观正常但离心尿镜检每高倍视野均见3个以上红细胞时，称镜下血尿。血尿多见于：①泌尿系统疾病：感染、结核、结石、肿瘤、外伤、多囊肾、严重肾小球疾病等。②血液病：血友病、过敏性紫癜和特发性血小板减少性紫癜等。③其他：系统性红斑狼疮、流行性出血热及剧烈运动后一过性血尿等。

2. 褐色 因血浆游离血红蛋白增多，超过肾脏重吸收能力而排入尿中将尿液染成棕褐色甚至酱油色，称血红蛋白尿。见于血管内溶血，如阵发性睡眠性血红蛋白尿、阵发性寒冷性血红蛋白尿、行军性血红蛋白尿、免疫性溶血性贫血及血型不合输血反应等。

（1）血红蛋白尿与血尿的鉴别：血红蛋白尿与血尿有时颜色相近，需从颜色、透明度、离心沉淀、镜检及隐血试验五个方面进行鉴别（表10－1）。

表10－1 血红蛋白尿与血尿的鉴别

	颜色	透明度	离心沉淀后上清液	显微镜下沉淀物	隐血试验
血红蛋白尿	棕褐色	透明	颜色不变	几乎看不到红细胞	阳性
血尿	淡红色	微浑	红色混浊消失	可见大量红细胞	阴性（或阳性）

（2）肌红蛋白尿：当肌肉组织大量损伤时，肌红蛋白释放入血，经肾脏排入尿中将尿液染成棕红色，称肌红蛋白尿。见于急性心肌梗死、烧伤、创伤等。

3. 黄色 尿液中含大量胆红素时颜色呈深黄色，称胆红素尿。胆红素尿多见于阻塞性黄疸和肝细胞黄疸。服用核黄素、呋喃唑酮、大量牛黄类药物后尿液也呈黄色。

4. 白色

（1）乳糜尿：淋巴液因含脂肪微粒等成分而呈乳白色，混入尿中使尿外观呈不同程度的乳白色混浊，称乳糜尿。乳糜尿多见于丝虫病，亦可由结核、肿瘤、创伤或手术引起。

（2）脓尿：尿液中含大量脓性分泌物（如脓细胞等）呈黄白色混浊，称脓尿。

（3）结晶尿：因食物代谢因素，尿中产生尿酸等结晶，使尿液呈白色，称为结晶尿。

5. 蓝绿色 见于铜绿假单胞菌引起的泌尿系统感染。

6. 无色 见于尿崩症、糖尿病等。

三、气味

正常新鲜尿液略有酸味。受饮食或用药等因素影响会出现相应的特有气味。

异常气味见于：

1. 氨臭味 慢性膀胱炎或尿潴留。

2. 烂苹果样气味 糖尿病酮症酸中毒。

3. 腐败臭味 泌尿系统感染或晚期膀胱癌。

4. 鼠臭味 苯丙酮尿症。

5. 大蒜臭味 有机磷农药中毒。

四、透明度

正常新鲜尿液多清澈透明。若含有一定量的有形成分、黏蛋白等会出现混浊。

混浊尿见于以下情况：尿酸盐结晶、磷酸盐结晶、碳酸盐结晶、菌尿、乳糜尿、脓尿、蛋白尿等。鉴别混浊尿液除镜检外，可按图 10－2 混浊尿液的鉴别程序进行鉴别。

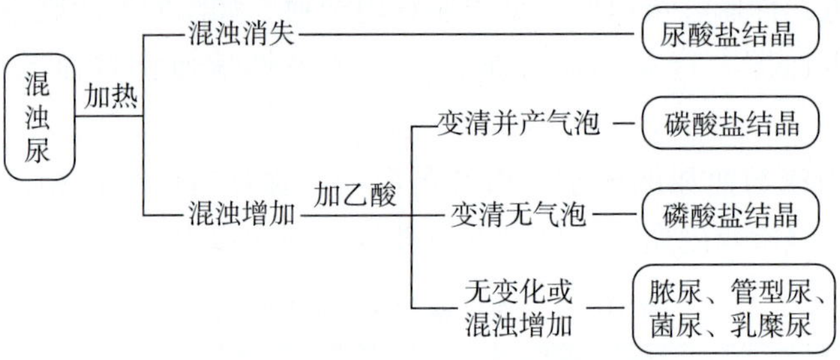

图 10－2　混浊尿液的鉴别程序

怀疑为脓尿、管型尿、菌尿、乳糜尿者，加 100g/L 的 NaOH，若呈胶冻状则为脓尿，如无变化，可过滤标本，变清者为管型尿，如仍混浊者则为菌尿或乳糜尿。

五、尿比重测定

尿比重（SG）也称尿比密，是尿中溶质浓度指标，与尿中水分、盐类及有机物的含量与溶解度有关，与尿中溶质（氯化钠等盐类、尿素）的浓度成正比。

（一）化学试带法

【原理】

试带模块中含有聚甲基乙烯基乙醚/顺丁烯二酸高分子电解质，其电离常数的负对数（pKa）与尿液中的离子成分的浓度成比例变化。此高分子电解质的羧基与尿中的电解质发生反应时释放出 H^+，使溴麝香草酚蓝指示剂变色。比重值高的尿液电解质浓度高，置换出的 H^+ 多，根据指示剂的变化情况可知其相应的比重值。

【注意事项】

1. **试带**　如采用尿分析仪法，试带应与仪器配套，试带要密封、干燥、避光。
2. **高比重**　当比重 >1.030 时，将标本稀释 2 倍后重新测定，测定值末两位数 ×2。
3. **严格控制反应时间。**
4. **校正 pH 及蛋白质干扰**　①pH：pH 6.5～8.0 时测定值应加 0.005，pH >8.0 时，测定值应加 0.010；②蛋白尿：尿蛋白每增加 10g/L，测定值应减去 0.006。

（二）折射仪法

【原理】

入射角 90°的光线从空气进入另一种媒质时被折射成为临界角，依据折射临界角的大小，求出该媒质的相对折射率，该折射率与媒质的密度有关（密度越高，折射率越大）。

根据折射率、比重的经验公式，并将数字列成线图刻在目镜适当位置中，直接读取结果（图 10 - 3）。美国实验室标准研究所（CLSI）和中国临床检验标准委员会（CCCLS）推荐该法为参考方法。

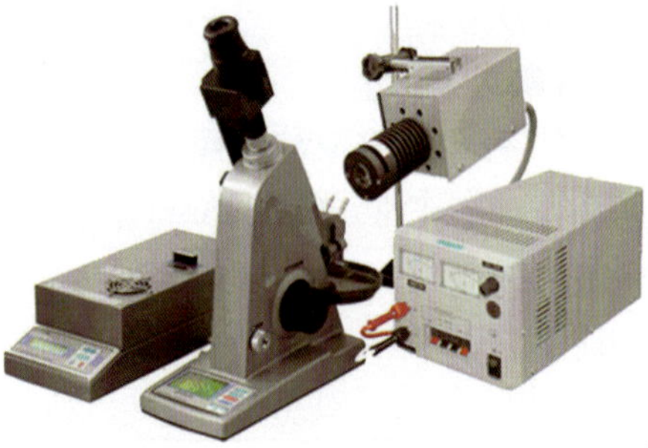

图 10 - 3　台式折射仪

【操作】

不同类型的折射仪操作方法有别，检测时按仪器使用说明书要求操作。

【参考区间】

成人晨尿：1.015 ~ 1.025；随机尿：1.003 ~ 1.035。婴幼儿偏低。

【临床意义】

1. SG 增高　见于少尿或无尿，如脱水、休克、糖尿病、急性肾炎及大量出汗等。

2. SG 减低　当 SG < 1.015 时，称为低比重尿。当 SG 持续在 1.007 ~ 1.013 时，称为等渗尿。见于慢性肾炎、慢性肾盂肾炎、急性肾衰竭多尿期、尿崩症及大量饮水等。

【方法学评价】

尿比重测定的方法学评价见表 10 - 2。

表 10 - 2　尿比重测定的方法学评价

方法	优点	缺点
折射仪法	用尿量少，准确，参考方法	需专用仪器，成本高
化学试带法	简便快速	受强酸、强碱及蛋白质影响较大
称重法	最准确，标准参考方法	操作繁琐
超声波法	易于自动化、标准化	需特殊仪器，成本高
比重计法	简便，成本低	用尿量多，误差大

六、尿液渗透浓度测定

尿液渗透浓度简称尿渗量，指具有渗透活性的全部溶质微粒的总数量。尿液渗透浓度与粒子大小及电荷无关，用质量毫渗摩尔浓度表示，简称 mOsm/kg · H_2O，或用体积毫渗摩尔浓度表示，简称 mOsm/L · H_2O。尿渗量是评价肾脏浓缩功能较好的指标。

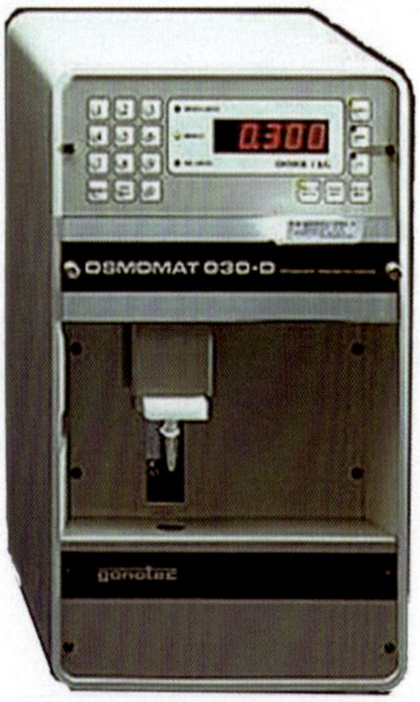

图 10 - 4　冰点渗透压计

【原理】

尿渗量测定多采用冰点下降法。纯水的冰点为 0℃，1 个 Osm 浓度可使 1kg 纯水的冰点下降 1.858℃，测定尿液的冰点即可计算尿液渗透浓度（Uosm）（图10 - 4）。

$$尿渗量摩尔浓度(Osm/kg \cdot H_2O) = \frac{尿冰点下降度数(℃)}{1.858}$$

【参考区间】

随机尿：600 ~ 1000mOsm/kg · H_2O，尿渗量/血浆渗量（Uosm/Posm）：3.0∶1 ~ 4.5∶1（血浆渗量：275 ~ 315mOsm/

$kg \cdot H_2O$）。

【临床意义】

1. 评价肾脏浓缩稀释功能　①若 Uosm 及 Uosm/Posm 均正常，表明为高渗尿，浓缩稀释功能正常。②若 Uosm/Posm 等于或接近于 1，称等渗尿，为肾脏浓缩功能接近完全丧失的表现。③Uosm < 200mOsm/kg · H_2O，Uosm/Posm < 1 为低渗尿，提示肾脏浓缩功能丧失，稀释功能仍存在。等渗尿和低渗尿可见于慢性肾盂肾炎、慢性肾小球肾炎等。

2. 鉴别肾前性少尿与肾性少尿　肾前性少尿时肾功能正常，尿渗量较高，常 > 450mOsm/L · H_2O；肾性少尿时因肾小管浓缩功能减低，尿渗量常 < 350mOsm/L · H_2O。

七、尿 pH

尿 pH 是指尿液的酸碱度，简称尿酸度。尿酸碱度取决于尿中酸性磷酸盐（主要是 $H_2PO_4^-$）和碱性磷酸盐（主要是 HPO_4^{2-}）的相对比例，受饮食、药物和疾病影响。

（一）干化学试带法

【原理】

模块含溴麝香草酚蓝（pH 6.0 ~ 7.6）和甲基红（pH 4.6 ~ 6.2）双指示剂，检测范围为 pH 5.0 ~ 9.0，变色为黄（pH 5.0）、绿（pH 7.0）、蓝（pH 9.0）。

（二）pH 计法

【原理】

指示电极浸入尿液中，H^+ 通过玻璃膜指示电极与参比电极（甘汞电极）之间产生电位差，经电压计测定后转化为 pH，故也叫电极法（图 10 – 5）。

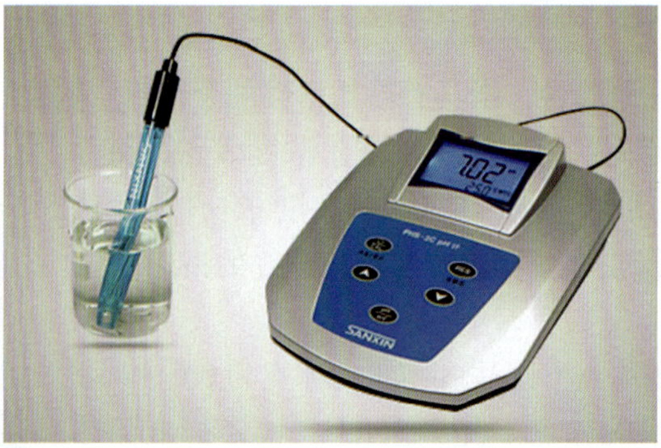

图 10 – 5　pH 计

【参考区间】

随机尿范围为 pH 4.5 ~ 8.0；晨尿偏酸，pH 为 5.5 ~ 6.5。

【临床意义】

1. 生理性变化　尿 pH 受食物、餐后碱潮、活动状态及药物等影响（表 10 – 3）。

表 10－3 影响尿 pH 因素

影响因素	尿呈酸性改变	尿呈碱性改变
食物	高蛋白质食物如肉类等	蔬菜、水果等
机体状态	剧烈运动、饥饿等	餐后碱潮
药物	含 Cl^- 成分如氯化钾等	碱性物质如小苏打等
疾病	①各种原因的酸中毒 ②低血钾性碱中毒，肾小管泌 H^+ 增加 ③发热 ④慢性肾炎、糖尿病等	①各种原因所致碱中毒 ②肾小管性酸中毒 ③严重呕吐：因胃酸丢失 ④细菌感染：细菌分解尿素产生氨

2. 病理性变化

（1）尿 pH 降低：见于代谢性酸中毒、低钾代谢性碱中毒或痛风、糖尿病、白血病或使用氯化铵药物等。

（2）尿 pH 增高：见于：①碱中毒、肾小管酸中毒、应用利尿剂及碳酸氢钠药物等。②泌尿系统感染：某些细菌如变形杆菌、铜绿假单胞菌等能分解尿素使尿液呈碱性。

3. 尿结石种类判断 ①碱性尿：草酸盐结石、磷酸盐结石、碳酸盐结石多见。②酸性尿：尿酸盐结石、胱氨酸结石多见。

【方法学评价】

尿 pH 测定的方法学评价见表 10－4。

表 10－4 尿 pH 测定的方法学评价

方 法	优 点	缺 点
试带法	方便快速，既可目测，又可机测	欠精准
pH 计法	操作快速，结果准确	需要 pH 计，成本高
pH 试纸法	方便快速	不够精准
指示剂法	操作简便	易受异常尿色干扰
滴定法	可测定尿中酸度总量	操作繁琐

八、尿液浓缩稀释试验

费氏浓缩稀释试验，给予患者正常饮食后，测定 24h 内日间每 2h 尿液和夜间尿液的量和比重，观察相互关系。

【参考区间】

正常人夜尿量一般不超过 750ml，比重在 1.018 以上，昼尿中最高一次比重应在 1.018 以上，其最高与最低比重之差，＞0.008。昼尿与夜尿总量比值为 3∶1～4∶1。

【临床意义】

1. 夜尿量超过 750ml 提示肾浓缩功能不全。

2. 如昼尿最高一次比重不到1.018，昼尿最高与最低比重之差降至0.001～0.002，或比重恒定在1.010左右，均说明肾脏已丧失浓缩能力。

3. 昼尿每天尿比重在1.018以上，见于急性肾炎、肾被动性充血及出汗过多。

第三节　尿液显微镜检验

尿液显微镜检验是指用显微镜对尿液中的细胞、管型、结晶、病原微生物及寄生虫等有形成分进行识别与计数的检查方法，简称尿镜检，是尿液有形成分检查的金标准。

一、标本的制备、检验方法和报告方式

【标本制备、检验方法】

1. 未离心尿镜检　取混匀新鲜尿液1滴置载玻片上并盖上盖玻片，先用低倍镜观察至少20个视野查找管型（用高倍镜鉴别类型），再用高倍镜观察至少10个视野查找细胞。

2. 离心尿镜检　取混匀尿10ml于刻度离心管中，以RCF400g（1261rpm）离心5min后弃上清液留沉淀液0.2ml，混匀后取约20μl于载玻片上，覆盖盖玻片，用低倍镜观察管型，用高倍镜计数细胞和鉴别管型，结果报告方式同未离心尿直接镜检。

【报告方式】

1. 管型成分　用最低值～最高值/LPF（或平均值/LPF）报告，如透明管型1～2/LPF。

2. 细胞成分　用最低值～最高值/HPF（或平均值/HPF）报告，如白细胞2～3/HPF。

3. 结晶成分　用高倍视野观察，占视野1/4为+，占视野1/2为++，占视野3/4为+++，满视野为++++。

二、尿液有形成分形态及临床意义

（一）尿液细胞

1. 上皮细胞　尿中上皮细胞来自肾小管、肾盂肾盏、输尿管、膀胱及尿道，常见的类型有鳞状上皮细胞、柱状上皮细胞、移行上皮细胞、肾小管上皮细胞等。

（1）鳞状上皮细胞：来自尿道前段，尿中可少见，如有明显增多并伴有白细胞增多时，提示尿道炎症。成年女性尿中混有阴道分泌物时，可见较多鳞状上皮细胞。

（2）柱状上皮细胞：来自尿道中段、尿道腺或前列腺、精囊等处，尿中几乎不见，如较多出现则提示慢性尿道炎或慢性前列腺炎、慢性膀胱炎等。

（3）移行上皮细胞：移行上皮细胞被覆于肾盂、输尿管、膀胱及尿道近膀胱段等处，其形态随腔内尿量而变化。①表层移行上皮细胞：胞体大小随器官张缩状态而变化，充盈时脱落则胞体较大，约为白细胞的4～5倍，呈不规则圆形，核小居中；器官

收缩时胞体较小，约为白细胞的 2～3 倍，呈圆形。表层移行上皮细胞又称大圆上皮细胞，正常尿液中偶见，膀胱炎时增多。②中层移行上皮细胞：大小不一，圆形或椭圆形，呈梨形、纺锤形或带尾形，又称肾盂上皮细胞。③基底层移行上皮细胞：形态与肾小管上皮细胞相近，但细胞核较小。此类细胞在正常尿中不易见到，在肾盂、输尿管或膀胱颈部有炎症时可大量出现，并伴有白细胞和红细胞增多。

（4）肾小管上皮细胞：也称肾上皮细胞，正常尿中很少见，出现或增多提示肾小管有病变，如成堆出现，常提示有肾小管坏死，多见于急性肾小球肾炎。某些慢性肾病肾小管上皮细胞可发生脂肪变性，胞浆内充满脂肪颗粒甚至将胞核覆盖，称复粒细胞或脂肪颗粒细胞。慢性肾出血时，肾小管上皮细胞有含铁血黄素颗粒（详见图 9－16）。

尿中脓细胞、肾小管上皮细胞与底层移行上皮细胞相似，应注意区别（表 10－5）。

表 10－5　脓细胞、肾小管上皮细胞与底层移行上皮细胞的形态区别

	脓细胞	肾小管上皮细胞	底层移行上皮细胞
直径	10～12μm	比脓细胞略大	比肾小管上皮细胞大
形态	圆形，脓细胞边缘不整	不规则或呈多边形	圆形或卵圆形
细胞核	分叶核结构紧密成块	核大而圆，结构细致	圆形，较肾小管上皮细胞核稍小
胞浆及颗粒	浆多，加酸后颗粒消失	浆少，含不规则颗粒	浆多，一般无颗粒
POX 染色	阳性	阴性	阴性

2. 红细胞

（1）形态：等渗尿中新鲜红细胞为淡黄色，双凹圆盘形，有弱折光性；在高渗尿中红细胞由于脱水呈皱缩状；在低渗尿中红细胞因吸水胀大颜色较浅，甚至血红蛋白从红细胞中溢出成为大小不等的环状形态，称影红细胞。红细胞形态因尿 pH、渗透压、留置时间不同会出现多种异常形态，常见的有：①环状红细胞：因血红蛋白大量溢出变成空心环状。②棘状红细胞：因细胞膜损伤，细胞浆非对称性外溢所致。③红细胞大小不等：红细胞大小可相差 3～4 倍。④破碎红细胞。⑤其他：如细胞出现芽状小泡等。尿中红细胞与酵母菌、脂肪球、球形草酸钙结晶易于混淆，应注意鉴别（表 10－6）。

表 10－6　红细胞与酵母菌、脂肪球、球形草酸钙结晶的鉴别

	红细胞	酵母菌	脂肪球	球形草酸钙结晶
大小	基本一致	不一致	相差悬殊	较大，不等
形态	圆盘形，淡黄色	椭圆形，无色	圆形	圆形或椭圆形
排列	无规律	出芽状	无规律	无规律
折光	较弱	较强	较强	强
特性	溶于乙酸	不溶于乙酸或皂苷	苏丹Ⅲ染红色	不溶于乙酸

（2）血尿分类：①均一性血尿：多为非肾小球性血尿，红细胞形态及大小正常，红细胞形态异常类型不超过两种，见于肾小球以下部位出血。②非均一性血尿：又称变形红细胞血尿，多为肾小球性血尿，红细胞形态在两种以上。③混合性血尿：形态正常

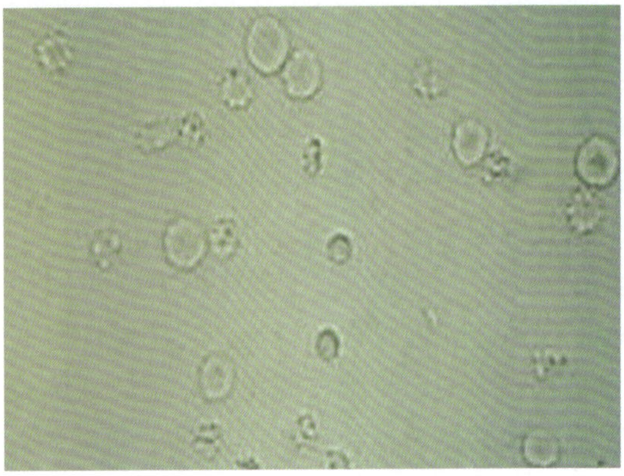

图 10－6 尿中红细胞

的红细胞和形态异常的红细胞并存的血尿（图 10－6）。

【临床意义】

正常人尿中红细胞在 100 万/24h 以下，随机尿离心镜检偶见。1～2 个/HPF 为增多，≥3 个/HPF 为镜下血尿。尿中红细胞增多见于：①肾脏疾病：见于急慢性肾小球肾炎、肾盂肾炎、狼疮性肾炎、肾肿瘤、肾结核、肾静脉栓塞、肾盂积水、多囊肾等。②下尿道疾病：见于膀胱炎、膀胱结石、膀胱癌、尿道狭窄、膀胱出血等。③肾外疾病：见于急慢性胰腺炎、输卵管炎等。

3. 白细胞　尿中白细胞主要是中性粒细胞，偶见单核细胞和淋巴细胞。新鲜尿液中，白细胞外形与外周血中白细胞形态结构相似（图 10－7）；陈旧尿液中，变性死亡的中性粒细胞结构模糊，胞浆内充满粗大颗粒，核不清楚，胞体常粘连成团，此时称脓细胞；在低渗尿中，因中性粒细胞发生肿胀，胞浆内颗粒呈布朗运动，有光折射性而呈现“闪光”现象，故称为“闪光细胞”；在高渗及酸性尿液中，白细胞常出现皱缩现象。

【临床意义】

中性粒细胞增多常见于泌尿系统炎症，如肾盂肾炎、膀胱炎、前列腺炎、尿道炎等；“闪光细胞”常见于肾盂肾炎、膀胱炎；淋巴细胞和单核细胞增加见于肾移植后排斥反应等；嗜酸性粒细胞增多见于间质性肾炎、泌尿系统变态反应性炎症。

小吞噬细胞由中性粒细胞演变而来，主要吞噬细菌。大吞噬细胞来自单核细胞，为单核细胞的 2～3 倍，边缘不整齐；核呈肾形，稍偏位，染色质细致，胞浆丰富（图10－8）。泌尿道炎症时可见吞噬细胞，同时伴有白细胞及细菌，如急性肾盂肾炎等。

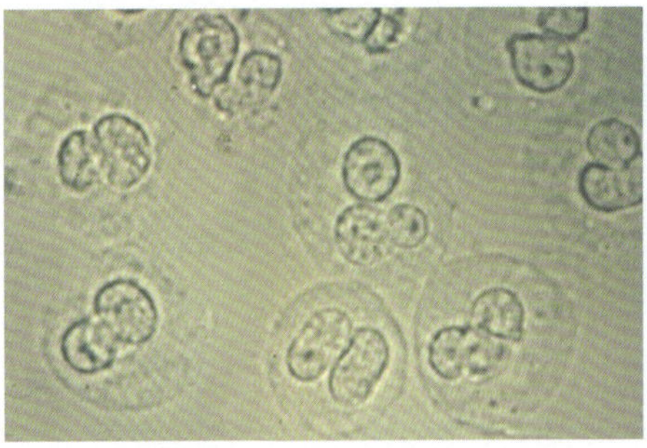

图 10－7 尿中白细胞

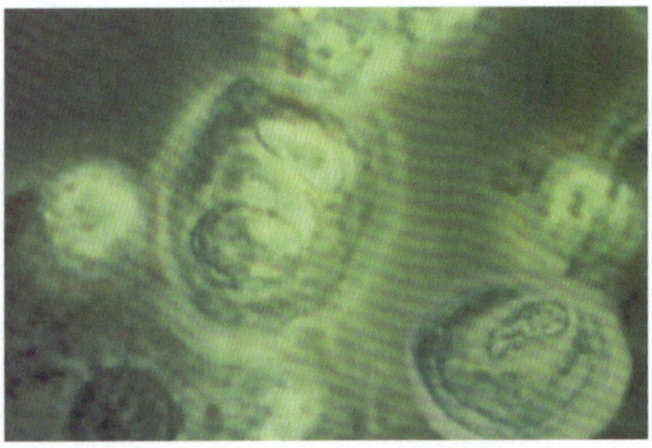

图 10－8 尿中吞噬细胞

（二）管型

管型（cast）是尿中蛋白质、细胞、肾小管分泌物及其他成分在远端肾小管和集合管内塑造而成的长条形圆柱状凝聚体。其形状取决于形成部位肾小管的直径与条件。

1. 管型的形成三大条件

（1）T-H 蛋白：含有来自肾小管分泌的 T-H 蛋白，是管型形成的基础物质。

（2）肾小管具有浓缩和酸化尿液的能力：可提高蛋白质含量和促进蛋白质沉淀。

（3）有可供交替使用的肾单位：尿液在肾单位有足够停留时间，使蛋白质得以浓缩凝聚形成管型，并通过交替使用的肾单位排出体外。

2. 管型的形成过程 肾小球病变时，基底膜通透性增大，肾小管内蛋白质含量增高。远端小管曲部受炎症、缺氧或其他因素刺激分泌 T-H 蛋白增多，细胞渗出。T-H 蛋白与血浆蛋白和细胞结合，在远端小管曲部浓缩和酸化，由溶胶状变成凝胶状，滞留于休眠肾单位，经足够时间停滞后，蛋白质和细胞得以浓缩、沉析、凝聚成管型，当形成管型的肾单位重新排尿时，管型便随尿排出。

3. 常见管型种类及临床意义

（1）透明管型：无色透明，呈规则的圆柱体状，但大小、长短不一，通常两边平行，两端钝圆，或一端可稍尖细呈尾形，平直或略弯曲，甚至扭曲，质地菲薄，在碱性尿中可溶解消失（图 10-9）。透明管型可分两种：①单纯透明管型：不含颗粒和细胞；②复合性透明管型：含有少量颗粒和细胞。

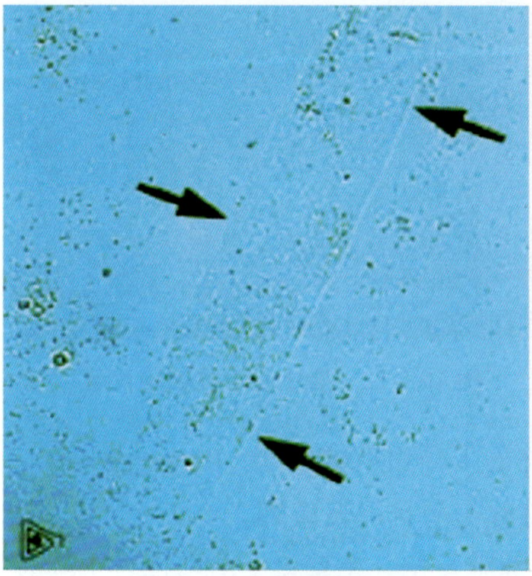

图 10-9 透明管型

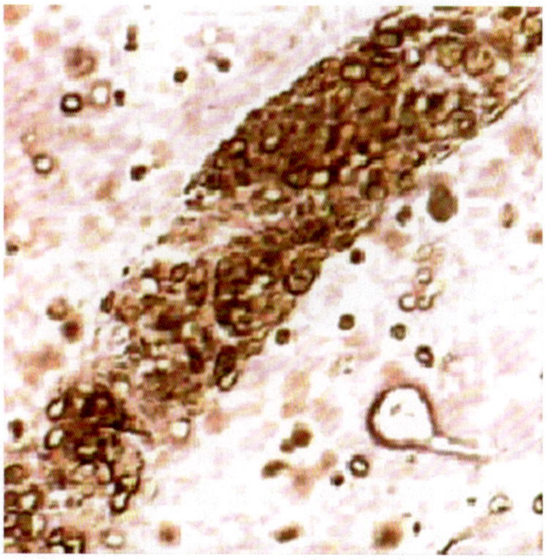

图 10-10 红细胞管型

临床意义：正常人晨尿中偶见透明管型（0~1/LPF）。当肾脏有轻度或一过性功能损害时如剧烈运动、持续发热、心功能不全、使用麻醉药或利尿剂后，可见少量透明管型。透明管型持续明显增多见于肾实质病变，如急性或慢性肾小球肾炎、肾病综合征、急性肾盂肾炎、肾淤血等，也见于充血性心力衰竭及恶性高血压等。

（2）细胞管型：透明管型基质内含有细胞，且细胞数超过管型体积的 1/3 时，称细胞管型。根据细胞种类的不同分为四种：

1）红细胞管型：管型基质中嵌入不同数量的红细胞，红细胞通常已破损，呈棕黄色或红色（图 10－10）；若管型中红细胞已全部溶解，则成为棕红色均质性的血红蛋白管型。

临床意义：红细胞管型常因肾小球或肾小管出血所致，见于急性肾小球肾炎、慢性肾小球肾炎急性发作期、肾出血及肾移植后的急性排斥反应等。

2）白细胞管型：管型基质内含有较多的白细胞，呈球形，常聚集成块状（图10－11）。

临床意义：常见于急性化脓性炎症如急性肾盂肾炎，亦见于非感染性炎症（如狼疮性肾炎）、肾病综合征及肾小球肾炎等。

3）肾小管上皮细胞管型：管型基质中嵌有大量肾小管上皮细胞，又称上皮细胞管型，上皮细胞比白细胞略大，常呈叠瓦状排列（图 10－12）。细胞变性后，核形模糊，胞体大小不定，可用加酸法使其核形清楚，或用组化染色后进行鉴别。

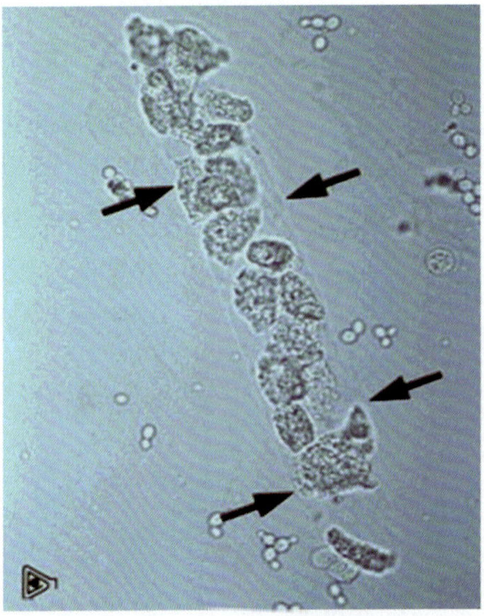

图 10－11　白细胞管型

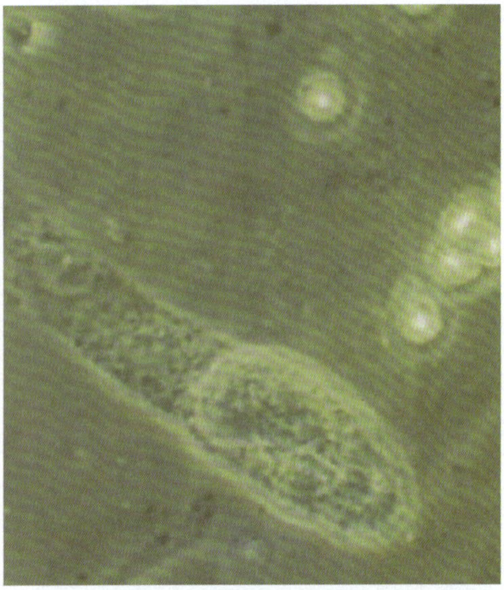

图 10－12　肾小管上皮细胞管型

临床意义：常见于急性肾小管坏死、急性肾炎、肾淀粉样变性、间质性肾炎、重金属中毒或药物中毒等，亦可见于阻塞性黄疸、肾移植后排斥反应等。

4）复合管型：是两种以上细胞同时存在的细胞管型，主要见于活动性肾小球肾炎、缺血性肾小球坏死、肾梗死及肾病综合征等疾病。

（3）颗粒管型：管型基质中颗粒量占管型体积1/3 以上时称颗粒管型，由细胞分解产物和血浆蛋白质及其他物质聚集而成。分粗颗粒管型和细颗粒管型（图 10－13）。

临床意义：颗粒管型出现提示肾有实质性病变，多见于急慢性肾小球肾炎、肾盂肾炎、肾小管硬化症、肾病综合征、慢性铅中毒及肾移植急性排斥反应等。

（4）蜡样管型：由细颗粒管型衍化或肾小管上皮细胞发生淀粉样变性溶解而形成，质地均匀厚实，不含细胞及颗粒，外形宽大，易折断，呈浅灰色或淡黄色，有蜡烛样高度折光性（图 10－14）。

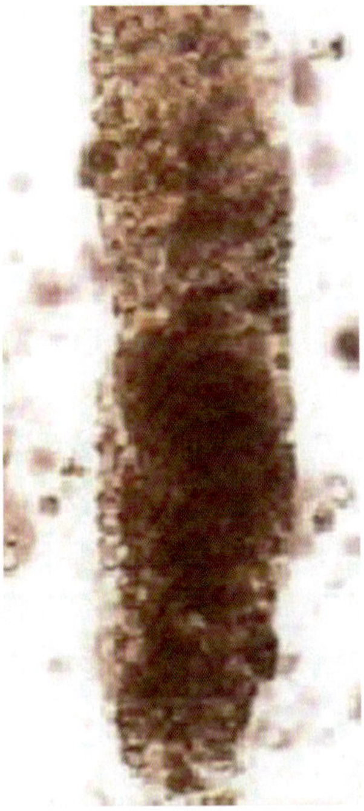

图 10－13 粗颗粒管型

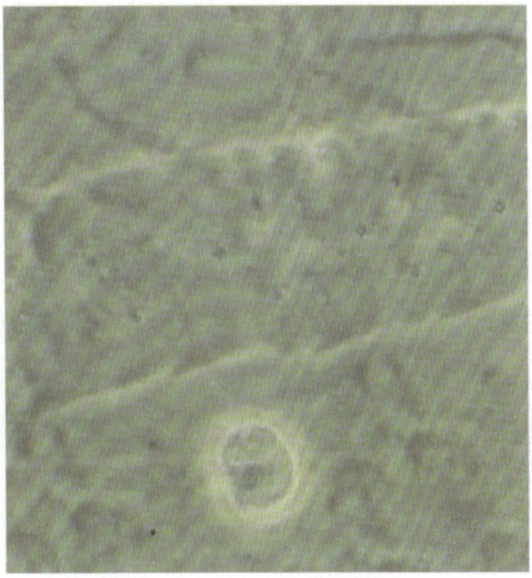

图 10－14 蜡样管型

临床意义：正常尿无蜡样管型，出现提示局部肾单位有长期阻塞，有少尿或无尿现象存在，说明肾脏病变严重，见于慢性肾小球肾炎的晚期、肾功能不全及肾淀粉样变等。

（5）脂肪管型：管型中脂肪滴含量占管型体积 1/3 以上时称为脂肪管型。由于肾小管损伤后，上皮细胞发生脂肪变性融解大量脂肪滴进入管型内而形成，呈灰色或灰蓝色，脂肪滴大小不等，圆形，折光性强（图 10－15）。

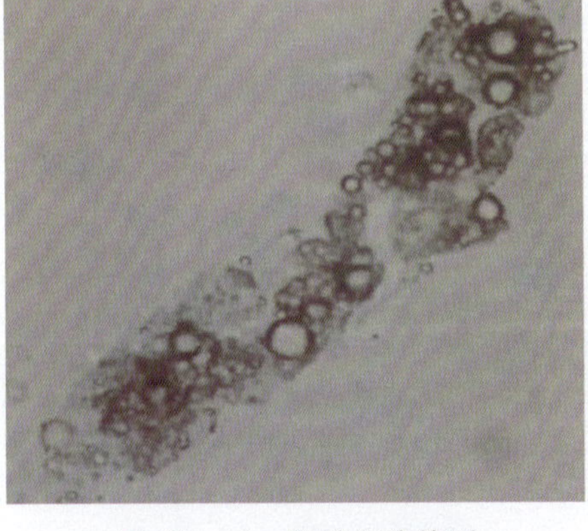

图 10－15 脂肪细胞管型

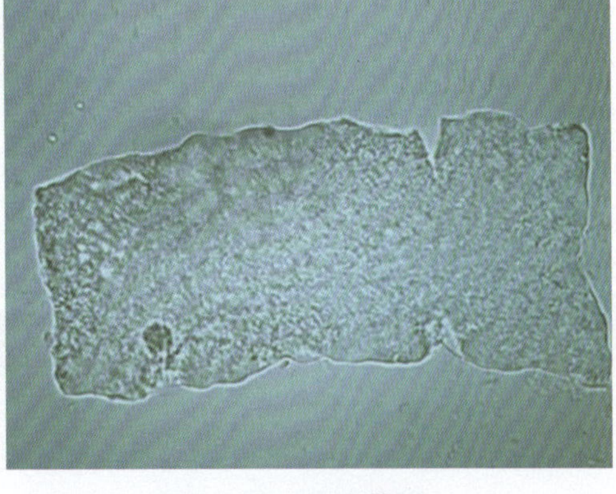

图 10－16 宽大管型

临床意义：正常尿无脂肪管型，出现多见于肾病综合征、亚急性肾小球肾炎、慢性肾小球肾炎、肾小管中毒及类脂性肾病等。

（6）宽大管型：来自严重扩张的肾小管、集合管或乳头管，多为蜡样管型或颗粒管型演变而成，宽度为一般管型的3～6倍，相当于5个红细胞的直径以上，形状宽大粗长，不规则，易折断，常见于肾衰竭时，又称为肾衰竭管型（图10－16）。

（7）其他管型：①肌红蛋白管型：肌肉被挤压伤患者，肌红蛋白进入肾小管而形成的管型。②胆红素管型：充满金黄色非晶性胆红素颗粒的管型，见于重症黄疸患者。③窄帽管型：直径在15μm以下的细小管型，见于新生儿或婴幼儿。

（8）类似管型和易误判为管型的有形物：主要有：①类圆柱体：形似透明管型，一端或两端尖细，呈螺旋形卷曲，是尚未完全形成的透明管型，常和透明管型同时存在，多见于肾血液循环障碍或肾受刺激时。②黏液丝：似透明管型，长线条状，不规则，粗细不等，边缘不清晰，末端尖细卷曲分支，可见于正常尿中，尤其女性尿中多见，大量出现提示尿道受刺激或有炎症反应。③假管型：非晶性尿酸盐、磷酸盐等附着于黏液性纤维上形成的圆柱体，外形似颗粒管型但无基质，边缘不齐，粗细不等，两端破碎，颗粒密集，色泽发暗，无折光性，加热、加酸、加碱后消失。④混合细胞团：红细胞、白细胞、肾小管上皮细胞或细菌堆积在一起有时类似管型，但排列松散，边缘不整，两端不圆。⑤标本污染：各种纤维（如丝、毛、麻等）污染标本时，应注意鉴别。

（三）结晶

根据结晶产生原因与机制，尿液结晶一般分为生理性结晶和病理性结晶两大类。

1. 生理性结晶 多为食物代谢后酸性物质与金属离子结合生成的无机盐或有机盐，故又称代谢性盐类结晶，一般无临床意义，但应结合具体情况进行报告。常见结晶特征及意义见表10－7，形态见图10－17～图10－19。

表10－7 常见代谢性盐类结晶

名称	尿液外观	镜下形态	特征	临床意义
尿酸结晶	红沙状沉淀	棕红色或黄色，呈菱形、哑铃形、斜方形、菱形、玫瑰花形	加热、加酸不溶，溶于NaOH，多见于强酸尿	急性痛风症、儿童急性发热、慢性间质性肾炎等
尿酸钠结晶	混浊尿	无色，针状或成束扇状	强酸尿中容易析出。加热、加NaOH溶解	一般无临床意义
非结晶形尿酸盐	砖红色沉淀	不定形细颗粒	加热、加碱消失，加乙酸变为尿酸结晶	一般无临床意义
草酸钙结晶	白色混浊尿	无色方形八面体或信封样，有时呈菱形，偶见哑铃形或饼状	溶于盐酸，但不溶于乙酸和氢氧化钠	伴有红细胞并有肾区疼痛或膀胱刺激症状时，应考虑草酸钙尿结石
尿酸铵结晶	褐色混浊尿	树权状、蝎子形状等	加乙酸后溶解，形成尿酸结晶	多见于膀胱炎时
碳酸钙结晶	白色混浊尿	无色，球形或哑铃形	加乙酸溶解并产气泡	一般无临床意义

续表

名称	尿液外观	镜下形态	特征	临床意义
非结晶型磷酸盐	白色混浊尿	白色颗粒状	加酸溶解	一般无临床意义
磷酸铵镁结晶	白色混浊尿	无色，呈方柱形、信封状或羽毛状，有强折光性	加酸溶解	一般临床无意义

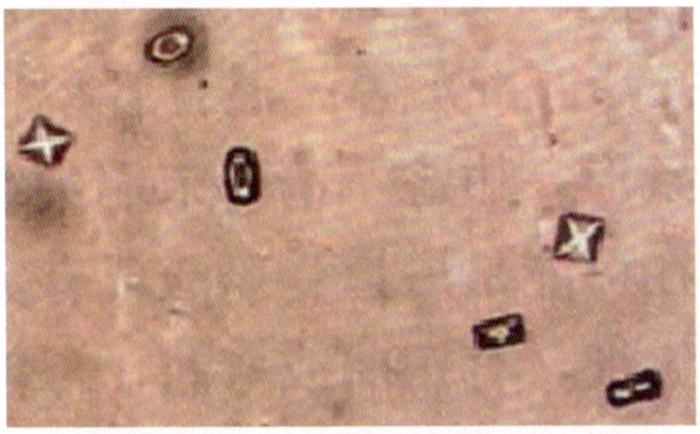

图 10－17　草酸钙结晶

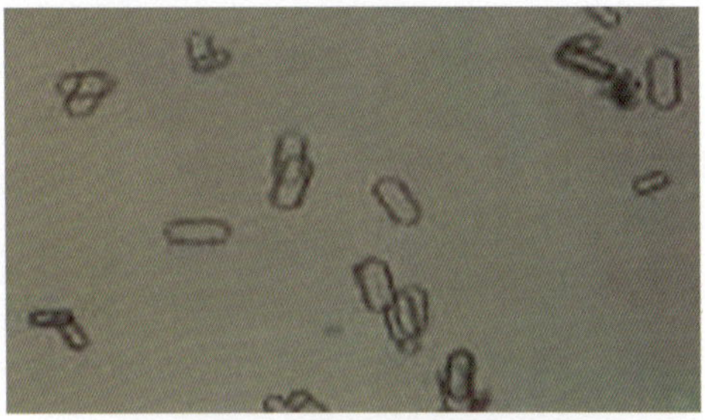

图 10－18　尿酸结晶

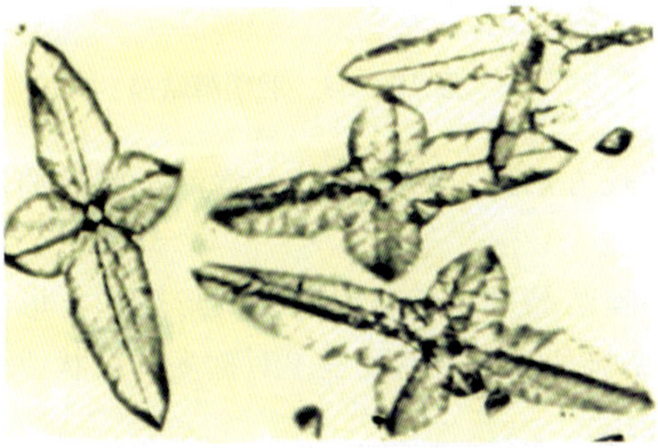

图 10－19　磷酸铵镁结晶

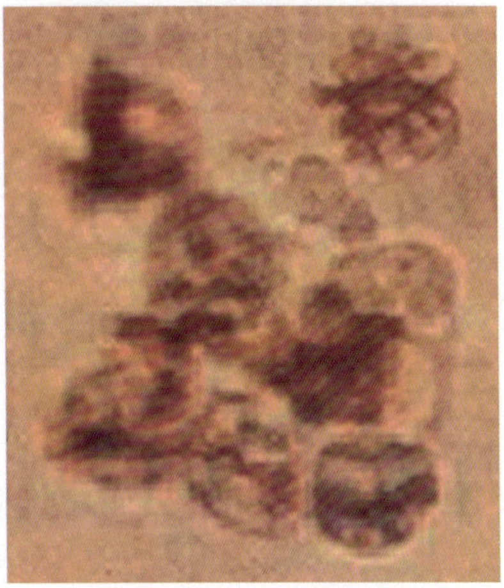

图 10－20　胆红素结晶

2. 病理性结晶　因各种疾病因素或某种药物在体内代谢异常而引起的尿液结晶。

（1）胆红素结晶：为成束的针状或小块状橘红色结晶（图 10－20），由于氧化有时呈非结晶体色素颗粒，加硝酸后氧化成胆绿素而呈绿色，可溶于氢氧化钠或氯仿中。

（2）胱氨酸结晶：胱氨酸为蛋白质分解产物，结晶为无色、六边形、边缘清晰、折光性强的薄片状结晶（图 10－21），不溶于乙酸而溶于盐酸，能迅速溶解于氨水中，再加乙酸后结晶可重新出现，胱氨酸试验呈蓝色或绿色反应。

（3）亮氨酸结晶：亮氨酸为蛋白质分解产物，结晶呈淡黄色或褐色小球形或油滴状，并有密集辐射状条纹，折光性强（图 10－22），不溶于盐酸而溶于乙酸，亮氨酸试验呈蓝色反应，且加热也不还原，见于组织大量坏死性疾病。

（4）酪氨酸结晶：酪氨酸为蛋白质分解产物，结晶为略带黑色的细针状、成束状

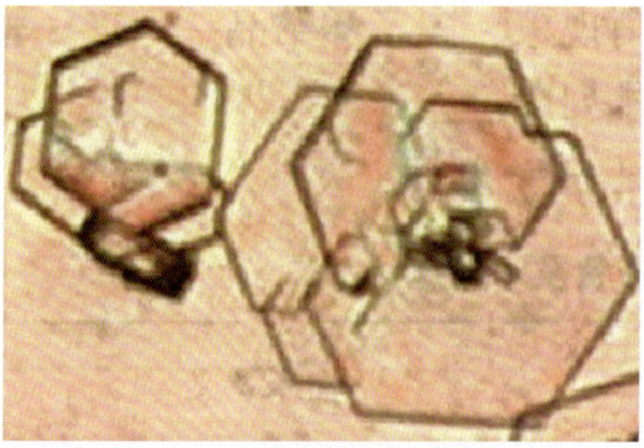

图 10－21　胱氨酸结晶

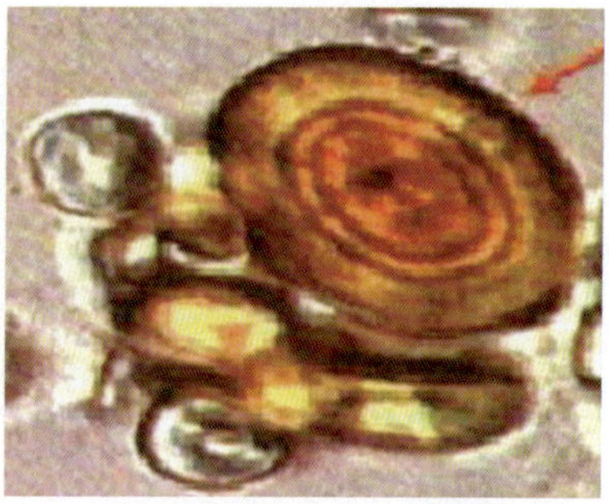

图 10－22　亮氨酸结晶

或羽毛状（图 10－23），溶于氢氧化铵而不溶于乙酸，见于组织大量坏死性疾病。

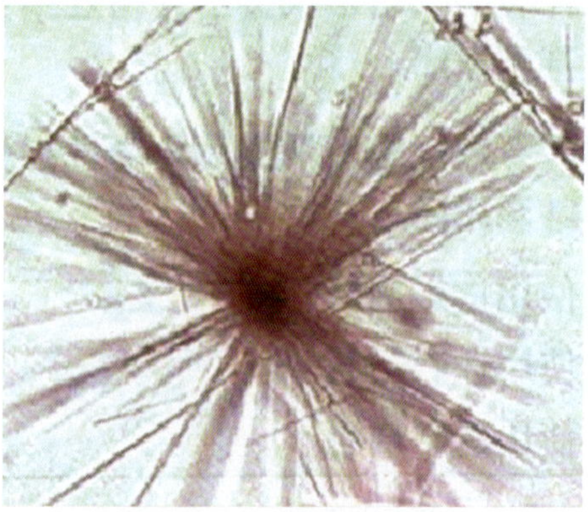

图 10－23　酪氨酸结晶

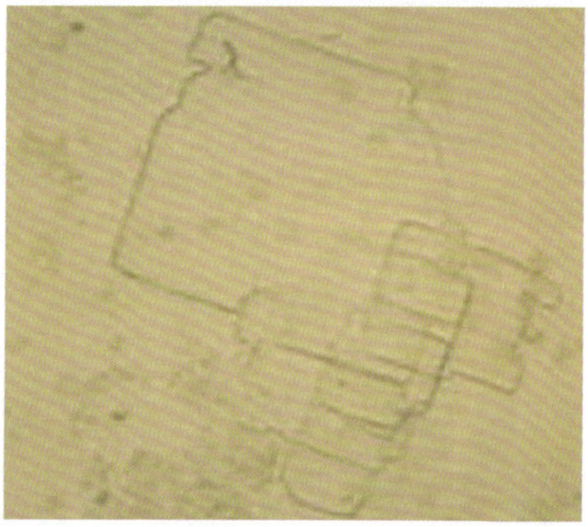

图 10－24　胆固醇结晶

（5）胆固醇结晶：无色透明，呈缺角的长方形或方形薄片状，常浮于尿液的表面（图 10－24），可溶于氯仿、乙醚。

（6）磺胺类药物结晶：如磺胺甲基异噁唑结晶呈无色透明的长方形或正方形的六面体，厚度大，有立体感，散在或集中呈十字排列；磺胺嘧啶呈不对称麦秆束状或呈球状（图 10－25）。磺胺类药物结晶可溶解于丙酮。

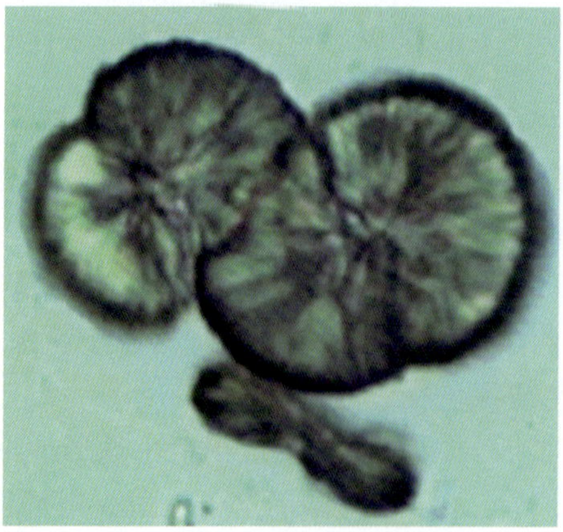

图 10－25　磺胺类药物结晶

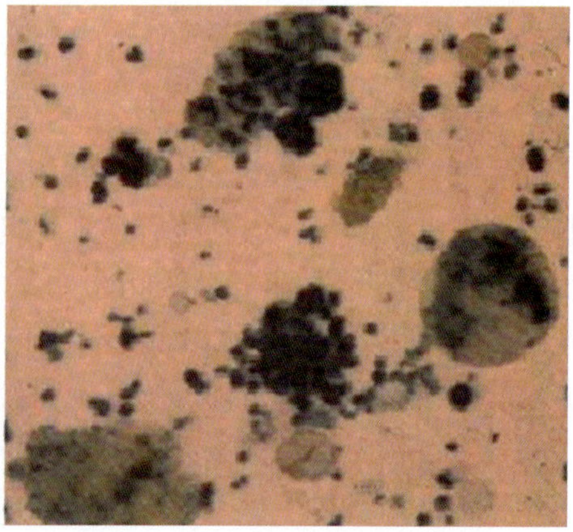

图 10－26　含铁血黄素颗粒

（7）含铁血黄素颗粒：为黄色或褐色小颗粒状，阳性呈蓝色反应。当体内红细胞大量破坏时，含铁血黄素沉积于肾脏时，一部分被肾小管上皮细胞吸收（图 10－26）。

（8）造影剂结晶：使用放射造影剂后，尿中泛影酸结晶呈规则的平行四边形；碘番酸结晶呈球形，轮廓不清，边缘模糊；泛影葡胺结晶呈细针形，辐射状排列。

（四）其他成分

1. 脂肪滴　又称脂肪颗粒或脂肪球，为大小不等、折光性很强的球形小滴，被苏丹Ⅲ染红色，因肾上皮细胞及白细胞发生脂肪变性融解所致，多见于肾病综合征。

2. 细菌　正常人尿液中无细菌，尿路细菌感染时，尿中可检出细菌。

3. 真菌　尿液真菌来自泌尿系统或生殖道，主要为酵母菌和白色假丝酵母菌。多见于糖尿病患者（图 10－27、28）。

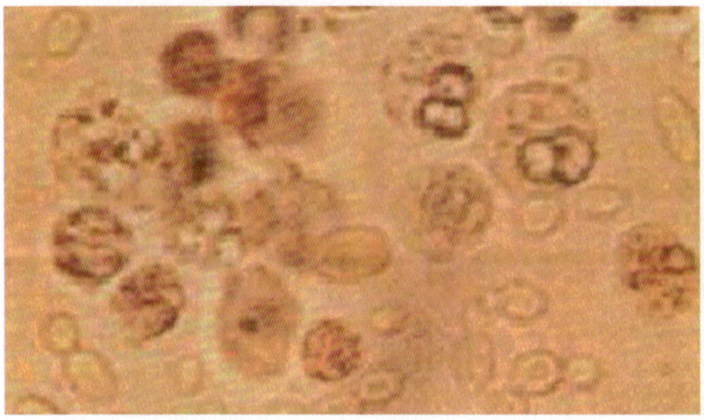

图 10－27　酵母菌

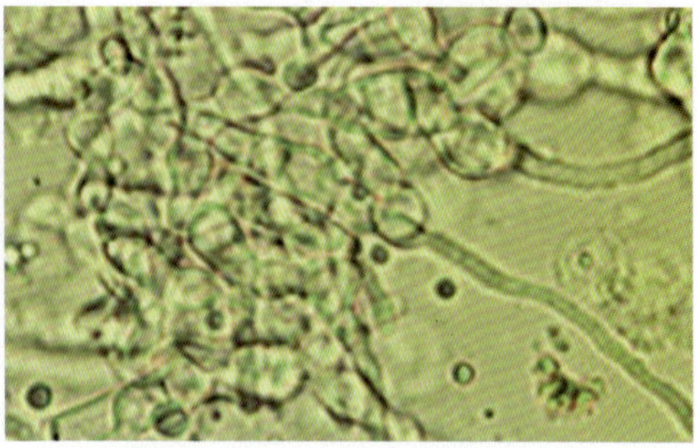

图 10－28　白色假丝酵母菌

知识链接

尿石症

尿石症分为肾结石、输尿管结石、膀胱结石及尿道结石。结石对尿路的局部损伤、结石引起尿路梗阻和并发尿路感染是尿石症对人体影响最主要的三方面。典型临床表现为腰腹绞痛、血尿，或伴有尿频、尿急、尿痛等泌尿系统梗阻和感染的症状。最常用的检查方法是 B 超检查、X 线和实验室检查。预防尿结石应做到多喝水、不憋尿，多食含纤维素丰富的食品。

三、尿沉渣染色镜检

【操作】

取混匀尿 10ml 于刻度离心管，以 RCF400g（1261rpm）离心 5 min 后弃上清液留沉淀物 0.2ml，加入 1 滴染液混匀后，取约 20μl 于载玻片上，用盖玻片覆盖后镜检。

【结果】

S－M 染色法又称结晶紫－沙黄染色法，S－M 染色后各成分染色结果如下：

（1）红细胞：呈淡紫色。该染色法还便于识别各种形态的红细胞。

（2）白细胞：根据白细胞染色深浅判断其生物活性：①浓染细胞（染成橙红色）无运动性，多为老化死亡细胞。②淡染细胞（染成淡蓝紫色）：部分具有运动性。③闪光细胞：胞浆中的“闪光”颗粒不着色而闪闪发光，常出现于肾盂肾炎患者尿液中。

（3）管型：透明管型染紫红色或紫色，颗粒管型染淡紫色，细胞管型染深紫色。

第四节 尿沉渣定量检验

一、1h 尿沉渣计数

1948 年建立的 Addis 计数，因其影响因素较多，已被 1h 尿沉渣计数代替。

【原理】

在正常生活状态下，留取 3h 内全部尿液，使用血细胞计数板分别计数细胞数和管型数，再换算成 1h 尿细胞数和管型数。

【操作】

1. 留标本 留取 3h 内全部尿液（以晨 6:30～9:30 最常用），测定尿量并记录。

2. 离心 充分混匀 3h 尿，取 10ml 于专用刻度离心管内，以 RCF400g（1261rpm）离心 5min，弃上层 9ml 尿液，剩留底部 1ml 沉淀液（10 倍浓缩）。

3. 计数 取混匀沉淀液注入细胞计数板两侧计数池内，用低倍镜计数 18 个大方格内的管型数，用高倍镜计数 10 个大方格内的红细胞和白细胞数，计算出 1h 尿中细胞数和管型数。

【计算】

$$1\text{h 细胞数}=\frac{10\text{ 个大格内细胞总数}\times 1000}{10}\times\frac{3\text{h 尿总量（ml）}}{3}$$

式中：×1000 将微升换算成毫升；÷10 将浓缩 10 倍尿换算成原尿；÷3 将 3h 换算成 1h。

$$1\text{h 管型数}=\frac{18\text{ 个大格内管型总数}\times 10\times 1000}{18\times 10}\times\frac{3\text{h 尿总量（ml）}}{3}$$

式中：÷18 将 18 个大方格管型总数换算为 1 个大格管型数；×10 将 0.1μl 换算成 1μl；×1000 将微升换算成毫升；÷10 将浓缩 10 倍尿换算成原尿；÷3 将 3h 换算成 1h。

【注意事项】

1. 尿液新鲜，酸碱度应在 pH 6.0 以下。若为碱性尿，则血细胞和管型易溶解。

2. 被检尿液比重最好在 1.026 以上。如小于 1.016 为低渗尿，细胞易破坏。

3. 如尿中含大量磷酸盐时，可加入少量稀乙酸使其溶解，切勿加酸过多，以免破坏红细胞及管型。含大量尿酸盐时，应加温使其溶解。

【参考区间】

见表 10－8。

表10－8　尿沉渣定量计数参考区间

检测方法	白细胞	红细胞	管型
1h 尿沉渣计数	男 <70000/h 女 <140000/h	男 <30000/h 女 <40000/h	<3400/h
尿沉渣定量分析板法	男 <12/μl 女 <26/μl	男 <12/μl 女 <24/μl	<1/μl

二、尿沉渣定量分析板法

尿沉渣定量分析板法操作是 CCCLS 目前推荐的检验方法。

【器材】

尿沉渣定量分析板为特制的塑料计数板（图10－29），有10个计数池，每个计数池刻有10个大方格，大方格分为9个小方格，池的高度为0.1mm，每个大方格的面积为 $1mm^2$，故10个大方格的总容积为1μl。每个计数池检测1份标本。

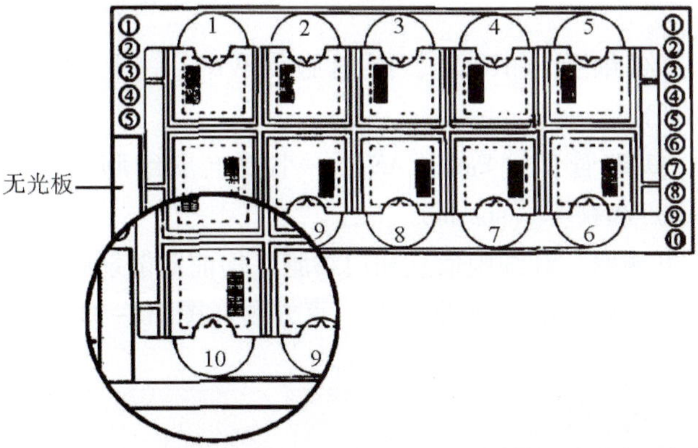

图10－29　尿沉渣定量分析板

【操作】

1. 按离心尿未染色镜检法制作标本。
2. 取混匀沉渣1滴充入尿沉渣定量分析板，在显微镜下计数尿细胞数及管型数。

三、尿沉渣分析仪

2000年自动化尿沉渣分析仪应用于临床，目前主要有全自动尿有形成分分析仪和影像式尿有形成分分析仪。

（一）全自动尿有形成分分析仪

1. 工作原理　该类型仪器采用流式细胞术和电阻抗的原理。

（1）染色：采用荧光染料对尿沉渣染色，着色成分发出的荧光强度与染料的结合程度成正相关。菲啶与 DNA 结合，在480nm 激发橙黄色荧光，用于区分有核细胞和无核细胞，如白细胞与红细胞、透明管型与细胞管型等。羧花氰使细胞膜、核膜及线粒体等脂质着色，在460nm激发绿色荧光，用于区分细胞的大小，如上皮细胞与白细胞等。

（2）检测：尿液经荧光染料染色后，在鞘流液的作用下，形成细胞流，呈单个纵列快速通过氩激光检测区，接受来自荧光、散射光和电阻分析的检测，即每个尿液颗粒可表达为荧光、前向散射光和电阻抗三类信号。对各种信号进行甄别、分析和计算得到相应细胞的大小、长度、体积和染色质长度等资料，并做出红细胞、白细胞、细菌、真菌、管型（不能作准确分型）等的散点图、直方图及定量分析报告（图10－30）。

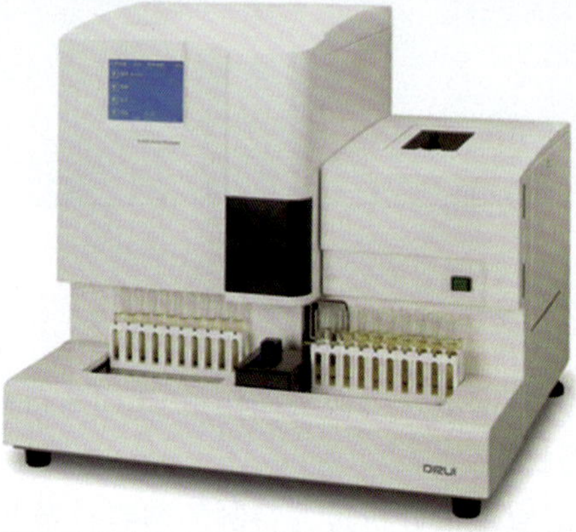
图10－30　全自动尿有形成分分析仪

2. 项目及参数

（1）定量项目：红细胞（RBC）、白细胞（WBC）、上皮细胞（EC）、管型（CAST）、细菌（BACT）。

（2）标记项目：病理管型（Path. CAST）、小圆上皮细胞（SRC）、类酵母细胞（YLC）、结晶（XTAL）和精子（sperm）。

（3）研究项目：电导率、红细胞信息和白细胞平均前向散射强度。

（4）图像信息：Fsc散点图、Flw散点图、直方图（图10－31）。

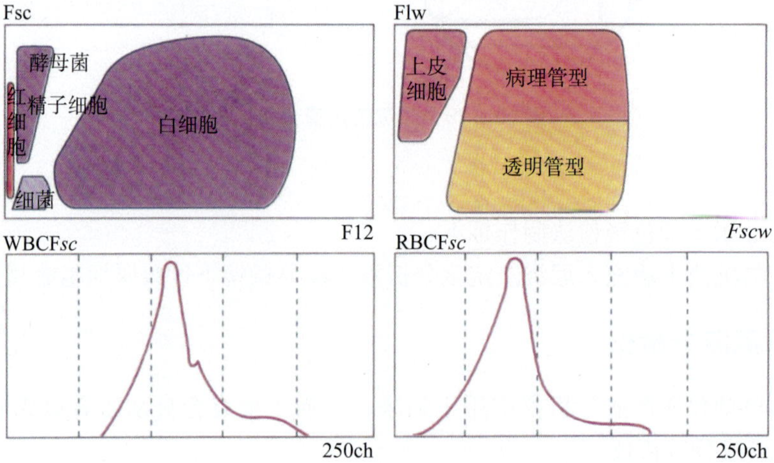

图10－31　Fsc散点图、Flw散点图、直方图

（二）影像型尿液有形成分分析仪

1. 工作原理　仪器对标本经过定时定速离心后，留取定量的尿沉渣，在相差显微

镜下用摄像系统对每个层流经过的标本摄像，计算机进行图像分析，提取尿有形成分的大小、形状等特征，运用形态识别软件进行分辨和分类，得出定量分析结果。

2. 检测项目　显示尿中12种形态，包括红细胞、白细胞、白细胞凝集、透明管型、未分类管型、鳞状上皮细胞、非鳞状上皮细胞、细菌、酵母菌、结晶、黏液和精子等。

（三）尿液有形成分定量分析工作站

1. 工作原理　仪器是由显微摄像系统、尿液有形成分定量计数板及计算机辅助图像分析系统三个系统组成，经离心沉淀浓缩和染色后的尿标本，由蠕动泵自动吸入，悬浮在标准定量流动计数室，在屏幕上显示出来，进行识别、计数并算出有形成分的浓度。

2. 仪器特点　①自动快速：进样、染色、稀释、排液、数据处理等均为自动完成，操作简便快捷。②数据精准：仪器精密度高，结果可靠。③高效安全：在封闭管路中检测，减少了各种有害污染与生物传播危险。

第五节　尿液常用的化学检验

一、尿液蛋白质检验

正常情况下，由于肾小球毛细血管滤过膜的孔径屏障和电荷屏障作用，血浆中分子量较大的清蛋白、球蛋白不能通过滤过膜，而分子量较小的蛋白质如 β_2－微球蛋白（β_2－M）、α_2－微球蛋白（α_2－M）及溶菌酶等可通过滤过膜，但95%在近曲小管又被重吸收。因此，终尿中蛋白质含量很少，一次随机尿中蛋白质为0～80mg/L，每日排出量仅为30～130mg，尿蛋白定性试验阴性。当尿蛋白超过150mg/24h或超过100mg/L时，尿蛋白质定性试验呈阳性，称为蛋白尿。正常人尿液蛋白质分三组：①分子量>9万的蛋白：极少。②分子量介于4万～9万的蛋白：占尿蛋白1/2～2/3。③分子量<4万的蛋白：因绝大部分被重吸收，故少见。

（一）尿液蛋白质定性测定

1. 干化学试带法　模块区含有酸碱指示剂溴酚蓝（pH阈值为3.0～4.6）、枸橼酸缓冲液系统及表面活性剂。在pH 3.2时，溴酚蓝产生阴离子，与带阳离子的蛋白质（清蛋白）结合成复合物，当指示剂不断电离并超过缓冲范围，即呈现颜色反应，变色程度与蛋白质浓度相关。正常人的蛋白质<100mg/L，均呈阴性反应（黄色），当增至150～250 mg/L时，便可呈阳性反应（颜色变为绿色，进而为蓝色）。

2. 磺基水杨酸法（SSA）

【原理】

又称磺柳酸法。在略低于蛋白质等电点的酸性环境下，带有负电荷的磺基水杨酸根与蛋白质氨基酸阳离子结合形成不溶性蛋白盐沉淀。

【操作】

（1）试管法：尿液1ml，滴加200g/L磺基水杨酸溶液1滴，混匀，于1min内观察结果。

（2）凹玻片法：在凹玻片的两个凹孔内，各加尿液3～4滴，于一凹孔内加200g/L磺基水杨酸液1滴，另一孔不加作对照，混匀，在黑色背景下立即观察结果（表10－9）。

表10－9 尿蛋白定性检验磺基水杨酸法与加热乙酸法结果判断

磺基水杨酸法	结果判断	加热乙酸法
清晰透明，无变化	－	清晰透明无变化
不需黑色背景即可见到轻度混浊	±	轻微混浊
明显的白色混浊，但无颗粒沉淀	＋	白色混浊无颗粒
明显混浊，出现颗粒	＋＋	混浊且有颗粒
明显混浊，出现絮状沉淀	＋＋＋	大量絮状物
严重混浊，并有大凝块	＋＋＋＋	出现凝块

3. 加热乙酸法

【原理】

蛋白质遇热变性凝固，加稀酸使尿液pH降低并接近蛋白质等电点（pH 4.7），使变性凝固的蛋白质进一步沉淀，同时排除因磷酸盐或碳酸盐析出造成混浊的干扰。

【操作】

取大试管一支，加清晰尿液至试管的2/3处，用试管夹斜持试管下端，于酒精灯火焰上加热尿液的上1/3段，使之沸腾。滴加5%乙酸2～3滴，再继续使之煮沸，以试管下段未受热处作对照，立即按表10－9判断结果。

（二）尿液总蛋白定量测定（双缩脲法）

略。

【注意事项】

1. 标本质量 应清洁尿道口采集中段尿，或离心后测定上清液。标本内含有其他分泌物（如生殖系统分泌物）或含有较多细胞成分时，可引起假阳性。

2. pH 尿液偏碱（pH＞9.0），使加热乙酸法及磺基水杨酸法呈假阴性，而使干化学试带法呈假阳性；尿液偏酸（pH＜3.0）引起干化学试带法蛋白定性假阴性。

3. 离子强度 尿液离子强度很低时，可使加热乙酸法呈假阴性。因此对于限盐或无盐饮食的患者进行尿蛋白定性时，需滴加饱和氯化钠溶液1～2滴后再进行检查。

4. 药物 当患者应用大剂量青霉素钾盐、庆大霉素、PAS、含碘造影剂时，容易使磺基水杨酸法出现假阳性，而使干化学试带法呈假阴性。而大剂量的奎宁、磺胺等药物引起强碱性尿时，会使干化学法出现假阳性结果，而磺基水杨酸法出现假阴性结果。

【参考区间】

蛋白定性测定：阴性。

总蛋白定量测定：40～150mg/24h。

【临床意义】

1. **生理性蛋白尿** 指无病变、暂时出现尿蛋白阳性，定量<500mg/24h。

（1）功能性蛋白尿：机体在剧烈运动、发热、低温刺激、精神紧张、交感神经兴奋等状态时，肾血管痉挛或充血，使肾小球通透性增高，导致尿内短暂出现少量蛋白质。

（2）体位性蛋白尿：在直立时出现蛋白尿，卧位时消失，又称直立性蛋尿。直立体位时可能前突的脊柱压迫肾静脉，使肾静脉扭曲造成肾静脉淤血。

2. **病理性蛋白尿**

（1）肾小球性蛋白尿：肾小球滤过膜通透性增加，静电屏障遭到破坏甚至失去选择性，较大分子量的血浆蛋白出现在原尿中，超过肾小管重吸收能力而形成的蛋白尿称为肾小球性蛋白尿。以清蛋白为主，见于急性肾小球肾炎、肾病综合征、紫癜性肾病等，尿蛋白多在+～++，很少超过+++。

（2）肾小管性蛋白尿：指肾小管在受到感染、中毒损伤时，因重吸收能力降低或抑制而出现的以分子量较小的蛋白质为主的蛋白尿。尿蛋白以 β_2-M、α_2-M、溶菌酶及其他小分子蛋白质为主，尿液清蛋白正常或轻度增多，尿蛋白定性在+～++，定量在1～2g/24h。常见于肾小管损伤性疾病如肾盂肾炎、间质性肾炎和肾小管酸中毒等，也见于解热镇痛药、重金属等中毒。

（3）混合性蛋白尿：同时有肾小球和肾小管损伤所产生的蛋白尿为混合性蛋白尿。常见于慢性肾炎、慢性肾盂肾炎、高血压、糖尿病、红斑狼疮性肾炎、肾淀粉样变性等。清蛋白、球蛋白和 β_2-M 同时增多。

（4）组织性蛋白尿：指来源于肾小管代谢产生的、组织破坏分解的、炎症或药物刺激泌尿系统分泌的蛋白质进入尿液而形成的蛋白尿，如T－H蛋白。

（5）溢出性蛋白尿：肾小球滤过及肾小管重吸收均正常，因血浆中分子量较小蛋白质或正电荷蛋白质异常增多，经肾小球滤出，超过肾小管重吸收能力所形成的蛋白尿，又称肾前性蛋白尿，如血红蛋白尿、肌红蛋白尿、本－周蛋白尿（多发性骨髓瘤）等。

（6）非肾性蛋白尿：由肾脏以下泌尿器官感染、出血等病变所致。

【方法学评价】

尿液蛋白质定性检验的方法学评价见表10－10。

表10－10 尿液蛋白质定性检验的方法学评价

方法	优点	缺点
干化学试带法	操作简便，易于自动化	灵敏度和特异性差，只测清蛋白
磺基水杨酸法	简便，灵敏，CLSI推荐为确证试验	干扰因素多，特异性差
加热乙酸法	特异性强，与清蛋白和球蛋白反应	灵敏度较低

二、尿液糖检验

尿糖主要是葡萄糖，也有微量乳糖、半乳糖、果糖等。葡萄糖为含有还原性醛基的单糖，其血浆浓度为3.9~6.1mmol/L（GOD法），经肾小球全部滤过，在肾小管几乎全部被重吸收，正常人尿中葡萄糖排出量为0.2~1.7mmol/24h，浓度为0.1~0.8mmol/L，尿糖定性为阴性。当血糖浓度超过肾糖阈值（>8.88mmol/L）或肾小管重吸收能力下降时，尿糖定性呈阳性，此种尿液称为糖尿。

（一）尿液糖定性检验

1. 干化学试带法

【原理】

采用葡萄糖氧化酶与过氧化物酶氧化还原反应原理。试带模块中含有的葡萄糖氧化酶（GOD）使尿中葡萄糖与氧作用生成葡萄糖酸内酯及H_2O_2，POX催化H_2O脱氧，将邻联甲苯胺氧化成有色成分，其颜色深浅与葡萄糖含量成正比。

【注意事项】

（1）葡萄糖氧化酶只催化葡萄糖，对其他糖类均不起反应，但高浓度的酮体和维生素C可降低其灵敏度，使低浓度的尿糖出现假阴性，可将尿液煮沸几分钟后再进行测定。

（2）浓缩尿（高比重尿）会降低灵敏度，尿温偏高则提高灵敏度。

（3）试带必须密闭、干燥、冷藏，以防变质。试带超过有效期不能使用。

（4）要在规定时间内观察结果，否则结果随时间延长而增高。

2. 班氏还原法

【原理】

在高热和碱性溶液中，葡萄糖或其他还原性糖如果糖、乳糖等能将蓝色的硫酸铜还原为黄色或红色的氧化亚铜沉淀，根据有无沉淀和沉淀颜色变化判断尿糖含量。

【试剂】

班氏试剂按表10－11中配方配制。试剂为清亮蓝色。

表10－11　试剂配方表

试剂名称	原法配方	改良法1	改良法2
硫酸铜	17.3g	17.3g	10g
无水硫酸铜			6.7g
枸橼酸钠	173g	85g	42.5g
无水碳酸钠	100g	50g	25g
蒸馏水	加至1000ml	加至1000ml	加至1000ml

【操作】

取试剂1ml于试管内，加热至沸腾后加入尿液0.1ml，继续煮沸1~2min（沸水浴需要 5min），冷却后按表 10－12 判断结果。

表 10－12 班氏还原试验结果判断

反应颜色	结果
试剂呈透亮蓝色	－
蓝绿色半透明，冷却后有少量绿黄色沉淀	±
翠绿色不透明，有少量绿黄色沉淀（以绿为主）	+
黄绿色混浊，有较多黄绿色沉淀（以黄色为主）	+ +
土黄色混浊，有大量土黄色沉淀	+ + +
棕色或砖红色沉淀，上清无色	+ + + +

【注意事项】

（1）标本必须新鲜，否则因细菌分解葡萄糖使结果偏低或出现假阴性。

（2）试剂与标本用量比例应准确，尿液过量可发生尿酸盐沉淀影响结果观察。

（3）大量铵盐可妨碍氧化亚铜沉淀，影响反应结果，需加碱煮沸驱氨后再测定。

（4）煮沸后，尿酸盐可使溶液混浊并呈绿色，但冷却后沉淀物又呈蓝灰色。

（5）尿中还原性物质如维生素 C、尿酸、水杨酸盐等可使班氏还原法出现假阳性。

（6）胆红素尿可干扰反应的颜色。

（二）尿液糖定量测定

【原理】

与干化学试带法原理相同。

【参考区间】

尿液糖定性测定：阴性。

尿液糖定量测定：0.1～0.8mmol/L。

【临床意义】

1. 血糖升高性糖尿

（1）糖尿病：由于患者胰岛素水平降低或机体对胰岛素敏感性下降，导致葡萄糖贮存、利用障碍，血糖超过肾糖阈值，使空腹尿中葡萄糖定性阳性。因此尿糖检测是诊断糖尿病的重要依据。

（2）内分泌性疾病：甲状腺功能亢进、肢端肥大症等因血糖增高而导致糖尿。

（3）暂时性糖尿：①应激状态：颅脑损伤、脑血管意外、情绪激动等可使血糖一过性升高而出现糖尿。②饮食因素：成人一次进食 200g 葡萄糖即可造成糖尿。

2. 血糖正常性糖尿 肾小管对葡萄糖吸收功能减退，即肾糖阈值降低所致的糖尿，又称为肾性糖尿，见于慢性肾小球肾炎、肾病综合征、间质性肾炎及新生儿糖尿等。

3. 其他糖尿 尿中还可出现乳糖、半乳糖、果糖、戊糖等，如哺乳期妇女可出现果糖尿、乳糖尿或半乳糖尿，如半乳糖血症会在尿中出现相应的糖类成分。

【方法学评价】

尿糖定性检验的方法学评价见表 10－13。

表 10－13 尿糖检验方法学评价

方法	优点	缺点
干化学试带法	简便快速，灵敏度高	干扰因素多，维生素 C、酮体含量高等可使呈假阴性
班氏还原法	简单，成本低	繁杂，特异性和灵敏度低

知识链接

糖尿病

糖尿病是一组由于胰岛素分泌缺陷和胰岛素作用障碍所致的以高血糖为特征的疾病，典型症状为“三多一少”。持续高血糖与长期代谢紊乱等可导致全身组织器官特别是眼、肾、心血管及神经系统的损伤。做好综合治疗（生活、饮食与药物），病情是可以控制的。

三、尿液酮体定性检验

尿酮体是尿中丙酮、乙酰乙酸和 β－羟丁酸的总称。酮体在血浆中含量仅为2.0～4.0mg/L，正常人尿中乙酰乙酸＜25mg/24h，β－羟丁酸＜9mg/24h，丙酮＜3mg/24h，用常规定性方法不能检出。酮体是脂肪代谢的中间产物，当体内脂肪代谢增加时，生成大量酮体引起高酮血症，血酮超过肾阈值时，即从尿中排出形成酮尿。

（一）干化学试带法

试带模块中含甘氨酸、碱缓冲剂、亚硝基铁氰化钠。在碱性条件下，乙酰乙酸和丙酮与亚硝基铁氰化钠作用，生成紫红色化合物，但不与 β－羟丁酸发生反应。

（二）Lange 法（又称朗格环状法）

【原理】

与干化学试带法原理相同。

【操作】

1. 取尿液约 2ml 于试管。
2. 加冰乙酸数滴后混匀。
3. 加亚硝基铁氰化钠粉约 30mg 振荡促其溶解。
4. 沿管壁轻轻滴入 280g/L 的浓氨水 0.5ml 做环状试验。

【结果】

1. **强阳性** 立即出现深紫色环。
2. **阳性** 接触时立即显淡紫色而后转深紫色。
3. **弱阳性** 缓慢出现淡紫色环。
4. **阴性** 5min 后无紫色环出现。

（三）改良 Rothera 法（粉剂法）

【原理】

丙酮或乙酰乙酸在碱性溶液中与亚硝基铁氰化钠和硫酸铵作用，生成异硝基或异硝基胺，后者与 Fe $(CN)_5^{3-}$ 生成紫色复合物。

【试剂】

将 0.5g 亚硝基铁氰化钠放入乳钵内研细，再将 10g 无水碳酸钠、20g 硫酸铵放在同一乳钵内一道研磨均匀，制成酮体粉，密闭防潮保存。

【操作】

加入 1g 酮体粉于凹玻片内，加 2～3 滴尿液于粉剂上，观察颜色变化。

【结果】

根据出现紫色的快慢和深浅，报告强阳性、阳性、弱阳性，5min 无紫色为阴性。

【注意事项】

1. 丙酮会快速挥发，乙酰乙酸会被细菌降解转变为丙酮，因此应尽快检测。
2. 为防止肌酐、肌酸过多引起假阳性，可加入少许冰乙酸，并作阴性和阳性对照。
3. 要防止因氨挥发导致氨水浓度减低影响到显色效果，注意氨水密封。

【参考区间】

尿酮体：阴性。

【临床意义】

1. 碳水化合物利用障碍

（1）诊断：尿酮体阳性有助于糖尿病酮症酸中毒性昏迷早期诊断，并能与低血糖、乳酸中毒及心脑疾病性昏迷鉴别（尿酮体阴性）。

（2）监测：糖尿病酮症酸中毒早期主要成分是 β－羟丁酸，乙酰乙酸很少，一般试带法无法测出 β－羟丁酸，导致临床医生对总酮体量判定错误，当糖尿病酮症酸中毒缓解之后，β－羟丁酸转变为乙酰乙酸，使乙酰乙酸比早期高，易造成误判。

2. 碳水化合物摄入不足 饥饿、节食、空腹运动等引起脂肪代谢活跃致酮尿。

3. 碳水化合物丢失过多 如频繁呕吐、剧烈呕吐或严重腹泻等。

4. 其他 ①氯仿、磷等中毒或全身麻醉后尿酮体可呈阳性。②应用双胍类降糖药物尿酮体可呈阳性。

【方法学评价】

尿液酮体检验的方法学评价见表 10－14。

表 10－14 尿液酮体检验的方法学评价

方法	优点	缺点
干化学试带法	灵敏，方便，快速，可自动化	影响因素多
朗格环状法	较灵敏，对乙酰乙酸的灵敏度为 50mg/L，对丙酮为 200mg/L	操作较繁琐
酮体粉法	操作简便	灵敏度低

四、尿液胆红素定性检验

胆红素（Bil）主要有未结合胆红素（UCB）、结合胆红素（CB）和δ－胆红素三种，以UCB和CB为主。衰老红细胞在单核－吞噬细胞系统被破坏，血红蛋白分解出卟啉，卟啉转变为胆绿素，经还原成为未结合胆红素，被肝细胞摄取，与葡萄糖醛酸结合后生成结合胆红素，经胆道排入肠道，在肠道细菌降解下，转变成粪胆原或尿胆原排出体外。由于非结合胆红素不能通过肾小球滤出，而血中结合胆红素很低，故正常人尿中胆红素定性为阴性。如果血中结合胆红素升高，则出现在尿中，导致尿胆红素定性为阳性，称为胆红素尿。

（一）试带法

在强酸中，结合胆红素与重氮盐发生偶联反应呈红色，颜色深浅与结合胆红素含量成正比。重氮盐有二氯重氮氟化硼酸盐、二氯苯胺重氮盐、对氨基苯磺酸重氮盐等。

（二）Harrison法（改良哈氏法）

【原理】

胆红素被硫酸钡吸附形成钡盐沉淀吸附胆红素，滴加酸性三氯化铁试剂，使胆红素氧化为胆绿素复合物，呈绿色，显色快慢和深浅程度与胆红素含量成正相关。

【试剂】

1. **酸性三氯化铁试剂**　三氯乙酸25g，三氯化铁0.9g，加水至100ml。
2. **100g/L氯化钡溶液。**

【操作】

1. **沉淀吸附**　取尿液5ml，100g/L氯化钡溶液2.5ml，混匀后出现硫酸钡白色沉淀。
2. **氧化显色**　离心后弃上清液，向沉淀物加入酸性三氯化铁试剂数滴，出现绿色或蓝绿色为阳性。

【注意事项】

1. **标本要求**　要求尿液新鲜，避光保存，防止假阴性。
2. **结果判断时间**　要在规定时间内观察结果，否则结果随时间延长而增高。
3. **试带法干扰因素**　接受大剂量氯丙嗪治疗时易出现假阳性；尿中高维生素C浓度（>1.24mmol/L）或存在亚硝酸盐时可抑制重氮反应导致假阴性。
4. **改良哈氏法干扰因素**　如尿中含大量牛黄、熊胆粉、水杨酸盐、阿司匹林药物等易导致假阳性；加入酸性三氯化铁试剂过多，可出现黄色而不出现绿色导致假阴性。
5. **验证**　试带法结果可疑者，最好用改良哈氏法加以验证。

【参考区间】

尿胆红素：阴性。

【临床意义】

尿胆红素检测常用于黄疸类型的鉴别（表 10－15）。

表 10－15　不同类型黄疸的鉴别诊断

标本	指标	正常人	溶血性黄疸	肝细胞性黄疸	梗阻性黄疸
血清	总胆红素	正常	增高	增高	增高
	未结合胆红素	正常	增高	增高	正常/增高
	结合胆红素	正常	增高/正常	增高	增高
尿液	颜色	浅黄	深黄	深黄	深黄
	尿胆原	阴性（1:20）	强阳性	阳性	阴性
	尿胆素	阴性	阳性	阳性	阴性
	胆红素	阴性	阴性	阳性	阳性
粪便	颜色	黄褐色	深色	黄褐或变浅色	变浅或白陶土色
	粪胆素	正常	增高	减低/正常	减低/消失

【方法学评价】

尿胆红素检验的方法学评价见表 10－16。

表 10－16　尿胆红素检验的方法学评价

方法	优点	缺点
试带法	操作简便、快速，可用于尿分析仪	灵敏度较低（5～10mg/L）
Harrison 法	灵敏度较高（0.5mg/L）	操作费时

五、尿胆原定性检验

结合胆红素随胆汁排泄进入肠道，在肠道细菌的作用下，先脱去葡萄糖醛酸基，再逐步还原为粪胆素原。尿胆原从肠道重吸收后，大部分经肝转化为结合胆红素再排入肠腔，小部分从肾脏排出进入尿液，经氧化及光照后成黄色的尿胆素。当尿胆原生成增加或肝细胞转化尿胆原的能力下降时，尿中尿胆原增加，当胆道阻塞时，肠道胆红素减少或无，则尿胆原生成减少或无。

（一）试带法

在酸性条件下，尿胆原与重氮盐 2，4－二氯苯胺反应，形成紫色，根据颜色深浅判断尿胆原含量。

（二）改良 Ehrlich 法（改良欧立区法）

【原理】

在酸性溶液中，尿胆原与对二甲氨基苯甲醛反应呈樱红色，颜色深浅与含量呈正比。

【试剂】

1. 对二甲氨基苯甲醛试剂 对二甲氨基苯甲醛 2g 溶于 80ml 水中，加入浓盐酸 20ml。

2. 100g/L 氯化钡溶液。

【操作】

1. 除去胆红素尿 尿液与 100g/L 氯化钡溶液按 4∶1 混匀，离心后取上清液检测。

2. 显色反应 取上清液 2ml，加对二甲氨基苯甲醛试剂 0.2ml，10min 后观察结果。

【结果】

在白色背景下，从试管口垂直观察管底，根据表 10－17 判断结果。

表 10－17 Ehrlich 法尿胆原检验的结果判断

反应颜色	结果	报告方式
不显红色	阴性	－
呈微红色	阳性	＋
呈樱红色	较强阳性	＋＋
立即呈深红色	强阳性	＋＋＋

【注意事项】

1. 尿中吡啶、酮体也可出现假阳性。酮体等造成的假阳性遇戊醇变成淡绿色。
2. 维生素 C、甲醛或乌洛托品等会阻止醛反应导致假阴性，可做尿胆素定性验证。
3. 显色速度受温度影响较大，一般要求在 20℃左右，室温过低时需适当加温。

【参考区间】

尿胆原：阴性或阳性（1∶20 稀释后阴性）。

【临床意义】

1. 黄疸类型鉴别 见表 10－15。

2. 药物原因 抗菌药物可抑制肠道细菌活性，持续应用抗菌药物时尿胆原呈阴性。

（三）方法学评价

尿胆原检验的方法学评价见表 10－18。

表 10－18 尿胆原检验的方法学评价

方法	优点	缺点
试带法	操作简便，特异性强	灵敏度低
改良 Ehrlich 法	灵敏度高	结果易受胆红素及某些药物干扰

六、尿液血红蛋白定性检验

溶血时，血红蛋白释放入血浆，若游离血红蛋白超过了结合珠蛋白（Hp）结合能力，可由肾小球滤过，当超过 1.0～1.35g/L 时可随尿液排出，即为血红蛋白尿。如尿中血红蛋白较少，尿色无变化，但血红蛋白定性为阳性，故此试验又称尿隐血试验。

（一）试带法

血红蛋白含有血红素基团，有类似过氧化物酶活性。试带法是根据过氧化物酶能够还原过氧化物（H_2O_2）脱氧，进而氧化色原剂使其变色的特性设计而成。

（二）化学法（邻甲苯胺法）

【原理】

与试带法测定原理相同。

【试剂】

1. 20% 邻甲苯胺冰乙酸溶液：邻甲苯胺 20ml 加冰乙酸 80ml。
2. 1mol/L 过氧化氢溶液。

【操作】

1. 取小试管一支，加入尿液 4 滴，20% 邻甲苯胺冰乙酸溶液 2 滴，混匀。
2. 再加入 1mol/L 过氧化氢溶液 3 滴，混匀，立即观察结果。

【结果】

2min 不显色为阴性（－），10s 出现蓝色为阳性（＋）、深蓝色为（＋＋）、蓝褐色为（＋＋＋）、黑蓝色为（＋＋＋＋）。

【注意事项】

1. 应采集新鲜标本及时检测，久置可因细菌繁殖造成假阳性。测试前标本必须混匀。
2. 过氧化氢溶液易变质，检测过程中应设立阳性对照。
3. 尿中含铁、铜、锌、铋、碘化物或过氧化物酶等物质可导致假阳性。
4. 维生素 C 等还原性物质会抑制色原剂氧化反应，出现假阴性。

【参考区间】

血红蛋白定性：阴性。

【临床意义】

辅助诊断泌尿系统疾病和溶血性疾病。

（三）方法学评价

尿血红蛋白检验的方法学评价见表 10－19。

表 10－19　尿血红蛋白检验的方法学评价

方法	优点	缺点
试带法	操作简便、灵敏	假阳性和假阴性均较多见
化学法	操作简单	试剂稳定性差

七、尿液亚硝酸盐定性检验

尿液亚硝酸盐（NIT）多由尿中含硝酸盐还原酶的病原微生物（主要有大肠埃希菌属、真菌等）将硝酸盐还原生成，因此尿 NIT 与泌尿系统感染有密切关系。

（一）试带法

NIT 与对氨基苯磺酸反应形成重氮盐，后者与 3 - 羟基 - 1，2，3，4 - 四氢并喹啉结合形成红色偶氮化合物，颜色深浅与 NIT 含量呈正比。此法又称 Griess 试验。

（二）化学法

【原理】

与试带法原理相同。

【试剂】

对氨基苯磺酸 10g、酒石酸 89g 和 α - 萘胺 1.5g 混合后研成细末，贮存于棕色瓶中。

【操作】

取试管一支，加入尿液 5ml，试剂约 50mg，振荡摇匀后观察结果。

【结果】

粉红色至玫瑰红色为阳性；无颜色改变为阴性。

【注意事项】

1. 应采用晨尿测试，因尿液在膀胱内存留足够时间能使 NIT 生成。
2. 标本应新鲜并尽快测定，否则因标本被细菌污染可能出现假阳性。
3. 如尿中含大剂量维生素 C 可抑制反应，含硝基呋喃或高比重尿可使灵敏度降低。
4. 使用抗生素治疗后、服用利尿剂后等检测结果呈阴性。

【参考区间】

NIT：阴性。

（三）临床意义

临床上常用 NIT 与白细胞联合检查判定尿路感染。但 NIT 测定阴性不能完全排除泌尿系感染，因有些细菌没有还原亚硝酸盐的能力。

第六节　尿液其他成分检验

一、尿液特殊蛋白质的检验

（一）尿液本 - 周蛋白定性检验

本 - 周蛋白（BJP）因由 Bence Jones 首先发现而命名。BJP 本质是免疫球蛋白分子的轻链（L链），尿中通常为L链的二聚体（分子量为4.6万），能通过肾小球滤过膜，当浓度超过肾阈值时可从尿中排出形成BJP尿。

1. 热沉淀法

【原理】

BJP在pH 4.5～5.5环境加热40℃～60℃时发生凝固形成沉淀，继续加热至90℃～100℃时沉淀溶解，而温度下降到56℃时恢复凝固，故BJP又称为凝－溶蛋白。

【试剂】

（1）200g/L磺基水杨酸溶液。

（2）2mol/L乙酸盐缓冲溶液（pH 4.9±0.1）。

【操作】

（1）先用磺基水杨酸法做尿蛋白定性试验，如呈阴性，则可认为尿液中BJP阴性。

（2）取尿液4ml于试管中，再加乙酸盐缓冲溶液1ml，放置56℃水浴中15min。

（3）如有混浊再将试管放入沸水3min，如混浊变清、减少，均提示BJP阳性。

（4）若煮沸后混浊或沉淀增多，表明尿中还有其他蛋白质，趁热将试管中尿液过滤变透明，温度下降至56℃附近时又混浊，再煮沸时又透明，则提示BJP阳性。

【注意事项】

（1）收集新鲜晨尿，及时检测，尿量不小于15ml。

（2）蛋白尿应先用加热乙酸法沉淀普通蛋白质，趁热迅速过滤，观察滤液变化。

（3）混浊尿应离心取上清液检测，不能直接检查。

（4）尿酸碱度pH＜4.0时，分子聚合受到抑制而易致假阴性，可改为其他方法。

（5）BJP浓度过低应浓缩尿液，BJP浓度过高，在90℃不易完全溶解，需将标本稀释。

2. 对甲苯磺酸沉淀法

【原理】

对甲苯磺酸能沉淀分子量较小的BJP，而与清蛋白及球蛋白等不反应。

【操作】

取尿液2ml，加对甲苯磺酸溶液1ml，混匀，5min内出现沉淀或混浊提示BJP阳性。

3. 其他方法

（1）乙酸纤维素膜电泳法：尿蛋白电泳，BJP可在α_2－球蛋白和γ－球蛋白区带间出现“M”带。

（2）免疫电泳法：根据区带电泳和特异性抗原、抗体免疫学反应的原理设计。

4. 参考区间

BJP：阴性。

5. 临床意义

尿BJP阳性多见于多发性骨髓瘤（阳性率50%）及巨球蛋白血症（阳性率15%）。慢性淋巴细胞白血病、淋巴肉瘤及肾淀粉样变等疾病也可出现尿BJP阳性。

6. 方法学评价 尿BJP检验的方法学评价见表10－20。

表 10－20 尿 BJP 检验的方法学评价

方法	优点	缺点
热沉淀法	特异性高，无须特殊仪器及试剂	操作费时，灵敏度低
对甲苯磺酸沉淀法	操作简便，灵敏度较热沉淀法高	特异性差，受球蛋白干扰出现假阳性
乙酸纤维素膜电泳法	灵敏度高，对 BJP 的检出率可达 97%	肌红蛋白、溶菌酶、转铁蛋白出现类似“M”带
免疫电泳法	操作简单，分辨率高，特异性强	操作费时，成本较高

（二）尿液肌红蛋白定性检验

肌红蛋白（Mb）是存在于横纹肌细胞中的一种色素蛋白质，每分子由一条肽链和一分子亚铁血红素组成，其分子量为 17800，结构及特性与 Hb 相似。Mb 能与氧可逆性结合为肌肉组织供氧，在横纹肌损伤时释放入血，通过肾小球滤出形成肌红蛋白尿。检验方法有化学法和免疫法，免疫法有酶联免疫法、放射免疫法及胶体金免疫层析法等。下面介绍化学法：

【原理】

Mb 具有能溶于 80% 硫酸铵溶液的特性（而 Hb 不能），因此，用 80% 硫酸铵溶液将 Hb 和其他蛋白质沉淀并除去后进行隐血试验。

【操作】

（1）先做尿隐血试验，结果阳性者表示尿中有 Hb 或（和）Mb 存在。

（2）取离心后尿液 5ml，加入 2.8g 硫酸铵粉末并使之溶解，静止 5min 后过滤。

（3）取滤液再做尿隐血试验，如结果阳性表示 Mb 阳性。

【参考区间】

Mb：阴性。

【临床意义】

（1）肌肉组织损伤：Mb 尿见于挤压综合征、电击伤、烧伤、手术创伤等。

（2）组织缺血缺氧：局部肌肉组织缺血如心肌缺血等，全身性缺氧如各种中毒等。

（3）其他：原发性肌红蛋白尿症、家族性肌病、肌炎综合征、进行性肌营养不良等。

（三）尿液微量清蛋白定量测定

清蛋白（Alb）少量通过肾小球滤出，在肾近曲小管重吸收，尿中含量极微（5～30mg/24h），因而被命名为尿微量清蛋白（M－Alb），必须采用更加敏感的测定方法作定量检测。肾小球病变时 Alb 滤过增加，肾小管受损时 Alb 重吸收减低，均可导致尿 M－Alb升高。M－Alb 能更敏感地提示早期肾功能损害，反映“亚健康”肾脏的存在。

【检验方法】

（1）放射免疫法：以放射性核素标记的免疫分析法，有成品试剂盒。

（2）酶联免疫法：此法灵敏度高，特异性强，无放射污染，广泛应用。

（3）免疫比浊法：此法操作简便，灵敏度及特异性较高，但易受尿混浊物干扰。

【参考区间】

成人晨尿：6.5 ±5.0mg/L；随机尿：1.27 ±0.78 mg/mmolCr。

【临床意义】

（1）糖尿病肾病早期筛检：当尿 M – Alb 持续高水平时，提示糖尿病患者可能处于糖尿病肾病的早期，若排泄量持续 >300mg/24h 时可诊断为糖尿病肾病。

（2）肾炎病损程度评估：尿 M – Alb 常与肾功能损害程度呈正相关。

（3）其他疾病肾并发症筛查：过敏性紫癜并发肾炎或肾病、高血压肾病、重金属及药物中毒性肾病时，尿中最早发生的变化是 M – Alb 增加。

（四）尿液 β_2 – 微球蛋白定量测定

β_2 – 微球蛋白（β_2 – MG）因电泳时位于 β_2 区带而命名，是机体有核细胞产生的单链球蛋白，主要成分是淋巴细胞表面人类白细胞抗原（HLA）的轻链蛋白，分布于血液中，可通过肾小球滤出，几乎完全被近端小管上皮细胞摄取并分解，尿中极少存在。

【参考区间】

β_2 – MG 排泄率 <0.2mg/gCr，24h 尿 β_2 – MG <0.3mg。

【临床意义】

（1）尿 β_2 – MG 增高而血 β_2 – MG 正常，提示肾小管损害，见于肾小管炎、肾中毒等。

（2）肾盂肾炎时尿 β_2 – MG 增高，下尿路感染则正常。

（3）肾移植术后发生排异反应时尿 β_2 – MG 增高。

（五）尿液免疫球蛋白定量测定

免疫球蛋白（Ig）属于大分子蛋白质，包括 IgG、IgA、IgM、IgE 及 IgD 五大类。血浆中 Ig 分子不易通过肾小球滤过，正常尿中几乎无 Ig，当肾小球损伤时，Ig 可出现在尿中。尿中免疫球蛋白为肾小球性非选择性蛋白质，尿 IgM 增高提示肾小球病损严重。

二、尿液酶的检验

（一）尿液 N – 乙酰 – β – D 氨基葡萄糖苷酶测定

N – 乙酰 – β – D 氨基葡萄糖苷酶（NAG）是一种位于细胞溶酶体内的酸性磷酸酶，存在于全身组织细胞中，因其分子量较大，血中 NAG 不能通过肾小球滤出到尿液中。尿中 NAG 主要是由肾近曲小管上皮细胞坏死融解释放而来，故尿 NAG 增高是肾小管损伤的标志。尿液 NAG 测定方法有对硝基酚比色法及荧光光度法等。

【临床意义】

尿 NAG 是肾小管损伤的敏感指标，肾小球肾炎、肾盂肾炎、肾病综合征所致肾小管损伤早期即可出现尿 NAG 活性增高。高血压、糖尿病、过敏性紫癜、多发性骨髓瘤等导致肾损伤时，尿 NAG 活性增高。肾移植发生排斥反应，尿 NAG 活性明显升高。

（二）尿液γ-谷氨酰基转移酶测定

γ-谷氨酰基转移酶（γ-GT 或 GGT）在肾脏主要分布于肾小管上皮细胞内，当肾小管上皮细胞受损时，GGT 大量释放入尿中。

【临床意义】

（1）肾小管病损早期指标：尿 GGT 为肾小管病变指标，当肾脏病变累及近曲小管时增高，红斑狼疮肾病及重金属肾损伤最显著。大多数肾小球肾炎尿 GGT 也增高。

（2）肾癌的参考指标：肾癌时 GGT 的含量显著低于正常组织，尿 GGT 也常降低。

（三）尿液丙氨酸氨基肽酶测定

丙氨酸氨基肽酶（AAP）是一种分布较广的水解酶，因其分子量较大，血中 AAP 不能通过肾小球滤出到尿液中。尿中 AAP 主要是由肾近球小管刷状缘上皮细胞坏死释放而来，故尿 AAP 增高也是肾脏损伤较灵敏的指标。

【临床意义】

（1）肾病综合征及慢性肾小球肾炎等肾脏疾病时，尿 AAP 均有明显升高。

（2）肾移植排斥反应时尿 AAP 活性升高。急性汞中毒时，尿 AAP 升高早于临床表现。

（四）尿液胰蛋白酶Ⅱ检验

人胰腺中含有Ⅰ型和Ⅱ型胰蛋白酶原，血清中含量甚微，在急性胰腺炎时，大量释放到血液并经肾小球滤出进入原尿中。由于肾小管对胰蛋白酶原Ⅰ的重吸收能力大于对胰蛋白酶原Ⅱ的重吸收，故急性胰腺炎患者尿中胰蛋白酶原Ⅱ浓度升高。

【临床意义】

尿胰蛋白酶Ⅱ阳性有助于急性胰腺炎快速诊断。胰腺癌、胆管炎尿胰蛋白酶Ⅱ阳性。

知识链接

器官移植

早在两千多年前，《列子·汤问》中就记载了扁鹊进行心脏互换手术的故事。现在器官移植已经从幻想成为现实。“肾移植”通常是指同种异体肾移植，是将某一个体（可为活体或尸体）的健康有活力的肾脏通过手术的方法移植到尿毒症患者的体内，使患者重新获得肾功能。

三、乳糜尿定性检验

含脂肪微粒、卵磷脂、胆固醇及清蛋白等成分的淋巴液混入尿中，使尿外观呈不同程度的乳白色牛奶状，称乳糜尿（chyluria）。乳糜尿与其他白色混浊尿易于混淆。

【原理】

脂类成分可溶解于脂溶性溶剂乙醚中，脂肪颗粒被脂溶性染料苏丹Ⅲ染成红色。

【试剂】

（1）乙醚（AR）。

（2）苏丹Ⅲ乙酸乙醇染液：把一药匙苏丹Ⅲ粉末加入已配好的混合液（5%乙醇10ml与冰乙酸90ml的混合）中，充分溶解。

【操作】

（1）萃取：取尿5ml，加乙醚2ml，振荡，静置数分钟后，以RCF 711g离心5min。

（2）染色：吸取乙醚与尿液的界面层涂片，加苏丹Ⅲ乙酸乙醇染液1滴，镜检。

【结果】

尿液白色混浊加乙醚后澄清，染色后镜检见红色脂肪滴，则为乳糜尿。

【参考区间】

乳糜尿定性试验：阴性。

【临床意义】

（1）丝虫病：乳糜尿常见于丝虫病。丝虫在淋巴液中引起淋巴系统炎症，使腹腔淋巴管或胸导管广泛阻塞，导致肾淋巴管破裂流入集合管形成乳糜尿，其乳糜尿多为间歇性。

（2）淋巴管阻塞：先天性淋巴管畸形、肿瘤压迫、腹腔结核等导致淋巴管阻塞。

四、尿液含铁血黄素定性检验

含铁血黄素是一种暗黄色不稳定的铁蛋白聚合物，是肾小管上皮细胞重吸收Hb后的分解成分，当细胞脱落溶解时排入尿中。尿含铁血黄素定性采用罗斯法（Rous法）。

【原理】

含铁血黄素中的高铁离子（Fe^{3+}）在酸性环境中与亚铁氰化钾作用，生成蓝色的亚铁氰化铁沉淀。此反应称为普鲁士蓝反应。

【试剂】

（1）20g/L亚铁氰化钾溶液：取亚铁氰化钾0.2g，溶于10ml蒸馏水中（可加热助溶）。

（2）3%盐酸溶液。

【操作】

（1）取混匀尿液5ml，以RCF 711g离心5min后弃上清液。

（2）向尿沉渣中加20g/L亚铁氰化钾溶液和3%盐酸溶液各1ml，混匀后静置10min。

（3）离心沉淀，取沉淀物涂片并加盖玻片，用高倍镜或油镜观察。

【结果】

如见直径1～3μm蓝色闪光颗粒即为阳性，如颗粒在细胞内出现则更确定。

【参考区间】

含铁血黄素：阴性。

【临床意义】

尿液含铁血黄素定性是筛查血管内溶血的常用试验，结果阳性见于慢性血管内溶血，如阵发性睡眠性血红蛋白尿症等。本试验常与隐血试验同时评价溶血性疾病病程。

五、尿液白细胞检验

【原理】

中性粒细胞胞浆中含有特异性酯酶中性粒细胞酯酶，它能使试带中吲哚酚酯产生吲哚酚，吲哚酚与重氮盐形成紫红色缩合物，其呈色深浅与中性粒细胞的多少成正比。

【临床意义】

用于诊断泌尿系统感染。肾移植后发生排斥反应时，尿液中以淋巴细胞为主，白细胞酯酶呈阴性。此时，应以显微镜检查为准。

六、尿液维生素 C 检验

【原理】

试带模块中含有 2，6－二氯酚靛酚、中性红、亚甲基绿、磷酸二氢钠和磷酸氢二钠。在酸性条件下，维生素 C（具有 1，2－烯二醇还原性基团）能将试带模块中氧化型粉红色的 2，6－二氯酚靛酚还原为无色的 2，6－二氯二对酚胺，呈色反应由绿色或深蓝色至粉红色变化，其呈色深浅与维生素 C 含量成正比。

【临床意义】

尿维生素 C 浓度与摄入量有极大相关性。维生素 C 浓度增高可对隐血或血红蛋白、胆红素、葡萄糖、亚硝酸盐试带反应产生严重的干扰。

七、尿液卟啉定性检验

用乙酸乙酯提取尿中卟啉后转入盐酸溶液中，在紫外线照射下卟啉显红色荧光。

正常尿卟啉阴性。尿液卟啉定性检查阳性称为卟啉尿，见于卟啉病，该病是一类先天性或获得性（肝病或药物中毒及慢性铅中毒等）卟啉代谢紊乱的疾病。

八、尿液苯丙酮酸定性检验

当机体缺乏 L－苯丙氨酸羟化酶时，苯丙氨酸不能转化为酪氨酸，只能转变为苯丙酮酸，使后者在体内大量聚积，又经肾脏排入尿中，形成苯丙酮酸尿（PKU）。

尿液中的苯丙酮酸与高价铁离子（Fe^{3+}）作用产生蓝绿色反应。通常用三氯化铁试验。

PKU 多见于苯丙酮酸尿症患者，PKU 有特征性的鼠臭味。

第七节 尿液干化学分析仪及临床应用

尿液干化学检测是将化学试剂吸附于载体（吸水性材料）中烘干，制成干的化学试剂带，当尿液与试带接触后，尿中的待检成分与化学试带中的试剂反应后发生颜色变化。早期是用肉眼分辨试带颜色变化再与标准色板进行比较得出结果，且为单项检测，以后发展为仪器自动比色分析（尿液干化学分析仪）及多项检测。干化学分析仪测定法具有操作简便，检测快速，具有定性或半定量作用。尿液干化学分析仪见图 10－32。

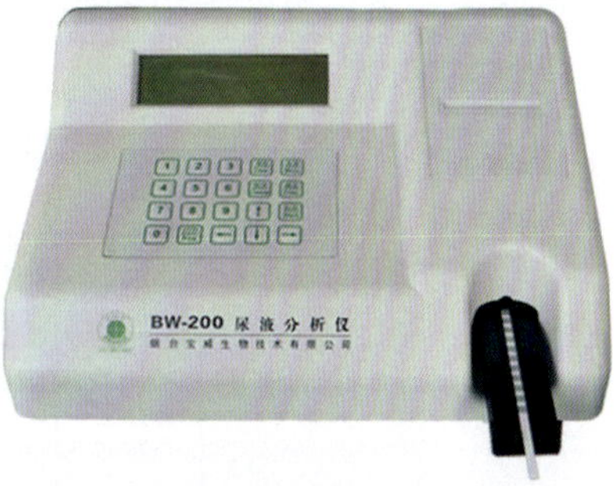

图 10－32 半自动尿液干化学分析仪

一、尿液干化学分析仪测定原理

尿液干化学分析仪是由自动程序控制，采用光检测器感受从试带反应区反射来的光强度，再转化成电信号并转化成测定结果的检测仪器。尿液干化学分析仪几乎取代了传统的湿化学实验方法，已成为尿液化学检验的主要检测手段之一。

（一）仪器工作原理

各种类型的尿液干化学分析仪均由机械系统、光学系统（或光电转换系统）和电路系统三部分组成。

1. 机械系统 主要功能是将干化学试带或标本传送到检测区，检测后将干化学试带或废液传送到废物盒。机械装置有齿轮、胶带、机械臂等，根据其自动化程度不同又分为半自动尿液分析仪和全自动尿液分析仪两种。由于全自动尿液分析仪采用自动加样，自动清洗，减少了操作者与标本接触的环节，降低了标本的危害性。

2. 光学系统 是尿液干化学分析仪的核心系统，通常包括光源、单色处理器、光电转换器三部分。光线照射到反应区表面产生反射光，反射光再经光电管转换为电信号，电信号经 CPU 处理得出检测结果。光学系统组成通常有三种：①滤光片分光系统：采用球面积分仪，以双波长反射式光度计测定试带上模块的颜色变化。被尿液浸湿的干化学试带被光源照射，反射光被球面积分仪接收，球面积分仪的光电管被反射的双波长光照射，实现光电转换。各波长的比例由检测项目决定。②发光二极管（LED）系统：采用可发射特定波长的 LED 作为检测光源，同时 LED 又是光电转换元件，在进行光照射的同时也接收反射光；③电荷耦合器件（CCD）系统：采用 CCD 作为光学元件进行光电转换。先把反射光分解为红、绿、蓝三种颜色，又将每种颜色分为 2592 个灰度等级，整个反射光分为2592 ×3 个灰度等级，可精确分辨试带反应区颜色的细微变化。

3. 电路系统 包括电流/电压转换器、CPU、显示器、打印机、操作面板等。电路系统先将转换后的电信号放大，经模/数转换后送 CPU 处理，计算出检测结果。

（二）干化学试带测试项目及原理

1. 尿液干化学试带的膜结构组成 膜结构组成（图 10－33），膜作用如表 10－21 所示。

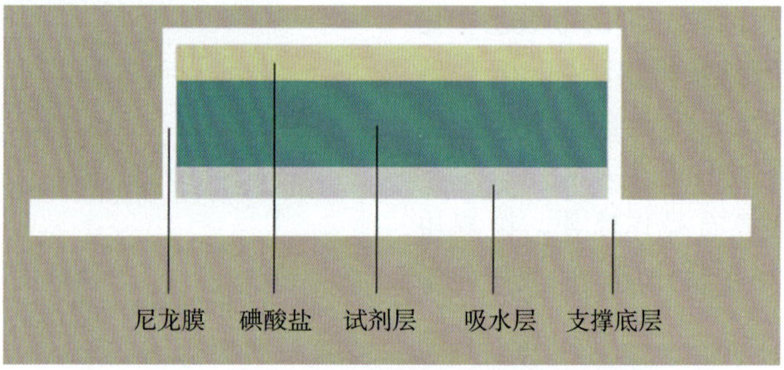

图 10－33 干化学试带多层膜结构组成

表 10－21 尿液干化学试带多层膜结构及主要作用

膜结构	主要作用
尼龙膜层	防止大分子物质对反应的污染
碘酸盐层	碘酸盐层可破坏维生素 C 等干扰物质
试剂层	试剂层中试剂成分与尿中所检测化学物质发生反应产生颜色变化
吸水层	使尿液快速渗入并吸住尿液避免流到相邻反应区
底层	又称支撑层，由塑料片做成，托住以上四层结构

2. 尿液干化学分析试带检测项目及反应原理

尿液干化学分析仪临床应用非常广泛，各检测项目的反应原理见表 10－22。

表 10－22 尿液干化学试带检测项目与反应原理

项目	英文缩写	反应原理	参考结果
比重	SG	多聚电解质离子解离法	1.015～1.025
酸碱度	pH	酸碱指示剂法	pH 4.5～8.0（随机尿）
蛋白质	PRO	pH 指示剂蛋白质误差法	阴性
葡萄糖	GLU	葡萄糖氧化酶－过氧化物酶法	阴性
胆红素	BIL	偶氮反应法	阴性
尿胆原	URO	醛反应法、重氮反应法	阴性或弱阳性
酮体	KET	亚硝基铁氰化钠法	阴性
亚硝酸盐	NIT	亚硝酸盐还原法	阴性
隐血或红细胞	BLD	亚铁血红素类过氧化物酶法	阴性
白细胞	LEU	酯酶法	阴性
维生素 C	VitC	吲哚酚法	阴性

二、尿液干化学分析仪的使用、日常维护与保养

1. 仪器的使用 使用前需认真阅读仪器说明书，掌握各项要求。使用中应严格执行操作规程，注意做到：①干化学试带必须与仪器配套，试带必须妥善保管，如密封防潮、冷藏防热等，防止试带变质。②标本与试带模块应充分接触并符合时间要求。③保证仪器所需的适宜温度环境（20℃左右）。④每天坚持用仪器校验带进行测试。

2. 仪器的日常维护与保养

（1）制度化：建立仪器日常维护与保养制度，按相关规定对仪器进行维护与保养。

（2）专人负责：建立仪器管理员负责制度，专人负责，明确责任。

（3）使用登记：登记每天仪器的使用情况、运行状态、日常维护与保养情况。

（4）清洁：工作完毕，及时用清洗剂将仪器管道及试带传送带擦拭干净。

（5）清理废物：及时将废物装置清理干净。

三、影响尿液干化学试带检验结果的因素

尿液干化学分析仪检验结果的准确性取决于试带模块化学反应变色过程和仪器辨色测试过程，后者可用校验带测试其准确性，一般较稳定，不会影响检验结果，所以检验结果是由化学试带反应结果决定的。影响尿液干化学试带检验结果的因素见表10－23。

表10－23 影响尿液干化学试带检验结果的因素

检测项目	假阳性	假阴性	说明
比重	蛋白尿、糖尿；强酸性尿；造影剂	强碱性尿	
酸碱度	细菌繁殖分解尿素	相邻模块的试剂溢出，污染 pH 模块	
蛋白质	强碱性尿；高浓度尿酸或尿酸盐；氯化铵、季铵盐、左旋糖酐、磺胺类药物、非那匹啶	强酸性尿；大剂量青霉素钾盐、庆大霉素；本－周蛋白尿、黏蛋白尿	试带与球蛋白不反应；血尿、血红蛋白尿可使结果偏高
葡萄糖	容器被氧化剂污染；水杨酸、水合氯醛氨基比林、青霉素等浓度过高；过氧化物	大剂量 VitC；酮尿、高比重尿；细菌污染尿；服用安乃近、左旋多巴	使用含抗 VitC 的试带可使假阴性减少
胆红素	盐酸非那匹啶、依托度酸、氯丙嗪、酚噻嗪类等；服用牛黄、熊胆粉等中药	大剂量 VitC；亚硝酸盐；光照	硫酸吲哚酚对阴性和阳性结果都有干扰
尿胆原	甲基多巴、盐酸、磺胺类；氯丙嗪、酚噻嗪类、肾上腺素；非那匹啶（非醛反应）	甲醛；抗生素；光照	
酮体	高色素尿、苯丙酮酸尿；过量肌酐、肌酸、胱氨酸尿；左旋多巴代谢物、含巯基药物	酮体挥发；异烟肼；酚磺酞	亚硝基铁氰化钠与苯丙酮酸或酞类化合物呈红色或橘红色反应

续表

检测项目	假阳性	假阴性	说明
亚硝酸盐	标本被细菌污染；高比重尿；药物或酸性介质使尿呈红色	大剂量 VitC；尿液在膀胱贮存时间短；感染细菌无亚硝酸盐还原酶	
隐血或红细胞	氧化剂污染；尿路感染产过氧化物酶细菌；被产过氧化物酶微生物污染；碘化物、普鲁卡因、肌红蛋白	大剂量 VitC；高比重尿；还原性谷胱甘肽；硫代硫酸钠	试带法把红细胞破坏后检测血红蛋白，血尿和血红蛋白尿均为阳性；镜检法只能检测出红细胞
白细胞	胆红素尿；肌红蛋白尿；呋喃妥因	大剂量 VitC；高比重尿；四环素、庆大霉素和头孢氨苄等；糖尿、蛋白尿	试带法与镜检法两个结果可存在差异

第八节 尿液人绒毛膜促性腺激素检验

人绒毛膜促性腺激素（human chorionic gonadotropin，hCG）是由胎盘滋养层细胞分泌的一种具有促性腺发育的糖蛋白激素，由一条 α 多肽链和一条 β 多肽链组成，后者是 hCG 特异肽链。尿 hCG 检测主要用于早期妊娠诊断和滋养层细胞疾病的辅助诊断及监测。

一、胶体金标记免疫层析法

在纤维素膜试带的特定位置，从下到上依次为胶体金标记的鼠抗人 hCG β 链抗体（Ab_1-Au）、鼠抗人 hCG 抗体（Ab_2）、羊抗鼠 IgG 的抗体（Ab_3）。

检测时将试带浸入尿液后，由于层析作用，尿中的 hCG 抗原先与胶体金标记的鼠抗人 hCG β 链抗体（Ab_1-Au）结合，移行至鼠抗人 hCG 抗体（Ab_2）检测线，形成 $Ab_1-Au-\beta-hCG-Ab_2$ 复合物，显一条紫红色线为阳性；部分 $Au-Ab_1-\beta-hCG$ 继续上移与羊抗鼠 IgG 的抗体（Ab_3）结合，形成 $Au-Ab_1-\beta-hCG-Ab_3$ 复合物，呈紫红色带，为质控带。

二、酶免疫试验

将 β-hCG 单克隆抗体包被聚乙烯酶标板小孔，加入被检尿液，尿中 hCG 抗原与包被在小孔底部的固相抗体结合，再加入酶标 β-hCG 抗体，形成固相抗体-抗原-酶标抗体复合物。洗去过量的未结合酶标抗体，加入酶作用底物及显色剂，试剂显色，颜色的深浅与被检尿液中 hCG 含量成正比。

三、胶乳凝集抑制试验

将尿液与抗 hCG 抗体混合，待反应后加入被 hCG 致敏的含抗原的胶乳悬液，若尿中含有 hCG，则先于乳胶抗原与抗血清结合，故胶乳仍呈均匀状，不出现凝聚。反之，尿液中不含 hCG，抗血清中的抗体则与胶乳抗原发生反应，出现凝聚。

四、hCG 检验的临床意义

1. 诊断早期妊娠 在受孕两周左右，用胶体金标记免疫层析法和 ELISA 法可测出尿液 hCG。妊娠至 4 ~ 5 周时，尿液 hCG > 2500IU/L，妊娠至 8 ~ 10 周达到高峰（50000 ~ 100000IU/L），持续 1 ~ 2 周后迅速减低，以后逐渐降低并以 1/10 ~ 1/5 左右峰值水平维持至分娩，产后两周左右消失。

2. 妊娠滋养层细胞肿瘤疾病诊断与监测 葡萄胎、恶性葡萄胎、绒毛膜上皮细胞癌患者尿 hCG 含量与正常同孕龄孕妇相比明显增高。滋养层细胞瘤患者术后 3 周 hCG < 50IU/L，8 ~ 12 周转阴性，如仍呈阳性反应，提示可能有残存瘤组织，有复发可能。

3. 异位妊娠诊断与鉴别 有 2/3 的异位妊娠患者 hCG 呈阳性，而其他女性急腹症则为阴性，这有助于异位妊娠的诊断和鉴别。并且异位妊娠患者血清 hCG 浓度增高程度不如正常妊娠，这有助于异位妊娠与正常妊娠相鉴别。

4. 流产诊断和监测 先兆流产妇女若尿 hCG 维持在高水平，发生流产的可能性较小。如 hCG < 2500IU/L，并逐渐下降，则有流产或死胎可能。当降到 600IU/L，则难免流产。如尿中 hCG 不断下降，表示保胎无效，反之则提示保胎成功。在不全流产时，因宫腔内尚有残留的胎盘组织，hCG 仍可呈阳性。

5. 其他 精原细胞瘤、睾丸畸胎瘤、肺癌、胃癌、肝癌、卵巢癌、子宫颈癌等肿瘤患者血液和尿中 hCG 也明显增高，可作为肿瘤标志物用于辅助诊断。

五、尿液 hCG 检验的方法学评价

尿液 hCG 检验的方法学评价见表 10 - 24。

表 10 - 24 尿液 hCG 检验的方法学评价

方法	灵敏度（IU/L）	缺点
胶体金标记免疫层析法	10 ~ 25	不能定量
ELISA 法	20 ~ 50	操作较复杂，费时
胶乳凝集抑制试验	100 ~ 500	灵敏度低，特异性不高
放射免疫法	< 2	操作复杂，有放射性污染
电化学发光免疫分析法	< 0.1	操作较复杂，成本高

第九节 尿液检验的质量保证

一、分析前质量保证

1. 医护人员要求 医护人员必须指导患者做好标本采集前的准备，提供标准容器

并注明标记，如患者姓名、编号、标本类型及标本收集时间等。

2. 标本要求 详见本章第一节。

3. 仪器待机状态 仪器每次启动后，要做一次全面检查，确定管道、试剂、传动、打印等是否在正常状态，检测前必须用质控物进行校验和调试，正常无误后方能使用。

二、分析中质量保证

1. 标准化操作 尿液检验项目众多，方法复杂，检测仪器种类各异，操作者素质各有差别，因此必须严格按照操作规程进行操作。

2. 离心机 采用有盖、水平式离心机，离心机转速显示应准确、直观，定期校正。

3. 离心 以 RCF400g（1261rpm）离心 5min，避免离心力过大对有形成分的破坏。

4. 鉴别有形成分形态 如尿液红细胞与真菌、草酸钙结晶等的鉴别。

5. 质控制度 建立室内质控常规化工作制度，把质控工作当成日常工作任务的重要部分，不断提高个人专业技能水平。参加室间质控，建立质量保证体系。

三、分析后质量保证

1. 核对报告单 认真核对报告单的信息完整性，做好检验结果的登记保存。

2. 综合分析检验结果 做好尿干化学分析仪检验、尿沉渣显微镜检验和染色检验等不同检验方法的结果对比，评价相符性，分析差异性，寻求一致性。

3. 加强沟通，及时反馈 加强实验室与临床科室的联系，增进相互了解，促进共同提高。发现疑问及时向临床一线反馈，以保证多环节共同参与质量监控。

第十一章　精液检验

知识要点

1. 精液的概念、组成、检验目的、标本采集、送检及注意事项等。
2. 正常精液的外观、量、液化时间、黏稠度、pH 等。
3. 精子存活率、活动力、计数及形态观察等。
4. 精子凝集的概念和分级标准。
5. 精子尾部低渗肿胀试验方法及计分标准等。
6. 精液常用的化学检验项目的参考区间及临床意义。
7. 计算机辅助精子分析及临床应用。
8. 精液检验的质量保证。

第一节　概　述

一、精液相关知识

精液（spermatic fluid）由精子和精浆两部分组成。精子是男性的生殖细胞，产生于睾丸，在附睾内发育成熟，约占精液的 5%。精浆是由附睾、精囊、前列腺、尿道球腺及尿道旁腺等多种腺体分泌的混合液体，是运送精子的必需介质，约占精液的 95%。在精囊液中含有凝固酶、果糖、维生素 C 等维持精子生命活动的基础物质。其中凝固酶可维持精液的黏稠度，防止进入阴道和宫颈口处精液的外溢，增加受孕的几率。果糖为精子提供营养及活动能量。前列腺液为弱碱性乳白色液体，主要含有高浓度的锌离子、酸性磷酸酶、纤溶酶等物质。其中纤溶酶有促进精液液化的作用，有利于精子运动。尿道球腺液为透明无色的黏稠状液体，富含蛋白质，有润滑尿道的作用。尿道旁腺分泌清稀黏液，也有润滑尿道黏膜表面的作用。精液中水分约占 90%。

精液检验的目的：①评估男性生育功能，为不育症的诊断和疗效观察提供依据。②协助诊断男性生殖系统疾病。③输精管结扎术后疗效观察。④优生优育（婚前检查）。⑤为体外受精和精子库筛选优质精子。⑥法医学鉴定。

二、精液检验项目

目前主要开展的精液检验项目有：①精液常规检验，包括一般理学检验、显微镜检验、精子形态观察、精液细胞学检验。②精子功能检验，主要包括体内穿透试验、体外穿透试验。③精浆生化分析。④免疫学检验。⑤微生物学检验。⑥遗传基因检验。

三、标本采集和送检

（一）准备工作

1. 向受检者解释精液检验的意义、标本采集方法和注意事项。
2. 采精室最好设在实验室附近，室温20℃~35℃，必须清洁、肃静，无人为干扰。
3. 采集标本前禁欲3~7天，采集前应排净尿液。

（二）采精方法

1. 手淫法 通过手淫法将一次射出的全部精液直接排入洁净、干燥的容器内（不能用乳胶避孕套）。开始射出的精液精子浓度最高，终末浓度最低。

2. 精液采样器协助采样法 应按使用要求和方法，由受检者自己操作。

（三）注意事项

1. 采精时间 采样前禁欲3~7天。禁欲过久，尽管精液增加，但精子活力下降。

2. 标本采集次数 精液检验干扰因素多，精子数量日间变化大，不能仅凭一次检验结果草率判断，必须间隔1~2周复检一次，且连续2~3次结果异常才有诊断意义。

3. 标本转运 采样后立即送检，送检时间不超过1h。转运时温度<20℃或>40℃将影响精子活动，故冬季应注意保温。标本必须注明患者姓名及采样时间。

4. 采精方法 禁止用避孕套采精，因某些避孕套含有杀精子成分，影响结果。

5. 标本处理 精液标本用后应用火焚烧，或浸入0.1%过氧乙酸12h或5%甲酚皂液中24h，必须按照潜在生物危害物质处理。

第二节 精液理学检验

一、外观

刚排出的精液呈胶冻状，黏稠性较大，外观呈灰白色或乳白色，不透明，自行液化后变为乳白色半透明稀薄液，久未排精者可略带灰黄色。

临床意义：脓性精液见于精囊炎或前列腺炎。血性精液见于生殖系统急性炎症、肿瘤等。

二、量

将已液化的精液用小量筒或移液管测量全部精液量，以毫升数报告。正常男性一次排出精液 2 ~ 5ml，精液量 <1ml 或 >8ml，即可视为异常。

临床意义：精液量减少，进入子宫和输卵管的精子减少，影响受精率，占男性不育症的 22%。见于前列腺和精囊病变、射精管阻塞及先天性精囊缺如等。精液量增多，精液浓度下降，也可影响受孕率，占男性不育症的 5%。可能是垂体前叶促性腺素分泌增多，雄激素的水平升高所致。

三、凝固与液化时间

精液凝固是指精液从体内排出体外后呈胶冻状。

精液液化时间是指排精后精液自行从胶冻状转变为流动液状所需的时间。

精液应放在 25℃ ~ 30℃ 条件下，每 5min 观察一次。5 ~ 10min 后开始液化，30min 内完全液化。

室温（25℃）完全液化时间 <60 min。

临床意义：①凝固障碍：见于精囊腺炎。②不完全液化：前列腺炎症时，因炎症破坏纤溶酶，可导致精液不液化或液化不完全，抑制精子活力，从而减少受孕机会。

四、黏稠度

精液黏稠度是指精液完全液化后的黏度。在精液全部液化后，用玻璃棒提拉黏液丝，正常黏丝长度小于 2cm。黏稠度增加时，精液悬滴可形成超过 2cm 的长丝。另外还有滴管法。

黏稠度测定可分为三级：

Ⅰ级：30min 基本液化，用玻璃棒提拉精液呈细丝状黏液丝。

Ⅱ级：60min 不液化，提拉时可见粗大黏液丝，涂片时有黏稠感。

Ⅲ级：24h 仍不液化，无法用玻璃棒提拉起，黏稠度高，涂片困难。

临床意义：精液黏稠度增高，见于附睾炎、前列腺炎症，常伴有不液化，可阻抑精子活动力。黏稠度减低，见于先天性无精囊腺及精子浓度太低或无精子症等。

五、pH

精液 pH 主要反映由精囊腺分泌的碱性液体和前列腺分泌的酸性液体之间的平衡情况，可用精密 pH 试纸法检测。正常为弱碱性，pH 7.2 ~ 8.0。应在精液液化 30min 后进行检测，但不能超过 1h。首先均匀搅拌标本，然后将 1 滴精液滴在 pH 试纸上均匀展开，等待（等候时间 <30s）浸湿区域的颜色均匀一致，与标准带比色读出其 pH。

临床意义：pH > 8.0 见于前列腺、精囊腺、尿道球腺、附睾等副性腺的炎症；pH <7.0 见于输精管阻塞、先天性精囊缺如、附睾的慢性炎症。

第三节 精液显微镜检验

精液显微镜检验主要有精子存活率、精子活动力、精子计数、精子形态观察、精液细胞学检验等。

一、精子活力分析

（一）直接湿片观察

【操作】

待精液完全液化，取标本涂于载玻片上，在低倍镜下观察。如果未见精子，应将全部精液离心，吸取管底沉淀物涂片观察，如仍无精子，则报告“查无精子”，可判定为无精子症。

【临床意义】

直接涂片观察有无精子，可判断生精能力和输精管结扎术是否成功。

（二）精子存活率

精子存活率以活精子占精子总数的百分率来表示。

【操作】

（1）直接涂片法：取精液1滴涂于载玻片上，高倍镜下观察5～10个视野，计数活精子百分率。

（2）伊红染色法：在载玻片上加精液和5g/L伊红Y染色液各1滴，混匀，30s后推成薄片，高倍镜下观察。活精子头白色或淡粉色，死精子染成红色或深粉色（精子死亡后，细胞膜的完整性受损，失去屏障功能，易于着色）。计数200个精子中活精子百分率。

【参考区间】

精子存活率≥75%（伊红染色法）。

【临床意义】

主要用于男性不育症检验。

（三）精子活动力

精子活动力是指精子向前运动的能力。应在37℃环境中进行精子活动力测定。

【操作】

取10μl标本涂片，连续观察至少5个视野200个精子，计数各级精子数量。

【结果】

根据WHO分级标准把精子活力分为a、b、c、d四级。

a级：快速向前运动，37℃时速度≥25μm/s，或20℃时速度≥20μm/s（25μm大约相当5个精子头部的长度，或半个尾部的长度）。

b级：慢速或呆滞地向前运动。

c级：非前向运动（原地转动）。

d级：不动。

【参考区间】

正常精液采集后60min内，a级精子≥25%或a级+b级精子之和≥50%。

【临床意义】

a级精子<25%或a级+b级精子之和<50%，为男性不育原因之一。精子活力降低见于精索静脉曲张，静脉血回流不畅，睾丸组织缺氧，生殖系统感染和某些药物影响。

二、精子计数

【原理】

用碳酸氢钠破坏精液的黏稠性，以甲醛固定精子，稀释后充入计数池内计数。

【试剂】

精子稀释液

碳酸氢钠	5g
40%甲醛溶液	1ml
蒸馏水	加至100ml

完全溶解过滤后使用。

【操作】

1. **加稀释液** 吸取精子稀释液0.38ml加入小试管。
2. **加精液** 吸取液化并充分混匀的精液20μl加入小试管，轻轻摇匀。
3. **充池** 吸取1滴精子悬液，充入计数池，静置3～5min。
4. **计数** 在高倍镜下计数中央大方格内的五个中方格精子数。

【计算】

精子数/L = 五个中方格精子数 $\times 5 \times 10 \times 20 \times 10^6$/L = 五个中方格精子数 $\times 10^9$/L。

$$一次排精的精子总数 = 精液量（ml） \times \frac{精子数/L}{1000}$$

【参考区间】

正常精液精子浓度：$(20 \sim 300) \times 10^9$/L。

【临床意义】

精子计数 $<20 \times 10^9$/L为精子数量减少，可影响受孕。精子数量减少，见于精索静脉曲张；先天性或后天性睾丸疾病，如睾丸畸形、萎缩、结核、淋病、炎症等；输精管或精囊缺如；重金属损害，如铅、镉中毒或放射性损害；某些药物，如农药、洗洁剂、抗癌药等；50岁以上男性精子数逐年减少。

三、精子形态及生精细胞形态的观察

（一）精子形态观察

1. 直接涂片高倍镜下观察（湿片法）

（1）未稀释的精液标本可以采用刮片法：将1滴或者数滴精液滴在推片的底部，待其扩散，然后推动推片。

（2）洗涤过的精子采用吸管法：滴1滴精子混悬液在玻片上，然后平推吸管，使在玻片表面扩散开来（图11－1）。

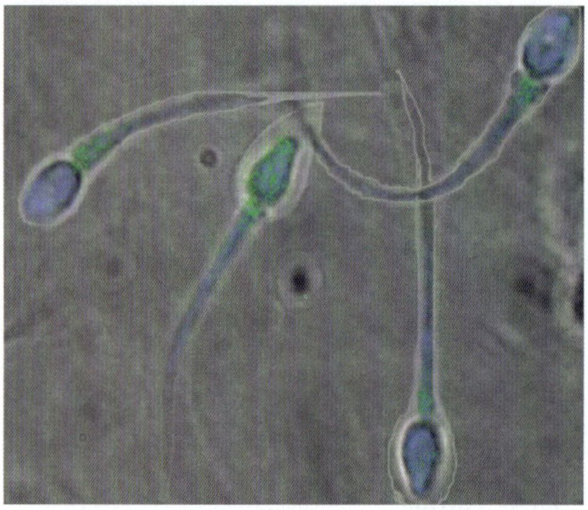

图11－1　直接涂片镜下正常精子

2. 瑞特－吉姆萨染色法（常用的染色法）　取精液1滴涂片，干燥后进行瑞特－吉姆萨染色，油镜下观察，计数200个精子，报告正常或异常精子百分率。

3. 改良巴氏染色法（男性实验室常采用）　在载玻片上滴1滴（5～20μl）精液制片，待干后，用95%乙醇和乙醚等量混合液固定5～15min，进行改良巴氏染色，在油镜下观察200个精子。

（1）正常精子：形似蝌蚪状，分头、体、尾三部分，头部呈卵圆形或梨形，体部轮廓直而规则，尾部细长，约50～60μm（图11－2）。

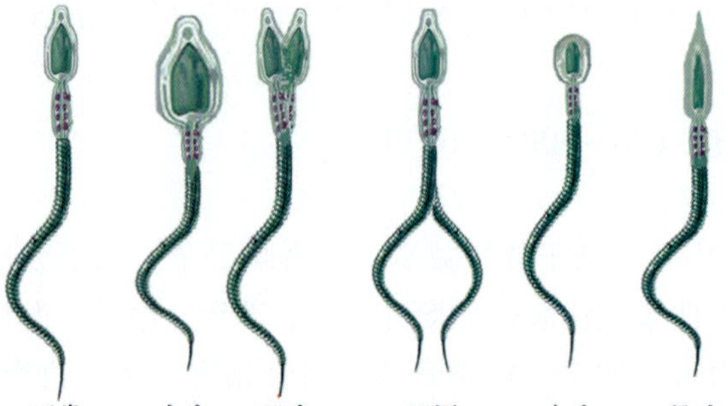

图11－2　精子形态模式图

（2）异常精子：包括头部异常、体部异常、尾部异常及混合异常。头部异常如大头、小头、双头、不规则头、头部边缘不齐等；体部异常如双体、体分支、体部短小、体消失等（图 11 –3）。

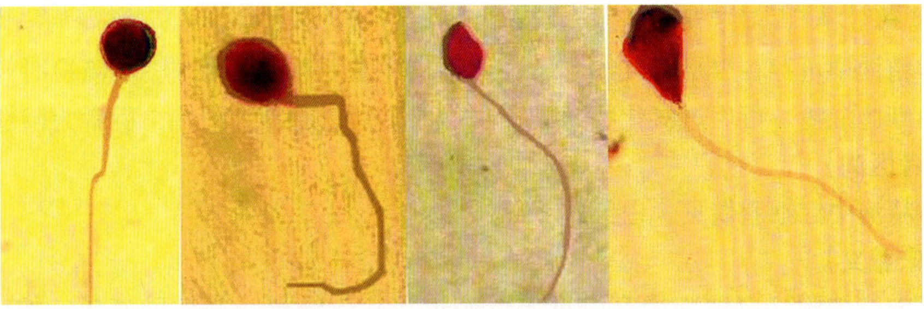

大头精子　巨头精子　精子头部凹陷　头部畸形

图 11 –3　精子形态变化图

【参考区间】

正常形态精子≥30%（形态完全正常精子）。

【临床意义】

正常精液中畸形精子应 <20%，如 >20% 为不正常。感染、外伤、高温、放射线、酒精中毒、药物、农药、洗洁剂及精索静脉曲张等可造成畸形精子数量增加。

（二）生精细胞形态观察

未成熟生殖细胞是指各阶段发育未成熟的生精细胞，包括精原细胞、初级精母细胞、次级精母细胞及发育不全的精子细胞。这些细胞的形态、大小及核的形态、大小均不规则（图 11 –4）。

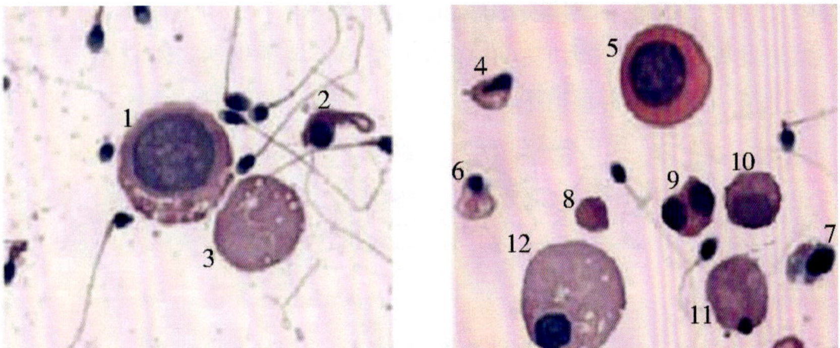

1. 巨噬细胞　2、4、6. 异常精子　7. 异常精子，疏松的头部附着在胞质上　3、8. 胞质　5、10. 精母细胞　9. 分裂中的精子细胞　11. 退化的精子细胞　12. 精子细胞

图 11 –4　显微镜精子、细胞涂片

【参考区间】

未成熟生精细胞 <1%。

【临床意义】

正常人成熟精细胞 >99%。当曲细精管受损，可出现较多的未成熟生精细胞。

四、精液中其他细胞成分检验

正常精液中可存在少量的红细胞、白细胞（主要是中性粒细胞）。镜检时易将生精细胞与白细胞混淆，可用过氧化物酶染色法加以鉴别，前者为阴性，后者为阳性。

【参考区间】

正常精液中红细胞偶见，白细胞 <5/HP。

【临床意义】

精液中红细胞、白细胞增高，见于生殖道炎症、结核、恶性肿瘤等。按 WHO 标准，精液中白细胞 $>1\times10^9/L$ 的患者称为白细胞精子症。

五、精子凝集检验

【非特异性聚集】

不活动精子之间、活动精子与黏液丝之间、非精子细胞成分或细胞碎片等粘在一起，为非特异性聚集。

【精子凝集】

精子凝集是指活动精子以不同方式，头对头、尾对尾或混合型（如头对尾）彼此粘在一起。凝集的类型根据反应程度分为 1～4 级，根据吸附状态分为 A～E 级（图 11－5）。

1 级：轻度聚集是指每个凝块中少于 10 条精子。

2 级：中度聚集是指每个凝块有 10～50 条精子，精子运动自如。

3 级：大片聚集是指每个凝块有 50 条以上精子，精子仍然运动自由。

4 级：整个精子聚集，所有精子聚集在一起，彼此相互连接。

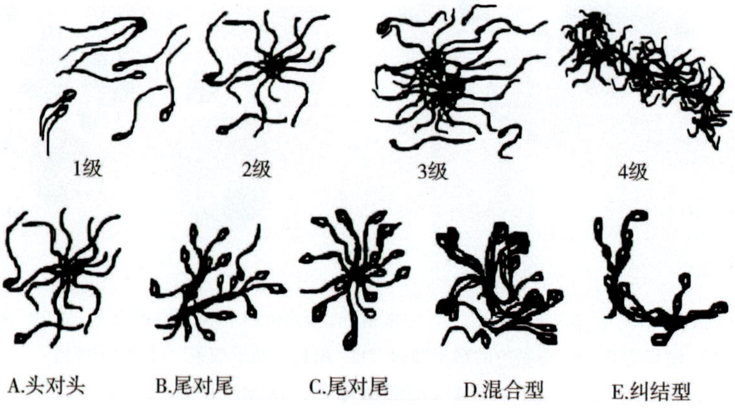

图 11－5　凝集类型分级

六、精子尾部低渗膨胀试验

精子尾部低渗膨胀试验（HOS）可以用于评估精子的存活情况。细胞膜完整的精子在低渗介质中会于5min内膨胀，且其形状在30min内保持稳定。

【试剂】

膨胀液：将0.735g二水柠檬酸钠和1.351g右旋果糖溶于100ml水中。

【操作】

1. 使用前融化膨胀液。以37℃密闭的微型离心管加热1ml的膨胀液5min。
2. 吸取100μl的精液样本加入膨胀液中，用移液器缓慢抽吸混匀。
3. 在37℃孵化30min后，取10μl液体置于载玻片上，加盖玻片。
4. 按上述步骤，再次制备第二张涂片。
5. 每张涂片计数200个精子，计数未膨胀（死亡）和膨胀（存活）精子数目。
6. 统计所制备的两张涂片中活精子的平均数和百分率的差异（图11-6）。

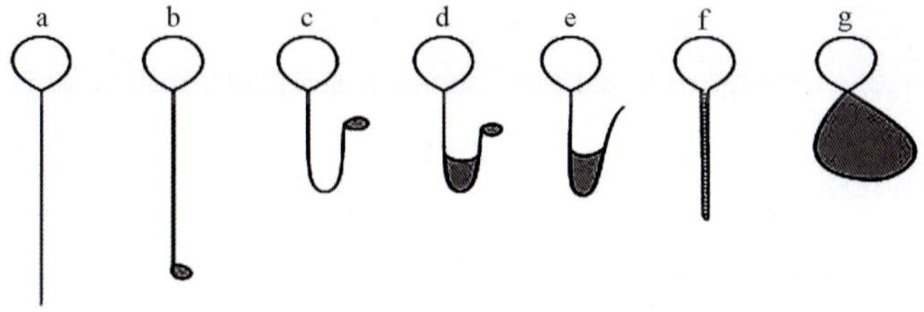

a. 无变化　b～g. 不同的尾部变化，灰色区域提示为肿胀的尾部

图11-6　低渗膨胀状态下的人类精子的典型形态变化示意图

【参考区间】

正常尾部膨胀的精子>58%。

【临床意义】

HOS可以预测精子细胞膜有无损害，与其他精子功能试验有良好的相关性，可用来判断精液是否存在抗精子抗体。

第四节　精液常用的化学检验

精浆中的某些生化标志物可反映副性腺功能。如柠檬酸、锌、谷氨酰胺转肽酶和酸性磷酸酶反映前列腺功能；果糖和前列腺素反映精囊功能；游离左旋肉毒碱、甘油磷酸胆碱和α-葡萄糖苷酶反映附睾功能。

一、精浆果糖测定

精浆中的果糖由精囊分泌。精子轴丝收缩依赖ATP供给能量，而ATP可由果糖分解代谢产生，故精浆果糖浓度减低将使精子活动力减弱，影响受精率。

【参考区间】

吲哚比色法：≥13μmol/一次射精。

间苯二酚比色法：9.11~17.67mmol/L。

【临床意义】

精液果糖为0，可见于先天性两侧输精管及精囊腺缺如、两侧输精管完全阻塞或逆行射精；精液果糖降低，常见于精囊炎和雄激素分泌不足。

二、精浆总α-葡萄糖苷酶测定

精浆中存在两种α-葡萄糖苷酶的异构体，其中中性α-葡萄糖苷酶占80%，仅来源于附睾。世界卫生组织推荐了中性α-葡萄糖苷酶的检测方法，而国内实验室基本上都是检测精浆总α-葡萄糖苷酶活性。

【参考区间】

α-葡萄糖苷酶（氧化酶法）：35.1~87.7 U/ml。

【临床意义】

当输精管结扎后，该酶活力显著降低。该酶可鉴别输精管阻塞和睾丸生精障碍。

三、精子顶体酶活性测定

精子顶体酶是存在于精子顶体内的一种蛋白水解酶，在顶体反应中顶体酶和其他的水解酶一起释放，既能使卵细胞透明带水解，促使精子进入卵细胞，还能促进生殖系统中的激肽释放，增强精子活力，促进精子运动，在受精过程中发挥多重作用。

【参考区间】

BAEE-ADH法：36.72±21.43U/L。

【临床意义】

精子顶体酶活力与精子密度及精子顶体完整率呈正相关，精子顶体酶活性减低将致生育力下降。因此可将精子顶体酶活性作为患者精子受精能力和诊断男性不育症的参考指标。

四、精浆锌测定

精浆中含多种微量元素，其中对锌的研究较多，精浆锌浓度比血浆锌浓度高，能促进生殖器官发育，维持正常生精功能，提高精子浓度和活力。

【参考区间】

比色法：≥2.4μmol/一次射精。

【临床意义】

精浆锌浓度减低可致生殖器官发育不良、精子生成减少、死精症等不育症。

五、精浆游离左旋肉毒碱测定

精浆中的肉毒碱主要由附睾分泌，其次是精囊。附睾中含有高浓度的肉毒碱，主要与精子在附睾成熟时所需的能量来源有关。现认为精浆肉毒碱含量和果糖含量的变化，常反映附睾、精囊的功能。

六、精浆乳酸脱氢酶同工酶 X 测定

精液中乳酸脱氢酶（LDH）有 6 种同工酶，其中 LDH－X 活性最强，约相当于 LDH 总活性的 1/3。LDH－X 是存在于精母细胞、精子细胞和精子线粒体中特异酶，具有组织特异性，对精子生成、代谢、获能、活动能力和受精过程均有重要作用。LDH－X 相对活性与精子浓度特别是活精子浓度呈良好的正相关性，活性减低或消失见于睾丸萎缩、精子生成缺陷及少精或无精症。

第五节 精液的微生物学检验

由生殖道感染所致男性不育症发病率比非感染性者高 4 倍，可从精液中检出三十多种微生物，包括细菌、真菌、病毒和原虫等，常见的病原微生物有金黄色葡萄球菌、链球菌、淋病奈瑟菌、大肠埃希菌、类白喉杆菌、解脲支原体等。若炎症部位有较多的上皮细胞脱落，还可在细胞内查到沙眼衣原体、单纯疱疹病毒及巨细胞病毒等形成的包涵体。微生物感染可使精子凝集、制动或受到破坏等导致不育症。

精液的细菌学检验应在常规消毒的条件下进行，以手淫法采集精液于无菌容器内，常规涂片进行革兰染色或抗酸染色检验等，亦可于37℃液化 30min 后做细菌培养，需氧培养结果＞1000CFU/ml 才有临床意义。

第六节 精液的免疫学检验

在原因不明的不育症中，免疫性不育占了 10%～20%，测定精液中的抗原、抗体对研究免疫性不育有重要价值。男性中出现的抗精子抗体，对精子有制动和细胞毒作用；女性中出现的抗精子抗体，可阻止精子对卵细胞的穿透和附着。

一、抗精子抗体（AsAb）测定

（一）精子凝集试验

精子凝集试验（SAT）是检测抗精子抗体最经典的方法。共有四种：①明胶凝集试验。②试管玻片凝集试验。③毛细管凝集试验。④浅盘凝集试验。

【原理】

血清、生殖道分泌物存在抗精子抗体，通过抗原结合位点，AsAb 与精子（SP）膜固有抗原结合，形成头－头、头－尾、尾－尾凝集现象。

【结果】

无凝集或观察 10/HP 有 6 个以上无凝集表示生育力正常。

（二）酶联免疫吸附试验（ELISA 法）

【原理】

将精子抗原吸附到聚苯乙烯固相载体表面，其固相抗原可与标本中 AsAb 结合，并与加入的抗人 IgG 酶结合物起反应，形成抗原 - 抗体 - 酶结合物免疫复合物，最终在酶底物作用下而显色。本测定 AsAb 的敏感性高，特异性强，是使用最多的 AsAb 确诊试验。

（三）混合免疫球蛋白试验（MAR）

【原理】

用吸附人 IgG 乳胶颗粒，加新鲜精液标本或绵羊红细胞混合，再加抗人 IgG 混合，形成凝集（胶乳颗粒和活动精子）。

【结果】

10% ~50% 的精子与颗粒黏附，疑为免疫性不育；≥50% 的精子与颗粒黏附，为免疫性不育。

二、精浆免疫抑制物质测定

人类精液含三十多种抗原，进入女性生殖道后通常并不引起免疫应答，这是因为精浆中含有免疫抑制物质（SPIM）。这些物质中包括妊娠血浆蛋白 A、丝氨酸蛋白酶、前列腺素、多胺氧化酶等，其中精浆经 Sephadex G - 100 柱层析的组分Ⅰ，称为男性抑制物质（MIM）。据研究，MIM 活性减低与不育症、习惯性流产、精液过敏等相关。

第七节　计算机辅助精子分析及临床应用

一、计算机辅助精液分析系统

计算机辅助精子分析（CASA）系统是 20 世纪 80 年代新发展的技术，是视频技术与计算机技术高度结合，应用于精子分析的检测系统，除可分析精子密度、活动百分率等参数指标外，在客观、定量评价精子运动的速度及方式与能力方面，克服了传统测定方法所存在的费时、信息量少、准确度差、主观性高等缺陷。

本系统将摄像机与显微镜连接，确定和跟踪单个精子的活动，根据精子运动移位、精子大小和灰度及精子运动的有关参数，对采集图像进行动态处理分析并打印结果。

【检测参数】

CASA 对精液既可定量分析精子密度、精子活力、精子活动率，又可以分析精子运动速度和运动轨迹特征。CASA 系统检测参数有：

1. 曲线速度（VCL）　轨迹速度，即精子头部沿其实际行走曲线的运动速度。

2. 平均路径速度（VAP）　精子头部沿其空间轨迹移动的时间平均速度。

3. 直线运动速度（VSL） 前向运动速度，即精子头部在开始检测的位置与最后所处位置之间的直线运动的时间平均速度。

4. 直线性（LIN） 线性度，即精子运动曲线轨迹的直线性，即 VSL/VCL。

5. 精子头侧摆幅度（ALH） 精子头部沿其空间平均轨迹侧摆的幅度。

6. 前向性（STR） 空间平均路径的直线性，即 VSL/VAP。

7. 摆动性（WOB） 精子头部沿其实际运动轨迹的空间平均路径摆动的幅度，即 VAP/VCL。

8. 鞭打频率（BCF） 也称摆动频率（鞭打次数/秒），即精子头部曲线轨迹跨越其平均路径轨迹的时间平均速率。

9. 平均移动角度（MAD） 精子头部沿其运动轨迹瞬间转折角度的时间平均值。

10. 运动精子密度 每毫升精液中 VAP >0 的精子数。

二、精子质量分析仪

精液质量分析仪（SQA）是 20 世纪 90 年代发展起来的一种小巧便携、操作简便且价格低廉的新型仪器，通过显示精子密度、精子活力指数、精子形态等来反映精子的质量。

【原理】

当光束通过液化的精液时，精液中精子的运动可引起光密度的变化，以光密度变化情况反映精子质量。光密度变化包括光密度频率变化和振幅变化。频率、振幅变化愈大，则精子质量愈好；反之，则精子质量愈差。

【检测参数】

1. 功能精子浓度（FCS） 同时具有正常形态及快速前向运动的精子数量。

2. 活动精子浓度（MSC） 快速前向运动的精子数量，单位为 10^6/ml。

3. 精子活动指数（SMI） 在 1s 内，毛细管载样池中精子运动所产生的在光源路径上的偏移振幅与数目，以反映浓度与平均前向运动速度相乘的精液参数。

4. 总功能精子浓度（TFCS） 精液中活动精子的总数，以 FCS 与精液量的乘积表示。

5. 总活动精子浓度（TMSC） 精液中功能性精子的总数，以 MSC 与精液量的乘积表示。

精子分析报告见图11 -7。

精子浓度和活力分析报告

基本信息

病人姓名	陈展	年龄(岁)	25	门诊号	73056	样本编号	10
送检时间	2012/3/20 16:30	检测时间	2012/3/20 17:00			送检医生	朱朝明
取精方式	手淫	禁欲时间(天数)	3	液化时间(分钟)	30	液化程度	完全液化
精液体积(ml)	6.9	凝集度	正常	粘稠度	正常	外观	灰白
气味	栗花	室内温度(℃)	25~35	稀释比例	1:0	pH值	7.5
标本来源	新鲜精液	标本完整性	完整	采集地点	采精室	标本处理	未作处理
保温方式	金属浴恒温台			睾丸容积(ml)	>25		
备注							

浓度和活动力分析结果

	检测精子数	百分率	精子浓度($\times10^6$/ml)	精子总数($\times10^6$/一次射精)
合计	376.0	100.0%	95.1	655.9
前向运动精子(PR)	231.5	61.6%	58.6	410.0
非前向运动精子(NP)	51.5	13.7%	13.0	91.2
不动精子(IM)	93.0	24.7%	23.5	164.7
总活力(PR+NP)	283.0	75.3%	71.6	501.2
PR中VSL>35 μm/s	152.5	40.6%	38.6	270.1
圆细胞浓度($\times10^6$/ml)	0.4			

运动参数平均值

曲线速度VCL(μm/s)	52.3	直线性LIN	0.7
直线速度VSL(μm/s)	33.7	前向性STR	0.7
平均路径速度VAP(μm/s)	43.9	摆动性WOB	0.8
精子头侧摆幅度ALH(μm)	2.5	鞭打频率BCF	5.7 Hz
平均移动角度MAD(°)	42.2		

图11-7 精子分析报告

第十二章　精子 - 宫颈黏液相互作用的检验

知识要点

1. 宫颈黏液相关知识，精子 - 宫颈黏液相互作用的检验目的。
2. 宫颈黏液评价指标、评分标准、临床意义及检验报告单的填写。
3. 精子 - 宫颈黏液体内、体外试验内容、计数方法、临床意义。

第一节　概　述

宫颈黏液是水含量超过 90% 的非均质性分泌物，是由宫颈的不同部位、不同类型的宫颈上皮细胞分泌的水性黏液。主要由唾液酸黏液型的糖蛋白组成。含糖量大约为 75%，含蛋白约 25%，其中糖蛋白构成高黏性大分子网，它影响着黏液的流变学性质。宫颈糖蛋白是由该类糖蛋白长的、连续的多肽链及低聚糖侧链所构成的纤维系统。宫颈黏液的分泌量和组成成分呈现周期性变化。卵巢激素调节宫颈黏液的分泌：雌激素刺激产生大量的水性黏液，而孕酮抑制上皮细胞的分泌活性。月经周期的大约第 9 天开始，雌激素水平增高，使宫颈黏液变得易为精子在有限的时间内穿透，其易穿透能力在排卵前达到高峰。活动的精子在体内以宫颈黏液的纤维丝为导向到达宫颈隐窝，并在此停留，然后以缓慢的速度进入子宫和输卵管，达到受精部位。

正常育龄妇女每日宫颈黏液的分泌量在月经中期可达 0.5ml，其他阶段则少于 0.1ml。宫颈黏液中还有少量的输卵管液、卵泡液以及来自子宫和宫颈的上皮细胞和细胞碎片。精子穿透宫颈黏液时间的长短，因妇女个体而异。即使同一个体，不同的月经周期也不尽相同。

第二节　宫颈黏液评价指标

宫颈黏液评价指标包括测定黏液的量、黏稠度、羊齿状结晶程度、成丝性和 pH。评分是根据宫颈黏液量、特征与外观等确定的。pH 不在计分之内，但是宫颈黏液影响因素。最高分为 15 分，高于 10 分常表明利于精子穿透，低于 10 分则表明不利于精子穿透。

一、黏液量

黏液体积的精确测量比较困难。可以通过已知直径导管内黏液的长度来估计。

宫颈黏液的体积评分标准如下：0 分：0ml；1 分：0.1 ml；2 分：0.2 ml；3 分：0.3 ml 或更多。

二、黏稠度

宫颈黏液的黏稠度是影响精子穿透的最重要因素。黏稠度受宫颈黏液的分子排列、蛋白质和离子浓度的影响。从经前的高度黏稠至月经中期将要排卵前的水样黏稠不断变化。月经中期的宫颈黏液极易被精子穿透，而黄体期黏稠的宫颈黏液形成精子难以穿透的屏障。

黏稠度评分标准如下：0 分：浓厚，高度黏稠，月经前期黏液；1 分：中度黏稠；2 分：轻度黏稠；3 分：水样，黏稠度最小，月经中期（排卵前）黏液。

三、羊齿状结晶

羊齿状结晶是指宫颈黏液中的蛋白质、糖和某些电解质相结合，于涂片干燥后出现羊齿植物状结晶。雌激素促进结晶形成，孕激素则抑制其形成。正常月经周期第 7 天出现不典型结晶，排卵期出现典型羊齿状结晶（图 12－1）。

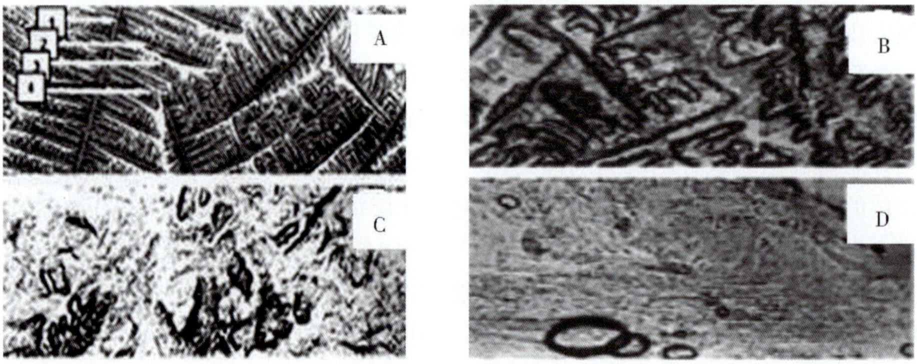

A：评分 3；B：评分 2；C：评分 1；D：评分 0

图 12－1　宫颈黏液羊齿状结晶

【操作】

将宫颈黏液顺一个方向抹在载玻片上，待干后置显微镜下检验。

羊齿状结晶评分标准如下：0 分：无结晶。1 分：非典型结晶。2 分：具有主干和二级干。3 分：具有主干、二级干、三级干和四级干。

【临床意义】

1. 月经有规律，但整个周期均是羊齿状结晶，见不到椭圆体，表示为无排卵周期。
2. 闭经而出现较典型或典型的结晶，可以排除妊娠。

3. 月经周期中于典型结晶之后出现椭圆体说明有排卵。
4. 闭经而持续出现椭圆体，则可能为妊娠。
5. 已确诊妊娠，又出现羊齿状结晶，可能要流产。

四、成丝性

滴一滴宫颈黏液在显微镜载玻片上，用盖玻片或另一个载玻片以十字交叉方式接触宫颈黏液，然后轻轻提起，估算黏液在两张片子之间拉成细丝的长度。

成丝性评分标准如下：0 分：<1cm；1 分：1~4cm；2 分：5~8 cm；3 分：9cm 或更多。

五、细胞量的评估

以细胞密度表示宫颈黏液中的细胞量。细胞量评分标准如下：0 分：多超过 20 个细胞/HP；1 分：11~20 个细胞/HP；2 分：1~10 个细胞/HP；3 分：0 个细胞。

六、pH

正常人宫颈黏液 pH 为 6.4~8.0。精子在宫颈黏液中泳动和生存的最佳 pH 为7.0~8.5，这也是月经中期宫颈黏液 pH 的正常范围。酸性黏液可使精子制动，而碱性黏液可使精子活力增强。但是碱性过强（pH >8.5）则对精子存活不利。尽管宫颈黏液的 pH 为 6.0~7.0 时精子仍能穿透，但当 pH 低于 6.5 时，活动下降。在一些情况下，宫颈黏液呈现更高的酸性，这可能是由于异常分泌或细菌感染所致。

第三节　精子－宫颈黏液相互作用检验

一、性交后试验

性交后试验又名体内穿透试验（PCT），其目的是确定性交后数小时内宫颈黏液中活跃精子的数目，评估精子存活数目和精子的活动情况，评价男性或女性抗精子抗体的作用。

【操作】

1. 先置入阴道窥器，用棉球轻轻拭去子宫颈表面及外口的阴道污染物。
2. 用不带针头的结核菌素注射器或聚乙烯管在阴道后穹隆部吸取混合样本。
3. 再用另一个注射器或导管吸取宫颈管内 1cm 处的黏液标本。
4. 将无血液污染的黏液标本一滴置于载玻片上，盖上盖玻片，在高倍镜下观察。

【临床意义】

临床上常将 PCT 作为检测免疫性不育（抗精子抗体）的初筛试验，PCT 取决于精子与宫颈黏液的相互作用，任何一方异常均可影响其结果。

二、体外简化的载玻片试验

1. 将一滴宫颈黏液置于载玻片上，盖上盖玻片铺平。

2. 在载玻片两侧各滴 1 滴精液使其与盖玻片的边缘接触，借助于毛细作用使精液移向盖玻片下，使宫颈黏液与精液之间形成一个清晰的接触界面。

3. 载玻片水平存放在 37℃湿润的温箱内 30min 防止变干。

4. 在高倍镜下观察接触面。

三、精子爬高试验

将含有宫颈黏液或其代用品的毛细管插入精液内，在一定时间内观察精子穿透介质向前运动的距离及该距离的活动精子数目，用以判断精子的穿透能力。

四、抗子宫内膜抗体检验

抗子宫内膜抗体的靶抗原是子宫内膜腺上皮激素依赖蛋白。EMAb 与靶抗原结合后可干扰受精卵植入，导致不育。临床上常用 ELISA 法测定。

参考区间：阴性。子宫内膜异位症阳性率 60% ~82%，不明原因不孕或习惯性流产阳性率 30% ~40%。

第十三章　前列腺液检验

知识要点

1. 前列腺液的相关知识、检验目的及常规检验项目等。
2. 前列腺液标本采集方法、送检及标本处理原则和方法等。
3. 前列腺液理学检验评价指标、检验报告单的填写等。
4. 前列腺液显微镜检验、质量保证及临床意义等。

第一节　概　述

前列腺液（prostatic fluid）是由前列腺分泌的不透明的淡乳白色液体，是精液的重要组成部分，约占精液的30%。主要成分包括酶类、无机盐、免疫物质和一些有形成分等。前列腺液能维持精液pH，参与精子能量代谢，抑制细菌生长，促使精液液化。

前列腺液检验主要用于前列腺炎、前列腺结核、前列腺癌及性传播疾病（STD）的诊断。

一、标本采集和转运

前列腺液标本由临床医师进行前列腺按摩术后采集。量少时可直接涂于载玻片上，量多时弃去第一滴前列腺液后，收集于试管中。若标本用于细菌培养，应无菌采集并立即送检。如怀疑有前列腺结核、脓肿、肿瘤或急性炎症且有明显压痛者，应禁忌或慎重采集标本。检验前3天患者应禁止性活动，以免白细胞增加。

二、标本检验后处理

检验后标本、试管、载玻片应浸入5%甲酚皂溶液24h或0.1%过氧乙酸12h，必须按照潜在生物危害物质处理。

第二节　前列腺液理学检验

一、量

正常量为0.5～2ml/d。前列腺液减少，常见于前列腺炎或某些性功能低下者等；前列腺液增多，常见于前列腺慢性充血、过度兴奋时。

二、颜色

正常颜色呈乳白色。如红色提示有出血现象，见于精囊炎、前列腺炎、前列腺结核、结石及恶性肿瘤等，也可由按摩过重引起；黄色混浊、脓性黏稠提示化脓性感染。

三、气味

正常具有栗花和石楠花的特殊气味。

四、性状

正常为稀薄、半透明有光泽液体。炎症时，呈絮状、黏丝状。

五、透明度

正常半透明。炎症时，呈脓性，黏稠。

六、比重

正常男性为1.027±0.002，慢性前列腺炎比重低，而前列腺肿瘤时比重高。

七、pH

正常前列腺液pH 6.3～6.5。75岁以后略增高；若混入较多精囊液，则pH可增高。

第三节　显微镜检验

一、直接涂片法

将前列腺液1～2滴直接滴在载玻片上，加盖玻片用高倍镜观察（图13－1）。

1. 卵磷脂小体　为磷脂酰胆碱成分，为圆形或卵圆形大小不等的折光性小体，似脂肪小滴，体积小于红细胞，散在分布。

占全视野：＋＋＋＋；占3/4视野：＋＋＋；占1/2视野：＋＋；占1/4视野：＋。

正常男性卵磷脂小体为多量或满视野。前列腺炎症时，数量减少，且易聚集成堆。

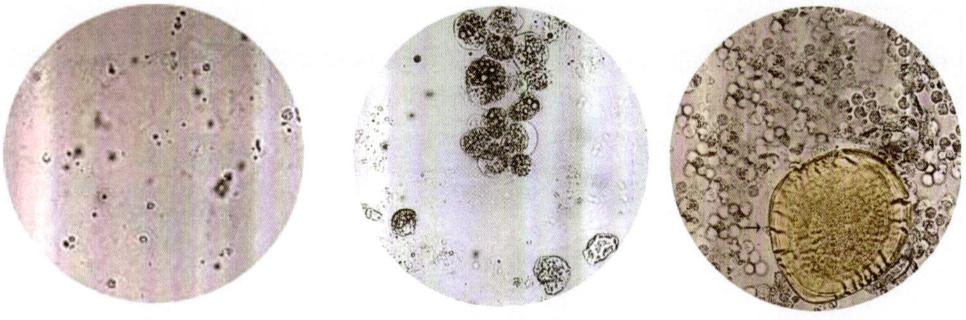

卵磷脂小体　　前列腺颗粒细胞　　淀粉样体

图 13－1　前列腺液显微镜有形成分

2. 淀粉样体　为同心圆形层状结构，似洋葱头样。体积较大且大小不一，中心有一核状颗粒，呈微黄色。常随年龄增长而增多。见于正常人涂片内，无临床意义。

3. 前列腺颗粒细胞　上皮细胞或吞噬细胞发生脂肪变性，使胞浆内出现大量卵磷脂小体样的颗粒。细胞体较大。炎症时常与脓细胞同时出现。正常男性 <1/HP。

4. 白细胞、红细胞　正常有少量白细胞，平均 <10/HP。慢性前列腺炎症时白细胞增多，红细胞一般不见，平均 <5/HP。前列腺急性炎症、结核、结石、肿瘤时红细胞增加。

东方医院前列腺液报告单

姓名：赵佳　　性别：男　　年龄：25 岁　　科别：泌尿科

送检标本：前列腺液　　送检者：杜天民　　送检日期：2013 年 6 月 8 日

序号	检查项目	结果	参考区间
1	量	1.7ml	数滴至 2ml
2	颜色	乳白色	乳白色
3	气味	栗花气味	栗花或石楠花的特殊气味
4	性状	稀薄、光泽液体	稀薄、光泽液体
5	透明度	半透明	半透明
6	比重	1.026	1.027 ±0.002
7	pH	6.4	6.3 ~6.5
8	卵磷脂小体	+ + +	正常均匀分布或满视野（+ + +）
9	红细胞	1 ~2/HP	<5/HP
10	白细胞	3 ~5/HP	<10/HP
11	前列腺颗粒细胞	0 ~1/HP	<1/HP
12	淀粉样小体	少许	随年龄增高而增多，无临床意义
13	滴虫	阴性	阴性
14	细菌	无	无

本报告只对此标本负责，结果仅供临床参考

检验者：李欣　　审核者：陈威　　报告日期：2013 年 6 月 8 日

图 13－2　前列腺液检验报告

二、涂片染色检验与性病检验

根据检验目的选择不同染色方法，如巴氏染色找前列腺肿瘤，革兰染色或抗酸染色找淋球菌或结核菌等。前列腺液是男性性病检验的主要标本（详见第十七章）。

前列腺液检验报告方式见图 13－2。

第十四章　阴道分泌物检验

知识要点

1. 阴道分泌物受雌激素水平的影响出现周期性变化。
2. 阴道分泌物的理学、清洁度及病原学检验的方法及内容。
3. 阴道分泌物 TCT 检验。
4. 阴道分泌物检验的质量保证。

第一节　概　述

阴道分泌物（vaginal discharge）是女性生殖系统分泌的液体，主要由阴道黏膜、宫颈腺体、前庭大腺及子宫内膜的分泌物混合而成，俗称“白带”。

女性在青春期前，两侧大小阴唇闭合紧密，处女膜完整，阴道闭合，各种病原微生物难以入侵。青春期后，受雌激素的周期性影响，阴道鳞状上皮细胞增生，由单层变为复层，中、表层细胞内所含的丰富糖原可被阴道杆菌利用而产生大量乳酸，使阴道呈酸性环境（pH 维持在 4.0～4.5 之间），只有阴道杆菌适宜在此环境中生存，其他杂菌则被抑制，从而保持阴道的清洁，这种作用称为阴道的自净作用。

雌激素可促进阴道上皮细胞增生、分化，同时也促进糖原在上皮细胞内沉积，供阴道杆菌利用产生乳酸，维持阴道的酸性环境，抑制杂菌生长，保持阴道的清洁。在某些病理因素刺激下或雌激素分泌减少时，阴道的自然防御功能受到破坏。幼女及绝经后妇女，因缺乏雌激素作用，阴道鳞状上皮菲薄，细胞内糖原减少或缺乏，阴道内也缺乏阴道杆菌生存，pH 高达 7.0 左右，此时阴道抵抗力低，较易受病原微生物的侵袭。

一、标本采集与送检

阴道分泌物由妇产科医师采集。根据不同的检查项目可从不同部位取材。一般采用消毒的刮板、吸管、棉拭子自阴道深部或穹隆后部、宫颈管口等部位采集分泌物，浸入盛有 1～2ml 生理盐水的试管内，立即送检。制备成生理盐水涂片直接观察阴道分泌物，或制备成薄涂片，经固定、染色后，进行肿瘤细胞或病原微生物检查。

阴道标本采集前24h禁止性交、盆浴、阴道检查、阴道灌洗及局部用药等。取材所用消毒的刮板、吸管或棉拭子必须清洁干燥，无任何化学物质或润滑剂。采集用于细菌学检查标本，应无菌操作。检查滴虫时，应注意标本保温（37℃）。

二、雌激素水平对阴道上皮细胞的影响

根据涂片中各种鳞状上皮细胞所占比例不同，将雌激素水平分为八个等级：

1. 雌激素极度低落 阴道上皮细胞萎缩变薄，几乎全部为底部细胞，胞核较小、深染。见于老年妇女和卵巢切除者。

2. 雌激素高度低落 阴道上皮细胞萎缩略轻，以外底层细胞为主，占40%以上，伴少量中、表层细胞，黏液较多。见于绝经期、闭经期及卵巢缺损者。

3. 雌激素中度低落 以中层细胞为主，占50%，伴有少量表层角化前细胞和外底层细胞，有白细胞和少量黏液。见于绝经前、闭经期及卵巢缺损者。

4. 雌激素轻度低落 以表层角化前细胞为主，占50%以上，伴有少量中、底层细胞。此时雌激素水平可维持阴道上皮的正常厚度，较月经后期稍低。见于排卵后期。

5. 雌激素轻度影响 以角化前细胞为主，伴有部分角化细胞，多在20%以下，白细胞少见。见于月经后期至排卵前期或接受小剂量雌激素治疗的患者。

6. 雌激素中度影响 以角化前细胞为主，并有30%～40%的角化细胞。见于排卵前期或接受中等剂量的雌激素治疗。

7. 雌激素高度影响 角化细胞占60%左右，几乎无白细胞，背景清晰，细胞着色艳丽。见于排卵期或接受大剂量雌激素治疗的患者。

8. 雌激素极度影响 角化细胞占90%以上，或持续达60%～70%。为雌激素过高的表现，见于卵巢颗粒细胞癌、子宫内膜囊状增生、子宫肌瘤、卵泡膜细胞瘤等。

第二节　阴道分泌物检验

一、理学检验

（一）量

阴道分泌物量的多少与雌激素水平高低及生殖器官充血情况有关。近排卵期量多，排卵2～3天后量减少，月经前期量又增加，妊娠期量较多。

（二）外观

正常阴道分泌物，为白色稀糊状，无气味。其性状与雌激素水平及生殖器充血情况有关：临近排卵期，分泌物量多，清澈、透明、稀薄似蛋清；排卵期2～3天后，分泌物混浊、黏稠、量少。外观异常见于：

1. 透明白带 大量无色透明黏稠分泌物，常见于应用雌激素后及卵巢肿瘤时。

2. 脓性白带 黄色或黄绿色，气味臭。泡沫状脓性白带，常见于滴虫性阴道炎；其他脓性白带，见于慢性宫颈炎、老年性阴道炎、子宫内膜炎及阴道异物引发的感染。

3. 豆腐渣样白带 呈豆腐渣样或小碎块，为念珠菌阴道炎的主要特征，常伴外阴瘙痒。

4. 血性白带 应警惕宫颈癌。也可见于宫颈息肉、子宫黏膜肌瘤、老年性阴道炎、慢性重度宫颈炎及使用宫内节育器的副反应等。

5. 黄色水样白带 是病变组织变性坏死所致。常见于子宫黏膜肌瘤、宫颈癌。

6. 奶油状白带 常见于阴道加德纳菌感染。

（二）pH

正常阴道分泌物呈酸性，pH 4.0～4.5。pH 增高见于各种阴道病。

二、清洁度检验

阴道清洁度是以阴道杆菌、上皮细胞、白细胞（或脓细胞）和杂菌（主要指球菌）的多少来判定的。

取阴道分泌物与少许（1 滴）生理盐水混合涂片，于高倍镜下观察涂片中阴道杆菌、上皮细胞、白细胞（或脓细胞）及杂菌的数量来进行清洁度的判定和分级。

【结果】

阴道清洁度的分级判断见表 14－1。

表 14－1 阴道清洁度的分级标准

清洁度	阴道杆菌	杂菌（球菌）	上皮细胞	白细胞（脓细胞）
Ⅰ	＋＋＋＋	－	＋＋＋＋	0～5/HP
Ⅱ	＋＋	－	＋＋	5～15/HP
Ⅲ	－	＋＋	－	15～30/HP
Ⅳ	－	＋＋＋	－	>30/HP

【参考区间】

阴道清洁度：Ⅰ～Ⅱ级为正常。

【临床意义】

1. 阴道清洁度与阴道炎有关 Ⅲ级提示炎症，如阴道炎、宫颈炎等。Ⅳ级多见于严重阴道炎，如滴虫性阴道炎、淋球菌性阴道炎等。

2. 阴道清洁度与卵巢功能有关 排卵前期雌激素逐渐增多，阴道上皮增生，糖原增多，随之阴道杆菌大量繁殖，阴道趋于清洁。当卵巢功能不足，可见阴道杆菌减少，杂菌随之增多，导致阴道不清洁，如行经前及绝经后。

三、病原学检验

（一）阴道毛滴虫

阴道毛滴虫（TV）是一种常见寄生于阴道的致病性原虫，可引起滴虫性阴道病。经瑞特染色或巴氏染色后可见虫体呈梨形或椭圆形，体长8～30μm，大小为白细胞的1～3倍，虫体前1/3处有一椭圆形细胞核，染紫红色，似橄榄球状。虫体顶端有4根前鞭毛，后端有1根后鞭毛，体侧有波动膜，借以移动。

阴道毛滴虫生长的最适pH为5.5～6.0，适宜温度为25℃～42℃，能通过性接触或交叉污染而传播，且常累及泌尿道而引起泌尿道炎症（图14－1）。

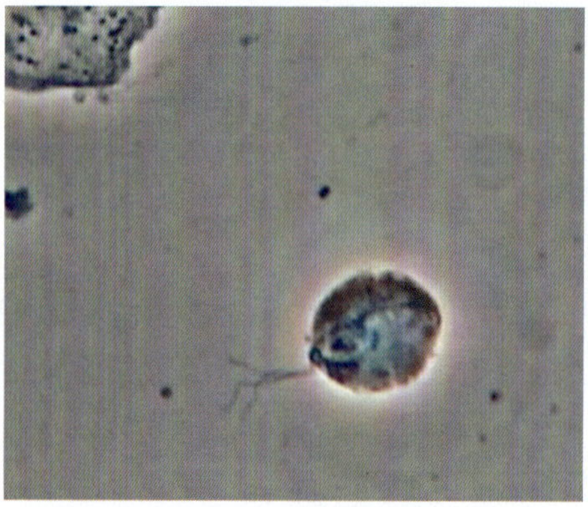

图14－1　阴道毛滴虫镜下形态

【检验方法】

1. 直接涂片法　是最常用的方法，常与阴道清洁度检验同时进行，但应注意保温。在25℃～37℃的新鲜标本中，镜下可见波状或螺旋状运动的虫体，运动活泼，易于辨认。

2. 胶乳凝集快速检验法（LTA）　将结合抗TV抗体的聚苯乙烯胶乳溶液同阴道分泌物混合，抗TV抗体便可与毛滴虫的可溶或不可溶抗原结合，发生凝集反应。

（二）真菌

真菌性阴道病多为白色念珠菌，偶见阴道纤毛菌、放线菌等。真菌是阴道正常菌群之一，当阴道抵抗力降低时，可迅速繁殖引起真菌性阴道病，并通过性接触传染给男性，引起龟头炎。白色念珠菌感染常见于糖尿病患者、孕妇、有不良卫生习惯者，可交叉感染。

【检验方法】

1. 直接涂片法　于载玻片上加2.5mol/L KOH溶液1滴，将阴道分泌物与其混匀涂片，加盖玻片，于镜下观察。镜下芽生酵母菌3～7μm，假菌丝由长形芽孢组成，沿其长轴有缩窄，呈“竹节”样，有分支。可见单个散在或成群状、链状的卵圆形、无色透明的孢子。上皮细胞常附着在假菌丝上，形成“串钱”样。可疑时进行培养鉴定。

2. 浓集法 取阴道分泌物 1ml 置于清洁干燥的试管中，再加入等量的 2.5mol/L KOH 溶液混匀，放 37℃水浴 3～5min 后取出，以 RCF40g（500r/min）离心 3min，取沉淀物涂片观察。也可进行革兰染色或瑞特染色，于油镜下观察，以提高阳性检出率。

（三）加德纳菌

阴道加德纳菌和某些厌氧菌感染共同作用可引起细菌性阴道病。细菌性阴道病作为一种非特异性炎症，是女性生殖道常见病和多发病，亦属性传播疾病之一。

【检验方法】

1. 阴道加德纳菌的检查 加德纳菌为革兰染色不定的小杆菌，菌体大小为 0.5μm×（1.5～2.5）μm，无荚膜，无芽孢，无动力，呈单个或成双排列。正常时极少见。细菌性阴道病时，此菌可利用上皮细胞中的糖原大量繁殖而增多，而阴道杆菌明显减少。

2. 线索细胞的检查 在阴道鳞状上皮细胞的胞质内寄生了大量加德纳菌及其他短小杆菌的细胞称为线索细胞。高倍镜下可见该细胞边缘不齐，呈锯齿状，细胞趋向溶解或已溶解，核结构模糊不清或碎解，在细胞上黏附有大量的加德纳菌及其他短小杆菌，使细胞表面粗糙，出现许多斑点和大量细小颗粒，细胞互相粘连成团。阴道分泌物中找到线索细胞是诊断加德纳菌性阴道病的重要指标（图 14－2）。

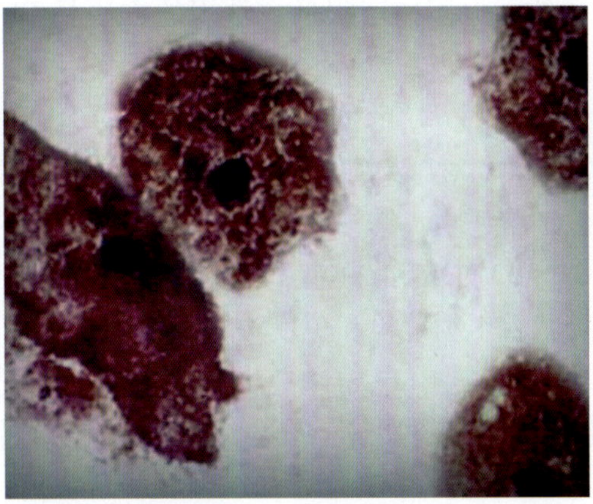

图 14－2 线索细胞

【细菌性阴道炎的诊断标准】

1. 阴道分泌物明显增多，且呈均匀稀薄状。
2. 阴道分泌物 pH＞4.5。
3. 胺试验阳性（即向阴道分泌物中滴加 2.5mol/L 氢氧化钾溶液后出现鱼腥气味）。
4. 阴道分泌物涂片镜检找到线索细胞。

凡检出线索细胞，同时上述任意两项检查为阳性者，即可诊断为细菌性阴道病。

（四）淋球菌

淋病是发病率较高的性传播疾病（STD），人类是淋病奈瑟菌唯一宿主。淋病奈瑟菌俗称淋球菌，为革兰阴性双球菌，直径 0.6～0.8μm，肾形或卵圆形，常成对凹面相对排列（详见第十七章）。

（五）衣原体

泌尿生殖道沙眼衣原体感染为常见性传播疾病，占生殖道感染的 10% 左右，感染后无特殊症状，易造成流行。沙眼衣原体是一类在细胞内寄生的微生物，革兰阴性，圆形或椭圆形。具有独特的发育周期，并以二分裂方式繁殖，形成包涵体。本病可引起女性急性阴道炎、宫颈炎、子宫内膜炎、输卵管炎和卵巢炎（详见第十七章）。

（六）病毒

人类性传播疾病很多是由病毒所致，阴道分泌物中可检测到的病毒有：

1. 单纯疱疹病毒（HSV） 详见第十七章。

2. 人巨细胞病毒（HCMV） 孕期胎儿中枢神经系统受到 HCMV 感染后可致小头畸形、智力低下、视听障碍等后遗症，因此，孕妇阴道分泌物 HCMV 检查很重要。可取宫颈分泌物镜检找包涵体，但阳性率很低。常用的方法是 ELISA 法检测孕妇血清抗 HCMV 抗体。

3. 人乳头状病毒（HPV） 引起女性生殖道感染的 HPV 有 23 个型，主要为 6、11、16、18、31 和 33 型。HPV 对感染细胞的作用有二：①增殖感染：病毒在宿主细胞内复制，产生感染子代致细胞死亡。②细胞转化，引发肿瘤：主要引起生殖道鳞状上皮肉瘤样变，如 16、18、31、33、35 和 29 型，宫颈癌患者以检出 16、18 型为多。常用的方法有显微镜检查、疣状赘生物镜检和免疫法。

第三节　阴道分泌物 TCT 检验

膜式液基薄层细胞学技术（TCT）是采用液基薄层细胞检测系统检测宫颈细胞并进行细胞学分类诊断的方法，它是目前国际上一种先进的宫颈癌细胞学检查技术，与传统的宫颈刮片巴氏涂片检查相比明显提高了标本的满意度及宫颈异常细胞检出率。可以筛查出部分癌前病变，微生物感染如霉菌、滴虫、病毒、衣原体等。

采样步骤：

1. 使用 TCT 专门的采样器采集宫颈外口和宫颈管的脱落细胞样本。
2. 将收集的细胞置入装有细胞保存液的小瓶中进行漂洗。
3. 将保存液中的样本用全自动细胞制备系统化处理，将样本细胞混匀、过滤、转移，最后贴附到玻片上，制成直径为 2cm 的薄层细胞涂片。
4. 将薄层细胞涂片经 95% 酒精固定，巴氏染色，最后镜检诊断（图 14－3）。

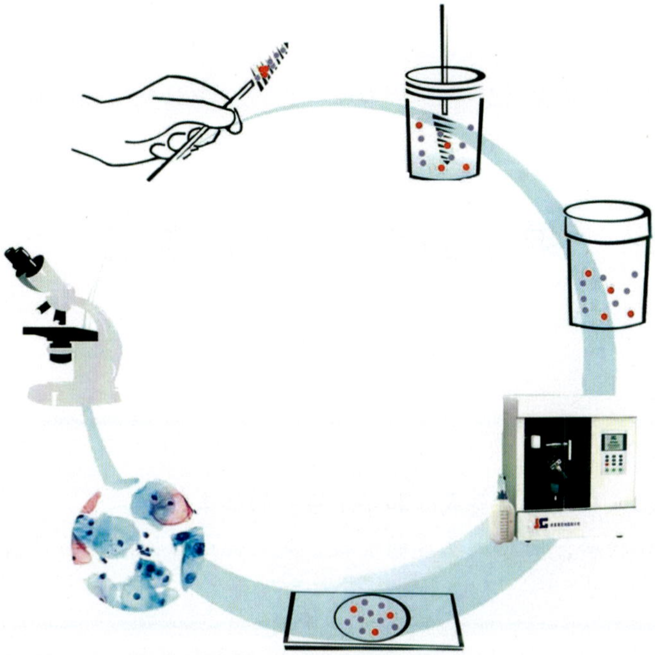

图 14－3　TCT 采样步骤

TCT 检测是宫颈病变的早期筛查手段之一，联合人乳头瘤病毒（HPV）检测、宫颈活组织检查、阴道镜和病理学诊断，可以对宫颈的炎症及肿瘤进行确定诊断。

第十五章 羊水检验

知识要点

1. 羊水的来源及代谢、主要成分和羊水检验的临床意义。
2. 羊水的理学检验，胎儿成熟度的检验，先天性遗传性疾病的产前检查。

第一节 概 述

一、羊水的来源及代谢

（一）羊水的来源

羊水是指妊娠期间子宫羊膜腔内的液体。

1. 妊娠早期 羊水主要来自母体血浆通过胎膜进入羊膜腔的透析液。

2. 妊娠中后期 妊娠中后期，胎儿尿液成为羊水的主要来源。第 11 ~ 14 周时，胎儿肾脏已有排尿功能；第 18 周时，胎儿每天尿量为 7 ~ 17ml；足月时，尿量可达 43ml/h，成为羊水的重要来源。

（二）羊水的代谢

母体、胎儿和羊水之间不断进行液体交换，保持羊水量的动态平衡。羊水每 3h 即可更新一次。妊娠早期，羊水 - 母体间与母体 - 胎儿间水分交换率相等。随着妊娠的进展，交换率增加。足月时，母体与胎儿间水分交换量达 3500ml/h。在羊水代谢过程中，羊膜完成约 50% 的羊水交换。胎儿消化道也是羊水吸收的重要途径，妊娠足月时胎儿每日可吞咽羊水约 500ml，经消化道进入胎儿血液循环，形成的尿液再排入羊膜腔中。胎肺也可吸收少量羊水，但对羊水量的影响甚微。

二、羊水的成分

妊娠早期，羊水的成分除蛋白质和钠的浓度稍低外，基本上与母体血浆相似。妊娠中后期，由于胎儿吞咽、呼吸及排尿等功能的建立，羊水的成分发生很大变化，水分占98%～99%，有机物和无机盐占1%～2%，尚有少量白细胞和胎儿脱落上皮细胞。

三、羊水标本的采集、运送与处理

羊水标本由妇产科医师通过羊膜腔穿刺采集。如诊断胎儿是否患有遗传性疾病或进行胎儿性别的基因诊断，一般选择妊娠16～20周；判别胎儿成熟度及疑有母婴血型不合，则在妊娠晚期。抽取羊水20～30ml立即送检，或置4℃冰箱保存，但不得超过24h。细胞培养和染色体分析标本应置于37℃温箱保存。标本经1000～2000r/min离心10min后，取上清液做生化检验，沉淀物做有形成分检验。

四、羊水检验的目的

1. 高危妊娠有引产指征 了解胎儿成熟度，选择引产时机，降低围产儿死亡率。

2. 遗传病检查 有过多次原因不明的流产、早产或死胎史，曾分娩过染色体异常的胎儿者，夫妇及其亲代有染色体异常，35～40岁以上高龄孕妇，可进行羊水检查。

3. 胎儿性别检验 性连锁遗传病携带者及必要的胎儿性别诊断。

4. 致畸检验 妊娠早期曾感染病毒或接触过大剂量射线、化学物品等致畸物质。

5. 母胎血型不合性溶血 需检查羊水中血型物质和胆红素，确定治疗措施及判断预后。

第二节 羊水理学检验

一、量

【方法】

（1）B型超声探测法：此法简单易行，无创无痛，安全可靠。

（2）直接测量法：产妇破膜时收集羊水直接测量，此法准确，但不能诊断早期疾病。

（3）标记法：将已知剂量的标记物注入羊膜腔内，根据标记物被稀释程度算出羊水量。

【参考区间】

羊水量在妊娠38周前随胎龄而增加，以后逐渐减少（表15－1）。

表 15－1　不同孕期羊水的量

妊娠期（周）	8	10	16	20	36～38	足月	过期妊娠
羊水量（ml）	5～10	30	150～250	300～400	800～1200	500～800	<300

【临床意义】

（1）羊水过多：羊水超过 2000ml 者，称羊水过多。常见于胎儿畸形、多胎妊娠等。

（2）羊水过少：妊娠足月时羊水量少于 300ml 称为羊水过少。常见于胎儿肾或泌尿道发育不良、过期妊娠、胎儿宫内发育迟缓、胎盘功能减退等。

二、颜色和透明度

妊娠早期为无色透明或呈淡黄色，妊娠后期可呈淡乳白色。病理情况见以下异常：

1. **深黄色**　胎儿溶血，如母婴血型不合等导致羊水胆红素过多。
2. **红色**　表示有出血，如胎儿出血、胎盘剥离或穿刺出血。
3. **棕红或褐色**　表示宫内陈旧性出血，多为胎儿已死亡。
4. **绿色**　羊水中混有胎粪，见于胎儿窘迫。
5. **混浊脓性**　表示宫腔内已有明显感染，细菌、白细胞增多。
6. **黄色黏稠能拉丝**　表示胎盘功能减退或妊娠过期。
7. **金黄色**　多见于金黄色葡萄球菌感染。

第三节　胎儿成熟度检验

胎儿成熟度检验是高危孕妇决定选择有利分娩时机和采取措施的重要依据。

一、胎儿肺成熟度检验

胎儿肺成熟度检验，对判断新生儿特发性呼吸窘迫综合征（IRDS）或称新生儿透明膜病（HMD）具有重要意义。IRDS 主要由于肺泡表面活性物质缺乏所致，多见于早产儿，病死率可达 50%～70%，占所有新生儿死亡病例的 19.5%。

（一）羊水泡沫试验

【原理】

羊水中主要的肺泡表面活性物质饱和磷脂在抗泡剂乙醇中，经振荡后形成稳定的泡沫，室温下可保持数小时，而羊水中其他物质如蛋白质、胆盐、游离脂肪酸及未饱和磷脂形成的泡沫，能被乙醇在几秒内迅速破坏而消除。

【操作】

通常采用双管法。

第一支试管，羊水：95% 乙醇为 1∶1。第二支试管，羊水：95% 乙醇为 1∶2。塞紧试管塞，用力振荡 15～20s，静置 15min 后观察结果。

【结果】

（1）两管液面均有完整的泡沫环为阳性。提示肺成熟。

（2）如第一管液面有完整的泡沫环，而第二管无泡沫环为临界值。

（3）若两管均无泡沫环为阴性。提示肺未成熟。

（二）卵磷脂/鞘磷脂（L/S）测定

【原理】

卵磷脂（L）和鞘磷脂（S）是肺泡表面活性物质的主要成分，可维持肺泡的稳定性，防止在呼气终了时肺泡塌陷，能保障胎儿出生后气体交换。卵磷脂与鞘磷脂在妊娠34周前含量接近。妊娠35周后，卵磷脂被迅速合成，至妊娠37周达高峰，因而羊水中的含量也明显上升，而鞘磷脂在整个妊娠期无明显变化。因此，通过检测卵磷脂和鞘磷脂的含量与比值可判断胎儿肺成熟度。薄层层析色谱法测定为判断肺成熟度的参考方法。

【参考区间】

L/S≥2.0。

【临床意义】

L/S≤1.49，表示肺发育不成熟，易发生IRDS。L/S＝1.50～1.99为临界值，表示肺不够成熟，可能发生IRDS。L/S＝2.0～3.4，表示胎儿肺已发育成熟。L/S＝3.50～3.90时，表示胎儿肺发育肯定成熟。L/S≥4.0时，表示过熟儿。

（三）羊水吸光度测定

【原理】

羊水中磷脂类物质的含量与其浊度呈正相关，羊水吸光度A_{650}越大，胎儿的肺成熟度越好。

【临床意义】

$A_{650}\geq0.075$，表示胎儿肺成熟；$A_{650}<0.050$，表示胎儿肺不成熟。

二、胎儿肾成熟度检验

（一）羊水肌酐测定

【原理】

羊水中的肌酐是胎儿代谢产物之一，随胎尿排入羊水中，其排泄量反映肾小球的成熟度。

【参考区间】

妊娠37周，羊水肌酐含量＞176.8μmol/L。

【临床意义】

自妊娠中期，羊水中肌酐含量开始逐渐增高，妊娠37周后羊水肌酐含量≥

176.8μmol/L，提示胎儿肾成熟，<132.5μmol/L 提示肾未成熟。

（二）羊水葡萄糖测定

【原理】

羊水中的葡萄糖主要来自母体血浆，部分来自胎儿尿。至24周达到高峰，约为2.29mmol/L。以后随着胎儿肾成熟，肾小管对葡萄糖重吸收作用增强，胎尿排糖量减少，加之胎盘通透性随胎龄增加而减少，由母体血浆进入羊水的葡萄糖也相应减少，羊水葡萄糖浓度临产时可降至0.40mmol/L以下。故测羊水中葡萄糖含量可以反映胎儿肾发育情况。

【参考区间】

羊水葡萄糖含量<0.56mmol/L。

【临床意义】

羊水中葡萄糖含量<0.56mmol/L提示胎儿肾发育成熟，>0.80mmol/L提示胎儿肾不成熟。

三、胎儿肝成熟度检验

【原理】

妊娠12周羊水中开始出现胆红素。因妊娠早期的胎儿肝脏不具有结合、转化胆红素的能力，故羊水中胆红素多数为非结合型的胆红素。随着胎儿肝脏成熟，处理非结合胆红素能力增强，排入羊水中胆红素逐渐减少。至妊娠36周，羊水中的胆红素基本消失，说明胎儿肝脏已经成熟。因此羊水中胆红素的量可反映胎儿肝脏成熟程度。

【参考区间】

胆红素<1.71μmol/L（改良J-G法）。

【临床意义】

（1）判断胎儿肝脏成熟程度：<1.71μmol/L提示胎肝成熟，>4.61μmol/L提示胎儿安全受到威胁，>8.03μmol/L提示多有胎儿窘迫。

（2）可协助诊断胎儿溶血：母婴血型不合性溶血，羊水中胆红素可达16.2μmol/L。

四、胎儿皮脂腺成熟度检验

【原理】

随着妊娠的进展，胎儿皮脂腺逐渐成熟，羊水中胎儿皮脂腺及汗腺脱落的脂肪细胞逐渐增多，计算羊水中脂肪细胞百分率，是判断胎儿皮肤是否成熟的重要指标。

【操作】

（1）离心：羊水离心，取沉淀物滴于载玻片上。

（2）加硫酸尼罗蓝：加1.36mmol/L硫酸尼罗蓝水溶液1滴与之混合。

（3）加热：加盖玻片，在火焰上缓慢加热到50℃~60℃，维持2~3min后，镜检。

（4）计算比值：计数200~500个细胞，算出脂肪细胞的比值。

【结果】

脂肪细胞染成橘黄色，无核，其他细胞为蓝色。

【参考区间】

妊娠34周前，胎儿脂肪细胞百分率≤1%；妊娠34～38周，脂肪细胞百分率为1%～10%；妊娠38～40周时为10%～15%；40周龄以后则超过50%。

【临床意义】

脂肪细胞百分率>20%提示胎儿皮肤成熟，<10%提示胎儿皮肤未成熟。

五、胎儿唾液腺成熟度检验

羊水中淀粉酶来源于胎儿唾液腺，不受母体影响，其活性可反映胎儿唾液腺成熟程度。>300U/L提示胎儿唾液腺成熟，<200U/L提示胎儿唾液腺不成熟。

第十六章　遗传性疾病与染色体检验

知识要点

1. 染色体的形态组成及分类。
2. 染色体组型的概念。
3. 染色体畸变的类型及核型。
4. 常用染色体检验技术方法。
5. 常见染色体异常性疾病的种类和表现。

第一节　人类染色体

一、染色体形态与结构

（一）染色体形态与结构

染色体形态是区分、识别染色体的重要标志。一般在有丝分裂中期染色体折叠盘曲程度最高，形态最典型，有利于显微镜下观察。

染色体的形态大多包含以下五部分：

1. **着丝粒**　又称主缢痕，是连接染色体两个臂的区域，凹陷狭窄，浅染缢缩。
2. **染色体臂**　着丝粒连接的着丝粒以外的区域，可分为长臂（q）和短臂（p）。
3. **次缢痕**　除主缢痕外还存在的其他浅染缢缩区域。又称为核仁组织中心。
4. **随体**　是指某些染色体次缢痕末端球状结节，是染色体识别的重要标志之一。
5. **端粒**　是指染色体臂端部特化区域。

（二）染色体的分类

根据着丝粒的位置和臂长，可将人类染色体分为以下三种（图 16－1）：

1. **中着丝粒染色体**　着丝粒位于染色体中央，两臂大致等长。
2. **亚中着丝粒染色体**　着丝粒略偏中央，两臂长度不等。

3. 近端着丝粒染色体　着丝粒远离中央，两臂长度相差很大，有微小短臂。

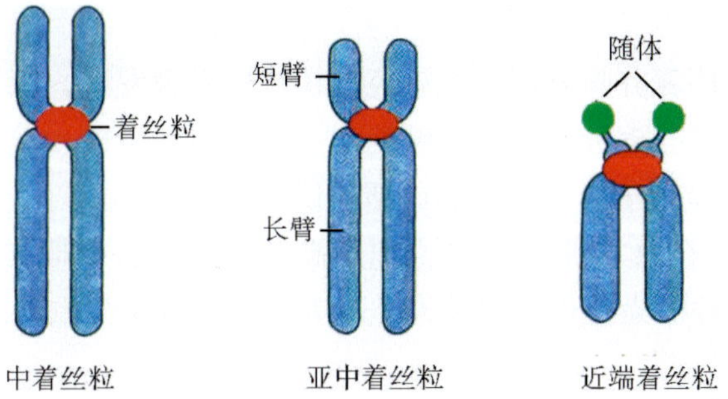

图 16－1　染色体及分类

二、染色体核型

染色体核型是指一个体细胞的全部染色体按其大小、形态特征顺序排列所形成的图像。对这些图像进行染色体数目、形态结构特征的分析，称为核型分析。

根据1960年确立的Denver体制，将人类体细胞46条染色体进行配对，按其长度及着丝粒位置，按由大到小顺次编为1～22号，并划分为A、B、C、D、E、F、G七个组。另两条染色体X和Y，分别归入C和G组。各组的特征见表16－1。

表 16－1　人类染色体分组及各组特征

组名	编号	染色体大小	着丝粒位置	次缢痕	随体
A	1～3	最大	中央、亚中	1有	无
B	4～5	较大	亚中	无	无
C	6～12，X	中等大小	亚中	9有	无
D	13～15	中等大小	近端	无	有
E	16～18	较小	中央、亚中	16有	无
F	19～20	小	中央	无	无
G	21～22，Y	最小	近端	无	有

按人类细胞遗传学国际命名体制（ISCN）规定，正常人核型的描述包括两部分：第一部分是染色体总数，第二部分是性染色体组成，两者用逗号隔开，如46，XY。

三、染色体分带

（一）概念

染色体分带是指用特殊的染色方法，使染色体产生明显的色带与未显色带相间的带型，形成不同的染色体特性，以此鉴别单个染色体或染色体组。

（二）染色体带型

1. Q带 染色体用氮芥喹吖因荧光染色，在紫外光激发下，显现明暗相间的横纹。

2. G带 染色体经盐溶液、胰酶或碱处理，以吉姆萨染色，光镜下可见深浅相间的带纹，即G带。广泛应用于染色体病的诊断与研究。

3. 高分辨G带 在原G带基础上，利用高分辨技术，获取带纹更丰富的染色体。对临床染色体检验、肿瘤染色体研究及人类基因定位有着十分重要的意义。

（三）带描述方法

描述一个特定带时，需写明四个内容：染色体号、臂的符号、区号和带号。以上符号依次连续书写，在带号后加上小圆点，写明亚带的号数。如：1q32.1表示1号染色体长臂3区2带1亚带。

四、染色体畸变

染色体畸变是指染色体在数目和结构上的改变，可分为染色体数目畸变和染色体结构畸变。它是造成染色体病的根本原因，可自发产生，也可由物理、化学和生物诱变产生，还可由亲代遗传产生。

（一）染色体数目畸变

1. 整倍体畸变 是指染色体组数目整倍地增加或减少。主要有三倍体和四倍体。

2. 非整倍体畸变 是指比正常二倍体增多或减少一条或几条染色体的数目畸变。包括单体型、三体型、多体型。

染色体数目畸变的核型描述为：染色体总数，性染色体组成，+（-）常染色体数目畸变序号。每一项间均以逗号分开。如：21三体型核型为：47，XX（XY），+21。

（二）染色体结构畸变

较常见的染色体结构畸变主要有缺失、倒位、易位和重复，还有环状染色体、等臂染色体和双着丝粒染色体等。染色体结构畸变的描述有简式和详式两种。

知识链接

导致染色体畸变的化学物质

1. 药物 ①抗肿瘤药。②抗痉挛药物。③保胎及预防妊娠反应的药物。
2. 农药 除草剂等。
3. 工业毒物 苯、砷、二硫化碳等。
4. 食品添加剂 防腐剂和色素等。
5. 其他 煤烟中的苯并芘、发霉花生中的黄曲霉素等。

五、常用染色体命名符号

人类细胞遗传学国际命名体制（ISCN）制定了人类染色体统一命名符号，见表16－2。

表16－2　人类染色体及其畸变的命名符号和含义

符号	含义	符号	含义
p	短臂	Dir	正位
q	长臂	Del	缺失
Cen	着丝粒	Dup	重复
H	次缢痕	E	互换
s	随体	End	核内复制
ter	末端	Ins	插入
Cs	染色体	Inv	倒位
Ct	染色单体	rea	重排
sce	姐妹染色单体	t	易位
I	等臂染色体	rcp	相互易位
r	环状染色体	rob	罗伯逊易位
rec	重组染色体	Mos	嵌合体

第二节　染色体检验技术

一、外周血淋巴细胞培养染色体检验技术

【原理】

在体外培养条件下加入植物凝血素（PHA），可使正常处于 G_0 或 G_1 期的外周血淋巴细胞受刺激转化为淋巴母细胞，进入有丝分裂。经过短期培养、秋水仙素处理、低渗和固定，就可获得大量的有丝分裂细胞。

【操作】

1. 人外周血淋巴细胞培养

（1）培养基的配制：在超净台内，取已消毒好的培养瓶，加入RPMI1640培养基4ml，小牛血清1ml，PHA0.2ml，混匀，封好备用。

（2）采血：抽取肝素0.2ml，润湿针筒，推掉多余肝素。抽取受检者静脉血2ml，每培养瓶加入0.3ml，放入培养箱培养。

（3）秋水仙素处理：终止培养前3h，加秋水仙素1滴，混匀，继续培养至72h。

2. 常规染色体标本制备

（1）收获细胞：用吸管吸取培养液，充分冲洗瓶壁，再将全部培养液吸入刻度离心管中，以RCF 400g离心8min。

（2）低渗：弃上清液，加入0.075mol/L 的 KCl 溶液至5ml，混匀，37°水浴10min。

（3）预固定：加入0.5ml 固定液（甲醇：冰醋酸为3：1），以 RCF 177g 离心8min。

（4）固定：弃上清液，加固定液至5ml，吹打混匀，室温固定20min，以 RCF 117g 离心8min。

（5）再固定：重复上述操作。去掉上清液，加2滴新配固定液，吹打成均匀悬液。

（6）滴片：用吸管吸取少量细胞悬液，滴于预先冰冻的载玻片上，自然干燥。

（7）染色：将 Giemsa 染液3滴滴于标本上，染色10mim，流水冲洗，晾干。

（8）镜检：在高倍镜下计数染色体数目，在油镜下观察染色体形态。

二、染色体显带检验技术

【原理】

染色体显带技术是通过显带染色等处理，使染色体一定部位出现深浅不同的染色体带纹，从而更有效地鉴别染色体及染色体组。已广泛应用于细胞遗传学的研究和临床诊断。

【操作】

1. 预处理 将外周血染色体标本放入60℃烘箱内烘2～4h，或37℃放置24～48h。

2. 配制0.025%胰蛋白酶溶液 将0.025g 胰蛋白酶溶入100ml 的 PBS 溶液中，倒入染色缸内，放入4℃冰箱内30min，让其自然完全溶解。

3. 消化 将染色体标本载玻片放入胰蛋白酶溶液中，并不断摆动1min 左右。

4. 冲洗 取出标本，在磷酸缓冲液中冲洗，以终止消化。

5. 染色 将 Giemsa 原液与磷酸缓冲液以1∶19混匀，滴加在标本上，染色1～2min，以自来水冲洗，自然干燥。

6. 镜检 油镜下观察 G 显带染色体。

第三节 染色体检验的临床应用

一、常见染色体异常性疾病

（一）常染色体病

常染色体病是指因第1～22号常染色体数目畸变或结构畸变所致疾病，约占染色体病的2/3。其共同的临床特征为智力低下、生长发育迟缓、多发畸形和特殊肤纹等。最常见为21－三体综合征、18－三体综合征，偶见13－三体综合征及5P 综合征等。

1. 21－三体综合征 又称先天愚型、唐氏综合征（Down 综合征），是人类最常见的染色体病。新生儿发病率为1/800，男女之比为3：2，占小儿染色体病的70%～80%。发病率随母亲生育年龄的增高而增高。核型为47，（XX）XY，＋21。

2. 18－三体综合征 又称 Edwards 综合征。新生儿发病率为1/8000～1/3500，大多于胎儿期流产。男女之比为1∶4。发病率与母亲生育年龄增高有关。多数患儿生后不久死亡，极少数可活至1岁以上。核型为47，（XX）XY，+18。

3. 5P综合征 又称猫叫综合征，因患儿特有的猫叫样哭声而得名。群体发病率为1/50000，女性患者多于男性。大部分患儿可活到儿童期，少数可活到成年。这是常染色体部分缺失综合征中最常见的类型。核型为46，（XX）XY，del（5）（p15）。

（二）性染色体病

性染色体病是指性染色体X或Y发生数目畸变或结构畸变所致疾病。约占染色体疾病的1/3，总发病率为1/500。其共同临床特征为性发育不全或两性畸形。但大多在婴儿期无明显临床表现，在青春期第二性征发育时出现障碍或异常。

常见的性染色体病有Turner综合征（女性先天性性腺发育不全或先天性卵巢发育不全综合征）、多X综合征（“超雌”）、XYY综合征、两性畸形等。

二、产前诊断

产前诊断即宫内诊断，是利用一定的技术和方法，对出生前胚胎或胎儿进行检查，以确定其是否患有某种遗传病或先天畸形。

三、电离辐射与染色体畸变

高能带电粒子及短波长的电磁波可使被照射物质发生电离，称为电离辐射。根据其来源可分为天然辐射和人工辐射。电离辐射是染色体畸变的诱发因素，主要是由于电离粒子穿透染色体或其附近时，使染色体分子电离发生化学变化而断裂。

第十七章 临床性病检验

知识要点

1. 性病定义和分类。
2. 淋病奈瑟菌、湿疣、疱疹、支原体、衣原体的显微镜检查。
3. 梅毒的检验方法。
4. 艾滋病的实验室检测方法。

第一节 概 述

一、性病定义

“经典性病”包括梅毒、淋病、软下疳、性病性淋巴肉芽肿、腹股沟肉芽肿五种。WHO 把通过性交或类似行为传染的疾病统称为性传播疾病（STD），简称性病。

二、性病检验基本方法

1. 直接涂片显微镜镜检 将采集的标本直接涂片，革兰染色后镜检观察致病菌形态。

2. 血清学试验 用 ELISA 法、免疫斑点法、凝集试验等检测抗原或抗体。

3. PCR 检测 可用于快速诊断和流行病学调查，敏感性高，特异性高。

4. 培养检验 在适宜条件下培养，筛查出致病菌，是性病检查最可靠的方法。

第二节 淋病检验

淋病是危害较大的性传播疾病，也是我国目前发病率最高的性病。人类淋病的病原菌是淋病奈瑟菌，俗称淋球菌。主要引起人类泌尿生殖系统黏膜急慢性化脓性感染，人是该菌唯一的天然宿主。传播途径主要通过不洁性交，也可间接污染。孕妇患有淋病性阴道炎或宫颈炎，胎儿出生时可患有淋病性结膜炎。近年来，耐药菌株不断增加，特别是多重耐药的淋球菌，给性病的防治带来不少困难。

男性患者急性期用无菌棉拭子蘸取脓性分泌物，非急性期在1h不排尿后用无菌棉拭子深入尿道2~4cm转动拭子后取出。女性患者采集宫颈口分泌物，先用无菌棉拭子擦去宫颈口表面分泌物，再用另一拭子深入宫颈口内1cm处转动后取出分泌物。

一、显微镜检验

取脓性分泌物直接涂片，革兰染色后镜检。淋球菌革兰染色阴性，成对排列，两球菌接触面平坦，呈肾形排列。在急性淋病患者尿道脓液中可见淋球菌被吞噬于中性粒细胞内，慢性淋病时多在细胞外（图17-1）。

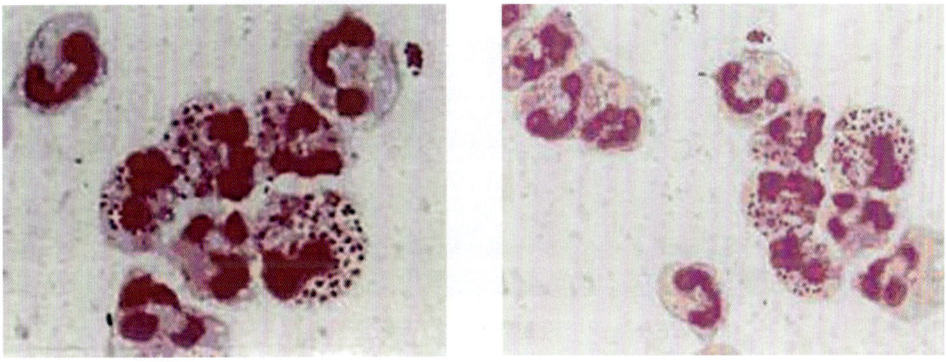

图17-1 分泌物中白细胞内革兰阴性双球菌

报告方式：找到革兰阴性双球菌（细胞内）。

二、免疫检验

人类对淋球菌无天然抵抗力，感染后可产生相应的细胞免疫与体液免疫，但免疫力弱且不持久。对于感染淋球菌患者，可用ELISA及免疫荧光技术等检测。

三、其他检验方法

1. 淋病奈瑟菌培养 淋球菌培养是目前WHO推荐的筛查淋病的唯一可靠的方法。

2. 核酸检测 采用核酸杂交技术或核酸扩增技术（PCR）检测淋球菌。

第三节 梅毒检验

梅毒是危害最严重的性病之一，其病程长，症状复杂，必须结合病史、临床表现及实验室检查才能正确作出诊断。病原体是苍白密螺旋体，人是其唯一宿主。

一、显微镜检验

适用于早期梅毒皮肤黏膜损害，而血清中尚未能检到梅毒螺旋体抗体的患者。在感染早期，局部形成无痛性溃疡和硬结（下疳），溃疡渗出液中有大量梅毒螺旋体。

1. 暗视野显微镜检验 在外生殖器的硬下疳处，以洁净玻片直接蘸取渗出液，或从溃疡面基底部挤出少许组织液置于玻片上，加盖玻片后立即送检。渗出液涂片后直接暗视野显微镜检验。如见有运动活泼、沿其长轴滚动、屈伸、旋转、前后移动的螺旋体有助于诊断（图 17－2）。阴性结果不能排除梅毒螺旋体感染。

报告方式：找到梅毒螺旋体。

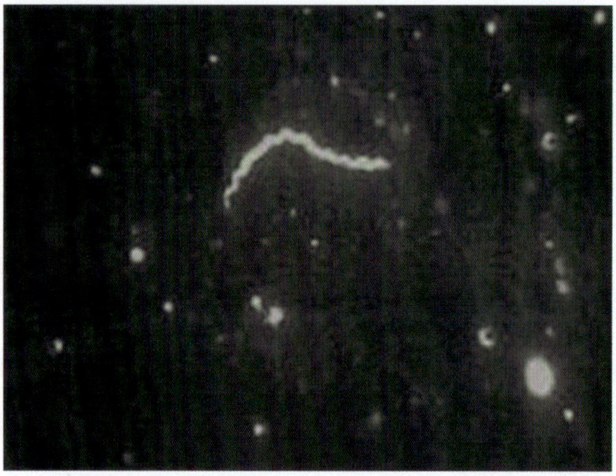

图 17－2 暗视野显微镜下梅毒螺旋体

2. 免疫荧光染色 在荧光显微镜下可见绿色的梅毒螺旋体。

二、免疫检验

1. 非密螺旋体抗原试验 用牛心肌的心脂质作为抗原，测定患者血清中的抗脂质抗体，敏感性高而特异性低，可作为梅毒的初步筛查和疗效观察。常用的有反应素试验（USR）、性病研究实验室试验（VDRL）和快速血浆反应素环状卡片试验（RPR）。

2. 密螺旋体抗原试验 用密螺旋体抗原检测病人血清中特异性抗体，为密螺旋体确证试验。其特异性强，敏感度高，但血清中抗梅毒螺旋体 IgG 抗体，即使患者经过足够治疗，仍能长期存在，甚至终身不消失，血清反应仍持续阳性，因此，不能用于观察疗效。常用的有荧光螺旋体抗体吸收试验（FTA－ABS）、梅毒螺旋体血凝试验（TPHA）和酶联免疫吸附试验（ELISA）。酶联免疫吸附试验是用 Nichols 株抗原测定患者血清中特异性抗体，该法价廉、快速、易观察，为梅毒血清学诊断试验首选方法。

三、PCR 检测

PCR 检测是苍白密螺旋体新的病原学检测方法，具快速、敏感、特异等优点。

第四节 湿疣检验

湿疣是由人乳头瘤病毒（HPV）引起的增生性疾病。大部分尖锐湿疣肉眼即可诊断，但也有一部分湿疣要靠实验室检查才能诊断。主要有病变组织结构检查、细胞形态学变化、HPV 抗原检查、HPV－DNA 检测等检验方法。

一、显微镜检验

女性患者取外阴和（或）阴道分泌物，男性患者多采用病灶刮片或用生理盐水摩擦病灶涂片、尿道口印片获取脱落的上皮细胞，经巴氏染色后在显微镜下查找空泡细胞。此外，还可见到病毒包涵体和角化不良细胞。病毒包涵体特征为在脱落的上皮细胞核内或核旁胞浆内可见圆形、椭圆形大小不等、均质红染的质块。角化不良细胞特征为细胞染深红色，核小而浓染。

二、免疫检验

1. 人乳头瘤病毒抗原检测　HPV 感染人体表皮细胞后，在细胞内增殖合成衣壳蛋白，用免疫组化法检查 HPV 衣壳抗原。取病变组织用抗生物素蛋白－生物素轭合物法（ABC 法）或过氧化物酶－抗过氧化物酶法（PAP 法）对 HPV 抗原进行免疫组化染色，在光学显微镜下见到胞核内有棕黄色微细均匀颗粒为阳性细胞，即 HPV 抗原检查阳性。阳性细胞多位于表皮棘层中上部，呈散在灶状分布。由于衣壳蛋白仅出现在 HPV 生活周期中的一个阶段，呈周期性表达，病变程度不同抗原量表达也不同，同时，该方法只有在大量病毒颗粒存在时才出现阳性反应，检出率较低，目前已很少应用。

2. 人乳头瘤病毒抗体检测　尚不能用血清学方法对 HPV 感染进行确诊和 HPV 分型。

三、核酸检验

1. 核酸分子杂交技术　具有较高特异性和敏感性，不仅能对 HPV 感染进行较为准确诊断，而且还能对 HPV 进行分型。但操作程序较繁杂，需要时间较长。

2. PCR 检测技术　PCR 技术检测 HPV－DNA，具有特异、敏感、简便、快速等优点，阳性率远高于其他检测方法，是诊断尖锐湿疣以及 HPV 感染最常用检测方法之一。

第五节　疱疹检验

生殖器疱疹（GH）是由Ⅱ型单纯疱疹病毒（HSV－2）感染引起的以生殖器部位水疱、溃疡等为主要表现的一种性病。

HSV 有 HSV－1 和 HSV－2 两种血清型，因在感染急性期发生水疱性皮疹而得名。传播途径是直接接触、性接触和母婴垂直传播。HSV－1 易引起婴幼儿原发感染，在牙龈、咽颊部黏膜产生成群疱疹；HSV－2 主要通过性接触传播，引起生殖器疱疹。

HSV 感染后，机体很快产生中和抗体，中和游离的病毒，对症状的控制、转归和缓解起到一定作用，但不能消除潜伏于神经节中的病毒，也不能阻止疱疹的复发。

一、显微镜检验

从疱底或溃疡面刮取少量组织涂片，Wright－Giemsa 染色，可检出 HSV 感染具特征性的多核巨细胞内的嗜酸性包涵体。

二、免疫检验

1. HSV 抗原检测 用荧光技术标记或酶标记单克隆抗体，对感染组织进行免疫荧光染色或免疫组化染色，用荧光显微镜检测细胞内 HSV 特异性抗原。

2. HSV 抗体检测 常用 ELISA 检测 HSV－2 抗体，敏感性高，能区分 HSV－1 和 HSV－2。

三、其他检验方法

1. 病毒分离培养 HSV 可在人胚肾、兔肾细胞中快速增殖。采取水疱液、阴道棉拭子等标本，接种于人胚肾、兔肾等易感细胞中培养，细胞病变效应（CPE）2～3 天出现。CPE 特点是感染细胞肿大，变圆，折光线强，细胞融合，形成多核巨细胞，据此可初步判定。该法是诊断 HSV 最敏感的方法之一，但技术要求高，尚不能普遍使用。

2. 核酸检测 用 PCR 法或 DNA 杂交直接检测标本中的 HSV － DNA，具有高敏感性和高特异性。

第六节　支原体检验

支原体是介于细菌和病毒之间的一类缺乏细胞壁、细胞柔软、形态多变、具有高度多形性、能通过滤菌器、可在无生命培养基中生长繁殖的最小原核细胞型微生物。

支原体广泛存在于土壤、污水及人体内。能引起泌尿生殖道感染的支原体有三种：人型支原体（MH）、解脲支原体（UU）和生殖支原体（MG）。20%～30% 的非淋菌性尿道炎的患者，是由支原体引起的，支原体是非淋菌性尿道炎及宫颈炎的第二大致病菌。成年男性的感染部位在尿道黏膜，女性感染部位在宫颈。新生儿主要引起结膜炎和肺炎。

一、显微镜检验

支原体无细胞壁，不能维持固定的形态而呈现多形性。革兰染色不易着色，故常用 Giemsa 染色法将其染成淡紫色。细胞膜中胆固醇含量较多，约占 36%，对保持细胞膜的完整性具有一定作用。

用超高倍显微镜检测细胞浆内包涵体，特异性低。电镜观察支原体，可见细胞膜、细胞质、核糖体、RNA 和环状 DNA（图 17－3）。

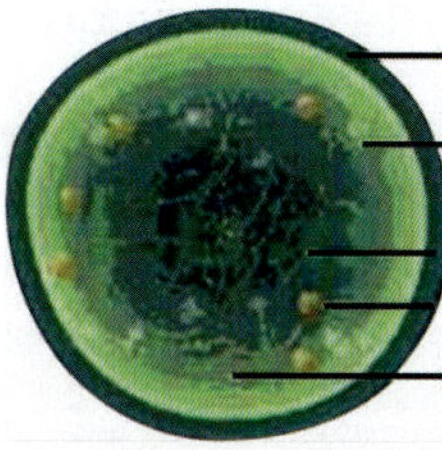

图 17－3 支原体模型

二、免疫检验

1. 抗原检测 包括直接免疫荧光试验、免疫印迹试验、ELISA 等。

2. 抗体检测 包括间接免疫荧光试验、补体结合试验、间接血凝试验等。

三、支原体培养

支原体培养是确诊支原体感染的方法之一。常用以牛心消化液为基础的培养基。

1. 标本采集

（1）男性：用无菌棉拭子插入尿道约 2cm 处旋转，静止数秒钟后取材。

（2）女性：抹去宫颈口黏液，用无菌拭子插入宫颈管 1～2cm 旋转取材。

尚可用前列腺液、精液、尿液离心沉淀物作标本。

2. 培养 标本在接种前，需用相应的专用肉汤作 10 倍连续稀释，至少三个稀释度（如 1∶10、1∶100、1∶1000），以减少标本中可能的抗生素、抗体和细菌的干扰。如怀疑细菌污染，应使用 0.45μm 孔径的滤膜过滤。将系列稀释后的标本接种于 10B 肉汤和 A8 琼脂平板，每一稀释度均做接种。肉汤置 35℃～37℃ 培养箱培养，琼脂平板置 5% 二氧化碳培养箱或烛缸中。肉汤培养基用酚红作标记，人型支原体和解脲支原体可使培养基变成粉红色。支原体还能在鸡胚卵黄囊或培养细胞中生长。

第七节 衣原体检验

衣原体是一类专性细胞内寄生、具有原体和始体特殊发育周期的能通过滤菌器的原核细胞型微生物。原体是衣原体胞外存在形式，是发育成熟的衣原体，无繁殖能力，具有高度传染性；始体为宿主细胞内的繁殖体，是衣原体的幼稚阶段，无感染性。能引起人类疾病的衣原体包括沙眼衣原体、鹦鹉热衣原体和肺炎衣原体，其中引起性传播疾病的为沙眼衣原体。衣原体常与淋球菌混合感染，淋球菌对衣原体繁殖起着激活与促进作用。标本用女性宫颈分泌物或男性尿道分泌物检测。

一、显微镜检验

衣原体在宿主细胞内繁殖，具有独特的发育周期，呈现两种不同的形态结构，可以涂片染色镜检检验。衣原体革兰染色阴性。临床常用吉姆萨染色和 Macchiavello 染色。

本法简便快速，但敏感性较差。衣原体包涵体形态见图 17 - 4。

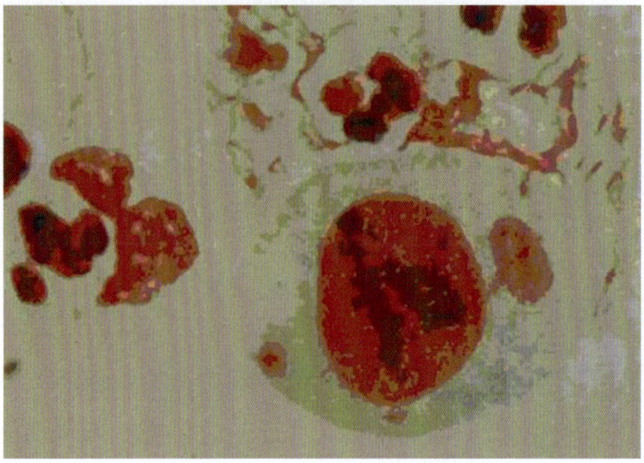

图 17 - 4 衣原体包涵体

二、免疫检验

1. 抗原的检测 用荧光标记的抗衣原体单克隆抗体，来检测细胞涂片中的衣原体。

2. 沙眼衣原体快速检测 目前常用的为金标定性快速检测，此法快速、方便。

三、衣原体培养

用 McCoy、Hela - 299 和 BHK 等活细胞或鸡胚卵黄囊中进行培养。该法是确诊衣原体感染最可靠的方法，也是评价其他实验室诊断法的标准，但费时、费力。

四、核酸检验

1. PCP 核酸检测 敏感性高，特异性强，但必须注意交叉污染，减少假阳性结果。

2. 核酸杂交 用^{125}I 标记的沙眼衣原体 rRNA 探针检测宫颈标本的衣原体，快速、准确，只需 1h，敏感性（82.8%）和特异性（99.4%）高。

第八节 艾滋病检验

艾滋病（AIDS）又称获得性免疫缺陷综合征，是由人类免疫缺陷病毒（HIV）感染引起的以 CD_4^+ 淋巴细胞减少为特征的一种免疫缺陷性疾病。自 1981 年第一例艾滋病病毒感染者发现至今，艾滋病已在全球肆虐流行，成为重大的公共卫生问题和社会问题。

艾滋病的检测包括 HIV 抗体检测、抗原检测、核酸检测和 HIV 分离培养等。

一、免疫检验

（一）抗体检测

1. 筛查试验

（1）酶联免疫吸附法（ELISA）：将 HIV 抗原包被于固相载体，加入待检样品和酶标记的 HIV 抗体，相应的抗原和抗体结合成为酶结合物，然后加入酶底物，用酶标仪测定结果。

第一代试剂主要以病毒裂解物或部分纯化的病毒抗原包被反应板，以检测血清中的抗体。由于包被的抗原不很纯，假阳性率较高。第二代试剂使用基因工程方法得到的重组抗原和合成肽包被反应板，由于纯化抗原的使用，特异性有了很大提高。第三代试剂使用双抗原夹心法检测抗体，进一步提高了敏感性。第四代试剂则在第三代的基础上进一步增加了 P24 抗原的检测，以 HIV 抗原和抗 P24 的抗体同时包被反应板，可同时检测血液中 HIV – IP24 抗原和 HIV 抗体。

（2）免疫荧光试验（IFA）：用感染细胞涂片作抗原进行抗体检测。将 HIV 感染的淋巴细胞涂于玻片上，固定，制备为抗原片，加入待检血清，待检血清中的抗 HIV 抗体与抗原结合后，再与荧光素标记的抗人免疫球蛋白结合，在荧光显微镜下可见到细胞内有黄绿色荧光。

（3）化学发光试验：采用发光底物，即可检测抗体，也可联合检测抗原抗体。将 HIV 抗原或抗体包被于固相载体，加入待检样品和酶标记的 HIV 抗原或抗体，加发光底物，用发光仪测定结果。

2. 确证试验 包括免疫印迹检测法（WB）、放射免疫沉淀试验（RIP）、免疫荧光试验（IFA）及条带免疫试验。

免疫印迹检测法（WB）基本原理是：HIV 全病毒抗原经过电泳，将分子量大小不等的蛋白带分离开来，然后再把这些已经分离的不同蛋白带电转移到硝酸纤维素膜上。将此膜切割成条状，每一条硝酸纤维素膜上均含有经电泳分离过的 HIV 病毒抗原。将待检血清样品用稀释液稀释成 1/100，再把它直接加到硝酸纤维素膜上，恒温振荡，使其充分接触反应，血清中若含有抗 HIV 抗体（如抗 gp120、gp41、P24 抗体），就会与膜条上的抗原带相结合。加入抗人 IgG 酶结合物和底物后，即可使有反应的抗原抗体结合带呈现紫褐色，根据出现条带情况判定结果。

自《全国艾滋病检测技术规范》（2009 版）颁布之日起，艾滋病确认检测必须提供被检者身份证，整个检测过程，检验人员有义务对被检测人员的信息保密。

二、核酸检验

用 PCR 法检测具有高效、敏感和特异等优点，包括 DNA 检测和 RNA 检测。

第十八章　粪便检验

知识要点

1. 粪便标本的采集、保存和处理方法。
2. 病理状态下粪便感官检验变化情况。
3. 粪便中细胞、结晶、细菌、虫卵及原虫的形态。
4. 粪便潜血试验的原理、操作方法、结果及临床意义。

粪便是食物经过消化系统消化吸收后产生的消化产物，正常粪便中水分约占 3/4，固体成分约占 1/4，包括已消化但未吸收或未消化的食物残渣（如淀粉颗粒、肉类纤维、植物细胞）、消化道的分泌物、食物分解产物（如靛基质、粪臭素等）和大量细菌。正常粪便中细菌约占固体成分的 1/3，主要有大肠埃希菌、肠球菌、厌氧菌等。在病理情况下，还可见到血细胞、脓细胞、寄生虫及虫卵、包囊、肿瘤细胞、结石等。粪便检验可了解消化道及通向肠道的肝、胆、胰腺等器官是否有出血、寄生虫及细菌感染，可了解消化道系统是否有功能障碍。粪便潜血持续阳性对消化道肿瘤的诊断有重要意义。

第一节　粪便标本的采集、保存和处理

一、标本的采集和保存

1. 标本量　留取指头大小（约 5g）的新鲜粪便，放入干燥、清洁、无消毒剂、无吸水性的有盖容器内（如一次性大便专用防水纸盒）。

2. 病理标本　应挑取有病理成分（如黏液、脓血、寄生虫虫体等）粪便送检。如外观无异常，可在表面及内部不同部位取材。应在 1h 内完成检查。

3. 无菌容器　需做细菌检查的标本应放入无菌容器内送检。

4. 禁食禁药　做粪便隐血检验时，病人禁食动物性食品和维生素 C 及铁剂 3 天。

5. 寄生虫检查的标本　送检时间不宜超过 24h，如检查肠道原虫滋养体，应立即检查，寄生虫检查采集粪便标本的要求见表 18－1。

表 18－1 寄生虫检查粪便标本采集要求

项目	要求
阿米巴滋养体	采集粪便脓血和稀软部分，立即送检，注意保温，保持滋养体活力
血吸虫毛蚴	标本至少 30g，必要时取全部粪便送检
蛲虫卵	用透明薄膜拭子，于夜 12 时或清晨排便前，自肛门皱襞拭取标本
虫体及虫卵计数	采集 24h 粪便，仔细搜查或筛检虫体，混匀标本后检查虫卵

6. 脂肪定量试验 每天服食脂肪膳食 50～150g，连续 6 天，从第 3 天起开始采集 72h 内粪便，标本混合称量，并采集约 60g 送检。

7. 粪胆原定量试验 应连续采集 3 天粪便标本，每天混合称重，取约 20g 送检。

8. 直肠采便 无粪便排出而又必须检验时，可经直肠指诊或采便管采集标本。

二、检验后的粪便处理

1. 粪便盛器 尽量用纸类粪便盛器，检验完毕烧毁，少用塑料粪便盛器，减少污染。

2. 消毒 如盛器为瓷器、玻璃等器皿，应浸泡于消毒液中（如 5% 甲酚皂、0.1% 过氧乙酸等），24h 后将粪便溶液倒入厕所，将容器煮沸 30min，清洗干净，干后备用。

第二节 粪便的理学检验

一、量

健康成人每日粪便量约 100～300g，随进食量、食物种类和消化器官的功能而异。以细粮及肉为主食者，粪便量少；以粗粮、蔬菜为主食者，粪便量增加；当胃、肠、胰腺有炎症或功能紊乱时，因炎性渗出，肠蠕动亢进导致消化不良，可使粪便量和次数增加。

二、颜色

成人粪便因含粪胆素为棕黄色或黄色，婴儿粪便为浅黄色或金黄色。饮食、药物及病理情况都可以致粪便颜色改变，见表 18－2。

表 18－2 粪便颜色变化原因

颜色	非病理性	病理性
鲜红色	食用番茄和西瓜	肠道下段出血（如痔疮、直肠癌等）
果酱色	食用大量咖啡、可可、巧克力等	阿米巴痢疾、肠套叠等
黄色	新生儿粪便，服用大黄等	胆红素未氧化及脂肪不消化
绿色	食用大量绿色蔬菜或甘汞	婴儿肠炎（胆绿素未转变为粪胆素）
黑色	食用铁剂、动物血、肝脏、炭及中药	上消化道出血
灰白色	服用硫酸钡，进食过量脂肪或金霉素	胆道梗阻、肠结核、胰腺疾病

三、性状

正常粪便呈柱状软便，婴幼儿粪便多呈糊状。上消化道出血时，红细胞被胃肠液消化破坏，释放血红蛋白降解为血红素、卟啉和铁等产物。在肠道细菌的作用下铁与肠内产生的硫化物结合成硫化铁，并刺激小肠分泌过多的黏液。上消化道出血 50～70ml 时，粪便呈褐色或黑色，质软，富有光泽，如柏油。如持续 2～3 天柏油样便，说明出血量至少为 500ml。当上消化道持续大量出血时，排便次数可增多，而且稀薄，因血量多，粪便可由柏油样转为暗红色。粪便性状变化的临床意义见表18－3。

表 18－3　粪便性状变化的临床意义

粪便	特点	临床意义
稀汁便	脓样，含有膜状物	伪膜性肠炎、隐孢子虫感染
	洗肉水样	副溶血性弧菌食物中毒
	红豆汤样	出血性小肠炎
	稀糊或稀汁样	急性胃肠炎
米泔样便	淘米水样，含黏液片块，脓细胞少	霍乱、副霍乱
黏液便	黏液混便中或附便表	黏液混便中（小肠病），附便表（大肠病）
冻状便	黏冻状、膜状或纽带状物	过敏性肠炎、慢性细菌性痢疾
鲜血便	鲜红色，滴落于排便后或附粪便表面	直肠癌、直肠息肉、肛裂或痔疮
脓血便	脓样、血样、黏液	细菌性（脓细胞多），阿米巴（红细胞多）
乳凝块	黄白色乳凝块或蛋花样	脂肪或蛋白消化不全，婴儿消化不良
变形便	硬便、细条、扁片状 、细铅笔状	便秘、肠痉挛、直肠或肛门狭窄、肠癌

四、气味

正常粪便因含靛基质、粪臭素等，有一定臭味。肉食者臭味重，素食者臭味轻。

1. 恶臭　未消化的蛋白质经细菌腐败产生大量硫醇、硫化氢等，产生恶臭，直肠癌者大便恶臭明显，肠道中部肿瘤及溃烂可呈腐败臭味，阿米巴痢疾患者粪便有腥臭味。

2. 酸臭　对碳水化合物消化不良或有大量脂肪酸时可呈酸臭味。

3. 腥臭味　阿米巴性肠炎粪便呈腥臭味。

五、pH

正常人的粪便 pH 6.9～7.2。

1. 食肉者呈碱性，蛋白质高度腐败时粪便为强碱性。
2. 食糖类及脂肪多时呈酸性，异常发酵时粪便为强酸性。
3. 细菌性痢疾、血吸虫病粪便常呈碱性。
4. 阿米巴痢疾粪便常呈弱酸性。

六、寄生虫与结石

粪便中可见蛔虫、钩虫、蛲虫、姜片虫、绦虫节片等较大虫体及胆石、肠石等。

第三节 粪便的显微镜检验

一、制片和结果报告方式

于玻片上滴加1~2滴生理盐水，用竹签挑取少许粪便，与盐水混合均匀制成薄片，厚度以能透过字迹为宜，加上盖玻片镜检。先用低倍镜观察全片，检查有无虫卵、原虫或其他异常成分，再用高倍镜观察细胞及其他病理成分，发现虫卵报告“找到某某虫卵”。细胞计数报告10~20个视野平均值或最低、最高值。

粪便镜下有形成分形态见图18－1。

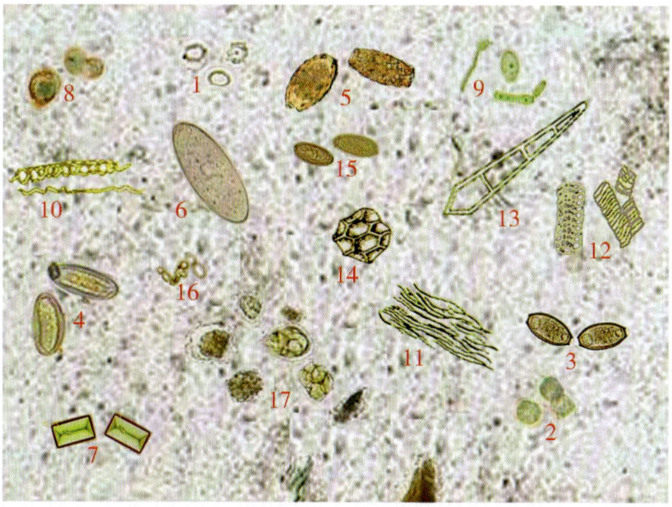

1. 红细胞 2. 白细胞 3. 鞭虫卵 4. 蛲虫卵 5. 蛔虫卵 6. 姜片虫卵 7. 三联磷酸结晶
8. 上皮组织 9. 真菌孢子 10. 植物螺旋管 11. 结缔组织 12. 肌纤维 13. 植物毛
14. 植物细胞 15. 肝吸虫卵 16. 酵母菌 17. 淀粉颗粒

图18－1 粪便镜下有形成分形态

二、粪便中有形成分的检验

（一）细胞

1. 红细胞 正常粪便中无红细胞。上消化道出血时，红细胞常被破坏，下消化道炎症（如痢疾）、外伤、肿瘤及其他出血性疾病时，可见到多少不等的红细胞。粪便中红细胞呈草绿色、略有折光性的圆盘状，形态发生变化。细菌性痢疾时红细胞多分散存在且形态正常，数量少于白细胞，阿米巴痢疾时红细胞多粘连成堆，数量多于白细胞。

2. 白细胞 正常粪便中无或偶见白细胞，白细胞增多见于消化道炎症病变，在黏液及脓血样粪便中易见白细胞，胞体胀大且结构不完整，边缘不清，胞质内充满细小颗粒，核不清楚，称为脓球。若上肠道病变，白细胞较少（<15/HP），均匀混合于粪便中；若下肠道结肠病变（如菌痢），白细胞大量出现，分布于大便表层。在过敏性肠炎、肠道寄生虫病中的粪便中可见较多的嗜酸性粒细胞，常伴有夏科-莱登结晶。

3. 上皮细胞 正常人少量脱落的肠上皮细胞大多被破坏，粪便中不易见到，肠道炎症时可大量出现，但形态不完整，混杂于白细胞之间。假膜性肠炎时，因肠黏膜可成块脱落，可见形态完整的成片柱状上皮细胞。

4. 巨噬细胞 呈圆形或不规则形，大小不等，一般直径>20μm，胞浆中可有伪足伸出，伸出部分清亮透明，胞浆内可含有颗粒或吞噬少量红细胞、白细胞、细菌等，细胞核1~2个，常偏于一侧，若其胞浆有缓慢伸缩时，应注意与阿米巴滋养体区别。

5. 肿瘤细胞 在直肠癌、乙状结肠癌等患者的粪便涂片染色中可找到癌细胞。

（二）寄生虫虫卵及原虫

粪便中可见的寄生虫种类很多，如蛔虫卵、蛲虫卵、钩虫卵、鞭虫卵、隐孢子虫及卵囊、原虫滋养体及包囊等，其形态学检验详见《人体寄生虫学检验技术》。

1. 寄生虫虫卵检验 有直接涂片法、厚涂片透明法、加藤法、浓集法（自然沉淀法、离心沉淀法、甲醛-乙酸乙酯沉淀法）、浮聚法等。可根据不同虫卵特点选择不同方法，其中甲醛-乙酸乙酯沉淀法、厚涂片透明法和加藤法为WHO推荐方法。

2. 溶组织阿米巴滋养体 大滋养体为致病型，直径18~40μm，内外质分明，外质透明微绿色，内质为不透明的颗粒。虫体运动时外质呈舌状伸出伪足，内质倾泻式流入外质，使虫体向前移位；虫体胞质内常见较多的被吞噬的红细胞，巨噬细胞则偶尔见吞噬红细胞；虫体核为圆形、较小，不易见核，死亡后可见，巨噬细胞核大而易见。

3. 脆弱双核阿米巴 在粪便中直径约4~13μm，运动活泼，伪足呈分支状，无色均匀，内质流动性不大，含细菌、淀粉颗粒等，胞质内有较多泡沫状小空泡，但无红细胞，有2个核，不易见到。有一定致病力，是常见的肠道原虫，失去活力后极易被误认为白细胞。二者的区别见表18-4。

表18-4 脆弱双核阿米巴与白细胞的区别

	脆弱双核阿米巴	白细胞
粪便情况	糊状便，无黏液	有黏液或脓
分布情况	散在，多呈星状分布	单个或聚集成堆
大小	4~13μm，大小悬殊	一般12μm
颗粒	较细微，反光不强	颗粒粗，反光较强
核	不易见到，加酸破坏	加1%~2%乙酸后清晰
伪足	不透明，顶端呈分支状	少见
空泡	较少，多时呈泡沫状	少见

4. 隐孢子虫 感染型为卵囊，圆形，直径约4μm，用改良抗酸染色后胞质呈蓝绿

色，核为红色，而人体酵母菌染成棕色。隐孢子虫病的诊断主要靠从粪便中检出该虫的卵囊。隐孢子虫主要寄生于人体胃肠等处的黏膜细胞中。免疫功能健全的人感染隐孢子虫时主要表现为胃肠炎症状，1～2周可自愈；而免疫功能缺陷的患者（如艾滋病患者）感染隐孢子虫时则有发热、呕吐，持续性腹泻，导致严重脱水而死亡。

（三）细菌和真菌

1. 正常菌群与菌群失调　正常人粪便中以大肠杆菌、厌氧菌、肠球菌为主要菌群，约占细菌的80%，过路菌，如类大肠杆菌、产气杆菌、变形杆菌等不超过10%，芽孢杆菌（如梭状菌属）和酵母菌为常驻菌，总量低于10%。正常人的粪便中菌量处于相对稳定状态，保持着细菌与宿主间的生态平衡，球菌和杆菌的比例大致为1∶10。若正常菌群突然消失或比例失调，临床上称为肠道菌群失调症，简便的鉴别方法是在盐水涂片中用高倍镜或油镜观察球菌和杆菌的比例，也可进行细菌培养鉴定。长期使用广谱抗生素，革兰阴性杆菌严重减少，甚至消失，而葡萄球菌或真菌明显增多，常提示有肠道菌群紊乱或发生二重感染，此种类型菌群失调症称假膜性肠炎，此时粪便多呈稀汁样，量很大，涂片革兰染色常见金黄色溶血性葡萄球菌，其次为假丝酵母菌。由厌氧性难辨芽孢梭菌引起的假膜性肠炎近年来日渐增多，应予以重视。

2. 霍乱弧菌　霍乱弧菌肠毒素具有极强的致病力，作用于小肠黏膜引起肠液大量分泌，导致严重水、电解质平衡紊乱而死亡。用粪便悬滴检查和涂片染色有助于初筛此菌。取米泔样粪便，进行生理盐水悬滴检查，可见呈鱼群穿梭样运动活泼的弧菌，改用霍乱弧菌抗血清悬滴检查，即做制动试验时弧菌不再运动，呈阳性反应。粪便直接涂片经革兰染色及稀释苯酚复红染色后，油镜观察若见到革兰阴性、红色鱼群样排列、呈现逗点状或香蕉样形态的弧菌，则应及时报告，并进行细菌培养鉴定。

3. 真菌

（1）普通酵母菌：是一种环境中常见的真菌，可随容器污染而进入肠道，其胞体小，常呈椭圆形，两端略尖，微有折光性，看不见核，于繁殖期可见侧芽，常见于夏季已发酵的粪便中，其形态应注意与微小阿米巴包囊或红细胞相区别，加入稀乙酸后酵母菌不消失，而红细胞则被溶解。在菌群失调症患者，尚需与白色假丝酵母菌相区别，后者见到假菌丝与厚膜孢子方可诊断，否则只能报告酵母样菌。

（2）人体粪便球囊菌：为一种寄生于人体中的真菌，亦称人体酵母菌，呈圆形或卵圆形，直径5～15μm。成熟后细胞内含一个大而透明的圆形体，称为液泡，占细胞的大部分，在液泡周围有狭小的胞质带，内有数颗反光性强的小点。此菌易与原虫包囊或白细胞相混淆，可用蒸馏水代替生理盐水进行涂片，此时人体酵母菌迅速破坏消失而原虫包囊及白细胞则不易被破坏。此菌一般无临床意义，大量出现时可致轻微腹泻。

（3）假丝酵母菌：过去也称念珠菌，正常粪便中极少见。病理粪便中出现的假丝酵母菌以白色假丝酵母菌最为多见，常见于长期使用广谱抗生素、激素、免疫抑制剂和放疗之后。在粪便中形态呈卵圆形，折光性强，可见到分支状假菌丝和厚壁孢子。

（四）食物残渣

正常人粪便中存在一定的食物残渣，因食物不同而异，如大量出现提示消化不良。

1. 淀粉颗粒 一般为圆形、卵圆形或多角形，大小不等，无色，具有光泽，盐水涂片中可见层状同心折光条纹，加碘液后呈蓝色。腹泻病人的粪便中易见，胰腺功能不全、碳水化合物消化不良时大量出现。

2. 脂肪 正常人食入的脂肪经胰脂肪酶等消化分解后大多被吸收，故粪便中很少见，若大量出现称脂肪泻，可见于肠蠕动亢进、腹泻及胰腺外分泌功能减退等，尤以慢性胰腺炎、胰头癌时为甚。粪便中的脂肪分类与特点见表18－5。

表18－5 粪便脂肪的分类与特点

分类	特点	苏丹Ⅲ染色
中性脂肪	即脂肪小滴，大小不一、圆形、折光性强的小球状	朱红色或橘红色
游离脂肪酸	呈片状、针束状结晶，加热后即熔化	片状染橘黄，针状不着色
结合脂肪酸	脂肪酸与钙、镁等结合物，黄色，加热不溶解	不着色

3. 肌肉纤维 为淡黄色带横纹的扁平条块状物质，能被伊红染成红色，滴加5mol/L乙酸后结构清晰。大量食肉后粪便中可见少量肌肉纤维，在消化不良、腹泻，特别是胰腺外分泌功能减退时可见肌肉纤维增加。

4. 植物细胞和植物纤维 正常粪便中可见少量，形态复杂多样。可见螺旋式小管、蜂窝状植物组织，亦可见有圆形、多角形、长圆形等双层胞壁的植物细胞。肠蠕动亢进、腹泻时增加，有些植物成分甚至肉眼可见。

（五）结晶

在正常人粪便中，可见到少量磷酸盐、草酸钙、碳酸盐结晶，无临床意义，但出现夏科－莱登（Charcot－Leyden）结晶和血晶时，则有一定的临床意义。夏科－莱登结晶为无色透明的菱形结晶，两端尖长，大小不等，折光性强，常在阿米巴痢疾、钩虫病及过敏性肠炎粪便中出现。血晶为棕黄色或红色斜方形结晶，见于胃肠道出血后的粪便。

第四节 粪便的化学及免疫学检验

一、粪便隐血试验

因消化道出血量少，或因红细胞被破坏，用肉眼或在显微镜检验都未能证明出血，称为隐血。隐血可用化学法和免疫法测出的实验，称为隐血试验。

（一）化学法

化学法是常用的方法，根据发色基团分为邻联甲苯胺法、邻甲苯胺法、联苯胺法、还原酚酞法、愈创木酯法、氨基比林法、无色孔雀绿法等方法。根据反应载体分为传统法和试带法。因愈创木酯法毒性小，美国胃肠病学学会推荐使用愈创木酯法，取代传统的有致癌性的苯胺系列方法。下面介绍邻联甲苯胺法：

【原理】

血红蛋白中的亚铁血红素有类似过氧化物酶的活性，能催化过氧化氢释放出活性氧，使邻联甲苯胺被氧化成蓝色的邻联甲偶氮苯，呈蓝色。

【试剂】

1. 10g/L 邻联甲苯胺冰乙酸溶液 取 AR 级邻联甲苯胺 1g，加冰乙酸和无水乙醇各 50ml。

2. 3%过氧化氢溶液 贮存于棕色瓶。

【操作】

用竹签挑取少量粪便于白瓷板或玻片或滤纸上，滴加邻联甲苯胺冰乙酸液 2～3 滴，再加 3% 的 H_2O_2 溶液 2～3 滴，混匀后立即观察结果。

【结果】

见表 18－6。

表 18－6 邻联甲苯胺法粪便隐血试验结果判断

试验现象	结果判断
加入试剂 2min 后仍不显色	－
加入试剂 10s 后，由浅蓝色渐变成为蓝色	＋
加入试剂后初显蓝褐色，逐渐成明显蓝褐色	＋＋
加入试剂后立即呈现蓝褐色	＋＋＋
加入试剂后立即显蓝黑色	＋＋＋＋

【注意事项】

1. 阳性和阴性质控标本 每天必须制备阳性和阴性质控标本，阳性标本是健康人粪便加入少量血液，阴性标本取自健康人粪便。质控标本与待测标本平行实验。

2. 过氧化氢有效 由于过氧化氢易分解，用前将其滴在血膜上，产生多数小气泡表示有效，否则应重配。

3. 食物影响 检查前病人应素食和禁用铁剂、维生素 C3 天，因含血红蛋白和肌红蛋白的食物、铁制等都可导致假阳性，维生素 C 可导致假阴性。

4. 用具煮沸 实验用具应加热煮沸，破坏过氧化酶，粪便中脓液过多可致假阳性，可将标本少许用等渗盐水制成糊状煮沸 2min，冷却后再作试验。

（二）免疫学法

免疫法有酶联免疫吸附试验、胶体金免疫层析试验、胶乳免疫凝集法、单克隆抗体胶体金免疫层析试验等。胶体金与单克隆抗体结合稳定性好，可定性和半定量测定，结果准确，灵敏度高，便捷，特异性好。美国癌症学会认为，免疫学方法的特异性和灵敏度相当于或优于愈创木酯法，粪便中血红蛋白达0.2mg/L或0.03mg/g粪便时隐血试验即可显阳性。下面主要介绍单克隆抗体胶体金免疫层析法。

【原理】

在特制的纤维试剂条上预包被金标记抗人血红蛋白抗体（$Au-Ab_1$），于检测线和控制线上分别固定抗人血红蛋白抗体（Ab_2）和针对标记抗人血红蛋白抗体的第二抗体（Ab_3）。检测时，若存在人血红蛋白（Hb），由于渗透作用，将在检测线处形成“$Ab_2-Hb-Ab_1-Au$”夹心结构，同时在控制线处形成“Ab_3-Ab_1-Au”，显现2条色带，呈阳性反应；若不存在Hb，则仅在控制线处出现1条色带。

【操作】

1. **滴水** 取一洁净干燥载玻片或塑料小杯，滴加蒸馏水1～2滴。
2. **混合大便** 用竹签挑取少许粪便，涂于蒸馏水中形成混合液。
3. **检测** 将粪便隐血检测试带的反应端浸入混合液中，5min内观察结果。

【结果】

阳性：控制线和反应线均显示紫红色带。

阴性：仅在控制线出现1条色带。

无效：不出现色带或控制线不出现色带，应重做试验。

【注意事项】

1. **保温** 试带应低温保存，不能冷冻，用前先复温。
2. **多面采便** 粪便必须多部位多层面采集，尤其对硬质粪便。
3. **标记线** 试带浸入大便悬浮液时不要超过标记线。
4. **后带现象** 若粪便外观呈柏油样而试验为阴性时，可能是由于血红蛋白过多，出现抗原过剩（后带现象），此时应将粪便混合液稀释后再进行检测。

（三）转铁蛋白测定法

当消化道出血时，粪便中出现大量转铁蛋白，其稳定性高于Hb，能抵抗肠道细菌的分解作用。因此，联合检测转铁蛋白和Hb，是判断消化道出血的更好指标。

（四）其他方法

同位素法、卟啉荧光法进行血红蛋白定量试验等。

（五）方法学评价

1. **化学法** 是粪便潜血试验的传统方法，分为传统化学法和化学试带法，其原理基本相同。如邻－甲苯胺法、邻联苯胺法、氨基比林法、无色孔雀绿法等。化学法灵敏度高（Hb 0.1～10mg/L），特异性差，假阳性率高，

2. 免疫学方法 为解决隐血试验的特异性问题及鉴别消化道出血部位，当前发展最快的是免疫学方法。通常采用单克隆或多克隆抗体，针对粪便中的人血红蛋白，用免疫学方法检测粪便中的潜血，如免疫单扩法、酶联免疫吸附法、免疫学斑点法、免疫胶体金夹心法等。免疫学方法操作简单、快速、特异性好、灵敏度高，且不受饮食干扰。免疫学粪便潜血试验方法被认为是目前对大肠癌普查最适用的方法。该类方法主要检测下消化道出血，上消化道出血有近50%不能检出，原因是血红蛋白被消化酶降解变性或消化而失去抗原性、患者的血红蛋白抗原与抗体不匹配或者过量出血而使抗原过剩等。因灵敏度很高，某些正常人，尤其是服用胃肠刺激药物时也可出现阳性反应。

知识链接

基因芯片技术

基因芯片技术是一种高度集成的基因探针杂交技术，它承袭了DNA探针技术的高特异性，又具备同时检测多基因的特点。我们可设计一张集成有消化道肿瘤、消化道病毒基因、消化道常见致病菌基因、消化道寄生虫基因识别谱的“粪便检验基因芯片”，但由于它还是一种崭新的实验技术，成本高，实验方法也略显烦琐，目前还没有应用到临床检验中来。随着成本的降低和实验方法的进一步改进，“粪便检验基因芯片”可望在不久的将来应用于临床。

（六）临床意义

1. 消化道出血 见于消化道溃疡、消化道肿瘤、结肠息肉、钩虫病等。

2. 鉴别消化道出血病变的性质 持续阳性提示消化道肿瘤，而间断阳性则多为消化道溃疡。

3. 消化道肿瘤的初筛指标 对中老年人，早期发现消化道肿瘤具有重要价值。

二、粪便其他化学检验

（一）粪胆色素检验

1. 粪胆红素检验 婴儿因正常肠道菌群尚未建立或成人因腹泻致肠蠕动加速，使胆红素来不及被肠道菌还原时，粪便可呈金黄色或深黄色，胆红素定性试验为阳性，如部分被氧化成胆绿素可使粪便呈现蓝绿色。检测粪便中的胆红素可用尿胆红素检测法。

2. 粪胆原定性或定量 粪便中的粪胆原在溶血性黄疸时，由于大量胆红素排入肠道被细菌还原而明显增加；梗阻性黄疸时由于排向肠道的胆汁减少导致粪胆原明显减少；肝细胞性黄疸时粪胆原可增加也可减少，视肝内梗阻情况而定。粪胆原检验原理同

尿胆原检测法，反应生成红色化合物，其深浅与粪胆原量成正比，正常人每 100g 粪便中胆原量为 75 ~ 350mg。低于或高于参考区间可助诊为梗阻性或溶血性黄疸。

3. 粪胆素检验 粪胆素是由粪胆原在肠道中停留被进一步氧化而成，粪便由于粪胆素的存在而呈棕黄色，当胆管结石、肿瘤而致完全阻塞时，粪便中因无胆色素而呈白陶土色。可用氯化汞试剂联合检测粪胆素，如粪便悬液呈砖红色表示粪胆素阳性，如不变色，表示无胆汁进入肠道。

（二）消化吸收功能试验

消化吸收功能试验是一组检查消化功能状态的试验，包括脂肪消化吸收试验，蛋白质消化吸收试验和糖类消化吸收试验等。下面介绍粪便脂肪检查法，有显微镜检查法、称量法和滴定法等。

【操作】

1. 称量法 将粪便标本经盐酸处理后，使结合脂肪酸变为游离脂肪酸，再用乙醚萃取中性脂肪及游离脂肪酸，经蒸发去除乙醚后，精确称其重量。

2. 滴定法 将粪便中脂肪与氢氧化钾、乙醇溶液一起煮沸皂化，冷却后加入过量的盐酸使脂皂变成脂酸，再以石油醚提取脂酸，取 1 份提取液蒸干，其残渣以中性乙醇溶解，以氢氧化钠滴定，计算总脂肪酸含量。

3. 脂肪吸收率 脂肪定量可计算脂肪吸收率，以评估消化吸收功能。在测定前2 ~ 3 天给予脂肪含量为 100g 的标准膳食，自测定日起，仍继续给予标准膳食，连续 3 天采集 24h 粪便标本测定总脂，吸收率计算如下：

$$\text{脂肪吸收率（\%）}=\frac{\text{膳食总脂量}-\text{粪便总脂量}}{\text{膳食总脂量}}\times 100\%$$

【参考区间】

成人粪便总脂量（以总脂肪酸计算）：2 ~ 5g/24h；成人进食脂肪 50 ~ 150g/24h，排出量 <7g，脂肪吸收率 >95%。

【临床意义】

当脂肪消化吸收能力减退时，粪便总脂肪量增加，若 24h 粪便总脂肪量超过 6g 称为脂肪泻。粪便脂肪增加见于：①胰腺疾病：慢性胰腺炎、胰腺癌等。②肝胆疾病：胆汁淤积性黄疸、病毒性肝炎、肝硬化等。③小肠病变：乳糜泻等。④其他：胃、十二指肠瘘。

第五节 常见消化道疾病的粪便变化

一、细菌性痢疾

由痢疾志贺菌感染所致，主要引起结肠化脓性炎症。急性菌痢患者腹泻频繁，但每次大便量少，粪便中混有大量的脓血和黏液，灰红色、灰白色或鲜红色，呈碱性反应。

镜检可见大量脓细胞、红细胞和数量不等的巨噬细胞。慢性菌痢患者大便多为黏液脓血便，也可呈糊状或水样，镜检以脓细胞为主，粪便痢疾杆菌培养有特异诊断价值。

二、溶组织阿米巴痢疾

为溶组织阿米巴侵入结肠而形成较深溃疡病变。患者腹泻次数较少，但每次粪便较多，带血和黏液，常与粪便不混合，粪便呈果酱色，有腐臭，呈酸性反应。镜检可见大量成堆或凝集红细胞，一般白细胞较少，如继发感染时脓细胞可增多。可见嗜酸性粒细胞和夏科－莱登结晶，可找到溶组织阿米巴滋养体。慢性患者间歇期粪便中可发现溶组织阿米巴包囊。某些经常发作的不带血轻度腹泻患者，粪便中可发现结肠阿米巴，甚至大量微小阿米巴，在某些长期慢性腹泻患者的粪便中可见脆弱双核阿米巴。

三、细菌性食物中毒

病原菌多为沙门菌属、变形杆菌、嗜盐菌、葡萄球菌等，临床表现因病原菌不同而异，但主要表现为胃肠炎，每次粪便量多，水样，可含少量黏液，有恶臭。偶见脓血便。镜检可见数量不定（常较少）的脓细胞，可伴有红细胞。细菌培养可查到病原菌。

四、消化不良

多见于婴儿，大便次数增多，稀薄带水，黄色或黄绿色，可呈泡沫蛋花汤样，有少量黏液，可见白色或黄色小块。镜检可见大量淀粉颗粒和脂肪滴，重者可有少量白细胞。

五、肠道菌群失调

肠道菌群失调较轻时可导致发酵性消化不良或腐败性消化不良，主要表现为急性或慢性腹泻；较重时易诱发金葡菌性肠炎、真菌性肠炎或艰难梭菌假膜性肠炎等，症状与病原有关。粪便检验时多有细菌比例异常，其他特征均有所差异：①发酵性消化不良时粪便呈水样或糊状，镜检可见淀粉颗粒。②腐败性消化不良时粪便呈碱性，有硫化氢臭味。③金葡菌性肠炎多呈暴发性腹泻，患者粪便量增加，多呈稀汁样，12h 内粪便量可超过 3～5L，初期有粪质，后期呈水样，有黏液，有假膜，呈半透明的蛋花汤样，镜下有少量白细胞，球菌显著增多。④真菌性肠炎时粪便早期呈水样或黏液样，后期可呈脓样或脓血样，粪便镜检可见红细胞、白细胞、酵母样芽生孢子或假菌丝。⑤艰难梭菌假膜性肠炎多为水样腹泻，偶见黏液和血液，患者的直肠、结肠黏膜表面形成假膜。

第六节 粪便分析工作站

粪便分析工作站包括标本浓缩收集管、自动加样装置、流动计数室、显微镜、电脑控制台，可自动吸样、染色、混匀、重悬浮，通过观察粪便沉渣成分得出定量计数。

【检测原理】

在微电脑的控制下，蠕动泵自动吸入沉淀物、染色、混匀、重悬浮，在标准流动计数室内计数。工作站每次吸入的标本量和吸入时间是恒定的，并可对高浓度标本稀释，观察分析计数后自动冲洗。工作站有内置数码相差显微镜和成像系统，根据光学原理提供相差和平场光两种视场，观察粪便有形成分的立体结构和平面结构。计算机数据处理系统通过成像系统进行文字、图像传输并打印结果。

【检测参数】

能检验出虫卵、幼虫、原虫、血细胞、食物残渣、结晶、真菌等 20 多个参数。

【方法学评价】

与传统的显微镜法比较，该系统具有图像清晰、粪便显微镜检查自动化等优点。

第七节　粪便检验质量保证

一、粪便标本采集与处理的质量保证

见表 18－7。

表 18－7　粪便标本采集与处理的质量保证

项目	要求
患者准备	告知患者检测过程，指导患者留取合适的粪便标本
标本	①采用化学法 FOBT，患者必须在试验前 3 天停服干扰检测的药物，如维生素 C、阿司匹林等，并禁食动物血、肝脏和大量含过氧化物酶的蔬菜 ②多部位采集标本（因血液在粪便中分布不均匀），选含脓血、黏液的标本 ③不宜采集直肠指检标本和便池中标本，避免月经血、尿液混入粪便
器材	化学法应防止过氧化物酶污染的影响，可通过加热处理器材，以消除其影响
送检时间	检查肠内原虫滋养体时，应立即检查，冬天应保温送检；一般常规检查不应超过 1h，寄生虫和虫卵检查不宜超过 24h
试剂保存	试剂妥善保存于合格环境内，试纸为一次性使用
试剂质量	①生产厂家必须有国家认可的资质证明文件 ②按照产品提供的说明书操作步骤，并验证其方法的可行性及性能 ③产品性能评价（包括 Hb 稀释液验证、灵敏度、稳定性、临床标本验证等）

二、粪便显微镜检验的质量保证

1. **工作人员**　加强质量意识，重视粪便检验，加强技能培训，掌握粪便病理成分的形态学特点和鉴别方法，提高专业水平和显微镜检验的识别能力。

2. **标本涂片**　用无菌的生理盐水涂片，厚薄适宜，视野清晰，必要时染色检查。

3. **显微镜检查**　按“城垛式”观察，先用低倍镜观察全片，然后用高倍镜观察 10

个以上视野。

三、粪便隐血试验的质量保证

1. 分析中质量保证 ①每天做阴性和阳性质控对照试验。②有失控时必须重新进行试验。若仍失控，要更换质控品或试带，重新进行质控，并立即查找失控原因，并做好记录，直至合格后方可检测患者标本。③反应温度恒定。④要严格按说明书判断结果。⑤单克隆抗体免疫法要避免后带现象引起的假阴性，明显柏油样标本检测结果阴性时，应适当稀释标本后再检查。⑥1h 内检查完毕。

2. 分析后质量保证 严格做好检验报告的审核，必要时应联系患者的病情综合分析检验结果的可靠性，并及时与临床沟通，核实检验结果与疾病的符合率。如有不符，应分析检测前和检测中可能存在的影响因素。FOBT 作为消化道出血试验，建议连续 3 天送检。

第十九章 胃液检验

知识要点

1. 胃液理学变化及其临床意义。
2. 胃酸排量测定、显微镜检验、细菌检验的意义。

胃液是胃黏膜细胞分泌的液体，壁细胞分泌盐酸和内因子，主细胞分泌胃蛋白酶原，黏液细胞分泌黏液。胃液的主要成分有盐酸、胃蛋白酶原、内因子及其他物质。

胃液检验包括理学检验、化学检验、显微镜检验和微生物检验等。患者应在抽取胃液前24h内停服影响检验结果的药物，检查前12h内不能进食或饮水。

一、理学检验

24h胃液分泌总量2.5～3.0L，空腹12h胃液残余量为30～50mL。胃液理学变化见表19－1。

表19－1 胃液理学变化及临床意义

项目	参考区间	临床意义
胃液量	基础胃液为10～100ml	①增多见于十二指肠溃疡、胃泌素瘤、胃排空障碍等 ②减少见于萎缩性胃炎、胃蠕动功能亢进等
颜色	无色透明	①灰白色混浊：见于混有大量黏液 ②鲜红血丝：多因插胃管时损伤胃黏膜所致 ③棕褐色：见于胃出血，如胃炎、胃溃疡、胃癌等 ④咖啡渣样：见于胃陈旧性出血，如胃癌、胃溃疡等 ⑤黄色、黄绿色：见于混有胆汁
黏液	少量	增多见于胃炎
气味	略带酸味	①发酵味：见于消化不良、有机酸增多、幽门梗阻 ②氨味：见于尿毒症 ③恶臭味：见于晚期胃癌 ④粪臭味：见于小肠低位梗阻、胃大肠瘘等
食物残渣	无食物残渣	增多见于胃扩张、胃下垂、幽门梗阻及胃蠕动功能减退
pH	pH 0.9～1.8	①升高见于十二指肠溃疡、胃泌素瘤、胃排空障碍等 ②降低见于萎缩性胃炎、胃蠕动功能亢进等

二、化学检验

（一）胃酸排量测定

取处理后的基础胃液和注射五肽胃泌素后的胃液标本共5份，采用酸碱中和反应测定胃酸浓度，然后计算胃酸排量。

1. 基础胃酸排量（BAO） 采集无食物和药物刺激1h内分泌的全部胃酸量。

2. 最大胃酸排量（MAO） 注射五肽胃泌素刺激剂，每15min采集1次胃酸，连续1h内4次测定之和为MAO。

3. 高峰胃酸排量（PAO） 在测定MAO中取2次最高值之和乘以2即得PAO。

【参考区间】

基础胃酸排量：1.9～5.9mmol/h。

最大胃酸排量：3～23mmol/h。

高峰胃酸排量：12.2～29.0mmol/h。

【临床意义】

影响胃酸分泌的因素很多，可受患者的性别、精神、年龄、食欲、酒烟嗜好等影响，仅在十二指肠溃疡、胃泌素瘤、胃癌等诊断中有一定意义。

（二）胃液隐血试验

正常胃液隐血试验为阴性。急性胃炎、胃溃疡等隐血试验阳性。

三、显微镜检验

胃液含盐酸和胃蛋白酶，对细胞及细菌有分解作用，故取胃液后应迅速镜检。

1. 红细胞 健康人胃液内无红细胞，若大量出现则提示溃疡、炎症或肿瘤等。

2. 白细胞 健康人胃液内可见白细胞，为（100～1000）$\times 10^6$/L。中性粒细胞少于25%。当白细胞>1000$\times 10^6$/L，且中性粒细胞高于50%时，多见于胃黏膜炎症。

3. 上皮细胞、癌细胞 柱状上皮细胞提示有胃炎等病变。癌细胞详见第九章。

四、胃液细菌检验

1. 化脓性球菌 伴多量柱状上皮细胞出现时提示化脓性炎症。

2. 幽门弯曲菌 其出现与慢性活动性胃炎、胃溃疡关系密切。

3. 抗酸杆菌 多见于空洞型肺结核，系患者将痰咽入胃内。

第二十章　十二指肠引流液及胆汁检验

知识要点

十二指肠引流液检验项目及临床意义。

十二指肠引流液分四液，首先引流十二指肠液（D液），然后用温硫酸镁刺激Oddi括约肌，使之松弛，依次引流胆总管液（A液）、胆囊液（B液）和肝胆管液（C液）。

一、理学检验

正常十二指肠引流液理学特性见表20-1。

表20-1　正常十二指肠引流液的理学特性

项目	D液	A液	B液	C液
量（ml）	10~20	10~20	30~60	随引流时间而异
颜色	无色或淡黄色	金黄色	深褐色	柠檬黄色
透明度	透明或微浊	透明	透明	透明
黏稠度	较黏稠	略黏稠	黏稠	略黏稠
pH	7.6	7.0	6.8	7.4
比重	-	1.009~1.013	1.026~1.032	1.007~1.010
团絮状物	少量	无	无	无

二、显微镜检验

（一）细胞

检查细胞成分可直接取十二指肠引流液或胆汁中的团絮状物涂片镜检。

1. 红细胞　一般无红细胞。出现少量可因插管损伤引起，若大量出现见于十二指肠、肝、胆、胰腺等部位的炎症，以及消化性溃疡、结石或肿瘤等。

2. 白细胞　一般有白细胞0~10个/HP，主要为中性粒细胞，增多见于十二指肠和胆管感染时，并可见吞噬细胞。

3. 上皮细胞　一般有少量柱状上皮细胞，增多见于十二指肠炎、胆管炎。

4. 肿瘤细胞　引流液为血性时，应离心沉淀后，涂片染色检查肿瘤细胞。

（二）结晶

正常十二指肠引流液中无结晶。胆石症时可出现相应的结晶。

三、生化检验

生化主要是针对胰腺外分泌功能所进行的检查，即促胰酶素－促胰液素试验。

四、微生物学检验

1. 寄生虫及虫卵　正常胆汁中无寄生虫及虫卵。若感染了寄生虫则可找到。

2. 细菌　正常胆汁中无细菌。常见致病菌有大肠杆菌、变形杆菌等。

五、十二指肠引流液及胆汁检验的临床意义

十二指肠引流液及胆汁检验的临床意义见表20－2。

表20－2　十二指肠引流液及胆汁检验的临床意义

项目	异常所见	临床意义
排出异常	无任何胆汁排出	可因刺激强度不够所致，用硫酸镁后可流出，如仍无胆汁流出，见于结石、肿瘤
	无B胆汁流出	胆总管上段、胆囊管梗阻或收缩不良，胆囊摘除术后
	B胆汁流出增多	用刺激剂之前已有大量流出，可因Oddi括约肌松弛、胆囊运动过强所致
黏稠度异常	胆汁黏稠	胆石症所致的胆汁淤积
	胆汁稀薄	慢性胆囊炎伴胆汁浓缩不良
透明度异常	加入NaOH后胆汁混浊，有团絮状物	因十二指肠炎、胆管炎、胆结石、消化性溃疡、癌症等
沉淀物和胆砂	B、C胆汁出现沉淀物或胆砂	胆石症
颜色异常	胆汁中有血丝	多因插管损伤所致
	胆汁呈血性	十二指肠炎症、肝脏或胆道出血等
	胆汁中有陈旧血块	见于胆囊癌
	胆汁呈白色	因胆囊水肿、胆汁酸显著减少、黏液增多所致
	胆汁呈脓性	化脓性胆囊炎
	胆汁呈绿色或黑褐色	胆管扩张伴感染，或胆石症所致的胆汁淤积

第二十一章　痰液及支气管肺泡灌洗液检验

知识要点

1. 痰液理学检验、显微镜检验、生物化学检验、免疫检验和微生物检验等。
2. 支气管肺泡灌洗液的检测方法。

第一节　痰液检验

痰液是气管、支气管和肺泡等的分泌物。正常人痰量很少，当呼吸道受到刺激时痰量增多。痰液主要由黏液、浆液、红细胞、白细胞、上皮细胞、吞噬细胞及其他成分组成。痰液理学检验以清晨第一口痰最适宜，而细胞学检验以上午 9 ~ 10 时的标本最好。

一、理学检验

（一）量

健康人无痰或仅有少量泡沫痰或黏液痰。痰量增多见于支气管扩张、肺脓肿、肺水肿、空洞型肺结核和慢性支气管炎等。

（二）颜色及性状

正常为白色黏液痰。病理情况下痰液的颜色和性状可发生改变，见表 21 -1 和表 21 -2。

表 21 -1　痰液颜色改变的常见原因及临床意义

颜色	常见原因	临床意义
黄色、黄绿色	含大量脓细胞	肺炎、肺脓肿、肺结核和慢性支气管炎
红色、棕红色	呼吸道出血，含有红细胞	肺癌、肺结核、支气管扩张

续表

颜色	常见原因	临床意义
铁锈色痰	血红蛋白变性	急性肺水肿、大叶性肺炎、肺梗死
烂桃样灰黄色	肺组织坏死	肺吸虫病
棕褐色	红细胞破坏	阿米巴肺脓肿、慢性充血性心力衰竭肺淤血
灰色、灰黑色	吸入煤炭粉尘或烟雾	矿工、锅炉工和长期吸烟者

表 21－2　痰液常见性状改变特点及临床意义

性状	特点	临床意义
浆液性	稀薄、泡沫样痰	肺水肿、肺淤血
黏液性	无色透明或灰色、黏稠	急性支气管炎、支气管哮喘、早期肺炎
脓性	脓性、混浊、黄色或黄绿色、有臭味	支气管扩张、脓胸破溃、肺结核
黏液脓性	由支气管分泌的黏液与脓细胞混合而成	慢性气管炎、支气管扩张、肺结核
浆液脓性	泡沫、黏液、浆液、脓细胞、坏死组织	肺脓肿、肺组织坏死、支气管扩张
血性	带有血丝或泡沫血痰	支气管扩张、肺结核、肺癌、肺梗死

（三）气味

正常时痰液无特殊气味。血腥味见于肺癌、肺结核等，恶臭味见于肺脓肿等。

（四）异物

1. 支气管管型　为纤维蛋白、黏液和白细胞等在支气管内聚集而成。一般呈灰白色，含血红蛋白时呈棕红色。咳出时卷曲成团，放入生理盐水中可展开呈树枝状。见于慢性支气管炎、纤维蛋白性支气管炎、大叶性肺炎和累及支气管的白喉患者。

2. 干酪样小块　为肺组织坏死的崩解产物，似干酪或豆腐渣，见于肺结核患者。

3. 硫黄样颗粒　为放线菌和菌丝团形成。呈淡黄色，似硫黄。

4. 肺石　为淡黄色或白色的碳酸钙或磷酸钙结石小块，主要由肺结核干酪形成。

5. 库施曼螺旋体　为淡黄色或灰白色富弹性的丝状物，卷曲成团，展开后为螺旋状，在低倍镜下所见为一扭成绳状的黏液丝，见于支气管哮喘和哮喘型慢性支气管炎。

6. 寄生虫　痰中寄生虫有卫氏并殖吸虫、蛔虫蚴和钩虫蚴等，应镜检确认。

二、显微镜检验

（一）直接涂片检查

取痰液中的脓性或血性部分少许，直接涂片或加生理盐水混合后涂片镜检。

1. 红细胞　一般不见。脓性痰中可见少量红细胞，血性痰中可见大量红细胞。若红细胞已被破坏可用隐血试验证实。见于呼吸道疾病和出血性疾病。

2. 白细胞　正常人痰液涂片中可见少量中性粒细胞。痰液中白细胞显著增多，表示呼吸道感染。细菌性感染时，中性粒细胞增多，见图 21 -1；支气管哮喘、过敏性支气管炎、肺吸虫病时嗜酸性粒细胞明显增多；肺结核患者痰液中淋巴细胞明显增多。

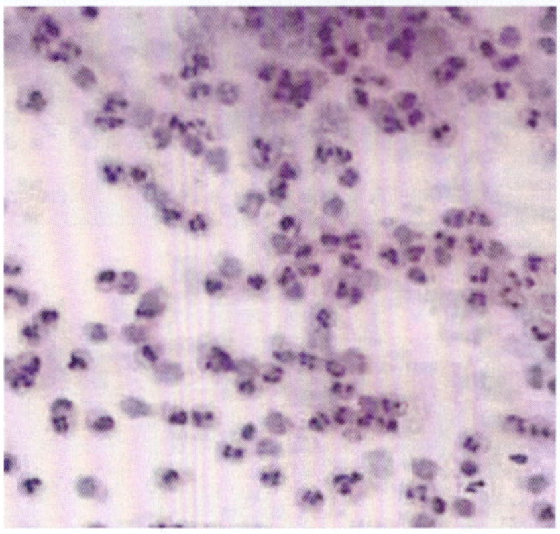

图 21 -1 中性粒细胞增多（HE 染色）

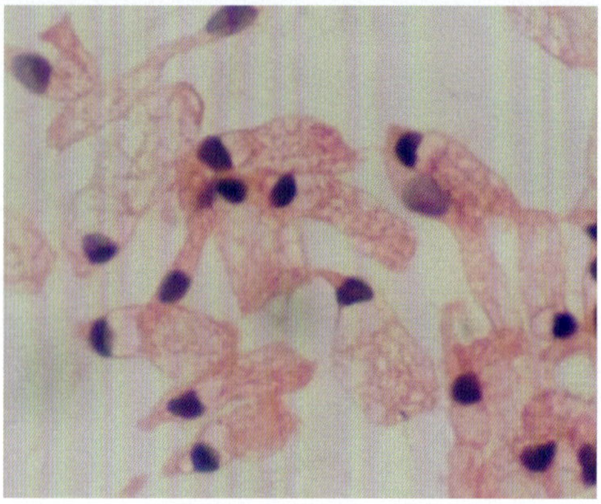

图 21 -2 纤毛柱状上皮细胞（HE 染色）

3. 上皮细胞 正常痰液中可见少量上皮细胞，呼吸系统炎症时增多，见图 21 -2。

4. 心衰细胞 吞噬细胞吞噬了红细胞，并将血红蛋白转化为含铁血黄素，称之为含铁血黄素细胞，又称心衰细胞，见于肺炎、肺淤血、肺梗死和肺出血等患者的痰中。

5. 尘埃细胞 吞噬细胞吞噬了尘粒和其他异物后形成尘埃细胞，见图 21 -3。

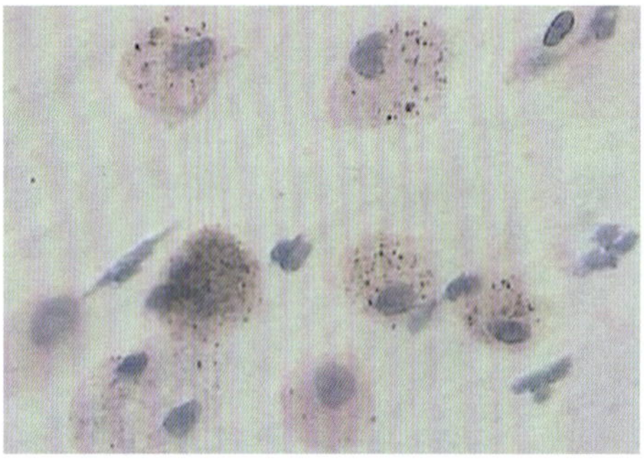

图 21 -3 尘埃细胞（HE 染色）

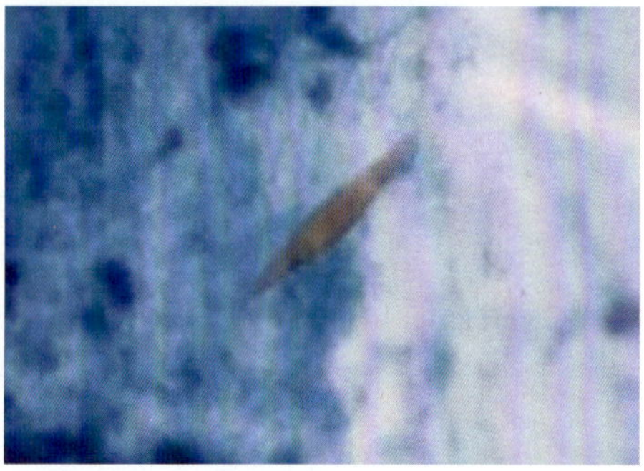

图 21 -4 夏科 - 莱登结晶（HE 染色）

6. 寄生虫和虫卵 可见肺吸虫、阿米巴滋养体等。

7. 夏科 -莱登结晶 为两端锐利的无色菱形结晶，折光性强，大小不一，常与嗜酸性粒细胞及库施曼螺旋体共存，夏科 - 莱登结晶见图 21 -4。

（二）染色镜检

1. 美蓝 -伊红染色 用于痰液白细胞分类计数，分析呼吸道感染和过敏情况。

2. 瑞特染色 用于各种血细胞、上皮细胞、癌细胞的检查。

3. 巴氏染色 对肺癌检查有重要诊断价值。

三、生化和免疫学检验

痰液中的乳酸脱氢酶、唾液酸等成分，慢性气管炎患者比正常人高 1.5 倍以上。痰中分泌型 IgA（SIgA）为呼吸道上皮组织所分泌，具有中和病毒或抑制病毒生长，阻止细菌、病毒入侵等作用。SIgA 缺乏，黏膜抵抗力下降，容易诱发呼吸道感染。

第二节　支气管肺泡灌洗液检验

支气管肺泡灌洗液检查主要用于肺部感染的病原学诊断、恶性肿瘤检查，以及间质性肺疾病的诊断、治疗及预后判断。

一、标本采集

纤维支气管镜插入病变部位细支气管内，经活检口分 3 ~ 5 次注入等渗盐水 100ml，分次吸出灌洗液。将灌洗液经单层纱布过滤后，再经 800rpm，离心 10min，取上清液供生化和免疫检测，沉淀物进行细胞学检验，微生物检验的标本应严格遵守无菌操作。

二、显微镜检验

1. 有核细胞计数和分类计数　需计数除上皮细胞和红细胞以外的所有细胞。正常人支气管肺泡灌洗液中含有核细胞为（5 ~ 10）$\times 10^6$/L，其中含肺泡吞噬细胞 > 85%，淋巴细胞 < 12%，中性粒细胞 < 2%，嗜酸性粒细胞 < 1%。

2. 淋巴细胞亚群分析　淋巴细胞增多时，可进行淋巴细胞亚群分析。

3. 癌细胞　沉淀物中检出癌细胞，有助于肺癌确诊。

三、生化和免疫学检验

采用上清液检测各种蛋白质、酶类、脂类和癌胚抗原等成分的变化有临床意义。

四、微生物学检验

支气管肺泡灌洗液中非病原性杂菌很少，也不含气管和左右大支气管的分泌物，因此涂片检测到病原菌时临床意义较大。

第二十二章 脑脊液检验

知识要点

1. 正常脑脊液的理学检验及病理情况下脑脊液的变化。
2. 脑脊液化学检验的原理、操作、结果及临床意义。
3. 脑脊液细胞计数、分类计数的方法和临床意义。
4. 常见中枢神经系统疾病脑脊液的变化特征。

第一节 概 述

一、脑脊液的生成

脑脊液（Cerebro－Spinal Fluid，CSF）也称脑脊髓液，是一种细胞外液，为无色透明的液体，充满在各脑室、蛛网膜下腔和脊髓中央管内。脑脊液由脑室中的脉络丛产生，最后回流到静脉保持动态平衡。正常成年人的脑脊液总量为120～180ml。

二、脑脊液的生理功能与成分

脑脊液不断产生又不断被吸收回流至静脉，在中枢神经系统中起着重要的作用。脑脊液供应脑细胞一定的营养，运走脑组织的代谢产物，调节酸碱平衡，缓冲脑和脊髓的压力，对脑和脊髓具有保护和支持作用。脑脊液与血浆的化学成分比较见表22－1。

表22－1 正常脑脊液与血浆的化学成分比较

成分	脑脊液	血浆
氯化物	120～130mmol/L	96～108mmol/L
乳酸	0.1～0.21g/L	0.05～0.2g/L
钠	134.7～151.3mmol/L	136～145mmol/L
钾	3.0～4.6mmol/L	3.5～5.2mmol/L
钙	1.025～1.35mmol/L	1.10～1.34mmol/L
总蛋白	0.15～0.45g/L	70～80g/L

续表

成分	脑脊液	血浆
球蛋白	0 ~ 0.06g/L	20 ~ 30g/L
非蛋白氮	8.89 ~ 18.52mmol/L	18.52 ~ 29.64mmol/L
尿素氮	2.49 ~ 5.35mmol/L	2.9 ~ 8.2mmol/L
肌酐	17.68μmol/L	53 ~ 106μmol/L
葡萄糖	2.5 ~ 4.4mmol/L	3.85 ~ 6.05mmol/L
非糖还原物	0.04g/L	0.06g/L

三、脑脊液标本的采集

（一）适应证和禁忌证

脑脊液一般由临床医师经腰椎穿刺采集。脑脊液检查有一定的创伤性，临床上应严格掌握采集的适应证和禁忌证。

脑脊液穿刺的适应证包括：①有脑膜刺激症状，如脑膜感染。②疑有颅内出血，如蛛网膜下腔出血。③中枢神经系统肿瘤。④不明原因的剧烈头痛、昏迷、抽搐或瘫痪等。

脑脊液穿刺的禁忌证包括：①疑有颅内压升高者，如眼底检查有明显视乳头水肿的患者。②患者处于休克、衰竭或濒危状态。③穿刺部位局部皮肤有感染者。

知识链接

颅内高压者禁止脑脊液穿刺

张姓患者，68 岁，脑外伤入院。入院后头痛逐渐加重，颅内压增高，经腰椎穿刺采集脑脊液检查后，突然呼吸停止，双侧瞳孔逐渐散大，血压下降，判断患者发生了枕骨大孔疝。原因可能是腰椎穿刺使椎管内压力骤降，小脑扁桃体部分组织经枕骨大孔向椎管内移位而发生了脑疝。

（二）标本的采集与处理

临床医师腰椎穿刺成功后先进行压力测定，正常人脑脊液压力为 80 ~ 180mmH_2O，超过 200mmH_2O 表明颅内压增高，低于 80mmH_2O 表明颅内压降低。待测定压力后将脑脊液分别收集于 3 支无菌试管中，每管 1 ~ 2ml。第一管因其可能含有穿刺过程中混入的红细胞，用于细菌学检验。第二管用于生化或免疫学检验。第三管用于常规检验。如疑有恶性肿瘤，可再留一管进行脱落细胞检验。标本采集后在申请单上注明采集时间。

脑脊液采集后应立即送检，放置过久，可造成细胞破坏、变形或因凝集导致细胞数降低。葡萄糖酵解使葡萄糖测定结果偏低。细菌自溶或死亡影响细菌检出率。

第二节 脑脊液理学检验

一、量

正常成年人的脑脊液总量为120～180ml，平均约150ml。

二、颜色

正常脑脊液为无色透明液体，病理情况下可出现不同的颜色。

1. 乳白色 见于急性化脓性脑脊髓膜炎，多因CSF中细菌感染所致。

2. 红色 见于穿刺损伤出血、脑室出血或蛛网膜下腔出血。若穿刺损伤出血，则三管标本中，第一管为红色血性脑脊液，第二、三管红色逐渐变淡，离心后上清液无色，潜血试验阴性。脑室等出血则三管均为红色，离心后上清液呈淡红色或黄色。

3. 黄色

（1）陈旧性出血：见于蛛网膜下腔出血或脑出血时，因红细胞破坏，血红蛋白变性所致，出血4～8h使脑脊液呈黄色，出血停止后3周左右黄色可吸收消退。

（2）椎管梗阻：常见于椎管内肿瘤引起的椎管梗阻性疾病。当脑脊液中蛋白质含量大于1.5g/L时颜色变黄，此现象称为弗氏（Froin）综合征。

（3）感染：化脓性脑膜炎、重症结核性脑膜炎。

（4）其他：重症黄疸、新生儿溶血病也可使脑脊液呈黄色。

4. 其他颜色 铜绿假单胞菌性脑膜炎的脑脊液可呈绿色，中枢神经系统恶性黑色素瘤的脑脊液可呈棕黑色。

脑脊液的颜色可直接用观察到的颜色进行描述性报告，如“红色”、“黄色”等。

三、气味

正常脑脊液无异味。化脓性脑脊髓膜炎时，则有腐败臭味。

四、状态

正常脑脊液静置12～24h后无薄膜、凝块或沉淀物形成。当脑脊液蛋白质含量超过10g/L时，可出现薄膜、凝块或沉淀物。脑脊液形成凝块或薄膜与其所含的蛋白质特别是纤维蛋白原的含量有关。化脓性脑膜炎患者的脑脊液在抽出后1～2h内，可形成凝块或沉淀物；结核性脑膜炎患者的脑脊液静置12～24h后，可见表面形成薄膜状物；脊髓灰质炎及神经梅毒患者的脑脊液可有絮状凝块；蛛网膜下腔梗阻可因脑脊液蛋白含量增高，致使脑脊液标本呈黄色胶冻样。

脑脊液的凝固性可用“无凝块”、“有凝块”、“有薄膜”、“胶冻样”等描述。

五、透明度

正常脑脊液清晰透明。当脑脊液白细胞超过 $0.3\times10^9/L$ 时，可呈微浊或混浊；脑脊液中蛋白质明显增高或含有大量细菌、真菌时，也可使脑脊液混浊。病毒性脑炎、神经梅毒的脑脊液可呈透明外观，结核性脑膜炎的脑脊液常呈毛玻璃样轻度混浊，化脓性脑膜炎的脑脊液呈明显混浊，穿刺损伤引起的颅内出血脑脊液可呈血性混浊。

肉眼观察脑脊液透明度变化，分别以“清晰透明”、“微浊”、“混浊”等描述。

六、比重

正常人脑脊液比重为 1.006 ~ 1.008。增高见于颅内炎症，降低见于脑脊液分泌过多。

七、pH

正常脑脊液 pH 为 7.35 ~ 7.40，呈弱碱性，脑脊液 pH 较血 pH 稳定。脑脊液的酸碱状态主要受以下因素影响：①血液和脑脊液间在不同部位的 CO_2 弥散量。②通过血 - 脑屏障，H^+ 和 HCO_3^- 的分布。③从脑神经细胞释放的酸性代谢产物的速度等。

第三节 脑脊液常用化学检验

一、蛋白质检验

正常脑脊液中蛋白质含量很少，主要是清蛋白。在中枢神经系统病变时，脑脊液蛋白含量可有不同程度的增高。脑脊液蛋白质检测可分为定性和定量检测。

（一）蛋白质定性检验

1. 潘氏试验（Pandy test）

【原理】

脑脊液中蛋白质与石炭酸（苯酚）结合，可形成不溶性蛋白盐而下沉，产生白色混浊或沉淀。当蛋白质 >0.25g/L 呈阳性反应，因此正常人脑脊液有时可呈弱阳性。

【试剂】

取石炭酸 10ml，加蒸馏水至 100ml 混匀，置 37℃数小时后，静置室温数日，见底层有结晶析出，上层液体即为饱和石炭酸溶液。配好的溶液置棕色瓶内避光保存。

【操作】

取饱和石炭酸液 2 ~ 3ml 置于小试管中，用毛细滴管滴入脑脊液 1 滴，在黑色背景下立即观察结果，如显白色混浊即为阳性，结果分级报告，见表 22 - 2。

表 22-2 潘氏（Pandy）蛋白定性试验结果判断表

试验现象	结果判断
无混浊，清晰透明	-
白色混浊不明显，对光不易看到	±
白色微浊	+
白色薄云雾状混浊	++
白色絮状沉淀	+++
立即形成白色凝块	++++

2. 罗-琼试验（Ross-Jones test）

【原理】

半饱和硫酸铵可沉淀球蛋白。正常脑脊液球蛋白含量很低，故本试验呈阴性反应。在病理情况下，当脑脊液球蛋白增加时，本试验可呈阳性反应。

【试剂】

饱和硫酸铵（850g/L）溶液：取硫酸铵85g，加水至100ml，加热溶解，静置过夜。

【操作】

取饱和硫酸铵溶液0.5ml于小试管内，沿管壁加脑脊液0.5ml，先进行环状试验，如果3min内出现白色环表示有蛋白质，然后混匀，使呈半饱和硫酸铵，若白色沉淀消失，表示无球蛋白，若白色沉淀不消失或混浊表示球蛋白阳性。

【注意事项】

（1）潘氏（Pandy）试验所需标本量少，操作简单，结果观察较为明确，临床实验室常用此法，但该方法过于敏感。罗-琼法对球蛋白特异性好，但敏感性较低。

（2）脑脊液细胞过多时，须先离心使细胞沉淀，吸取上清液进行试验。

（3）试验中所用试管应洁净，否则易出现假阳性结果。

（4）试验所用试剂如纯度不合格，亦可引起假阳性反应。

（二）蛋白质定量测定

脑脊液蛋白质定量检查主要方法有磺基水杨酸-硫酸钠比浊法、双缩脲法和染料结合法，详见《生物化学检验技术》。

正常脑脊液蛋白含量为0.15～0.45g/L，新生儿为0.8～1.0g/L，早产儿可高达2g/L，以清蛋白为主，球蛋白极少，无纤维蛋白原。

【临床意义】

脑脊液蛋白质含量增高常提示血-脑屏障被破坏或脑脊液循环障碍：①蛋白质含量增高多与细胞增多同时发生，见于各种中枢神经系统感染，如化脓性脑膜炎、结核性脑膜炎等。②神经根病变，如急性感染性多发性神经炎（Guillain-Barre综合征），多数病例有蛋白质增高，而细胞数正常或接近正常，即蛋白-细胞分离现象。③颅内及脊髓肿瘤、椎管梗阻等。④其他疾病，如神经梅毒、多发性硬化症等。

二、葡萄糖定量测定

（一）半定量法（五管法）

原理、试剂同尿糖班氏法定性试验（用前稀释至1/10）。

【操作】

取班氏试剂与脑脊液按表22－3操作，煮沸10min，冷却后观察，有黄色或棕红色沉淀者为阳性，颜色不变为阴性，根据出现阳性的最少量脑脊液推算糖含量。

表22－3　五管法测定脑脊液糖含量折算表

管号	班氏试剂（ml）	脑脊液（ml）		结果					
1	1	0.05	于沸水中煮沸10min	+	－	－	－	－	－
2	1	0.10		+	+	－	－	－	－
3	1	0.15		+	+	+	－	－	－
4	1	0.20		+	+	+	+	－	－
5	1	0.25		+	+	+	+	+	－
相当于葡萄糖		mmol/L		>2.75	2.2～2.75	1.65～2.2	1.1～1.65	0.55～1.1	<0.5

（二）葡萄糖定量测定

测定方法用葡萄糖氧化酶法，正常人脑脊液葡萄糖含量为2.5～4.4mmol/L。

【临床意义】

葡萄糖含量高低与血糖浓度、血－脑屏障的通透性、葡萄糖的酵解程度有关。脑脊液葡萄糖含量仅为血糖的50%～80%。脑脊液葡萄糖与血糖比值更有诊断意义。

1. 脑脊液葡萄糖含量升高　常见于饱餐或静脉注射葡萄糖后、脑出血、糖尿病、脑干急性外伤或中毒、早产儿或新生儿等。

2. 脑脊液葡萄糖含量降低　常见于急性化脓性脑膜炎、结核性脑膜炎、真菌性脑膜炎、神经梅毒，由于病原微生物对糖的分解作用、细胞对糖的利用所致。

另外，脑肿瘤、低血糖等也可使脑脊液葡萄糖含量降低，而病毒性脑膜炎时脑脊液葡萄糖含量正常。

三、氯化物定量测定

正常成人脑脊液氯化物含量为120～130mmol/L，比血液中氯化物含量高20%左右。常用离子选择电极法等方法检测，详见《生物化学检验技术》。

1. 脑脊液氯化物含量降低　见于化脓性脑膜炎、结核性脑膜炎（常低于106 mmol/L）；病毒性脑炎、脑肿瘤、脊髓灰质炎时氯化物稍减低或不减低。

2. 脑脊液氯化物含量升高　见于尿毒症、脱水、心力衰竭和浆液性脑膜炎等。

四、谷氨酰胺定量测定（Gln）

正常人 Gln 含量为 0.41 ~ 1.10 mmol/L（硫酸加热水解法）。脑脊液中谷氨酰胺含量可以反映脑组织中氨的含量，在谷氨酰胺合成酶的作用下，氨可参与合成谷氨酰胺以清除脑组织中多余的氨。晚期肝硬化患者脑脊液中谷氨酰胺含量明显增高，肝性脑病患者可高达 3.4mmol/L 以上。出血性脑膜炎、呼吸衰竭继发性脑病时可轻度增加。

第四节　脑脊液形态学检验

一、细胞计数

（一）细胞总数计数

1. 直接计数法　脑脊液标本比较清亮或微浊，可用此方法。用滴管吸取已混匀的脑脊液标本少许，直接充入计数池内，静置 2 ~ 3min，低倍镜下计数两个池内的四角和中央共 10 个大格内的细胞数，即为 1μl 脑脊液中的细胞总数（红细胞、白细胞总数），再换算成每升脑脊液中的细胞总数。

2. 稀释计数法　脑脊液的细胞过多，可用等渗盐水或红细胞稀释液将脑脊液稀释混匀后充入计数池内，用低倍镜计数 4 个大方格的细胞总数，计算出细胞浓度。

（二）白细胞计数

1. 直接计数　非血性标本，用吸管吸取冰乙酸后全部吹出，使管壁仅附着少许冰乙酸，然后用同一吸管吸取少量混匀的脑脊液标本，充入计数池内计数。

2. 稀释计数

（1）稀释白细胞：用白细胞稀释液稀释后，充池计数，计算白细胞浓度。

（2）血性标本的校正计数：若穿刺损伤造成的血性脑脊液，红细胞总数已无临床意义，白细胞计数则须经校正后才有意义。校正公式如下：

$$WBC_{校正} = WBC_{未校正} - \frac{RBC_{脑脊液} \times WBC_{血液}}{RBC_{血液}}$$

二、白细胞分类计数

（一）直接分类计数

根据细胞核的形态分别计数单个核细胞（多为淋巴细胞与单核细胞）与多个核细胞（多为中性粒细胞），计数 100 个细胞，以百分率表示。如白细胞总数不足

100 个，则直接写出单个核细胞和多个核细胞的具体数字。单个核细胞体积较小、胞浆少，仅见一圆形或卵圆形核，多个核细胞体积较大，胞浆较多，可见二叶或多叶核。

（二）染色分类计数

1. 细胞沉淀室法 1954 年 Sayk 利用细胞自然沉淀和滤纸毛细管作用使水分吸出的原理设计脑脊液细胞沉淀室，使细胞自然沉降在玻片上。此法收集的细胞完整清晰，且仪器结构简单，标本用量少，为临床常用的方法（图 22－1）。

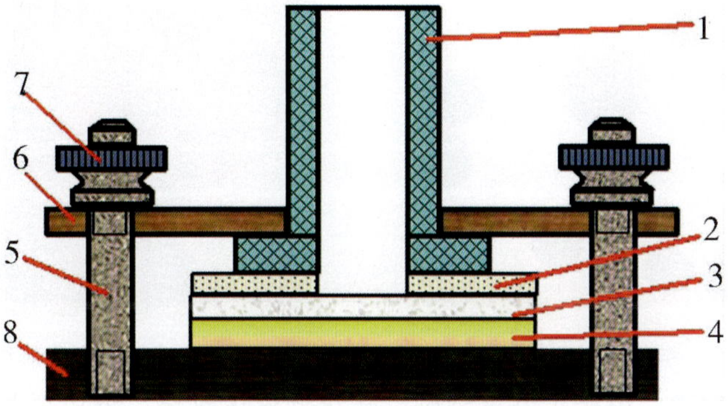

1. 塑料沉淀管 2. 带孔过滤纸 3. 玻片 4. 橡皮胶衬垫 5. 螺柱 6. 压紧板 7. 拧紧螺母 8. 底板

图 22－1 脑脊液细胞沉淀室

【操作】

（1）先将清洁的载玻片和两张带孔的滤纸插入沉淀室底盘的橡皮软垫上，放上沉淀管，沉淀管管底与滤纸上圆孔对齐，旋紧沉淀室。

（2）将 0.5～2ml 脑脊液加入沉淀室内，让细胞直接沉降在玻片上。

（3）30～40min 后，沉淀管周围的滤纸吸干水分，即可取下玻片，室温或 37℃温箱待干后，经瑞－吉染色或其他染色后油镜观察并分类计数细胞。

2. 玻片离心法 该法综合了沉淀室法与离心法的优点，将沉淀室类似装置进行离心（RCF177g）10min，使细胞均匀地分布在玻片上，干燥后染色镜检。此法收集的细胞较多，操作快速方便，所需时间短。

三、脑脊液检验注意事项

1. 及时检验 应 1h 内完成。如过久，细胞会破坏或沉淀。

2. 校正 穿刺损伤血管，导致血性脑脊液，白细胞计数仪须校正后才有意义。

3. 皱缩或肿胀红细胞 应描述异型红细胞形态，以协助医生鉴别陈旧或新鲜出血。

4. 辨认 注意白细胞与新型隐球菌的区别，后者有芽生现象，不溶于乙酸。

四、脑脊液中的细胞种类和形态

1. 脑脊液以单个核细胞为主 正常脑脊液中以小淋巴细胞为主（图 22－2），约占 60%～70%，单核细胞约占 30%，偶见粒细胞、脉络丛与室管膜细胞（图 22－3）。脉络丛与室管膜细胞较大、易碎，成簇出现，核圆形、染色质致密，胞浆丰富，成深蓝色或灰蓝色，二者因不易区分，统称脉络丛－室管膜细胞。

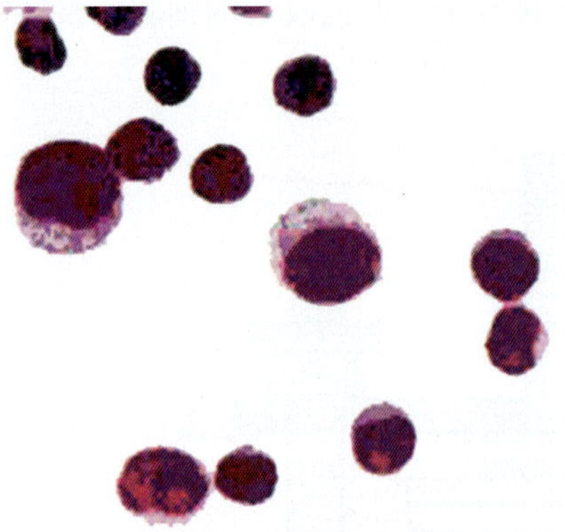

图 22－2 脑脊液淋巴细胞

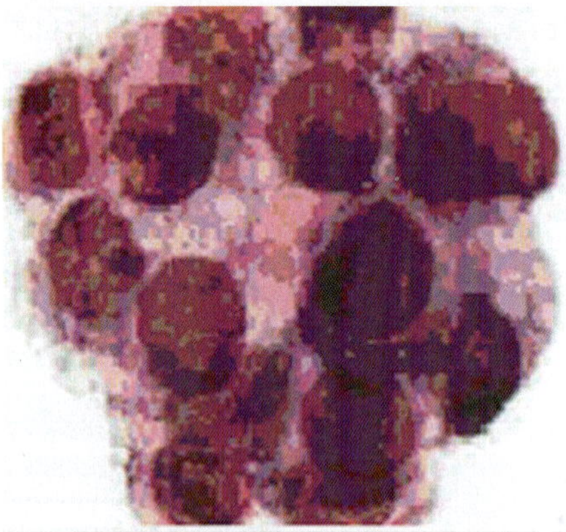

图 22－3 脑脊液脉络丛细胞

2. 免疫活性细胞 包括小淋巴细胞、转化型淋巴细胞、淋巴样细胞、浆细胞。脑脊液中出现免疫活性细胞提示免疫反应参与了疾病过程。

3. 单核－吞噬细胞 根据细胞的大小、形态及是否含有吞噬物，分为单核样细胞、激活型单核细胞和吞噬细胞。吞噬细胞胞浆中含有各种吞噬物（图 22－4）。

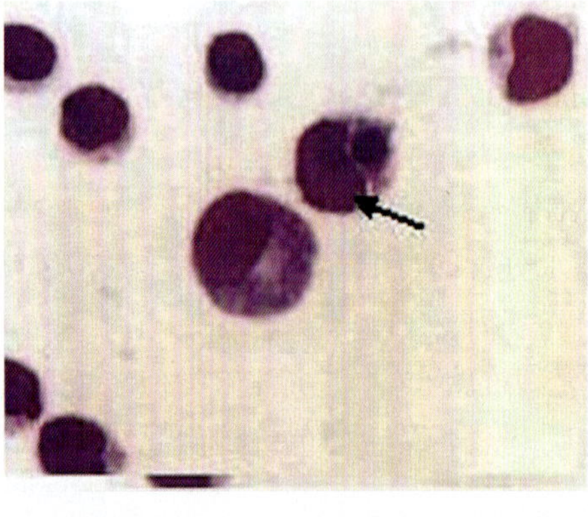

图 22－4 脑脊液单核－吞噬细胞

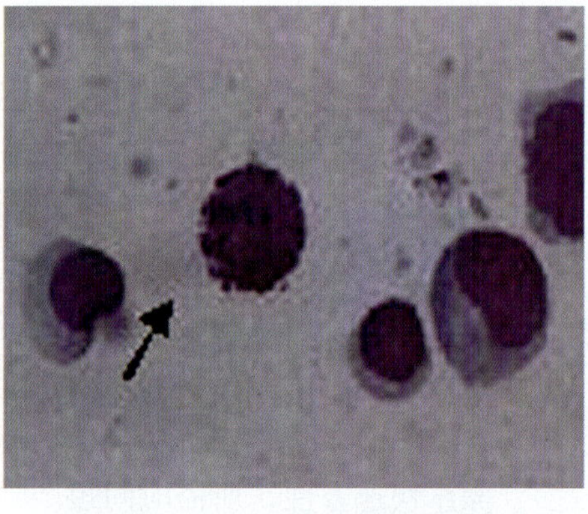

图 22－5 脑脊液嗜酸性粒细胞

4. 多核白细胞 包括中性粒细胞、嗜酸性粒细胞（图 22－5）和嗜碱性粒细胞。在中枢神经系统急性炎症渗出期，中性粒细胞明显增高。

5. 肿瘤细胞 发现肿瘤细胞对中枢神经系统肿瘤有确诊价值。详见第九章。

五、细胞计数和分类计数的临床意义

正常脑脊髓液中无红细胞，白细胞极少，成人为（0～0.01）$\times 10^9$/L，儿童为

$(0\sim0.015)\times10^9/L$，有核细胞分类中主要为单个核细胞，几乎都是淋巴细胞。中枢神经系统疾病时脑脊液中细胞数量可增高，其增高程度、细胞种类与疾病性质有关。

1. 中枢神经系统感染性疾病 ①化脓性脑膜炎白细胞显著增加，$>0.2\times10^9/L$，分类以中性粒细胞为主。②结核性脑膜炎白细胞增加，但多不超过 $(0.03\sim0.2)\times10^9/L$，早期以中性粒细胞为主，以后则以淋巴细胞为主。③病毒性脑膜炎白细胞仅轻度增加或正常，分类以淋巴细胞为主。④中枢神经系统寄生虫感染，嗜酸性粒细胞常增加。

2. 中枢神经系统肿瘤 白细胞正常或稍高，以淋巴细胞为主。找到癌细胞是诊断的重要依据。

3. 脑血管病脑出血早期（发病后数小时） 可见大量红细胞和大量中性粒细胞，2～3 天达高峰，常发现含有红细胞的吞噬细胞。

第五节 脑脊液病原学检验

对有脑膜刺激症状、疑为神经系统感染性疾病的患者做脑脊液病原学检查具有重要意义。检验方法详见《临床微生物检验技术》《临床寄生虫检验技术》。

脑脊液中常见的病原微生物有金黄色葡萄球菌、溶血性链球菌、肺炎链球菌、脑膜炎奈瑟菌、流感嗜血杆菌、新型隐球菌、白色念珠菌等。墨汁涂片见有新型隐球菌，可提示为新型隐球菌性脑膜炎；脑脊液白细胞内见有革兰阴性、凹面相对的双球菌，可初步报告为脑膜炎奈瑟菌引起的流脑；见有抗酸染色阳性杆菌，可提示为结核性脑膜炎。

正常脑脊液中无寄生虫，如在脑脊液离心沉淀物中发现血吸虫卵或肺吸虫卵，则可诊断为脑型或肺型血吸虫病。常见中枢神经系统疾病的脑脊液检查特点见表 22－4。

表 22－4 常见中枢神经系统疾病的 CSF 检查特点

	外观	蛋白质 (g/L)	葡萄糖定量 (mmol/L)	氯化物 (mmol/L)	细胞总数 (10^6/L)	分类	病原体
正常人	无色透明	0.15～0.45	2.24～4.4	120～130	0～10	L 为主	无
化脓性脑膜炎	混浊有凝块	↑↑	↓↓	↓	↑↑	N 为主	化脓菌
结核性脑膜炎	混浊，有薄膜	↑	↓	↓↓	↑	早期 N 为主 后期 L 为主	结核菌
病毒性脑膜炎	清晰或微浊	↑	正常	正常	↑	早期 N 为主 后期 L 为主	无
新型隐球菌脑膜炎	清晰或微浊	↑	↓	↓	↑	L 为主	新型隐球菌
蛛网膜下腔出血	血性	↑	正常	正常	↑	红细胞为主	无
脑肿瘤	清晰或微浊	↑	正常	正常	↑	L 为主	无
神经梅毒	清晰	↑	正常	正常	↑	L 为主	无

注：N 为中性粒细胞；L 为淋巴细胞。

第六节　脑脊液检验进展

一、脑脊液蛋白分子谱检验

（一）CSF 蛋白电泳

【原理】

利用各种蛋白质在电场作用下迁移率的不同来进行检测。由于 CSF 蛋白质含量较低，电泳前须进行浓缩处理。一般采用透析法浓缩。

【参考区间】

前清蛋白 2% ~6%，清蛋白 55% ~65%，α_1 球蛋白 3% ~8%，α_2 球蛋白 4% ~9%，β 球蛋白 10% ~18%，γ 球蛋白 4% ~13%。

【临床意义】

脑脊液蛋白质电泳的变化及临床意义见表 22 –5。

表 22 –5　脑脊液蛋白质电泳的变化及临床意义

电泳区带	原因	临床意义
前清蛋白	脑细胞退行性病变	增加：舞蹈病、帕森金病 降低：脑膜炎
蛋白	脑供血不足或脑血管通透性增高	增加：脑血管病变、椎管梗阻等 降低：脑外伤急性期
α 球蛋白	炎症损伤或占位性病变	增加：化脓性脑膜炎、结核性脑膜炎、脑瘤
β 球蛋白	脂肪代谢障碍或脑组织萎缩	增加：动脉硬化、脑血栓、脑组织萎缩等
γ 球蛋白	占位性病变或暂时性脑功能失调	增加：多发性硬化症、神经系统肿瘤和感染等

（二）免疫球蛋白测定

正常脑脊液中免疫球蛋白含量极少，主要为 IgG，不易检出。病理情况下，血 –脑屏障通透性增加可使血液中免疫球蛋白进入 CSF 中，或中枢神经系统感染激活免疫球蛋白可造成 CSF 免疫球蛋白含量增加。

正常脑脊液免疫球蛋白参考区间为：IgG：9. 38 ~46. 2mg/L；IgM：0. 11 ~0. 22mg/L；IgA：0. 37 ~5. 47mg/L。脑脊液免疫球蛋白变化的意义：①IgG 增高见于亚急性硬化性全脑炎、多发性硬化症、急性化脓性脑膜炎、结核性脑膜炎、神经梅毒、急性病毒性脑膜炎等。②IgA 增高见于脑血管病、化脓性脑膜炎、结核性脑膜炎、神经性梅毒等。③IgM 增高见于化脓性脑膜炎、结核性脑膜炎。

二、脑脊液酶类检验

正常脑脊液中含有多种酶，但其活性较血清低。当血 –脑屏障通透性增高、脑组织损伤及脑肿瘤时，脑脊液中酶活性增加。

（一）肌酸激酶测定（CK）

正常脑脊液 CK 参考区间：0.5～2U/L。在脑实质破坏的中枢神经系统疾病中，脑组织中的 CK 释放到脑脊液中使 CK 活性增高。可见于化脓性脑膜炎、结核性脑膜炎等。

（二）乳酸脱氢酶测定（LD）

正常脑脊液 LD 参考区间：成人 <40U/L，新生儿 <70U/L；脑脊液 LD/血清LD < 0.1。脑组织损伤、化脓性脑膜炎、脑梗死及脑肿瘤等脑脊液 LD 可增高。

（三）神经元特异性烯醇化酶测定（NSE）

正常脑脊液参考区间：酶活性 5.29±2.81U/L。神经元特异性烯醇化酶（NSE）是神经元和神经内分泌细胞所特有的一种酸性蛋白酶，是小细胞肺癌（SCLC）最敏感、最特异的肿瘤标志物。脑脊液神经元特异性烯醇化酶测定对急性脑血管病、缺血性脑损伤、老年性痴呆等疾病有重要的价值。

三、脑脊液肿瘤标志物检验

中枢神经系统肿瘤标志物包括星状细胞蛋白、癌胚抗原（CEA）、甲胎蛋白（AFP）、铁蛋白等。

第二十三章　浆膜腔积液检验

知识要点

1. 浆膜腔积液标本采集的方法和注意事项。
2. 渗出液和漏出液形成的原因和产生的机制。
3. 渗出液和漏出液的理学检验、化学检验和显微镜检验等鉴别要点。

第一节　概　述

一、浆膜腔积液的分类及发生机制

人体的胸腔、腹腔和心包腔等统称为浆膜腔。在正常情况下，浆膜腔内仅含有少量的液体起润滑作用。若有多量液体潴留，形成浆膜腔积液，即为病理变化。如胸腔积液、腹腔积液、心包腔积液等。浆膜腔积液分为漏出液和渗出液。

1. 漏出液　又称滤出液，是通过毛细血管滤出、并在组织间隙或浆膜腔内积聚的非炎性积液，多为双侧性。常见的原因和机制有：①血浆胶体渗透压减低：主要见于营养不良、肾病综合征、晚期肝硬化等引起血浆清蛋白明显减少的疾病，因血浆胶体渗透压下降，水分进入组织或潴留在浆膜腔而形成积液。②毛细血管流体静压增高：见于静脉回流受阻、心力衰竭和肿瘤压迫等。毛细血管流体静压增高，引起有效滤过压升高，液体进入组织间隙，当组织间液增多超过代偿限度时，液体进入浆膜腔形成积液。③淋巴回流受阻：见于丝虫病、肿瘤压迫等。因淋巴管阻塞或压迫造成淋巴回流障碍，使淋巴液积聚组织间隙或形成浆膜腔积液，这些积液多为乳糜性。④钠水潴留：见于充血性心力衰竭、肝硬化和肾病综合征等，钠水潴留使细胞外液增多，形成浆膜腔积液。

2. 渗出液　为炎性积液，多为单侧性，病原微生物的毒素、缺氧及炎性介质作用，使血管内皮细胞损伤、血管壁通透性增高，以致血管内液体、大分子物质和细胞等渗出，进入组织间隙及浆膜腔形成积液。常见原因多为细菌感染，也可见于肿瘤、外伤，以及血液等刺激的非感染性原因，如结核、细菌性感染、类风湿病等。

知识链接

系统性红斑狼疮之浆膜腔积液

在系统性红斑狼疮发生时，其浆膜腔的毛细血管由于免疫复合物的侵害而发生炎症反应，通透性增大，使大量炎性液体从血管中渗透到浆膜腔中形成胸腔积液、腹腔积液或心包腔积液而影响相应的生理功能，胸腔大量积液时会引起患者呼吸困难，心包大量积液，会出现心慌、气短、心悸症状，严重时可出现心包堵塞，危及生命。浆膜腔积液可以作为系统性红斑狼疮的首发症状出现，也可作为狼疮活动加剧的症状出现，应积极治疗。

二、浆膜腔积液检验的目的

鉴别积液的性质和积液形成的原因，对疾病的诊断和治疗具有重要的指导意义。

三、标本采集方法和注意事项

浆膜腔积液标本由临床医师进行浆膜腔穿刺术采集。采集标本分四管留取，每一管1～2ml。第一管供细菌学检验（如检验结核杆菌约留取10ml），置于无菌试管中。第二管供化学及免疫学检验（化学检验宜用肝素抗凝）。第三管供细胞学检验（宜用EDTA－K_2抗凝）。第四管不加任何抗凝剂，用来观察有无凝固现象。

第二节　浆膜腔积液理学检验

一、量

正常情况下，胸膜腔液＜20ml，腹膜腔液＜50ml，心包膜腔液＜30ml，主要起润滑作用，不易采集。病理情况下液体量增多，且与病变部位和严重程度有关。

二、颜色

正常浆膜腔液为清亮、淡黄色。渗出液的颜色因疾病而异，漏出液的颜色深浅不一。

1. **红色**　常见于穿刺损伤、结核、肿瘤、创伤、出血疾病等。
2. **棕色**　常见于阿米巴肝脓肿破溃进入胸膜腔、腹膜腔者。
3. **黑色**　提示霉菌感染。
4. **绿色**　常见于铜绿假单胞菌感染。
5. **黄色**　常见于各种原因引起的黄疸。
6. **白色**　常见于化脓性感染时、血丝虫、胸导管阻塞或破裂。

三、气味

有恶臭气味的脓性积液多为厌氧菌引起的感染所致。

四、状态

漏出液不易凝固，渗出液因含有较多的纤维蛋白原等凝血物质而易于凝固，但当渗出液中含有大量纤溶酶时也可不出现凝固。

五、透明度

可根据标本不同的情况用“清晰”、“微浊”、“混浊”报告，正常积液为清晰透明。漏出液呈透明或微浊；渗出液因含较多蛋白、细胞、细菌等成分而呈不同程度的混浊。

六、比重

漏出液比重一般低于1.015，渗出液比重一般高于1.018。

七、pH

正常情况下，浆膜腔液pH7.40~7.50。漏出液pH >7.4，渗出液pH < 6.8。

第三节　浆膜腔积液常用化学检验

一、蛋白质检验

（一）黏蛋白定性检验（Rivalta试验）

【原理】

浆膜上皮细胞在炎症刺激下会分泌较多的黏蛋白，它是一种酸性糖蛋白，等电点为pH 3~5，在酸性条件下呈白色云雾状。渗出液为阳性反应，漏出液多为阴性反应。

【操作】

1. **乙酸溶液**　于量筒中加入蒸馏水100ml、冰乙酸2~3滴，混匀。
2. **加腔积液**　取1滴浆膜腔积液滴入量筒中。
3. **观察**　呈白色云雾状沉淀至管底者为阳性；不沉淀，混浊半途消失为阴性。

【注意事项】

1. 血性标本须离心后取上清液进行检查。
2. 冰乙酸要与蒸馏水充分混匀。球蛋白含量高（如肝硬化腹水）可呈假阳性。

（二）蛋白质定量测定

测定方法与血清蛋白质测定方法一致。漏出液蛋白质<25g/L，如肾病综合征、肝

硬化等。渗出液蛋白质 >30g/L，如化脓性感染等。蛋白质为 25 ~ 30g/L，则难以判明积液性质，多为恶性肿瘤性积液。可同时定量测定浆膜腔积液蛋白与血清蛋白的含量，计算两者之比更有诊断价值，若比值≥0.5，多为渗出液，比值 <0.5，多为漏出液。

二、葡萄糖定量测定

正常浆膜腔液，葡萄糖含量与血糖相近，漏出液葡萄糖含量较血糖稍减低，但渗出液由于细菌或细胞酶的分解而使葡萄糖含量减少。化脓性炎症时积液糖含量 <1mmol/L，结核性炎症时积液糖含量多为 2.8 ~ 4.4mmol/L。化脓性积液葡萄糖与血糖比值 <0.5，结核性积液葡萄糖与血糖比值 <0.96，漏出液葡萄糖与血糖比值≥0.96，而肝硬化腹水中葡萄糖与血糖比值为 1.00 ~ 3.68。

第四节　浆膜腔积液显微镜检验

一、细胞计数

方法与脑脊液细胞计数法相同，应计入全部有核细胞（包括间皮细胞）。漏出液细胞较少，常 $<300\times10^6/L$，渗出液常 $>500\times10^6/L$。

二、细胞分类计数

1. 直接分类计数　在高倍镜下分类计数 100 个有核细胞，以百分率表示。

2. 染色分类计数　将积液离心，取沉淀物涂片染色，在油镜下分类计数。如有不能分类的细胞，另行描述报告。

漏出液中细胞较少，以淋巴细胞和间皮细胞为主，渗出液中细胞种类较多。积液中各种细胞增多时临床意义如下：①中性粒细胞增多：常见于化脓性渗出液（常 $>500\times10^6/L$）、结核性早期渗出液。②淋巴细胞增多：主要见于结核、病毒、肿瘤或结缔组织病等所致积液。③浆细胞增多：常见于多发性骨髓瘤。④嗜酸性粒细胞增多：常见于变态反应、寄生虫感染、术后积液等。⑤间皮细胞增多：常提示浆膜受刺激或浆膜损伤。⑥其他细胞：陈旧性血性积液中可见含铁血黄素细胞和组织细胞，偶见狼疮细胞。

第五节　浆膜腔积液病原学检验

一、寄生虫及虫卵

积液离心沉淀后镜下观察有无寄生虫及虫卵。乳糜样积液中可有微丝蚴，包虫病积液中可见棘球蚴的头节和小钩，阿米巴病积液中可见阿米巴滋养体。

二、细菌

漏出液一般不须做细菌学检查，如肯定或怀疑是渗出液，应行细菌培养、涂片染色镜检。感染性积液可同时由多种细菌感染引起，常见的细菌有脆弱类杆菌属、大肠杆菌、粪肠球菌、绿脓杆菌、结核杆菌等。

第六节　浆膜腔积液检验进展

一、浆膜腔积液新检测指标

1. 乳酸脱氢酶（LD）　当浆膜腔积液中 LD > 200U/L 且积液 LD 与血清 LD 之比值 > 0.6 时，多为渗出液。如积液 LD 活性与正常血清接近时，则多为漏出液。化脓性积液 LD 活性增高最明显，癌性积液次之，结核性积液 LD 活性略为增高。由于恶性肿瘤细胞分泌大量 LD，致使积液中 LD 活性增高，且积液 LD 与血清 LD 之比值 > 1.0。

2. 腺苷脱氨酶（ADA）　腺苷脱氨酶活性测定对鉴别结核性和非结核性胸腹腔积液有重要价值。腺苷脱氨酶（ADA）活性排列：结核 > 恶性积液 > 漏出液。结核性积液 ADA 活性常 > 40U/L，其对结核性积液诊断的阳性率可达 90%。

3. 淀粉酶（AMY）　腹腔积液 AMY 增高，见于胰腺炎、胰腺肿瘤或胰腺损伤，AMY 水平可高于血清数倍及几十倍，也可见于胃穿孔、十二指肠穿孔。胸腔积液 AMY 增高，见于食管穿孔及胰腺外伤合并胸腔积液。

4. 纤维连接蛋白（FN）　纤维连接蛋白为一种高分子糖蛋白。纤维连接蛋白与机体创伤修复、组织炎症、纤维化及硬化过程等有密切关系。恶性积液 FN 明显高于非恶性积液，所以 FN 检测可作为恶性或非恶性积液的鉴别指标之一。

5. γ－干扰素　结核性胸腔积液 γ－干扰素含量明显增高，积液多者较积液少者高，非结核性胸腔积液 γ－干扰素含量极低。所以，γ－干扰素含量是诊断结核性胸膜炎的较好指标。类风湿性病变 γ－干扰素减低，也可以用于鉴别类风湿性和结核性疾病。

6. 肿瘤坏死因子（TNF）　由巨噬细胞分泌的一种小分子蛋白质。结核杆菌引起免疫反应，使肿瘤坏死因子升高，所以结核性积液中 TNF 水平升高。风湿性积液 TNF 水平也增高，但增高的程度比结核性病变低，所以 TNF 检测可协助诊断结核性病变。

7. 肿瘤标志物　如癌胚抗原（CEA）和甲胎蛋白（AFP）。恶性积液 CEA 明显增高，这可能与癌基因活化有关。动态检测 CEA，并与血清 CEA 相对照，对恶性肿瘤诊断的符合率可达 80%。积液中 AFP 含量与血清浓度呈正相关，当腹腔积液 AFP > 25μg/L 时，对诊断原发性肝癌所致的腹水也有重要价值。

8. 染色体检验　恶性积液中一般都存在肿瘤细胞的分裂象。因此，运用染色体分析技术是诊断恶性肿瘤的有效方法之一。染色体检查诊断恶性肿瘤的阳性率为 75%。

二、浆膜腔积液性质鉴别诊断指标

1. 漏出液和渗出液鉴别诊断指标及标准　凡是积液中 LD、积液 LD/血清 LD 比值、积液蛋白/血清蛋白比值中任何一项异常，均可诊断为渗出液，见表 23 - 1。

表 23 - 1　漏出液和渗出液的鉴别

鉴别项目	漏出液	渗出液
病因	非炎症性	炎症性或肿瘤、理化性刺激
颜色	淡黄浆液性	黄色、血性、脓性或乳糜性
透明度	透明或微浊	混浊
比重	<1.015	>1.018
凝固性	不易凝固	易凝固
Rivalta 试验	阴性	阳性
pH	>7.4	<6.8
蛋白质（g/L）	<25	>30
积液蛋白/血清蛋白	<0.5	≥0.5
葡萄糖（mmol/L）	与血糖相近	<3.3
LD（U/L）	<200	>200
积液 LD/血清 LD	<0.6	>0.6
细胞总数（$\times 10^6$/L）	<300	>500
有核细胞分类	L 为主，偶见间皮细胞	N 为主，慢性病以淋巴细胞为主
病原体检查	无	可查到病原体

注：N 为中性粒细胞；L 为淋巴细胞。

2. 良性与恶性积液的鉴别诊断指标（表 23 - 2）

表 23 - 2　良性与恶性积液的鉴别

鉴别项目	良性积液	恶性积液
外观	血性少见	血性多见
总蛋白（g/L）	>40	20～40
纤维连接蛋白（mg/L）	<30	>30
癌胚抗原（CEA）（μg/L）	<20	>20
积液 CEA/血清 CEA	<1.0	>1.0
甲胎蛋白（AFP）（μg/L）	<100	>100
细胞学检查	未见癌细胞	可找到癌细胞
染色体核型分析	无异常	多异常

第二十四章　其他体液检验

知识要点

1. 滑膜液检验的内容和方法，常见关节炎关节腔积液检查的特征。
2. 泪液、唾液的理化检验内容。

第一节　滑膜液检验

健康人关节腔分泌少量滑膜液，滑膜液起到营养及润滑关节面、保护关节的作用。当关节有炎症、损伤等病变时，滑膜液增多，称为关节腔积液。

关节腔积液由医师进行关节腔穿刺术采集。分装三管，第一管用于微生物学检验，第二管加适量肝素抗凝，用于细胞学和化学检验，第三管不加抗凝剂，观察有无凝固。

一、理学检验

1. 量　正常关节腔内滑膜液约0.1～2.0ml，难以采集。在关节炎、外伤时，关节腔积液增多，且积液的多少与病变严重程度有关。

2. 颜色　正常滑膜液为淡黄色或无色黏稠液体，关节损伤时呈红色，陈旧性出血为暗红色或褐色。化脓性关节炎呈黄色。结核性、类风湿性、痛风性关节炎呈乳白色。

3. 透明度　正常关节腔内滑膜液清晰透明，炎症时可出现不同程度的混浊。

4. 黏稠度　正常关节腔内滑膜液因富含透明质酸而呈高度黏稠。可采用悬滴法检测黏稠度。将关节液吸入注射器内，再轻轻推出，黏液丝长达4cm以上为正常，亦可自然滴下，15s滴数少于15滴为正常。炎症时，积液中透明质酸被降解，黏稠度降低。

5. 凝块形成　正常关节液不含纤维蛋白原等，故不凝固。炎症时积液形成凝块。

二、显微镜检验

1. 细胞计数　正常滑膜液中无红细胞，白细胞极少，约为（0.2～0.7）$\times 10^9$/L。白细胞计数结果对诊断关节炎无特异性，但可初步区分炎症性或非炎症性积液。化脓性关节炎细胞总数可超过50$\times 10^9$/L，急性痛风、类风湿性关节炎时细胞总数可达20$\times 10^9$/L。

2. 细胞分类计数　正常滑膜液单核细胞约为65%，淋巴细胞约15%，中性粒细胞约20%。偶见关节液特有的滑膜细胞，呈不规则形，胞质丰富，染紫红色，核圆形，染色质呈网状，有1~2个核仁。化脓性关节炎关节腔积液中性粒细胞可达95%以上，还可见类风湿细胞、多核软骨细胞、组织细胞、肥大细胞、LE细胞、肿瘤细胞等。

3. 结晶　关节腔积液结晶检查主要用于鉴别痛风或假性痛风。

（1）尿酸盐结晶：为针状或杆状结晶，见于急性痛风患者。

（2）焦磷酸钙结晶：为棒状、长方形结晶，见于退行性关节炎、甲低假性痛风。

（3）磷灰石结晶：见于急性或慢性关节炎、骨性关节炎。

（4）胆固醇结晶：见于类风湿性关节炎和结核性关节炎。

（5）皮脂类固醇结晶：可呈针形、短棒状等，见于注射皮脂类固醇的积液。

三、生化和免疫学检验

1. 黏液素凝块试验　黏液素是透明质酸和黏蛋白的复合物，与乙酸形成凝块。正常人黏液素凝块良好，化脓性关节炎、类风湿性关节炎及痛风时黏液素凝块形成不良。

将关节液滴于盛有0.35~0.87 mmol/L乙酸溶液的小烧杯（10ml）中滴数，几分钟后和两小时观察结果。凝块坚实、溶液清晰、振摇不变混浊为（+++）；凝块较软、振摇后轻度混浊为（++）；凝块松散、振摇后易碎为（+）；2h后仍无凝块形成，液体混浊为（-）。正常应为（+++），（++）以下为异常。

2. 蛋白质定量　正常关节腔液总蛋白质为11~30g/L，主要为清蛋白，无纤维蛋白原。一般情况下，化脓性关节炎蛋白质增高最明显，其次是创伤性关节炎和类风湿性关节炎。积液中蛋白质含量高低可反映关节感染的程度。

3. 葡萄糖定量　正常关节腔滑膜液中葡萄糖较血糖略低。化脓性感染时，因白细胞及细菌的消耗作用，使血糖与积液中葡萄糖差值增大。结核性关节炎、类风湿性关节炎的积液葡萄糖也减低，但减低程度比化脓性关节炎小。

4. 乳酸测定　化脓性关节炎积液中乳酸含量增高，类风湿性关节炎积液中乳酸含量轻度增高，而淋病奈瑟菌感染的关节腔积液乳酸含量可正常。可作为早期关节感染指标。

5. 类风湿因子　类风湿因子（RF）是一种以变性IgG为靶抗原的自身抗体，约60%的类风湿性关节炎患者类风湿因子呈阳性，其他关节腔疾病也可出现RF阳性。

6. 抗核抗体　20%类风湿关节炎和70%系统性红斑狼疮患者的关节腔积液中可检出抗核抗体。

7. 补体　正常关节腔滑膜液中的补体约为血清补体的10%。风湿性关节炎患者血清补体多正常，而关节腔积液补体可减低30%。活动性系统性红斑狼疮患者血清和关节腔积液补体均减低。感染性关节炎、痛风患者，关节腔积液补体含量可增高。

四、微生物学检验

大约75%链球菌感染、50%革兰阴性杆菌感染及25%淋病奈瑟菌感染的关节腔积液中可找到致病菌。如怀疑结核感染，则应行抗酸染色查找结核杆菌。

常见关节病变关节腔积液的特征，见表24-1。

表24-1 常见关节病变关节腔积液的特征

关节炎	外观	黏度	黏液素试验	细胞计数及分类	蛋白质	细菌
外伤性	红色、混浊	高	良好	升高，L为主	升高	无
化脓性	白色、脓浊	低	差	升高，N为主	升高	化脓菌
风湿性	黄色、微浊	低	一般	升高，N占50%	升高	无
类风湿性	黄绿、微浊	低	一般，差	升高，N为主	升高	无
痛风	黄色、微浊	低	一般，差	升高，N为主	升高	无
结核性	黄色、混浊	低	差	升高，早期N为主，后期L为主	升高	抗酸杆菌

第二节 泪液检验

95%以上的泪液由泪腺分泌，当机体受到刺激时，分泌大量泪液。泪液检验主要用于评价泪腺功能、辅助诊断泪腺疾病，以及某些全身性疾病的诊断和治疗药物的监测。

一、理学检验

1. 外观 正常人泪液为无色、无味、透明的液体。当结膜、泪腺感染时，泪液变混浊，甚至呈黏液脓性。血性泪液可见于结膜炎、泪腺肿瘤等。

2. pH 正常人泪液pH为6.4~7.7。在闭眼时间较长时pH稍降低。干性角膜结膜炎、角膜损伤患者泪液pH常增高，而沙眼和细菌性结膜炎患者的泪液pH不增高。

二、显微镜检验

正常人泪液可见少量白细胞，偶见脱落的上皮细胞。化脓性结膜炎时泪液涂片可见量的中性分叶核粒细胞；出血性结膜炎时可见大量红细胞；过敏性结膜炎和寄生虫感染时可见嗜酸性粒细胞增；泪液涂片可见虫卵。

三、生化和免疫学检验

1. 蛋白质 泪液中蛋白质含量较高，至少有20种蛋白质。

（1）泪白蛋白：是由泪腺和结膜浆液腺产生的一种特殊蛋白质。在区带电泳中位于前白蛋白区，但其不与抗前白蛋白抗体反应。采用免疫法测定，用于评价泪腺功能。

（2）溶菌酶：采用免疫学测定。泪液中溶菌酶含量很高，约为血清溶菌酶的1000倍以上。溶菌酶减低见于活动性沙眼、病毒性角膜炎及干性角结膜炎患者。

（3）乳铁蛋白：用免疫法测定。乳铁蛋白可作为诊断各种眼干燥症的敏感指标。

2. 葡萄糖 正常人泪液葡萄糖与血清葡萄糖间无明显相关性，而糖尿病患者例外。

3. 免疫球蛋白 正常人泪液中的免疫球蛋白以SIgA和IgG为主。各种免疫球蛋白含量的个体差异较大，可采用免疫学方法测定，对眼部疾病的诊治有重要意义。

四、微生物学检验

泪液微生物学检验是对感染性外眼疾病的泪液与炎症渗出物的检查。泪液中常见微生物包括病毒、沙眼衣原体、金黄色葡萄球菌、肺炎链球菌、铜绿假单胞菌等。

第三节　唾液检验

唾液是腮腺、颌下腺、舌下腺和散在小唾液腺的分泌液。唾液的分泌受神经反射调节。唾液的主要生理功能是消化淀粉。唾液检验可用于评价口腔内环境和唾液腺功能，用于某些全身性、代谢性疾病的实验诊断，还可用于药物监测、药物中毒等检验。

一、理学检验

1. 量　正常成人每日唾液分泌量为1～1.5L，分泌量增多见于流涎症、消化性溃疡、口腔炎症等；分泌量减少见于急慢性唾液腺炎症、涎石病及服用颠茄药物等。

2. 颜色和透明度　正常成人唾液无色透明，可含泡沫。红色混浊见于唾液腺和口腔出血。灰白色、浅黄色或绿色混浊见于口腔急、慢性炎症。

3. 黏度　唾液中含黏蛋白略带黏性。当唾液腺和口腔发生细菌感染时黏度增高。

4. 涎石　唾液导管或腺体内形成的结石。以颌下腺结石多见，可在唾液中检出。

二、显微镜检验

正常唾液中无红细胞，可见少量的鳞状上皮细胞和白细胞。口腔感染、结石或恶性肿瘤患者唾液中白细胞增多；唾液涂片检出癌细胞是口腔癌最有力的证据。

三、生化和免疫学检验

1. pH　正常唾液pH为5.6～7.6，具有较强的缓冲能力。在口腔清洁度下降或口腔内有细菌感染时，这些病原微生物可分解糖类产生有机酸，使唾液pH下降。

2. 蛋白质　唾液中的蛋白质以黏蛋白为主，其他蛋白质含量较低。正常人唾液中白蛋白浓度很低。当唾液腺患炎症、肿瘤等时，血浆白蛋白进入唾液，白蛋白增高。原发性肝癌患者唾液AFP增高，且与血清AFP有显著相关性。

3. 淀粉酶　唾液中的淀粉酶主要由腮腺分泌合成，正常人唾液中淀粉酶含量很高，约为血清淀粉酶活性的105倍。当腮腺感染、恶性肿瘤等疾病发生时，α－淀粉酶减少。

四、微生物学检验

用唾液检出口腔感染的微生物，经培养鉴定可找到具体病原菌。咽峡炎患者的唾液可检出梭状杆菌和文森螺旋体；鹅口疮患者唾液中可检出白假丝酵母菌的孢子。

第二十五章 造血基础理论

知识要点

1. 不同阶段主要的造血器官、造血时间及所造血细胞的种类。
2. 造血微环境的概念。
3. 比较造血干细胞和造血祖细胞。
4. 血细胞的发育过程及成熟演变规律。
5. 造血正、负调控因子的种类及作用。

第一节 造血器官

造血是指血细胞生成的过程。人体的造血器官起源于中胚层的原始间叶细胞，包括骨髓、胸腺、淋巴结、肝和脾等。造血过程分为胚胎期造血和出生后造血。

一、胚胎期造血器官

根据胚胎发育过程的造血中心转移，分卵黄囊造血期、肝脏造血期和骨髓造血期。

1. 卵黄囊造血期 即中胚层造血。始于胚胎发育第2周末，此时卵黄囊壁上中胚层细胞聚集形成血岛，它是最初的血管和造血生发中心。第3周，造血干细胞形成，仅产生形态上类似巨幼样的原始红细胞。它是人体唯一的血管内造血时期。

2. 肝脏造血期 始于胚胎发育第6周，由卵黄囊造血岛产生的造血干细胞，随血流迁移至肝脏后形成肝脏造血中心。胚胎3~6个月，肝是体内主要的造血器官，产生有核红细胞。胚胎4个月后，可产生粒细胞及少量巨核细胞，无淋巴细胞。同时，胸腺、脾、淋巴结等也参与造血。

胸腺造血约始于人胚胎第6周，产生淋巴细胞和少量红细胞、粒细胞。

淋巴结造血约始于人胚胎第7~8周，短暂产生红细胞，4个月后只产生淋巴细胞和浆细胞直至终身。

脾脏造血约始于人胚胎第9周，主要产生红细胞和粒细胞，第5个月后，可产生淋巴细胞和单核细胞，至出生时，脾已成为产生淋巴细胞的器官。

3. 骨髓造血期　自胚胎第 14 周，骨髓开始造血，肝脏、脾脏的造血干细胞迁移至骨髓，然后形成骨髓造血中心。第 5 个月后骨髓成为终身活跃的造血器官。它主要产生红细胞、粒细胞、巨核细胞、淋巴细胞和单核细胞。

在胚胎发育过程中，三个造血时期相互交替、此消彼长（图 25 - 1）。各类血细胞产生的顺序依次为：红细胞、粒细胞、巨核细胞、淋巴细胞和单核细胞。

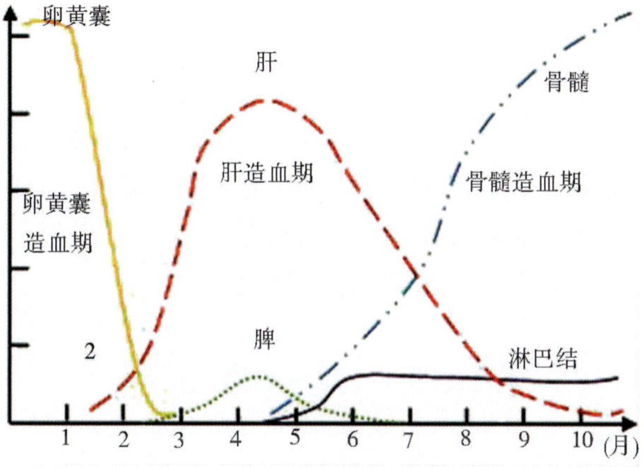

图 25 - 1　胚胎期的造血部位

二、出生后造血器官

骨髓是出生后人体的主要造血器官。正常情况下，骨髓是唯一生成红细胞、粒细胞和血小板的场所，同时也能产生淋巴细胞和单核细胞。而胸腺、脾、淋巴结等成为终身制造淋巴细胞的器官。将出生后造血分为骨髓造血和淋巴器官造血。

（一）骨髓造血

骨髓是一种海绵样、胶状的组织，封闭于坚硬的骨髓腔内。健康成人的骨髓约占全身体重的 4.6%。骨髓按其组成和功能可分为红骨髓和黄骨髓，两者各约占 50%。

1. 红骨髓　参与造血的骨髓，主要由血管、造血实质细胞、结缔组织及神经组成，呈红色，具有活跃的造血功能。不同年龄人群其分布是不同的，5 岁以下的儿童全身骨髓腔内均为红骨髓；5 ~ 7 岁后，骨髓逐渐由远心端向近心端脂肪化；18 岁以后，红骨髓仅存在于扁骨、短骨及长管状骨的近心端。

2. 黄骨髓　黄骨髓是脂肪化的骨髓，主要由脂肪细胞构成，呈黄色。正常情况下，黄骨髓不再参与造血，但仍保存极少量的造血细胞。当机体需要时可恢复造血功能。

（二）淋巴器官造血

根据结构和功能的不同，可将淋巴器官分为中枢淋巴器官和周围淋巴器官。前者包括骨髓和胸腺；后者包括脾、淋巴结和肠黏膜相关淋巴组织。

1. 胸腺　产生淋巴细胞并分泌胸腺素，是 T 细胞分化和发育成熟的场所。

2. 脾 脾切面大部分呈暗红色，称红髓，其中散布着许多灰白色小结节，为白髓，由富含T细胞的脾动脉周围淋巴鞘和含B细胞的脾小结构成。故脾是T、B细胞分化成熟的主要场所之一，同时具有造血、储血和免疫等多种功能。

3. 淋巴结 淋巴结由被膜、皮质和髓质组成。B细胞在皮质增殖发育。T细胞在皮质深层和滤泡间隙。淋巴结中央髓质区，B细胞、浆细胞和巨噬细胞集结构成髓索，与髓窦中的巨噬细胞和网状细胞对淋巴液起滤过作用。

（三）髓外造血

一般胎儿出生2个月以后，骨髓以外的组织不再制造红细胞、粒细胞和血小板。但在某些病理情况下，这些组织又重新恢复造血功能，称为髓外造血。髓外造血是个体对血细胞需求明显增多或对骨髓造血障碍的一种代偿，常见于儿童。髓外造血除肝、脾、淋巴结外，还可累及其他部位，导致相应器官肿大。

第二节 造血微环境

造血细胞生长、发育的内环境称为造血微环境，包括骨髓神经、微血管系统、基质细胞及其分泌的细胞因子等。它是造血干细胞赖以生存的场所。造血细胞在适宜的造血微环境中，在各种调控因素作用下，完成造血细胞增殖、分化、发育和成熟等过程。

一、骨髓神经

骨髓神经来自脊神经，其神经束分支呈网状分布于骨髓动脉，神经纤维终止于动脉壁的平滑肌纤维，无鞘神经纤维在造血细胞之间终止或分布在骨髓表面或骨内膜。

骨髓神经作用：①调节血管的舒缩，改变血窦的大小及血流速度，调节血细胞的释放。②神经分泌的体液因子作用于造血细胞，或通过基质细胞分泌细胞因子调节造血。

二、骨髓微血管系统

骨髓中有丰富的血管系统供给骨髓营养。血窦是动脉毛细血管末端分支形成的窦状腔隙，密布于骨髓腔内，相互连成网状，骨髓内成熟的血细胞穿过血窦壁进入外周血循环。平时窦壁无孔，仅在骨髓内成熟的血细胞穿过血窦壁进入外周血液循环时形成暂时的孔隙，穿越的细胞必须具有变形性。红细胞系只有网织红细胞和成熟红细胞才能进入血液循环，而有核红细胞不能。成熟白细胞穿过血窦时细胞核重排成线状方能进入；巨核细胞也只有胞浆穿过并向血窦内释放血小板。

三、骨髓基质细胞及其分泌因子

骨髓基质细胞包括成纤维细胞、内皮样细胞、脂肪细胞、巨噬细胞、基质干细胞等。它既能分泌许多细胞因子，如多种集落刺激因子、白细胞介素、干细胞因子等，对造血细胞的增殖、分化和发育起着重要的调控作用；也能分泌细胞外基质，黏附固定造血细胞，给其以支撑、保护和营养。

第三节 造血干（祖）细胞及骨髓间质干细胞

一、造血干细胞和造血祖细胞

20世纪60年代初，Till和McCulloch用小鼠脾集落生成试验及体外培养方法证实了造血干细胞的存在。20世纪70年代初期，体外血细胞在半固体培养基中培养成功，证实了人类造血干细胞的存在。造血干细胞来源于胚胎干细胞。

（一）造血干细胞

造血干细胞（HSC）是具有高度自我更新、多向分化和增殖能力的细胞，在造血组织中含量极少，形态难以辨识，类似小淋巴样。体内造血干细胞大多处于 G_0 期即静止期，可增殖分化为髓系干细胞和淋巴干细胞。其特征如下：

1. 自我更新 分化后数量和特征终身保持不变。为不对称有丝分裂，一个干细胞分裂成两个子细胞，即早期造血祖细胞和干细胞。

2. 多向分化 在多种因子调控下，可分化为各系造血祖细胞。

因其缺乏形态和表型特征，难以辨认，故常以表面标志特征来识别。通常认为造血干细胞的表面标志是：$CD34^+$、$CD38^-$、$Thy-1^+$（$CD90^+$）、$CD71^-$、Lin^-等，其中最重要的是CD34抗原。CD34抗原在干细胞为强阳性，持续到晚期祖细胞，直到分化为各系原、幼细胞时，CD34抗原才消失。

（二）造血祖细胞

造血祖细胞（HPC）由造血干细胞分化而来，是部分或全部丧失自我更新能力的过渡性、增殖性的细胞。早期的造血祖细胞保留了部分造血干细胞的自我更新能力，而晚期却失去了自我更新能力，有定向分化和增殖能力。以对称性有丝分裂方式进行增殖，边增殖边分化，可向几个或一个方向进行分化和增殖，称为多向祖细胞和单向祖细胞。

造血祖细胞的表面标志是：早期 $CD34^+$，到晚期 $CD34^-$、$CD38^+$、Lin^+等。可以采用流式细胞术或其他免疫学技术分析造血祖细胞（表25－1）。

表25－1 造血干细胞和造血祖细胞比较

特征	造血干细胞	造血祖细胞
自我更新能力	高度	部分或全部失去
分化能力	多向分化	定向分化
增殖能力	不对称分裂，无增殖	对称分裂伴增殖
表面标志	$CD34^+$，$CD38^-$，Lin^-	$CD34^-$，$CD38^+$，Lin^+

（三）造血干（祖）细胞临床应用

造血干（祖）细胞的临床应用主要涉及细胞治疗和基因治疗。

1. 造血干细胞移植 造血干细胞移植是对患者进行预处理后，以正常的造血干细胞来替代病变细胞。主要应用于血液系统肿瘤等疾病的造血重建。目前，造血干细胞主要来源于骨髓、外周血、脐血及胎肝。因外周血取材方便和来源较易而被广泛应用。

2. 基因治疗 基因治疗就是将外源正常基因导入靶细胞，以达到治疗疾病的目的。造血干细胞因其自我更新和多向分化的全能性而被公认为是理想的靶细胞，在治疗某些遗传性疾病和自身免疫性疾病时达到良好的效果。

二、骨髓间质干细胞

骨髓间质干细胞（MSC）是骨髓基质细胞的祖细胞，可发育成骨髓基质细胞，参与构成造血微环境，在造血调控中起着重要作用。

与干细胞一样，骨髓间质干细胞具有自我更新和多向分化的潜能，分化成不同种类的细胞，如成骨细胞、软骨细胞、内皮细胞、心肌细胞和脂肪细胞等。

第四节　血细胞的发育与成熟

血细胞发育是一个连续的过程。血细胞都源于造血干细胞，经增殖、分化为各系祖细胞，再定向发育为各系原始细胞，经幼稚阶段，最后发育为具有特定功能的细胞。

一、血细胞的发育

1. 增殖 指血细胞通过有丝分裂使其数量增加。但巨核细胞每增殖一次核增大一倍，而胞浆并不同步分裂，使巨核细胞从原始到成熟胞体逐渐变大。

2. 分化 指血细胞在发育过程中失去某些潜能，又获得新功能的过程。分裂后的细胞在形态和功能上产生新的特征，这种分化过程是不可逆的。

3. 成熟 指细胞从造血干细胞定向分化后，由原始经幼稚到成熟的过程。血细胞越成熟，形态特征越易辨识，功能越完善。

4. 释放 指骨髓中成熟的血细胞通过骨髓-血屏障（血窦）进入血液循环的过程。

二、血细胞发育成熟的一般规律

血细胞由原始细胞逐渐发育为成熟细胞，是循序渐进的过程，有规律性（表25-2）。

表25-2　血细胞发育过程中形态演变的一般规律

项目	原始→幼稚→成熟	备注
细胞大小	大→小	巨核细胞小→大；早幼粒比原粒略大
胞核大小	大→小	成熟红细胞核消失
核形态	圆形→凹陷→分叶	淋巴细胞和浆细胞变化不明显
染色质	细致、疏松→粗糙、紧密	

续表

项目	原始→幼稚→成熟	备注
核膜	不明显→明显	
核仁	明显→模糊→消失	
胞浆量	少→多	淋巴细胞变化不明显
胞浆颜色	深蓝色→粉红色	单核细胞和淋巴细胞仍呈淡蓝色
胞浆颗粒	无→有，少→多	粒细胞三种颗粒，小淋巴细胞无颗粒
核浆比	大→小	

骨髓细胞共分 8 个系统，每个系统又分为原始、幼稚、成熟三个阶段，因粒细胞系和红细胞系形态比较复杂，其幼稚阶段又分为早、中、晚三个阶段。

第五节　造血调控

造血细胞的增殖、分化与成熟受多种因素影响，如基因调控、微环境细胞因子、细胞因子受体、细胞黏附分子、细胞外基质及各种细胞信号传递等。细胞因子的正向和负向调控占重要地位，调控造血细胞的增殖、分化、成熟、释放，以及衰老、凋亡等过程。

一、造血的基因调控

（一）原癌基因

原癌基因是细胞内与细胞增殖相关的基因。一般情况下，原癌基因不表达或低表达，并不引起恶变。但它可在化学、物理、生物等因素作用下，转化为癌基因，导致细胞增殖和分化失调。

（二）抑癌基因

抑癌基因存在于正常细胞中，被激活后能抑制细胞增殖。如 P53 基因、WT－1 基因等。抑癌基因编码的蛋白质产物可以是正常细胞增殖的负调节因子，其可以抑癌细胞增殖、诱导终末分化、维持基因稳定、调节正负生长因子的信号传导、诱导细胞凋亡等。

（三）信号转导的调控

信号转导是通过基因编码的转录因子实现的，它可将细胞外信号向细胞内传递，引起细胞的相应反应。原癌基因编码的转录因子如 erbA、jun、myc 等参与细胞内信号传导。这些核蛋白因子能够识别并参与特定 DNA 序列或特定基因表达的调控。

二、造血的体液调控

（一）造血的正向调控因子

正向调控因子分为两类，一类是早期造血因子，包括 SCF、FL 等；另一类是晚期造血因子，包括 M－CSF、GM－CSF、EPO、TPO 等。

1. 干细胞因子（SCF） 是原癌基因 c－kit 产物的配体，它能与 G－CSF 或 GM－CSF 共同促进粒细胞、巨核细胞生长及血小板生成。

2. FLT－3 配体（FL） 主要调节早期造血干、祖细胞的增殖与分化，但不作用于定向和成熟的造血细胞。

3. 促红细胞生成素（EPO） 刺激红系祖细胞及早幼红细胞形成红细胞集落。

4. 血小板生成素（TPO） 它能促进巨核细胞集落形成，并刺激巨核细胞生成血小板。可能由巨核细胞和肝脏所产生。临床上可用于治疗有关血小板减少性疾病等。

5. 粒细胞集落刺激因子（G－CSF） 刺激粒系祖细胞增殖、分化并形成集落，诱导早期造血干、祖细胞从 G_0 期进入 G_1～S 期。应用 G－CSF 可使中性粒细胞增多，同时伴有单核细胞、淋巴细胞及血小板的增多。

6. 单核细胞集落刺激因子（M－CSF） 能刺激单核－巨噬细胞的增殖、分化并形成集落，促进单核系祖细胞的增殖与分化，激活巨噬细胞的吞噬和分泌功能。

7. 粒－单核细胞集落刺激因子（GM－CSF） 能刺激红系、粒系、单核系、巨核系及嗜酸性粒祖细胞的增殖、分化，并形成集落。它主要促进粒细胞和单核细胞祖细胞的增殖、分化与成熟。

8. 多系集落刺激因子（multi－CSF） 又称白细胞介素 3（IL－3），能刺激并形成不同分化程度的多系细胞集落。

9. 白细胞介素（IL） 是白细胞产生的信号分子，在免疫细胞间传递信息，同时也参与造血调控。目前已正式命名的有 IL－1～IL－20。

10. 白血病抑制因子（LIF） 可由多种细胞产生，具有多重作用，除对巨核细胞的发育和成熟调控外，对造血更多的是负调控，主要抑制胚胎干细胞和造血干细胞的分化。

11. 其他细胞因子 除以上因子外，还有一些细胞因子也参与造血调控，如胰岛素类生长因子Ⅰ和Ⅱ、肝细胞生长因子（HGF）、血小板衍生生长因子（PDGF）等。

（二）造血的负向调控因子

1. 转化生长因子 β（TFG－β） 主要的造血抑制因子，通过抑制细胞周期来实现抑制多种因子产生的正向调控信号。

2. 肿瘤坏死因子（TNF） 包括 TNF－α 和 TNF－β，它们可与其他因子共同抑制造血，使红细胞生成减少，破坏增加。

3. 干扰素（IFN） 包括 IFN－α、IFN－β、IFN－γ，具有增强和调节免疫、抗病毒、抗肿瘤和抑制细胞增殖作用。

4. 趋化因子（chemotactic factor） 通过不同途径抑制造血干细胞增殖。目前认为主要有：MIP－1α、PF_4、IL－8、MCP－1 等。

第二十六章 骨髓细胞检验

知识要点

1. 正常骨髓细胞形态学。
2. 正常骨髓中形态类似细胞的鉴别。
3. 骨髓检查的主要临床应用及其适应证与禁忌证。
4. 骨髓涂片检查的方法和注意事项。
5. 骨髓象的分析与报告。
6. 细胞化学染色原理、结果、正常血细胞染色反应及临床意义。
7. 骨髓活体组织检查、造血细胞培养检验和细胞因子检验。
8. 血液细胞染色体检验。
9. 正常骨髓象。

第一节 骨髓象检验

血象和骨髓象的血细胞形态学检验是诊断血液系统疾病、观察疗效的重要手段之一，正常血细胞形态学是血象和骨髓象检验的基础。

一、正常血细胞形态

各种血细胞经瑞氏染色后在光学显微镜下的正常形态特点如下。

（一）红细胞系统

红细胞系祖细胞在 EPO 作用下分化为原始红细胞，经过 3～5 次分裂，红细胞经原始、早幼、中幼、晚幼等阶段，脱核形成网织红细胞，经 48h 后，成为成熟红细胞。晚幼以后的红细胞均没有分裂能力。原始、早幼、中幼、晚幼等阶段均有细胞核，故称之为有核红细胞。

1. 红细胞系的正常形态（图 26－1）

（1）原始红细胞：胞体圆形或椭圆形，直径 15～22μm，边缘可见瘤状突起或伪足。胞核大，约占细胞体积的 4/5，圆形，居中，染色质为细致的颗粒状，较原始粒细胞稍粗而紧密，染紫红色。核仁 1～3 个，大小不一，染浅蓝色，边界不清楚。胞浆较少，但比原粒多，深蓝色不透明，有油画蓝感，在核周围常形成淡染区，无颗粒。

（2）早幼红细胞：胞体圆形或椭圆形，直径 15～18μm。胞核圆形，居中，占细胞 2/3 以上，染色质浓集呈粗颗粒状，甚至小块状，核仁模糊或消失。胞浆略增多，呈不透明蓝色或深蓝色，瘤状突起及核周淡染区仍可见，无颗粒。

（3）中幼红细胞：胞体圆形，直径 8～15μm。核圆形，居中，占细胞 1/2 以上，染色质凝聚呈块状或条索状，中间有明显空隙，如打碎墨砚感，无核仁。随着中幼红细胞的成熟，血红蛋白不断增多，以致胞浆增多，呈嗜多色性（蓝灰色），无颗粒。

（4）晚幼红细胞：胞体圆形，直径 7～10μm。核圆形，居中或偏位，占细胞 1/2 以下，染色质聚集呈数块或呈紫黑色团块状（称为碳核），染色质致密坚实，结构模糊，可见胞核破碎状或脱出胞浆外的现象。胞浆多，含有丰富的血红蛋白，呈淡红色或灰红色，无颗粒。

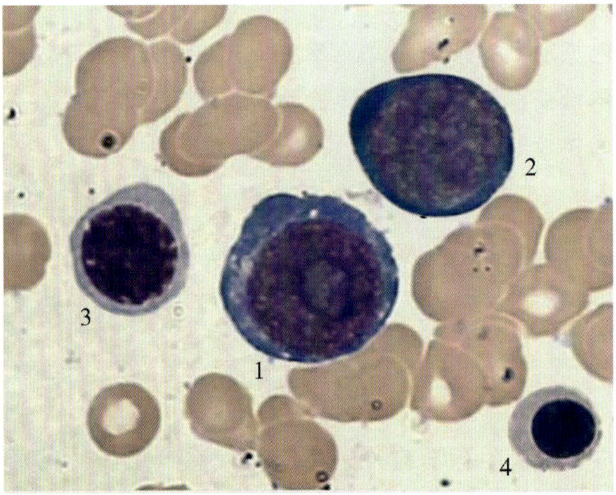

1. 原始红细胞　2. 早幼红细胞　3. 中幼红细胞　4. 晚幼红细胞

图 26－1　各种有核红细胞

2. 幼稚红细胞的异常形态

（1）巨幼红细胞：是胚胎早期的幼稚红细胞，出生后仅见于叶酸、维生素 B_{12} 缺乏的巨幼细胞性贫血或某些血液病时。巨幼红细胞形态特征是胞体比一般正常幼稚红细胞大，胞浆丰富，胞核的成熟落后于胞浆，染色质细致、疏松。

1）原始巨幼红细胞：胞体巨大，直径 18～30μm。核大，圆形或椭圆形，常偏位，染色质较原始红细胞细致均匀，疏松似网状，无任何聚集倾向，有 2～6 个核仁。胞浆较丰富，染不均匀蓝色，核周淡染区明显。

2）早巨幼红细胞：胞体直径 15～25μm。核大，圆形，染色质较疏松，部分开始聚集倾向，有时可见核仁。胞浆丰富，染蓝色或略显嗜多色性。

3）中巨幼红细胞：胞体直径 10 ~ 20μm。核圆形或不规则，可见双核或多核，染色质为点彩状或粗网状，不成团块状。胞浆丰富，呈嗜多色性。胞核发育落后于胞浆。

4）晚巨幼红细胞：胞体直径 8 ~ 18μm。核较小，常偏一侧，染色质聚集得比中巨幼红细胞更粗，多有网状结构痕迹，可见多核、核碎裂、核畸形等。胞浆多，血红蛋白含量丰富，染粉红色，脱核后即为巨红细胞。

（2）红细胞巨幼样变：幼稚红细胞不典型巨幼样变化。多见于早幼、中幼阶段，其体积稍大，核圆形或畸形，染色质粗而不均，胞浆更丰富，有时着色可呈假颗粒状或泡沫样。常见于白血病、肿瘤等患者，尤其在化疗后更常见。

（3）巨型原始红细胞：胞体直径 30 ~ 60μm。见于单纯红细胞再生障碍性贫血，是由于某种因子阻断原始红细胞向下发育所致，其形态结构大体与原始红细胞相似。

（4）空泡型红细胞：早幼、中幼红细胞的胞浆中出现 3 ~ 20 个直径 < 1μm 的小空泡，苏丹黑、过碘酸 - 雪夫反应均呈阴性，见于氯霉素或酒精中毒的患者。

（5）异常成熟红细胞：详见第三章第十节。

（二）粒细胞系统

髓系祖细胞在粒 - 单核细胞集落刺激因子（GM - CSF）等作用下，分化发育为粒单系祖细胞，然后分化为粒系祖细胞，进一步发育为原始粒、早幼粒、中幼粒、晚幼粒、杆状核和分叶核粒细胞。

1. 粒细胞系的正常形态（图 26 - 2）

（1）原始粒细胞：胞体圆形或类圆形，直径 10 ~ 20μm。胞核较大，占细胞的 4/5 以上，圆形或类圆形，居中或略偏位。染色质呈细颗粒状，均匀平坦如一层薄纱，核膜较模糊。核仁 2 ~ 5 个，较小，清楚可辨，呈淡蓝色。胞浆较少，呈透明天蓝色或深蓝色，绕于核周，有时在近核处可见胞浆染色较浅，无颗粒。原始粒细胞分为Ⅰ型和Ⅱ型，Ⅰ型为典型的原始粒细胞，胞浆中无颗粒；Ⅱ型胞浆中有少量细小的颗粒。

（2）早幼粒细胞：胞体圆形或椭圆形，直径 12 ~ 25μm，较原始粒细胞大。胞核大，约占细胞 2/3 以上，圆形、椭圆形或一侧微凹陷，常偏一侧。染色质较原始粒细胞粗糙，核仁模糊或消失。胞浆较多，呈天蓝色或浅蓝色，胞浆内出现数量不等、大小不一、形态各异、紫红色的非特异性颗粒（也称嗜天青颗粒），有少许覆盖在核上。

（3）中幼粒细胞：粒细胞从中幼阶段开始，胞浆中出现不同的特异性颗粒：中性颗粒、嗜酸性颗粒和嗜碱性颗粒。借此可明确地区分各粒细胞的类别。

1）中性中幼粒细胞：胞体圆形，直径 10 ~ 20μm。胞核呈椭圆形或一侧开始扁平，常偏于一侧，占细胞的 1/2 ~ 2/3，染色质聚集呈索块状，核仁消失。胞浆多，呈淡红色或淡蓝色，内含细小、大小较一致、分布密集的中性颗粒，呈淡紫红色或淡红色。早期在胞浆的边缘可见少数或个别残留的非特异性颗粒。

2）嗜酸性中幼粒细胞：胞体圆形，直径 15 ~ 20μm，比中性中幼粒细胞稍大。胞核与中性中幼粒细胞相似。胞浆内布满粗大、均匀、圆形、排列紧密、呈橘红色的嗜酸性颗粒，有立体感及折光性，如剥开的石榴。有时嗜酸性颗粒染成黄色或褐色，有些胞浆中除嗜酸性颗粒外，还可见嗜碱性颗粒，称为双染性嗜酸性粒细胞。

3）嗜碱性中幼粒细胞：胞体圆形，直径 10～15μm，较中性中幼粒细胞略小。胞核椭圆形，轮廓不清楚，染色质模糊。胞浆及核上有数量不多、大小不等、形态不一、多数粗大、排列凌乱的嗜碱性颗粒，呈深紫黑色或蓝黑色。几种颗粒的鉴别见表 26－1。

表 26－1　胞浆中四种颗粒的鉴别

	非特异性颗粒	中性颗粒	嗜酸性颗粒	嗜碱性颗粒
大小	较中性颗粒粗大	细小	粗大	最粗大
	大小不一致	大小一致	大小一致	大小不一致
形态	形态不一	细颗粒状	圆形或椭圆形	形态不一
颜色	紫红色	淡红色或紫红色	橘红色或黄色	深紫黑色或蓝黑色
分布	不一，有时盖核上	均匀，充满胞浆	均匀，充满胞浆	不一，常盖核上
数量	少量、中等量	多	多	不多

（4）晚幼粒细胞

1）中性晚幼粒细胞：胞体圆形，直径 10～16μm。胞核占细胞 1/2 以下，常偏位，明显凹陷，呈肾形、马蹄形或半月形，其核凹陷程度不超过假设核直径的一半。染色质较粗糙，排列更紧密呈小块状，无核仁。胞浆多，染浅红色，充满细小均匀的淡紫红色中性颗粒，A 颗粒少或无。

2）嗜酸性晚幼粒细胞：胞体圆形，直径 10～16μm。胞核在中央或偏一侧，呈肾形或半月形。胞浆充满嗜酸性颗粒。

3）嗜碱性晚幼粒细胞：胞体圆形，直径 10～14μm。胞核固缩呈肾形，轮廓模糊，胞浆及核上有少量分布不匀的嗜碱性颗粒。

（5）杆状核粒细胞：包括中性杆状核粒细胞、嗜酸性杆状核粒细胞和嗜碱性杆状核粒细胞，具体形态特征见第二章第四节。

（6）分叶核粒细胞：包括中性分叶核粒细胞、嗜酸性分叶核粒细胞和嗜碱性分叶核粒细胞，具体形态特征见第二章第四节。

中性粒细胞、嗜酸性粒细胞和嗜碱性粒细胞分别有各自祖细胞，只是原始和早幼阶段难以区分而共同讲解。

2. 粒细胞的异常形态

（1）白血病性粒细胞：在白血病时，粒细胞形态发生改变，称白血病性粒细胞。其常见的特征为：原始粒细胞大小异常，核畸变，呈凹陷、折叠、肾形、分叶及扭曲等。核仁增大、融合、畸形等。胞核与胞浆发育不同步，原始粒细胞胞浆中出现较多的嗜天青颗粒或 Auer 小体，后者是急性髓系白血病的诊断标志之一。Auer 小体由嗜天青颗粒融合串联而成。

（2）粒细胞分叶过多和巨幼变：是维生素 B_{12} 或叶酸缺乏引起的核酸代谢障碍导致

粒细胞核病变，常见中幼、晚幼、杆状核粒细胞出现胞体及胞核变大，并呈幼稚样变化，如核肿胀、疏松，胞浆颗粒减少等，而成熟粒细胞则表现为分叶过多（6~10 叶）。也可见于慢粒、红白血病及一些骨髓增殖性疾病的化疗后。

（3）Jorden 异常：本病为家族性疾病，特征是粒细胞的胞浆出现空泡。也可涉及淋巴细胞、浆细胞，但不见于原始阶段细胞。有报告 Jorden 异常者与进行性肌体麻痹症或鱼鳞癣等相关。

粒细胞其他异常形态，详见第二章第四节。

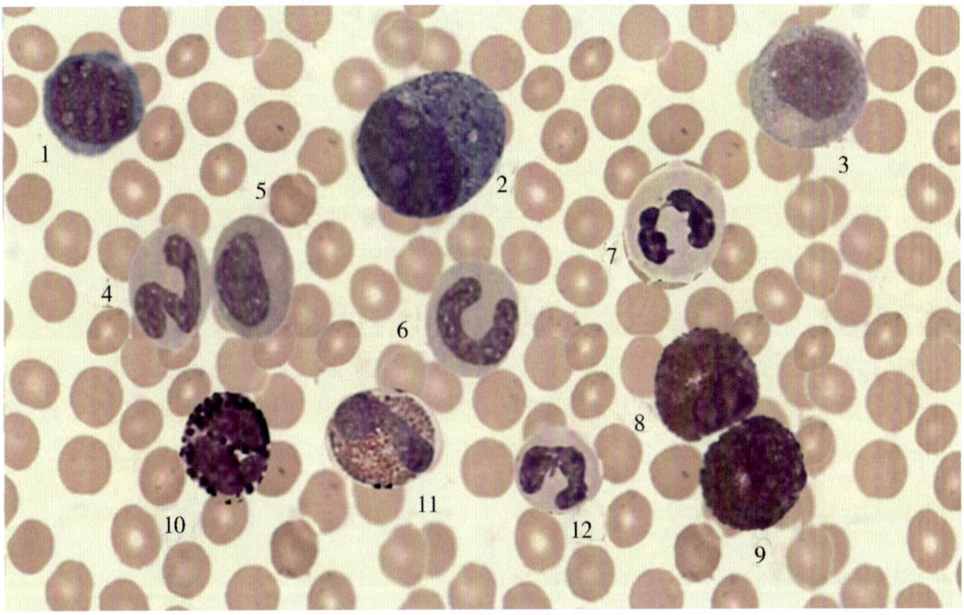

1. 原始粒细胞 2. 早幼粒细胞 3. 中性中幼粒细胞 4、6、12. 中性杆状核粒细胞 5. 中性晚幼粒细胞 7. 中性分叶核粒细胞 8、9. 嗜酸性中幼粒细胞 10. 嗜碱性粒细胞 11. 嗜酸性杆状核粒细胞

图 26－2 各种粒细胞

（三）单核细胞系统

1. 单核细胞系的正常形态（图 26－3）

（1）原始单核细胞：胞体圆形或不规则，直径 14~25μm，常有伪足。胞核圆形或不规则，可有折叠、扭曲，染色质纤细、疏松如网，染淡紫红色。核仁 1~3 个，大而清楚。胞浆较多，呈灰蓝色或蓝色，不透明，无颗粒。

（2）幼稚单核细胞：胞体圆形或不规则，直径 15~25μm，可有伪足。胞核常不规则，呈扭曲、折叠状，有凹陷、切迹。染色质开始聚集呈丝网状，核仁模糊或消失。胞浆增多，呈灰蓝色、不透明，可见细小、紫红色的嗜天青颗粒和空泡。

（3）单核细胞：详见第二章第四节。

2. 单核细胞的异常形态

（1）白血病性单核细胞：白血病时单核细胞可有核浆发育不平衡现象，核形异常，

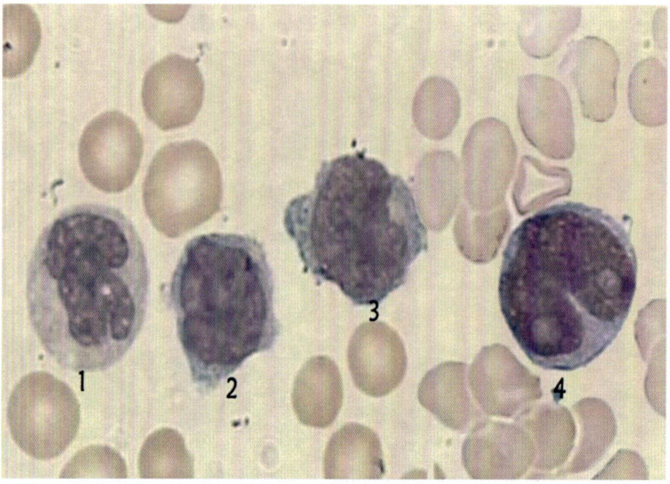

1. 单核细胞 2、3. 幼稚单核细胞 4. 原始单核细胞

图 26－3 各种单核细胞

呈笔架状、杆状、分叶状等，胞浆可出现 Auer 小体等病理性形态变化。

（2）毒性和退行性变：核肿胀，染色质松散，胞浆偏红，出现空泡、毒性颗粒。

（3）激活型单核细胞：单核细胞在炎症刺激时，出现增生，胞体变大，直径达 20～30μm，核形多样化，胞浆丰富，常有多个伪足，有时可见空泡或吞噬异物。

（四）淋巴细胞系统

1. 淋巴细胞系的正常形态（图 26－4）

（1）原始淋巴细胞：胞体圆形或类圆形，直径 10～18μm。胞核大，位于中央或稍偏一侧，圆形或类圆形。染色质呈颗粒状，比原粒细胞稍粗，排列匀称，核膜浓厚，界限清晰，核仁 1～2 个，较清楚。胞浆少，呈淡蓝色，无颗粒，核周界明显，近核处可有一透明区。

（2）幼稚淋巴细胞：胞体圆形或类圆形，直径 10～16μm。胞核圆形或类圆形，有时核凹陷，核仁模糊或消失，染色质较原始淋巴细胞粗。胞浆少，呈淡蓝色，偶有少许紫红色颗粒。

（3）淋巴细胞：详见第二章第四节。

2. 淋巴细胞的异常形态

（1）白血病性淋巴细胞：急性淋巴细胞白血病时，原始淋巴细胞或幼稚淋巴细胞变化很大，核有凹陷、切迹或不规则形。染色质丰富，呈粗颗粒状，致密浓染，核仁异常，胞浆少，可有空泡。慢性淋巴细胞白血病的淋巴细胞核多有切迹，染色质浓缩紧密，染深紫黑色，胞浆极少。

（2）异型淋巴细胞：常见于病毒感染时，其形态特征见第二十七章第六节。

四种原始细胞的鉴别见表 26－2。

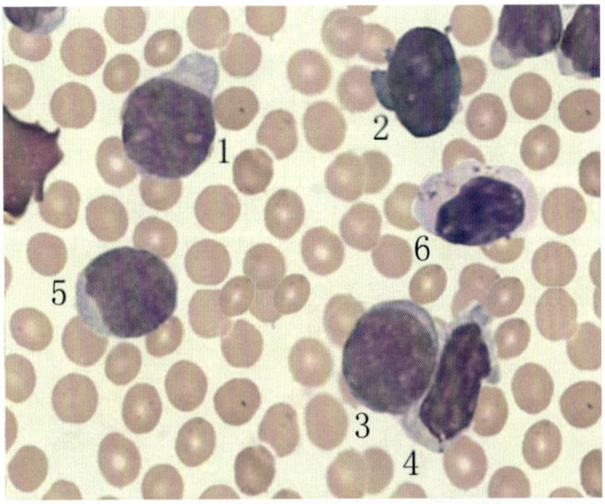

1、2. 原始淋巴细胞　3、5. 幼稚淋巴细胞　4. 小淋巴细胞　6. 大淋巴细胞

图 26－4　各种淋巴细胞

表 26－2　四种原始细胞的鉴别要点

	原始红细胞	原始粒细胞	原始单核细胞	原始淋巴细胞
细胞大小	15～22μm	10～20μm	14～25μm	10～18μm
细胞形态	圆形或椭圆形，伪足	圆形或类圆形	圆形或不规则	圆形或类圆形
胞核形态	圆形，居中	圆形或类圆形，居中	圆形或不规则	类圆形，稍偏
染色质	细致的颗粒状，较原粒细胞稍粗而紧密	呈细颗粒状，均匀平坦如一层薄纱	纤细、疏松，呈细丝网状	粗细在原粒和原红之间
核仁	1～3 个，浅蓝，不清	2～5 个，淡蓝色，清楚	1～3 个，大而清楚	1～2 个，较清楚
胞浆	深蓝色，核周淡染，不透明	天蓝色，透明	灰蓝或蓝色，不透明	量少，淡蓝色，透明
POX 染色	阴性	少数分化好者阳性	阴性或弱阳性	阴性

（五）浆细胞系统（图 26－5）

1. 浆细胞系的正常形态

（1）原始浆细胞：胞体圆形或椭圆形，直径 15～25μm。胞核圆形，占胞体的 2/3 以上，常偏位。染色质呈粗颗粒状，核仁 2～5 个。胞浆多，呈深蓝色，不透明，无颗粒，可有空泡，核旁淡染区模糊。

（2）幼稚浆细胞：胞体椭圆形，直径 12～16μm。胞核圆形，偏位，染色质较原始浆细胞粗，核仁模糊或无。胞浆丰富，深蓝色不透明，常有空泡及半圆形核旁淡染区，偶有少许紫红色的颗粒。

（3）浆细胞：胞体椭圆形，大小不一，直径8～15μm。胞核圆形，较小且明显偏于一端，占胞体1/3以下，染色质呈块状，副染色质空隙明显，似车轮状、龟裂状，无核仁。胞浆丰富，呈深蓝色不透明，常有较多空泡（称为泡沫浆），偶见少许紫红色的颗粒。核旁有明显的半圆形淡染区。

2. 浆细胞的异常形态 在病理情况下，浆细胞可出现异常形态，如火焰细胞、拉塞尔（Russell）小体、莫特细胞（Mott cell）、晶状体及大小异常等，常见于多发性骨髓瘤，也可见于反应性浆细胞增生及浆细胞白血病等。

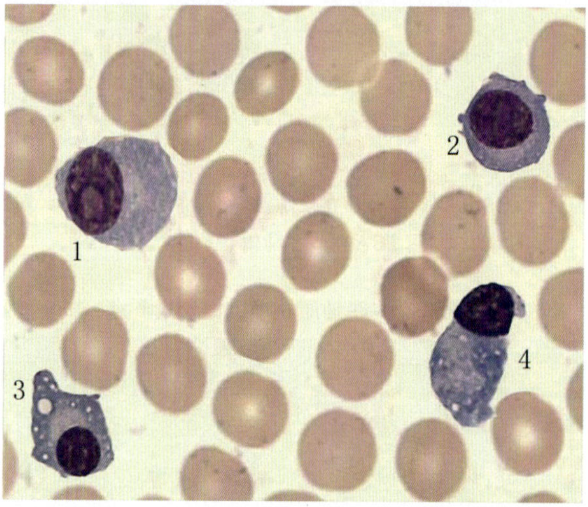

1. 原始浆细胞 2. 幼稚浆细胞 3、4. 浆细胞

图26－5 各种浆细胞

（六）巨核细胞系统

1. 巨核细胞系的正常形态（图26－6）

（1）原始巨核细胞：胞体圆形或不规则，直径15～30μm。胞核较大，占胞体3/4以上，染色质细致（但比其他原始细胞粗），颗粒状排列紧密，分布不均匀。核仁2～3个，常不清晰，呈淡蓝色。胞浆较少，呈蓝色或深蓝色，周边浓染，不透明，无颗粒，可见胞浆指状突起或伪足。

（2）幼稚巨核细胞：胞体不规则，直径30～50μm。胞核不规则，占细胞1/2以上，染色质粗或小块状，排列紧密，无核仁。胞浆较丰富，呈深蓝色或蓝色，近核处出现少许细小颗粒而使该处呈淡红色，常有伪足突起。

（3）颗粒型巨核细胞：胞体不规则，直径40～70μm，有的可达100μm以上。胞膜完整，胞核巨大、不规则，核分叶后常重叠，染色质呈块状或条状。胞浆极丰富，呈淡蓝色，充满大量细小、均匀一致的淡紫红色颗粒。

（4）产血小板型巨核细胞：胞体直径40～70μm，有时可达100μm。胞核巨大、不规则，染色质呈条状或块状。胞浆丰富，呈淡红色，颗粒丰富并聚集成簇（称为雏形血小板）。胞膜不完整，其外侧常有释放的聚集血小板。

（5）裸核型巨核细胞：胞核同产血小板型巨核细胞，胞浆无或少许。裸核型巨核细胞有时是由于制片时将胞浆推散所致。

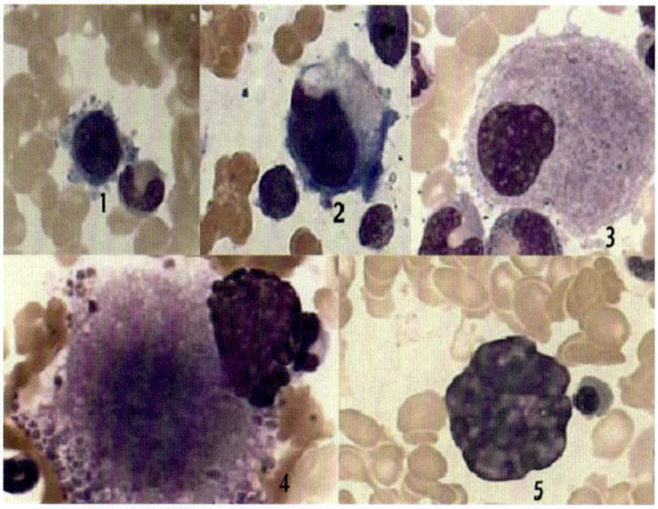

1. 原始巨核细胞（周围有血小板附着） 2. 幼稚巨核细胞
3. 颗粒型巨核细胞 4. 产血小板型巨核细胞 5. 裸核型巨核细胞

图 26 -6 各种巨核细胞

2. 巨核细胞的异常形态

（1）小型巨核细胞：也称侏儒型巨核细胞，胞体直径 10 ~ 20μm，甚至更小，多为一个核，较大型者可有两个或多个核。染色质因高度深染常看不清结构，偶见 1 ~ 2 个小核仁。核周围有少量或中等量的不规则胞浆，常有伪足样突起，胞浆颗粒丰富或颗粒过少甚至缺失，染粉色、蓝色或蓝粉色，周围可见血小板。小型巨核细胞常见于慢性粒细胞性白血病、巨核细胞白血病、骨髓增生异常综合征等。

（2）巨核细胞分叶过多和巨大变化：在缺乏维生素 B_{12} 或叶酸时，巨核细胞呈巨大、幼稚、多叶等变化。在恶性贫血和巨核细胞白血病时，可见多核现象。

（3）变性巨核细胞：多见于幼稚阶段巨核细胞。胞体大，胞浆丰富，染蓝色，呈玻璃样变，颗粒少或无，可见空泡，核中也可见空泡。见于特发性血小板减少性紫癜。

（4）异常血小板：在病理情况下，血小板可出现形态改变，如大型或巨大型血小板、带状血小板及颗粒缺失型血小板等。

（七）其他细胞

1. 内皮细胞 胞体极不规则，多呈长尾形、梭形，直径 8 ~ 25μm 或者更大。胞膜完整，边界清晰。胞核不规则、圆形或椭圆形，偶见双核，染色质呈粗网状，多无核仁。胞浆中等，分布于细胞的一端或两端，呈淡蓝色或灰蓝色，可有少量细小的紫红色颗粒（图 26 -7）。

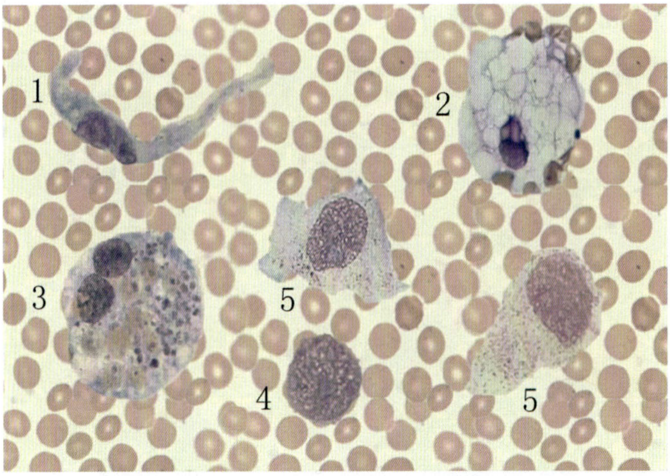

1. 内皮细胞　2. 脂肪细胞　3. 吞噬细胞　4. 涂抹细胞　5. 各种弗拉它细胞

图 26-7　骨髓中其他细胞

2. 网状细胞　它不是某一种细胞，而是对来自结缔组织间质的一组不同类型细胞的总称。它们与支架细胞、纤维细胞共同组成造血微环境。这些细胞具有黏附力，不易被穿刺吸出，但可少量存在于骨髓涂片中，其形态常因抽吸而遭破坏。胞体为椭圆形或不规则，大小不一，直径 20~50μm，胞膜不完整，边缘呈撕纸状。胞核紫红色椭圆形，染色质呈粗网状，有 1~2 个较清晰的蓝色核仁。胞浆较丰富，呈淡蓝色，有少许嗜天青颗粒，有时含有吞噬的色素颗粒、脂肪滴、血细胞等（图 26-8）。

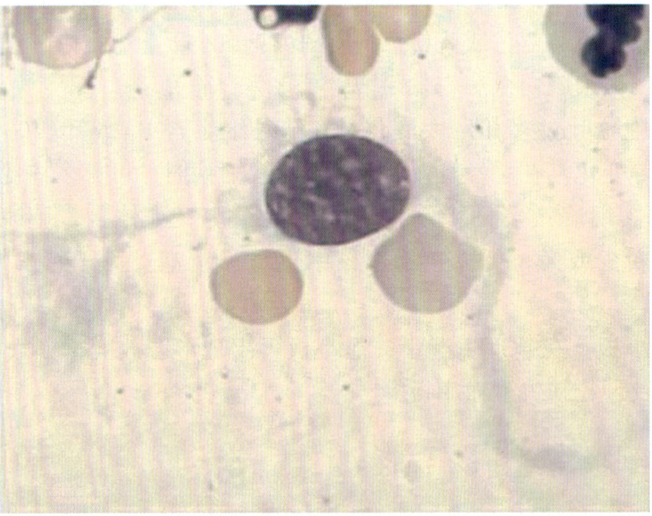

图 26-8　网状细胞

3. 吞噬细胞　不是独立系统的细胞，而是胞体内包含有吞噬异物的一组细胞总称。包括单核细胞、组织细胞、粒细胞、血管内皮细胞、纤维细胞等。吞噬细胞的胞体大小和形态极不一致，由吞噬物的类型及多少而定。其胞核圆形、椭圆形或不规则形。核相对较小，常一个，有时两个或多个，核常被挤至细胞的一侧，染色质较疏松，核仁有或无。胞浆多少不一，淡蓝色或灰蓝色，常有空泡，并有数量不等的吞噬物（图 26－7）。

4. 组织嗜碱细胞 又称肥大细胞（mast cell）。胞体外形多样，可呈梭形、圆形、椭圆形或不规则形，直径 12～20μm。胞核较小，圆形或椭圆形，常被颗粒遮盖。染色质模糊，结构不清，无核仁。胞浆较丰富，充满粗大、排列紧密、大小一致、深紫红色或黑褐色颗粒。胞浆的边缘常可见突出的颗粒，可见胞体四周呈淡红色。某些组织嗜碱细胞胞浆颗粒排列非常紧密，且覆盖核上，使胞浆难以辨认（图 26－9）。

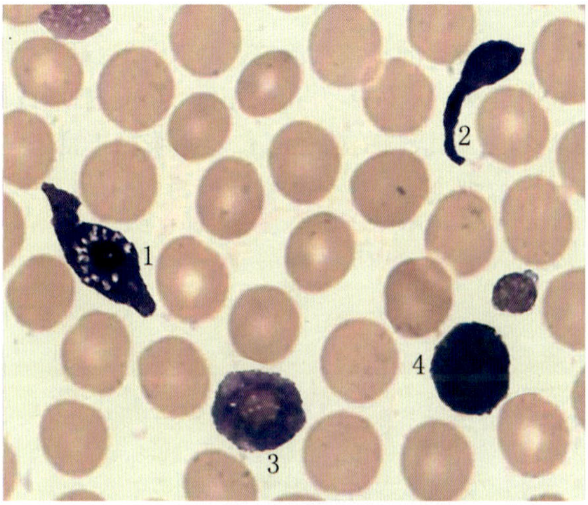

图 26－9 各种组织嗜碱细胞

5. 成骨细胞 又称为造骨细胞。胞体较大，直径 25～40μm，为长椭圆形或不规则，胞核椭圆形，常偏于一侧，染色质呈粗网状，有 1～3 个较清晰的蓝色核仁。胞浆丰富，呈灰蓝色或淡蓝色，常有空泡，距核较远处常有椭圆形淡染区，偶见少许紫红色颗粒。胞体边缘清楚或呈模糊云雾状。常多个成簇分布。成骨细胞与浆细胞有许多相似之处，两者应注意鉴别（图 26－10，表 26－3）。

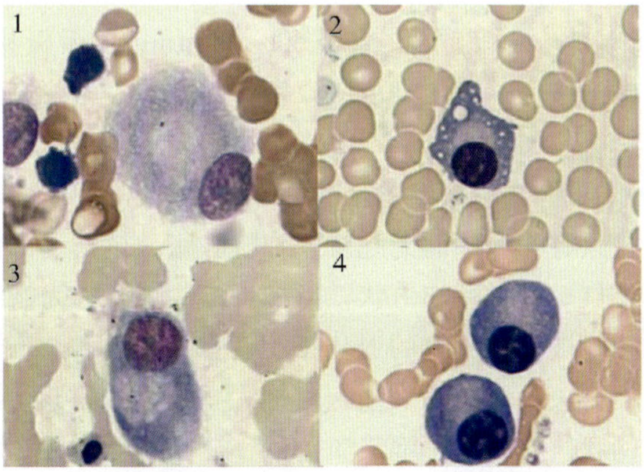

1、3. 成骨细胞　　2、4. 浆细胞

图 26－10 成骨细胞和浆细胞

表 26－3　成骨细胞和浆细胞的鉴别要点

	成骨细胞	浆细胞
染色质	粗网状	块状
核仁	常有，1～3 个	无，有时有假核仁
淡染区	距核较远，呈椭圆形	核旁，常呈半月形
存在方式	常成堆存在	常单个存在

6. 破骨细胞　为骨髓中最大的多核细胞之一（图 26－11）。直径 60～100μm，形态不规则，如手掌状或撕纸状。胞核多为几个至数十个，圆形或椭圆形，彼此孤立，染色质呈粗网状，有 1～2 个较清晰的蓝色核仁。胞浆极丰富，呈淡蓝色、淡红色或红蓝相间。胞浆中有大量较细小的淡紫红色颗粒或粗大的紫红色颗粒。要与巨核细胞鉴别。

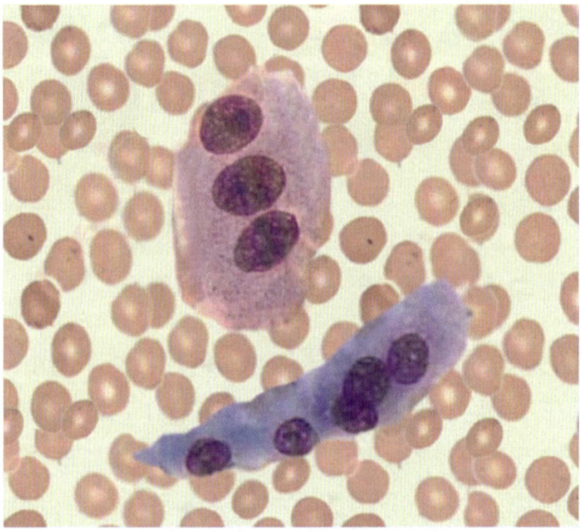

图 26－11　各种破骨细胞

7. 脂肪细胞　胞体圆形或椭圆形，直径 60～100μm，胞膜极易破裂，边缘不整齐。胞核较小，不规则，常被挤在一边，染色质致密，无核仁。胞浆充满大量大小不一的脂肪空泡（图 26－7）。

8. 涂抹细胞及退化细胞　涂抹细胞经常由于推片造成，有时是细胞退化所致，涂抹细胞大小不一，通常只有一个核而无胞浆，胞核肿胀，核结构常模糊不清，染成均匀淡紫红色，有的可见核仁。有时呈扫帚状，形如竹篮，故又称为篮细胞。晚期早幼粒或早期中幼粒细胞在推片时被推散所致的退化细胞为弗拉它（Ferrata）细胞（图 26－7），其胞体变大，胞膜破裂，边缘不整齐，细胞扁平无立体感。胞核卵圆形，较大，有时核膜不完整，染色质粗网状，着色淡。胞浆淡蓝色，分布若干嗜天青颗粒。

二、骨髓细胞检验

（一）骨髓细胞检验的临床应用

骨髓细胞检验的临床应用主要包括两方面：①辅助诊断疾病：主要是血液系统疾病。②观察疗效及定期复查。

（二）骨髓的取材

1. 穿刺部位的选择　一般选择骨髓腔中红髓丰富、浅表、易定位的部位穿刺。

（1）髂后上棘：骨质薄，骨髓液丰富，容易穿刺，是骨穿的首选部位。

（2）髂前上棘：骨质硬，骨髓腔小，易穿刺失败。用于翻身困难或需多处穿刺者。

（3）胸骨：因后面有重要脏器不常用。当其他部位穿刺不成功时才考虑胸骨。

（4）其他部位：如第3、4腰椎棘突，小儿胫骨头内侧等。

2. 骨髓穿刺应注意的问题

（1）安全性：穿刺前向患者作骨髓穿刺安全性和必要性的解释，注意无菌操作。

（2）骨髓量：一般抽取不超过0.2ml。

（3）干抽：指非技术性错误，多部位、多次穿刺均抽不出骨髓，见于白血病、真性红细胞增多症、骨髓纤维化、再障等。

（4）骨髓液被稀释：如抽吸骨髓液时混进部分血液，称为骨髓部分稀释；如抽出的骨髓液全部是血液，称为骨髓完全稀释。完全稀释的骨髓片与血涂片的细胞成分完全一样；部分稀释时骨髓小粒、油滴减少，骨髓特有细胞少，成熟细胞/幼稚细胞>3/5。

3. 骨髓取材成功的指标

（1）在抽吸骨髓液时，患者感到有瞬间的酸痛感（有的患者无这种感觉）。

（2）抽出的骨髓液，有较多的黄色小粒（多为骨髓小粒，有的是脂肪）。

（3）镜下见较多骨髓特有细胞，如幼稚细胞、巨核细胞、破骨细胞、组织细胞等。

（4）中性杆状核粒细胞/分叶核粒细胞比值大于外周血比值。

4. 骨髓涂片　取骨髓液1滴置于载玻片的一端，推制薄层骨髓片。涂片干燥后，用铅笔在髓膜头部写上姓名、编号、日期。

5. 骨髓片染色　骨髓中有核细胞量多，因此染色时应注意以下问题：

（1）涂片后应立即染色，如不能染色，应先固定，但保存过久，染色背景会变蓝。

（2）最好用瑞特-吉姆萨染色，染液的用量应多于染血片，染色时间要长些。

（3）细胞染色时间与细胞密度、温度等有关，故将染色中的涂片先在镜下观察，直到着色满意为止。

（三）骨髓细胞检验

1. 低倍镜观察

（1）全面观察涂片情况：观察涂片厚薄、骨髓小粒多少和染色等，了解骨髓取材和涂片情况，选择满意的区域进行有核细胞分类计数。

（2）判断骨髓增生程度：骨髓中有核细胞的密度或有核细胞与成熟红细胞比例，骨髓增生程度分为五级，见表26－4（图26－12）。

表26－4 骨髓增生程度的分级（五级法）

骨髓增生程度	有核细胞与成熟红细胞之比		临床意义
	范围	平均	
增生极度活跃	1∶0.5～1∶2	1∶1	各种急、慢性白血病
增生明显活跃	1∶5～1∶12	1∶10	各种白血病、增生性贫血
增生活跃	1∶16～1∶32	1∶20	正常骨髓象、某些贫血
增生减低	1∶35～1∶70	1∶50	造血功能低下
增生极度减低	1∶300	1∶300	再生障碍性贫血

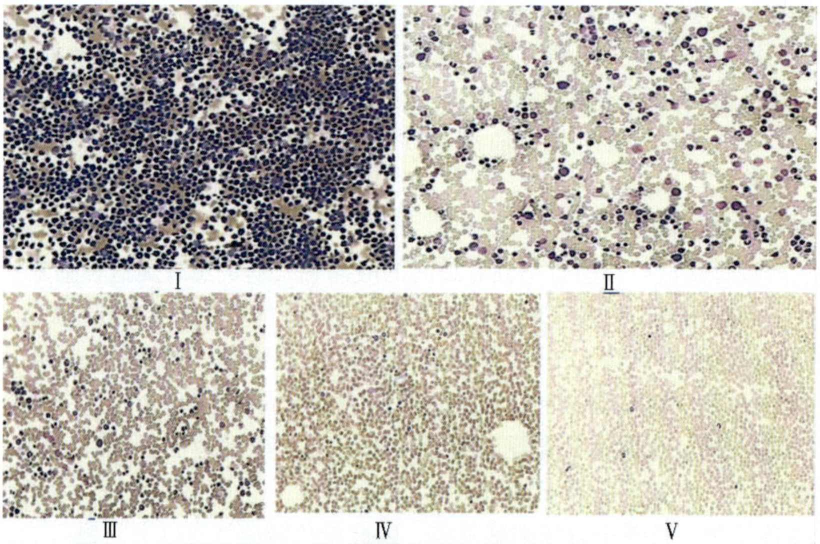

Ⅰ. 增生极度活跃　Ⅱ. 增生明显活跃　Ⅲ. 增生活跃　Ⅳ. 增生减低　Ⅴ. 增生极度减低

图26－12 骨髓增生程度（低倍镜）

（3）巨核细胞计数并分类：由于巨核细胞胞体大、全片数量少，故巨核细胞的计数一般在低倍镜下进行，参考区间为7～35个/片，必须油镜下观察证实。

（4）全片观察：注意有无体积较大或成堆分布的异常细胞，如骨髓转移癌细胞、恶性组织细胞、恶性淋巴瘤细胞、戈谢细胞、尼曼－匹克细胞、海蓝组织细胞等。

2. 油镜观察

（1）有核细胞分类：选择厚薄适宜、细胞结构清楚、红细胞呈淡红色、背景干净的部位，对200个有核细胞进行计数。增生明显活跃以上者最好计数400～500个有核细胞，对于增生极度减低者可计数100个。

（2）各细胞系形态学观察：仔细观察各系各阶段细胞的形态是否正常。

1）粒细胞系：观察粒细胞系增生程度、各阶段细胞百分比和形态变化，注意嗜酸性粒细胞、嗜碱性粒细胞的百分比和有无形态变化，如分叶过多、毒性变化等。

2）红细胞系：观察红细胞系增生程度、各阶段细胞百分比，注意中幼、晚幼红细胞胞浆变化，晚幼红细胞脱核情况，有无巨幼红细胞或其他异常现象，同时观察成熟红细胞形态、大小、染色和结构的变化。

3）巨核细胞系：计数全骨髓片的巨核细胞，若血小板减少，应进行形态观察和分类计数。

4）淋巴细胞系、浆细胞系、单核细胞系：观察有无数量改变或形态异常。

（3）非造血细胞和异常细胞：如网织红细胞、内皮细胞、转移癌细胞等。

（4）观察核分裂象：计数500～1000个有核细胞中有丝分裂象细胞数目。

（5）观察有无寄生虫：如疟原虫、弓形虫、黑热病等。

3. 计算

（1）计算各系统细胞总百分比及各阶段细胞百分比。

（2）计算粒红比值（G/E）：粒红比值是指各阶段粒细胞（包括中性粒细胞、嗜酸性粒细胞、嗜碱性粒细胞）百分率总和与各阶段有核红细胞百分率总和之比。例：粒细胞总百分比为75%，有核红细胞总百分比为25%，则粒红比为75/25＝3∶1。

（3）巨核细胞分类计数：计算各阶段巨核细胞百分比或各阶段巨核细胞的个数。

4. 填写骨髓细胞学检验报告单

（1）填写相关信息：姓名、骨髓涂片号、穿刺部位、穿刺时间、临床诊断等。

（2）填写数据：各系各阶段细胞百分比、骨髓增生程度、粒红比值等。

（3）文字描述：骨髓涂片、血涂片及细胞化学染色三个部分，要求简单扼要、条理清楚、重点突出。

1）取材与染色情况：填写骨髓涂片取材、制备和染色情况。

2）骨髓涂片特征：主要包括粒细胞系、红细胞系、巨核细胞系、淋巴细胞系、单核细胞系、浆细胞系等增生程度、各阶段细胞比例及细胞形态。

3）血涂片特征：详见血象检验。

4）细胞化学染色特征：逐项对每种细胞化学染色结果进行描述，详见本章第二节。

（4）填写诊断意见及建议：根据骨髓象、血象和细胞化学染色所见，结合临床资料提出临床诊断意见，诊断意见分肯定性诊断、提示性诊断、符合性诊断、可疑性诊断、排除性诊断和形态学描述等。

（5）填写报告日期并签名。

骨髓细胞形态学检验报告单见图26－13。

姓名 陈昕　年龄 22岁　性别 女　科别 内科　病区　床号　病案号326758

采取日期2013年3月28日　采取部位右髂后上棘　临床诊断贫血等查　涂片号2013－358－M1

细胞名称			血涂片	骨髓片		
			%	X	±SD	%
粒细胞系统		原始粒细胞		0.42	0.42	0.5
		早幼粒细胞		1.27	0.81	1.0
	中性	中幼		7.23	2.77	4.0
		晚幼		11.36	2.93	7.0
		杆状核	2.0	20.01	4.47	15.0
		分叶核	52.0	12.85	4.38	7.0
	嗜酸性	中幼		0.50	0.49	
		晚幼		0.80	0.64	
		杆状核		1.06	0.95	
		分叶核	3.0	1.90	1.48	1.0
	嗜碱性	中幼		0.01	0.03	
		晚幼		0.02	0.03	
		杆状核		0.03	0.07	
		分叶核		0.16	0.24	
红细胞系统		原始红细胞		0.37	0.36	1.0
		早幼红细胞		1.34	0.88	3.0
		中幼红细胞		9.45	3.33	30.5
		晚幼红细胞		9.64	3.50	20.0
		早巨红细胞				
		中巨红细胞				
		晚巨红细胞				
淋巴细胞系统		原始淋巴细胞		0.01	0.01	
		幼稚淋巴细胞		0.08	0.15	
		淋巴细胞	40.0	18.90	5.46	9.0
单核细胞系统		原始单核细胞		0.01	0.02	
		幼稚单核细胞		0.06	0.07	
		单核细胞	3.0	1.45	0.88	1.0
浆细胞系统		原始浆细胞		0.002	0.01	
		幼稚浆细胞		0.03	0.07	
		浆细胞		0.54	0.38	
		组织细胞		0.16	0.20	
		内皮细胞		0.01	0.04	
其他		组织嗜碱细胞		0.02	0.03	
		吞噬细胞		0.18	0.19	
		分类不明细胞		0.02	0.04	
		异型淋巴细胞				
		淋巴瘤细胞				
共数有核细胞数			100个			200个

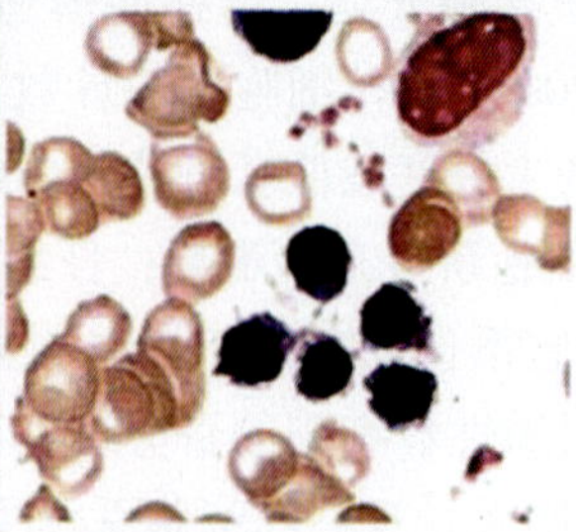

【骨髓涂片】

1. 骨髓小粒易见，涂片制备良好，染色良好。
2. 骨髓涂片有核细胞增生明显活跃，粒红比为1:1.54。
3. 红系明显增生，占54.5%，以中晚幼红细胞为主，其胞体小、边缘不整齐，浆量少、浆偏蓝。红细胞多数较小，中央淡染区明显扩大，嗜多色红细胞可见。全片红系分裂象细胞较易见。
4. 粒系相对减少，占35.5%，各阶段粒细胞比例和形态无明显异常。
5. 淋巴细胞比例相对减少。
6. 单核细胞比例无明显增减。
7. 全片巨核细胞约210个。分类25个，其中幼巨1个、颗粒巨14个、产板巨9个、裸核巨1个。血小板易见，呈小堆、大堆分布，形态正常。
8. 全片未见其他明显异常细胞及寄生虫。

【血涂片】

有核细胞数无明显增减，以中性分叶核粒细胞和淋巴细胞为主，形态正常。红细胞大小不一，多数较小，淡染区明显扩大。血小板易见，呈成堆存在。

【细胞化学染色】

铁染色：外铁(-)，内铁阳性率为0%。

【诊断意见及建议】

结合临床及其他检查，提示缺铁性贫血骨髓象，建议做血清铁、铁蛋白等测定。

检验日期 2013年03月28日　检验者 刘扬

图 26－13　骨髓细胞形态学检验报告单

5. 骨髓象检查注意事项

（1）观察细胞时不能以某一两个特点就轻易地做出肯定或否定的判断，而应全面观察细胞形态（包括胞体、胞核、胞浆），同时应注意与周围细胞进行比较。

（2）血细胞发育有连续性，细胞介于上下两个阶段之间，一般归入下一阶段。

（3）介于两系之间的细胞，如难以判断，可采用大数归类法（即归入细胞多的细胞系列）。例如，介于原始粒细胞与原始淋巴细胞之间的细胞，一般归入原始粒细胞。

（4）急性白血病各系原始细胞很难鉴别，应注意观察伴随出现的幼稚细胞、成熟细胞，推测原始细胞的归属，并要结合细胞化学染色、血涂片等进行判断。

（5）难以识别的细胞，可参考其他细胞判断，如仍不能确定，可归入“分类不明”细胞，若有一定数量，应通过细胞化学染色、集体读片等方法进行识别。

（6）血象与骨髓象的关系

1）骨髓象相似而血象有区别：如溶血性贫血、缺铁性贫血和急性失血性贫血的骨髓象相似，但血象有区别。

2）骨髓象有区别而血象相似：如传染性淋巴细胞增多症和慢性淋巴细胞白血病（简称慢淋）的血象中皆有小淋巴细胞增多，但前者骨髓象中淋巴细胞稍增多，而慢淋骨髓中淋巴细胞却明显增多。

3）骨髓象变化不显著而血象有显著异常：如传染性单核细胞增多症，其骨髓中的异型淋巴细胞少见，而血象中异型淋巴细胞常 >20%。

4）骨髓象有显著异常而血象变化不显著：如多发性骨髓瘤、戈谢病、尼曼 - 匹克病。其骨髓中分别可见到特异性的骨髓瘤细胞、戈谢细胞、尼曼 - 匹克细胞，但血象中甚少见到。

5）血象中细胞较骨髓中细胞成熟：血象中血细胞来源于骨髓，因此白血病时血象中的白血病细胞较骨髓中成熟、较易辨认，结合血象可辅助白血病细胞类型的判断。

第二节　细胞化学染色检验

细胞化学染色（cytochemical stain）是以细胞形态学为基础，结合运用化学反应的原理对血细胞内的各种化学物质（包括酶类、脂类、糖类、铁、蛋白质、核酸等）作定性、定位、半定量分析的方法。以前又称为组织化学染色。细胞化学染色的种类有很多，下面介绍铁染色、中性粒细胞碱性磷酸酶染色、过氧化物酶染色、苏丹黑 B 染色、过碘酸 - 雪夫染色、酯酶染色及酸性磷酸酶染色等。

一、铁染色

【原理】

骨髓细胞外铁及细胞内铁在酸性条件下与亚铁氰化钾发生普鲁士蓝反应，形成蓝绿色的亚铁氰化铁沉淀。胞浆中含有铁粒的中、晚幼红细胞，称为铁粒幼红细胞。含铁粒的成熟红细胞，称为铁粒红细胞。

【试剂】

1. 酸性低铁氰化钾　200g/L 低铁氰化钾 5ml，浓盐酸（AR）1ml。

2. 2g/L 核固红　取 100g/L 硫酸铝 100ml，核固红 0.2g，置 37℃ 1h，溶解后过滤使用。

【操作】

1. 固定 新鲜干燥的骨髓片或血片，用甲醇固定10min，再用水冲洗，待干。

2. 染色 新配制的酸性低铁氰化钾染液染色30min，用水冲洗，待干。

3. 复染 用核固红染液复染5～10min，用水冲洗，待干。

4. 镜检 在油镜下进行观察。

【结果】

幼红细胞核染成鲜红色，胞浆呈淡黄色，铁粒呈蓝绿色。

1. 细胞内铁 观察中幼红细胞和晚幼红细胞共100个，计算出铁粒幼红细胞的百分比，即细胞内铁阳性率。红细胞中出现铁颗粒称为铁粒红细胞。铁粒幼红细胞根据胞浆中蓝色铁粒（图26－14）多少、粗细可分为以下五型：

Ⅰ型：胞浆内有1～2个小铁粒。

Ⅱ型：胞浆内有3～5个小铁粒。

Ⅲ型：胞浆内有6～10个小铁粒，或1～4个粗大铁粒。

Ⅳ型：胞浆内有10个以上小铁粒，或5个以上粗大铁粒。

Ⅴ型（环形铁粒幼红细胞）：是指幼红细胞胞浆中含有铁颗粒6个以上，铁粒围绕核周1/2以上者。

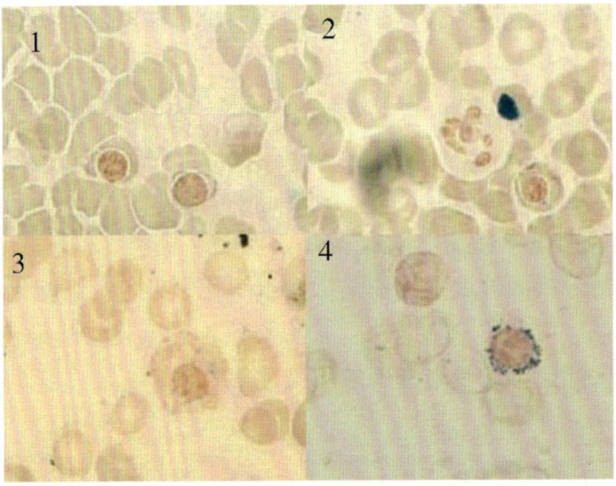

1. 内铁（－） 2. 内铁Ⅰ型 3. 内铁Ⅳ型 4. 环形铁粒幼红细胞

图26－14 细胞内铁染色

2. 细胞外铁 主要存在于骨髓小粒的巨噬细胞中，低倍镜观察涂片，注意尾部和骨髓小粒中附近，寻找蓝绿色的颗粒，呈弥散性、颗粒状、小珠状或块状。根据铁粒的大小及量将细胞外铁分为－、＋、＋＋、＋＋＋、＋＋＋＋五级标准（图26－15）。

－：全片中无蓝绿色。

＋：全片有少数针尖大小的蓝绿色颗粒，散在，颗粒似嗜酸性粒细胞颗粒大小。

＋＋：全片有较多的铁颗粒和小珠。

＋＋＋：全片有很多的铁颗粒、小珠和少数小块。

＋＋＋＋：全片有极多的铁颗粒、小珠并有很多小块。

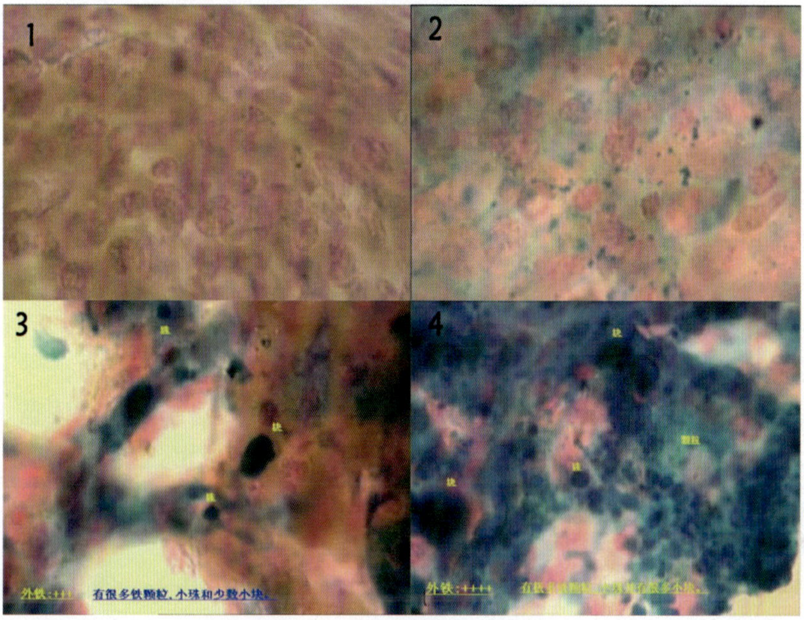

1. 外铁（－）　2. 外铁（＋）　3. 外铁（＋＋＋）　4. 外铁（＋＋＋＋）

图 26－15　细胞外铁染色

【参考区间】

1. **细胞外铁**　＋～＋＋。

2. **细胞内铁**　铁粒幼红细胞阳性率在 12%～44%。以 Ⅰ 型为主。

【临床意义】

主要用于缺铁性贫血和环形铁粒幼红细胞增多性贫血的诊断和鉴别诊断。

1. **缺铁性贫血**　细胞外铁阴性，细胞内铁阳性率明显下降或为零。经铁剂治疗有效后，其细胞内铁、外铁增多。为诊断缺铁性贫血及指导铁剂治疗的重要方法。

2. **铁粒幼细胞贫血**　铁粒幼红细胞增多。其中的环形铁粒幼红细胞增多，有时可见到铁粒红细胞，细胞外铁也明显增多。因此，铁染色可作为诊断本病的重要方法。

3. **骨髓增生异常综合征**　伴环形铁粒幼红细胞增多的难治性贫血，其环形铁粒幼红细胞＞15%，细胞外铁也常增加。

4. **非缺铁性贫血**　溶血性贫血、巨幼细胞性贫血、再生障碍性贫血等，细胞外铁和内铁正常或增加；感染、肝硬化等，细胞外铁明显增加而铁粒幼红细胞可减少。

二、中性粒细胞碱性磷酸酶（NAP）染色

（一）Kaplow 偶氮偶联法

【原理】

成熟中性粒细胞碱性磷酸酶在 pH9.6 左右的碱性环境中，能水解磷酸萘酚钠，释

放出磷酸与萘酚，萘酚与重氮盐（如固酱紫）偶联，生成不溶性有色沉淀，并定位于胞浆中。

【试剂】

1. 固定剂　甲醛（360~390g/L，AR）10ml 与无水乙醇（AR）90ml 混合，置于4℃冰箱内保存。

2. 丙二醇缓冲液

（1）储备液（0.2mol/L 丙二醇）：2-氨基-2-甲基-1，3-丙二醇 10.5g，加蒸馏水至 500ml。

（2）应用液（0.05mol/L 丙二醇 pH 9.75）：0.2mol/L 储备液 25ml，0.1mol/L 盐酸 5ml，加蒸馏水至 100ml。

3. 基质液（用前临时配制）　α-磷酸萘酚钠 5mg，固酱紫（或固蓝 RR）5mg，0.05mol/L 丙二醇应用液 5ml，混合后用小滤纸过滤，立即使用。

4. 1%亮绿

【操作】

1. 固定　新鲜干燥的骨髓片或血片，用固定剂固定 5~10min，再用水冲洗，待干。

2. 染色　滴加新配制的基质液，在室温下作用 10~15min，用水冲洗，待干。

3. 复染　1%甲绿复染 2min，用水冲洗，待干。

4. 镜检　在油镜下进行观察。

【结果】

中性粒细胞碱性磷酸酶（NAP）主要存在于中性成熟粒细胞（包括中性杆状核粒细胞和分叶核粒细胞），故成熟中性粒细胞呈阳性反应（坚牢蓝 RR 阳性为紫黑色颗粒，坚牢紫酱 GBC 为棕红色沉淀），其他细胞基本呈阴性。

油镜下计数 100 个成熟中性粒细胞，分 5 级计分（表 26-5）。100 个细胞中阳性细胞总数即为阳性率，100 个细胞中阳性细胞的积分和即为 NAP 积分（图 26-16）。

表 26-5　NAP 阳性程度判断及积分 Z 计算方法

计分	阳性程度	判定要点	阳性总数
0 分	-	胞浆中无染色	n_0
1 分	+	胞浆中稍有颗粒和弥散沉淀	n_1
2 分	++	胞浆中含有中等量颗粒和较深色沉淀	n_2
3 分	+++	胞浆中充满染色沉淀，密度较低	n_3
4 分	++++	胞浆中充满染色沉淀，密度高	n_4
积分		$Z=1\times n_1+2\times n_2+3\times n_3+4\times n_4$	

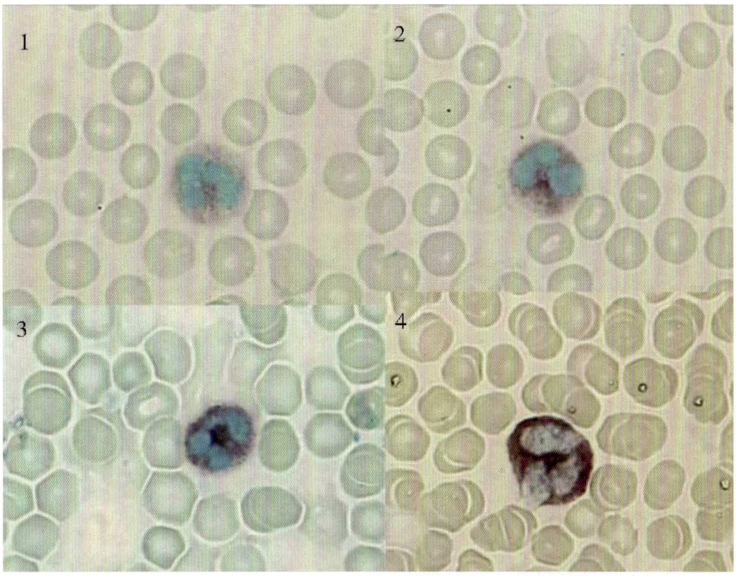

1. NAP（+） 2. NAP（++） 3. NAP（+++） 4. NAP（++++）

图 26－16 中性粒细胞碱性磷酸酶染色

【参考区间】

阳性率<40%；NAP 的积分值为 30～130 分。

【临床意义】

应激状态、月经前期、妊娠期、新生儿等可使 NAP 活性增加。

1. NAP 积分增加 见于细菌性感染、类白血病反应、再生障碍性贫血、某些骨髓增殖性疾病（如骨髓纤维化、真性红细胞增多症、原发性血小板增多症）、慢性粒细胞白血病（急变期）、急性淋巴细胞白血病、慢性淋巴细胞白血病、恶性淋巴瘤、骨髓转移癌、肾上腺糖皮质激素及雄激素治疗后等。

2. NAP 积分下降 慢性粒细胞白血病慢性期、急性粒细胞白血病、阵发性睡眠性血红蛋白尿症、骨髓增生异常综合征、恶性组织细胞病等。

3. NAP 染色对下列疾病的鉴别诊断有一定参考价值

（1）慢性粒细胞白血病与类白血病反应的鉴别：前者无继发感染时 NAP 活性明显下降，积分值常为零。但急性变时常明显增高。类白血病反应时则显著增高。

（2）PNH 与再生障碍性贫血的鉴别：前者 NAP 活性降低，后者 NAP 活性增高。

（3）急性白血病细胞类型的鉴别：急性淋巴细胞白血病时活性增高，急性粒细胞白血病时活性降低。

（4）细菌与病毒性感染的鉴别：化脓性感染时 NAP 活性明显增高，急性感染高于慢性感染，球菌感染高于杆菌感染，病毒性感染或寄生虫感染时无明显变化。

（二）改良 Gomori 钙－钴法

【原理】

中性粒细胞内的碱性磷酸酶在 pH 9.2～9.8 时，将 β－甘油磷酸钠水解，产生磷酸钠。磷酸钠与钙离子作用生成磷酸钙，磷酸钙与钴离子作用生成磷酸钴。磷酸钴与硫化铵反应生成黑色的硫化钴颗粒，沉淀于胞浆中。

【试剂】

1. 基质液（临用前配制）

30g/Lβ－甘油磷酸钠	20ml
20g/L 巴比妥钠	20ml
20g/L 氯化钙	40ml
20g/L 硫酸镁	4ml
蒸馏水	40ml

待完全溶解后用 1mol/L NaOH 或 1mol/L HCl 调 pH 至 9.4。

2. 20g/L 硝酸钴水溶液
3. 20g/L 硫化铵（或用前以 10ml 蒸馏水加硫化铵 4 滴而成）
4. 2g/L 核固红染色液（配方请参见铁粒染色）

【操作】

1. 固定　干燥骨髓片或血片，用 95% 乙醇固定 5～10min，再用水冲洗，待干。
2. 温育　置 37℃基质液中温育 4～6h，防止蒸发，用水冲洗，待干。
3. 染色　硝酸钴染 5min，用水洗净；再用硫化铵染 5min，用水洗净，待干。
4. 复染　2g/L 核固红染液复染 5min，用水冲洗，待干。在油镜下进行观察。

【结果】

4 分（＋＋＋＋）：全部胞浆充满黑色颗粒，结成团块，甚至覆盖于细胞核上。

3 分（＋＋＋）：胞浆内充满黑色颗粒，但有空隙；或 3/4 胞浆充满黑色颗粒。

2 分（＋＋）：1/2 胞浆呈黑色或灰黑色颗粒沉淀；或全胞浆染成灰色，无颗粒。

1 分（＋）：1/4 胞浆呈黑色或灰黑色颗粒沉淀；或全胞浆染成浅灰色，无颗粒。

0 分（－）：胞浆内无灰色或黑色沉淀。

三、过氧化物酶染色

【原理】

过氧化物酶染色目前常用的方法是四甲基联苯胺法。血细胞所含的过氧化物酶（POX）能催化过氧化氢，释放出新生态氧，将无色的四甲基联苯胺氧化为联苯胺蓝，与亚硝基铁氰化钠结合，形成稳定的蓝黑色颗粒，并沉淀于胞浆中。

【试剂】

1. 4.16mmol/L TMB 液　0.1g 3，3′，5，5′－TMB，88% 乙醇 100ml，溶解后置棕色瓶中保存。

2. 亚硝基铁氰化钠饱和液

3. 混合液　取 TMB 乙醇液 1ml 加亚硝基铁氰化钠饱和液 10μl，成淡棕黄色液体。

4. 稀过氧化氢液（用前配制）　1 滴 30g/L 过氧化氢，加入 30ml 蒸馏水。

5. 瑞特染液

【操作】

1. 固定　干燥骨髓片或血片，用上述混合液 0.5ml 固定 1min，用水冲洗，待干。

2. 染色　加稀过氧化氢 0.7ml，均匀染色 5min，用水冲洗，待干。

3. 复染　瑞特染液复染 10～15min，用水冲洗，待干。在油镜下进行观察。

【结果】

细胞中出现蓝黑色颗粒为阳性，无蓝黑色颗粒为阴性。

1. 粒细胞系　分化差的原始粒细胞为阴性，分化好的原始粒细胞至中性成熟粒细胞均呈阳性；随着细胞的成熟，阳性反应的程度逐渐增强；嗜酸性粒细胞阳性最强；嗜碱性粒细胞阴性。

2. 单核细胞系　大多数细胞呈阴性或弱阳性，其阳性颗粒少而细小。

3. 其他细胞系　淋巴细胞系、红细胞系及巨核细胞系的细胞均呈阴性，浆细胞、组织细胞也呈阴性，吞噬细胞有时呈阳性（图 26－17、图 26－18）。

【临床意义】

POX 染色是鉴别急性白血病类型的首选细胞化学染色方法。

1. 急性淋巴细胞白血病　原始淋巴细胞及幼稚淋巴细胞均呈阴性。但实际上急性淋巴细胞白血病患者骨髓中可残留少许的原始粒细胞，而出现“原始淋巴细胞”呈阳性的现象。故 FAB 分型规定，急性淋巴细胞白血病患者 POX 的阳性率 <3%。

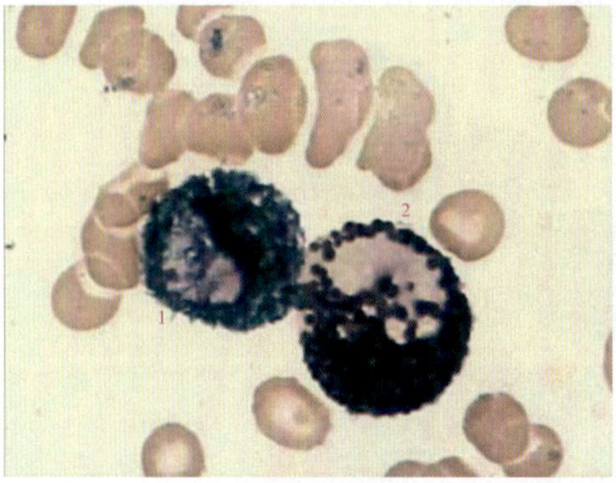

1. 中性粒细胞　2. 嗜酸性粒细胞

图 26－17　POX 染色（一）

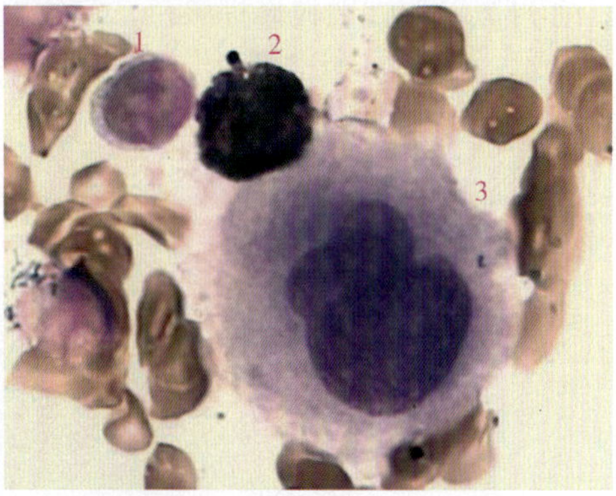

1. 淋巴细胞　2. 粒细胞　3. 巨核细胞

图 26－18　POX 染色（二）

2. 急性粒细胞白血病　原始粒细胞阳性或阴性，但常阳性，为＋～＋＋。

3. 急性早幼粒细胞白血病　早幼粒细胞呈强阳性，为＋＋＋～＋＋＋＋。

4. 急性单核细胞白血病　原始单核、幼稚单核细胞多数呈阴性或弱阳性。

5. 急性粒－单核细胞白血病　原始、幼稚单核细胞呈阴性或弱阳性。

6. 急性红白血病　原始粒细胞呈阳性或阴性，原始单核细胞呈阴性或弱阳性，有核红细胞阴性。

7. 中性成熟粒细胞 POX 活性下降 见于骨髓增生异常综合征、放射病等。

四、苏丹黑 B 染色

【原理】

苏丹黑 B（SBB）是一种脂溶性重氮染料，能溶解细胞内的含脂结构（如中性脂肪、磷脂、糖脂和类固醇），而使脂类物质显示出来，呈棕黑色或深黑色。脂类物质在粒细胞中含量丰富，单核细胞中也有少量。

【试剂】

1. 40% 甲醛

2. 苏丹黑 B 备用液 以苏丹黑 B 粉剂 0.3g 溶于 100ml 纯乙醇中，研磨溶解。

3. 缓冲液 苯酚 16g 溶于纯乙醇 30ml 中；另取 $Na_2HPO_4 \cdot 12H_2O$ 0.3g 溶于 100ml 蒸馏水中。二液相混。

4. 染色液 苏丹黑 B 备用液 60ml，缓冲液 40ml，混匀后抽吸过滤。

5. 其他 1% 伊红溶液、1% 亚甲蓝。

【操作】

1. 固定 新鲜干燥的骨髓片或血片，用 40% 甲醛固定 10min，再用水冲洗，待干。

2. 染色 置于染色液中 30～60min，用 70% 乙醇洗片 2～3 次，再用水冲洗，待干。

3. 复染 1% 伊红溶液复染 5min，用水冲洗，再加 1% 亚甲蓝染 1min，再用水冲洗，待干。在油镜下进行观察。

【结果】

苏丹黑 B 阳性颗粒显棕黑色，定位于胞浆中（图 26－19）。

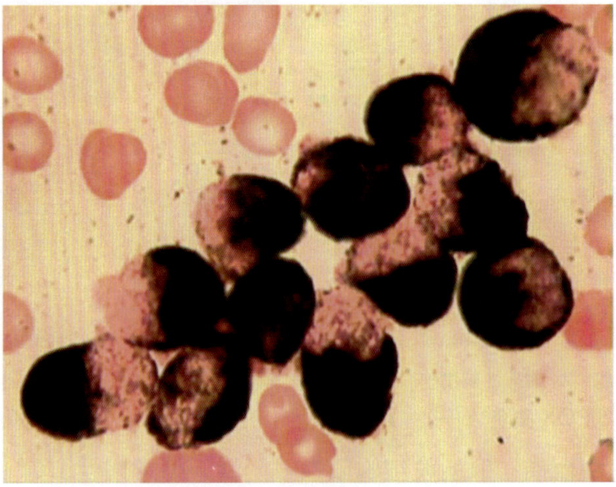

图 26－19 苏丹黑 B 染色（M_3 强阳性）

【临床意义】

本染色临床意义与 POX 染色基本相似。

五、过碘酸-雪夫（PAS）染色

【原理】

过碘酸是氧化剂，使含有乙二醇基（-CHOH-CHOH）的多糖类物质（糖原、黏多糖、黏蛋白、糖蛋白及糖酪等）氧化，形成二醛基（-CHO-CHO）。醛基与雪夫试剂中的无色品红结合，使无色的品红变成紫红色化合物，定位于细胞内。如多糖为糖原，经淀粉酶消化处理后，PAS阳性的反应转为阴性称糖原阳性；如果不转为阴性，说明不是糖原，而是其他多糖，故称为PAS阳性不称糖原阳性。

【试剂】

1. Schiff液

碱性品红	0.5g
1mol/L盐酸	20ml
偏重亚硫酸钠（$Na_2S_2O_5$）	0.5g
蒸馏水	100ml

将蒸馏水煮沸，加入碱性品红，使其完全溶解，冷却至50℃左右加入1mol/L盐酸20ml，混合后盖严。再冷却至25℃左右，加偏重亚硫酸钠，混匀，放棕色瓶内，置暗处24h，待呈无色。若仍显微红色，可加活性炭1~2g，吸附过滤。必要时反复加1~2次活性炭，至成为无色液体为止，放冰箱保存。若溶液变红则失效。

2. 10g/L过碘酸（临用前配制） 过碘酸（$HIO_4 \cdot 2H_2O$）1g，加蒸馏水至100ml。

3. 2%甲基绿染色液。

【操作】

1. 固定 新鲜干燥的骨髓片或血片，用甲醇固定5min，再用水冲洗，待干。

2. 过碘酸染色 10g/L过碘酸染色15min，用水冲洗，待干。

3. Schiff染色 Schiff液室温下染色40~60min，用水冲洗，待干。

4. 复染 2%甲基绿复染20min，用水冲洗，待干。在油镜下进行观察。

【结果】

PAS阳性为红色，呈弥散状、颗粒状或块状。胞浆内无色或无颗粒为阴性（图26-20）。

1. 粒细胞系 分化差的原始粒细胞阴性，分化好的原始粒细胞至中性分叶核粒细胞均呈阳性反应，并随着细胞的成熟而逐渐增强，阳性呈弥散性、细颗粒状。嗜酸性颗粒本身不着色，而颗粒之间的胞浆呈红色。嗜碱性颗粒呈阳性，而胞浆不着色。

2. 红细胞系 有核红细胞及成熟红细胞均呈阴性。

3. 单核细胞系 分化差的原始单核细胞呈阴性，其他阳性，绝大多数呈细颗粒状，有时分布于细胞边缘的阳性颗粒较粗大。

4. 淋巴细胞系 大多数呈阴性，少数呈阳性（<20%），呈粗颗粒状或块状。

5. 巨核细胞系 巨核细胞和血小板呈阳性，呈颗粒状或块状。

6. 其他细胞 少数浆细胞阳性，巨噬细胞可阳性，两者均呈细颗粒状。

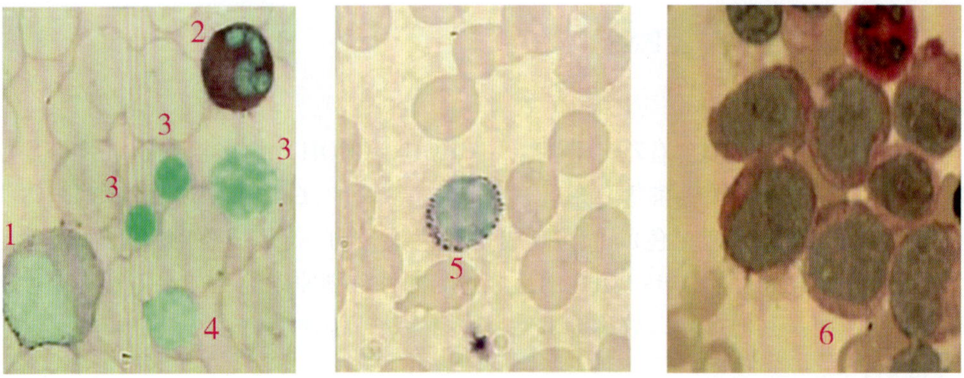

1. 中幼粒细胞：呈弥散颗粒状，弱阳性 2. 中性成熟粒细胞：呈强阳性 3. 幼红细胞：阴性
4. 淋巴细胞：阴性 5. 小淋巴细胞：粗颗粒状，阳性 6. 急性粒细胞白血病：弥散阳性

图 26－20 过碘酸－雪夫反应

【临床意义】

1. 红细胞系统疾病 红血病、红白血病、骨髓增生异常综合征中有核红细胞可阳性，有时有核红细胞阳性反应强且阳性率高。某些红系良性疾病，如缺铁性贫血、地中海贫血中的有核红细胞有时也可呈阳性。巨幼细胞性贫血、再生障碍性贫血、其他溶血性贫血中的有核红细胞常呈阴性，个别细胞可呈阳性。

2. 白细胞系统疾病 主要用于辅助鉴别急性白血病的细胞类型。

（1）急性淋巴细胞白血病：原始及幼稚淋巴细胞的阳性率升高，呈粗颗粒或块状。

（2）急性粒细胞白血病：部分原始粒细胞呈阳性，呈细颗粒状或弥散分布。

（3）急性单核细胞白血病：原始单核及幼稚单核细胞可呈阳性，阳性呈细颗粒状，有时胞浆边缘处颗粒较粗大。

（4）慢性淋巴细胞白血病：淋巴细胞的阳性率增加，呈粗颗粒状或块状。

（5）恶性淋巴瘤：淋巴瘤细胞阳性率高、阳性强，呈块状或粗颗粒状。

3. 其他细胞 戈谢细胞呈强阳性，尼曼－匹克细胞呈阴性或弱阳性；Reed－Sternberg（RS）细胞阴性或弱阳性；骨髓转移性腺癌细胞呈强阳性。

六、酯酶染色

不同血细胞中所含酯酶的成分不同。根据酯酶特异性高低分为特异性酯酶（SE）和非特异性酯酶（NSE）。特异性酯酶有氯乙酸 AS－D 萘酚酯酶；非特异性酯酶有酸性非特异性酯酶（即酸性 α－醋酸萘酚酯酶）、碱性非特异性酯酶（即 α－丁酸萘酚酯酶）和中性非特异性酯酶（α－醋酸萘酚酯酶、醋酸 AS－D 萘酚酯酶）等。

（一）特异性酯酶（氯乙酸 AS－D 萘酚酯酶）染色

【原理】

血细胞内的氯乙酸 AS－D 萘酚酯酶（NAS－DCE）水解氯乙酸 AS－D 萘酚，产生 AS－D 萘酚，与染液中的重氮盐偶联形成不溶性的有色沉淀，定位于胞浆内酶所在的部位。NAS－DCE 几乎仅出现在粒细胞，其特异性高，因此又称为“粒细胞酯酶”。

【试剂】

1. 固定液　10%甲醛1份与甲醇9份混合。

2. Veronal 醋酸缓冲液

甲液：醋酸钠（含 $3H_2O$）1.94g，巴比妥钠2.94g，加蒸馏水至100ml。

乙液：0.1mol/L 盐酸（取比重1.19的盐酸0.85ml 加蒸馏水至100ml）。

取甲液50ml，乙液45ml，再加蒸馏水135ml，用1mol/L 盐酸调 pH 至7.5～7.6。

3. 作用液

氯乙酸萘酚 AS－D	10mg
丙酮	0.5ml
蒸馏水	5ml（使溶解）
Veronal 醋酸缓冲液	5ml
固酱紫 GBC 盐（重氮盐）	10mg

【操作】

1. 固定　新鲜干燥的骨髓片或血片，用甲醛固定5～10min，再用水冲洗，待干。

2. 染色　放入作用液中37℃染色30min，用水冲洗，待干。

3. 复染　苏木素染液复染1～2min，用水冲洗，待干。在油镜下进行观察。

【结果】

细胞阳性反应为红宝石样颗粒，定位于胞浆中，以早幼粒和中幼粒阶段酶活性最强，成熟粒细胞减弱，单核细胞和组织嗜碱细胞反应微弱。

1. 粒细胞系　分化差的原始粒细胞呈阴性，分化好的原始粒细胞呈阳性，自早幼粒细胞至成熟中性粒细胞均呈阳性，但酶活性并不随着细胞的成熟而增强。嗜酸性粒细胞呈阴性或弱阳性，嗜碱性粒细胞呈阳性（图26－21）。

2. 单核细胞系　绝大多数为阴性，仅个别细胞呈弱阳性。

3. 其他细胞　淋巴细胞、浆细胞、巨核细胞、有核红细胞、血小板等均呈阴性，肥大细胞阳性。

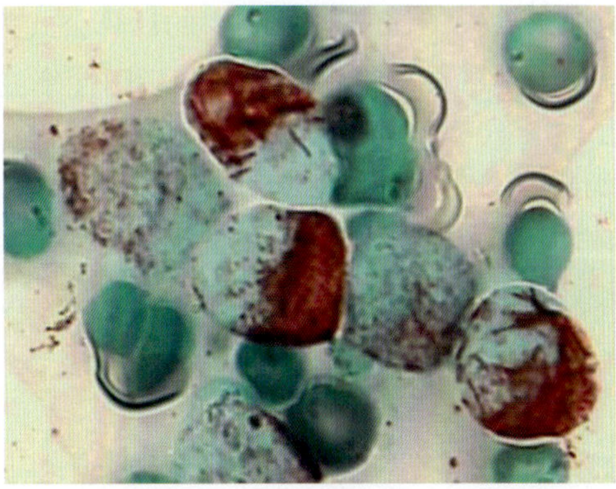

M_3：早幼粒细胞均呈强阳性，柴捆细胞中的棒状小体也呈阳性

图26－21　NAS－DCE 染色

【临床意义】

1. 急性粒细胞白血病　原始粒细胞呈阳性或阴性。

2. 急性早幼粒细胞白血病　早幼粒细胞呈强阳性。

3. 急性单核细胞白血病　原始及幼稚单核细胞几乎均呈阴性，个别弱阳性。

4. 急性粒－单核细胞白血病　原始粒细胞及早幼粒细胞呈阳性，原始单核及幼稚单核细胞呈阴性。

5. 急性淋巴细胞白血病和急性巨核细胞白血病　均呈阴性。

（二）非特异性酯酶（α－醋酸萘酚酯酶）染色

【原理】

α－醋酸萘酚酯酶（α－NAE）存在于单核细胞、粒细胞和淋巴细胞中，是一种中性非特异性的酯酶。在 pH 7.4 条件下，水解 α－醋酸萘酚并释放出二萘酚，进而与基质液中的重氮盐偶联形成不溶性有色沉淀，定位于胞浆内酶所在的部位。

【试剂】

1. 0.067mol/L 磷酸缓冲液（pH 7.4）

2. 基质液　0.067mol/L 磷酸缓冲液（pH 7.4）40ml，加 10g/L α－醋酸萘酯（以 0.5L/L 丙酮做溶剂）0.8ml，充分振荡，直至最初产生的混浊物大部分消失为止，加重氮盐（坚牢蓝 B 或其他品种均可）40mg，振荡，过滤后使用。

3. 10g/L 甲基绿水溶液

【操作】

1. 固定　新鲜干燥的骨髓片或血片，在甲醛蒸汽中固定 20min，用水冲洗，待干。

2. 染色　置基质液中，37℃孵育 1h，用水冲洗，待干。

3. 复染　甲基绿复染 5min，用水冲洗，待干。在油镜下进行观察。

【结果】

1. 单核细胞系　分化差的原始单核细胞呈阴性，分化好的原始单核细胞呈阳性（棕黑色），幼稚单核及单核细胞也呈阳性，阳性反应能被氟化钠抑制（图 26－22）。所谓抑制是指氟化钠试验的抑制率大于 50%。抑制率的计算公式为：

$$\text{氟化钠抑制率} = \frac{\text{抑制前阳性率或阳性积分} - \text{抑制后阳性率或阳性积分}}{\text{抑制前阳性率或阳性积分}} \times 100\%$$

2. 粒细胞系　阴性或阳性，但阳性反应不被氟化钠抑制。

3. 淋巴细胞系　多数阴性，少数弱阳性，阳性反应不被氟化钠抑制。

4. 其他细胞　巨核细胞和血小板呈阳性，阳性反应不被氟化钠抑制。少数有核红细胞呈弱阳性，阳性反应不被氟化钠抑制。浆细胞呈阴性。

【临床意义】

1. 急性单核细胞白血病　细胞大多数呈阳性且较强，阳性反应能被氟化钠抑制。

2. 急性粒细胞白血病　原始粒细胞呈阴性或阳性，阳性反应不能被氟化钠抑制。

3. 急性早幼粒细胞白血病　早幼粒细胞呈强阳性，阳性反应不能被氟化钠抑制。

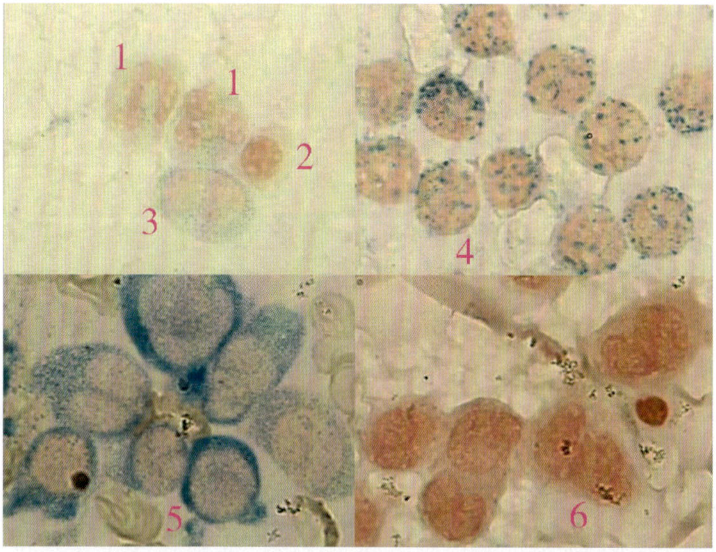

1. 中性成熟粒细胞（阳性） 2. 中幼红细胞（阴性） 3. 单核细胞（阳性较强）
4. M_3（强阳性，加氟化钠不抑制） 5. M_5（强阳性） 6. M_5（被氟化钠抑制）

图 26－22 NAS－DAE 染色

4. 急性淋巴细胞白血病 原始及幼稚淋巴细胞呈阴性或阳性，阳性不被抑制。

5. 急性粒－单核细胞白血病 原始粒细胞呈阴性至阳性，阳性反应不被氟化钠抑制；原始单核及幼稚单核细胞呈阳性，单系细胞阳性反应能被氟化钠抑制。

（三）酯酶双染色

在同一张涂片上进行两种酯酶染色的方法称为酯酶双染色。一般采用一种特异性酯酶加一种非特异性酯酶染色。酯酶双染色对急性粒－单核细胞白血病的诊断具有独特的价值，即在同一张片中出现两种酯酶染色阳性的细胞或同一种细胞同时出现两种酯酶染色阳性结果。

七、酸性磷酸酶染色

【原理】

酸性磷酸酶（ACP）存在于细胞的溶酶体颗粒中。酸性磷酸酶在酸性条件下，能将甘油磷酸钠水解产生磷酸根离子，进而与铅作用生成白色的磷酸铅沉淀物，附于酶活性处，定位于细胞浆内，再与硫化铵作用，生成黑色的硫化铅。

【试剂】

1. 0. 1mol/L 乙酸缓冲液

2. 甲醇－丙酮缓冲液

3. 基质储备液 磷酸萘酚 AS－BI 100mg，N－N 二甲基甲酰胺 10ml，混合后置棕色瓶 4℃～10℃可保存 2～3 个月。

4. 0. 05mol/L 乙酸酒石酸缓冲液 L－酒石酸 3. 75g，加 0. 1mol/L 乙酸缓冲液

490ml，用浓的氢氧化钠溶液调整 pH 至 5.2，加水至 500ml，放 4℃ ~10℃保存 3 个月。

5. 作用液 0.05mol/L 乙酸酒石酸缓冲液 50ml，基质储备液 1.0ml，坚牢紫绛 GBC 25mg，立即溶解后进行染色，最好一次用完。

6. 甲基绿

【操作】

1. 固定 新鲜涂片于甲醇－丙酮缓冲液中固定 30s，用水冲洗，待干。

2. 染色 置于作用液中 37℃保温 40 ~60min，用水冲洗，待干。

3. 复染 用甲基绿液复染 1 ~5min，用水冲洗，待干。在油镜下进行观察。

【结果】

粒细胞、单核细胞、淋巴细胞、巨核细胞、血小板、浆细胞、巨噬细胞均呈阳性。

【临床意义】

1. 诊断多毛细胞白血病 多毛细胞呈阳性（常呈强阳性），阳性反应不被 L－酒石酸抑制。慢性淋巴细胞白血病的淋巴细胞和恶性淋巴瘤细胞 ACP 染色也可呈阳性，但可被 L－酒石酸抑制。但 ACP 阴性者，并不能排除多毛细胞白血病的可能。

2. 鉴别戈谢细胞和尼曼－匹克细胞 前者阳性，后者阴性（图 26－23）。

3. 鉴别 T 淋巴细胞和 B 淋巴细胞 前者阳性，后者阴性或弱阳性。

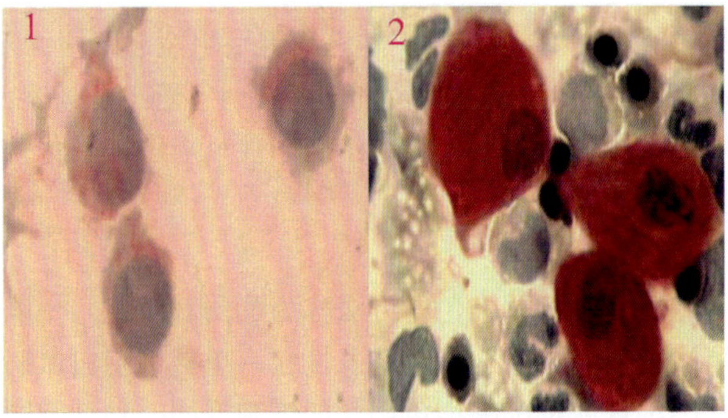

1. 毛细胞（阳性） 2. 戈谢细胞（阳性）

图 26－23 ACP 染色

八、组织化学染色小结

各种血细胞细胞化学染色结果比较（表 26－6）。

表 26－6 各种血细胞细胞化学染色结果

细胞化学染色	内铁	NAP	POX	SB	NAS－DCE	NAS－DAE	PAS	ACP
原始、早幼红细胞	－	－	－	－	－	－~＋	－	＋~＋＋
中、晚幼红细胞	－~＋	－	－	－	－	－~＋	－	＋＋＋
原始粒细胞	－	－	－~＋＋	－~＋＋	－~＋＋＋	－~＋	－~＋	－~＋
早幼粒细胞	－	－	＋＋~＋＋＋＋	＋＋~＋＋＋＋	＋＋~＋＋＋＋	＋＋~＋＋＋	＋	－~＋
中性粒细胞	－	－~＋＋＋＋	＋＋＋~＋＋＋＋	＋＋＋~＋＋＋＋	＋＋＋~＋＋＋＋	＋~＋＋	＋＋~＋＋＋	＋＋

续表

细胞化学染色	内铁	NAP	POX	SB	NAS-DCE	NAS-DAE	PAS	ACP
嗜酸性粒细胞	-	-	++++	++++	-	-	+~++	+++
嗜碱性粒细胞	-	-	-	-	-~++	-	-~++	+
单核系细胞	-	-	-~+	-~+	-/+	+~++++*	+	+
淋巴系细胞	-	-	-	-/+	-	-~+	+	-~++
巨核细胞	-	-	-	-	-	-~+	++~+++	+++~++++
浆细胞	-	-	-	-	-	-	-~++	+++
肥大细胞	-	-	-	-	+	-	++	++++
毛细胞	-	-	-	-	-	-~+	-~+	++~++++**

注：*加氟化钠阳性可被抑制；**加酒石酸钠阳性不被抑制。

第三节　骨髓活体组织检验

骨髓穿刺检验仅反映血细胞数量、形态和比例的改变。而骨髓活体组织检验（BMB）简称骨髓活检，能反映骨髓组织结构变化和空间定位，是骨髓穿刺检查的有效补充。

一、骨髓活检的适应证

1. **骨髓穿刺多次失败**　怀疑骨髓纤维化、骨髓转移癌、多发性骨髓瘤、白血病等。
2. **血象显示全血细胞减少**　反复骨髓穿刺均为“血稀”或骨髓增生低下。
3. **骨髓涂片检查不能确诊者**　如某些贫血、原因不明发热、脾或淋巴结肿大等。

二、骨髓活检的临床应用

1. 全面了解骨髓增生程度，如造血组织、脂肪细胞或纤维组织所占的比例，了解粒红比值及骨髓内铁储存情况，对于某些疾病及化疗后骨髓抑制有诊断价值。
2. 发现骨髓穿刺不易发现的病理变化。
3. 活检比骨髓穿刺较早地预测疾病的预后。
4. 协助诊断慢性骨髓增生性疾病，如真性红细胞增多症、骨髓纤维化等。

第四节　造血细胞培养检验和细胞因子检验

体外造血祖细胞培养主要就是在体外模拟体内的生理环境，培养从机体取出的造血祖细胞，使之生存、增殖和分化。

一、红系祖细胞的培养

在甲基纤维素作为支持物的培养基中，加入适量 EPO 等细胞因子，使骨髓中红细胞系造血细胞形成 BFU－E 和 CFU－E 集落。每个集落可视为由一个红系祖细胞增殖分化而来，集落数的多少可反映培养物中红系祖细胞的量。

二、粒－单核细胞系祖细胞培养

受检者血液、骨髓或脐血经过分离获得的单个核细胞在 HGFs 的作用下，在体外半固体琼脂上形成由不同成熟阶段的粒细胞和单核细胞组成的细胞集落。刺激 CFU－GM 生长的造血生长因子主要有 GM－CSF、IL－3、G－CSF、M－CSF 及 SCF 等。每个集落可视为由一个祖细胞增殖、分化而来。集落数反映粒－单核祖细胞水平。

三、混合祖细胞培养

以甲基纤维素作为支持物，配以各种造血生长因子，如 IL－3、GM－CSF 和 EPO，或 PHA－LCM 加 EPO 作为 CFU－MIX 刺激因子，在体外培养时受检者骨髓造血细胞可形成含有红、粒、单核及巨核细胞系的混合集落（CFU－MIX 或 CFU－GEMM）。

四、细胞因子的检验

（一）集落刺激因子检验

1. 生物学活性检测 集落刺激因子（CSFs）体外培养骨髓细胞，可形成造血祖细胞集落，其集落倍数的多少与 CSFs 生物活性强度有关。用集落数反映 CSFs 活性。

2. 免疫学检测方法 ①ELISA 法。②免疫荧光法测定。③蛋白质电泳转移法测定。

（二）白细胞介素的检验

1. 生物学活性检测 根据细胞因子对特定白细胞介素依赖株或敏感效应细胞的促增殖或抑制增殖作用，以细胞增殖时 DNA 的合成或酶活性作为指标，通过与标准品对比，间接推算出细胞因子的活性单位，一般以活性单位（U/ml）表示。

2. 免疫学检测 将白细胞介素作为抗原进行定量检测。

第五节 血液细胞染色体检验

一、染色体非显带技术

1. 直接法 抗凝骨髓标本不经培养，以 PBS 稀释后加入秋水仙素“阻留”中期细胞，经低渗液处理后，再经预固定、固定后即可制片染色、镜检。

2. 短期培养法 抗凝骨髓标本在含小牛血清的培养液中于 37℃ 培养 24h 或 48h 左右，加入秋水仙素“阻留”中期细胞，其他同直接法。

二、染色体常规显带技术

经某种特殊的处理或特异的染色后，染色体上可显示出一系列连续的明暗条纹，称显带染色体。1971 年巴黎会议确定的四种显带技术是奎吖染色法、Giemsa法、逆相Giemsa法和着丝粒区异染色质法，即 Q 带、G 带、R 带和 C 带。

三、血液细胞染色体检验的临床应用

血液病常有特异性染色体异常，染色体数目增减、交换、易位等，以及基因变化，如慢性粒细胞白血病会出现 pH 染色体，因此，染色体检验是血液病检验的重要技术之一。

第六节　正常骨髓象

一、成人骨髓象

在正常成人骨髓中，由于骨髓标本采集部位不同、被检者个体的差异，健康成人骨髓细胞的参考区间变化较大。但符合以下要求者，可视为大致正常骨髓象。

1. 骨髓有核细胞增生活跃

2. 粒细胞系统　占 40% ~60%，以中性杆状核最多。原始粒细胞 <2%，早幼粒细胞 <5%，中性中幼粒细胞约 8%，中性晚幼粒细胞约 10%，中性杆状核粒细胞约 20%，中性分叶核粒细胞约 12%，嗜酸性粒细胞 <5%，嗜碱性粒细胞 <1%。

3. 红细胞系统　占 15% ~25%，以中、晚幼红细胞为主。原始红细胞 <1%，早幼红细胞 <5%，无巨幼红细胞。

4. 粒红比值 2:1 ~4:1

5. 淋巴细胞系统　占 20% ~25%，淋巴细胞为主，原始及幼稚淋巴细胞少见。

6. 单核细胞系统　<4%，单核细胞为主，原始和幼稚单核细胞罕见或偶见。

7. 浆细胞系统　<2%，主要为浆细胞，原始浆细胞罕见，幼稚浆细胞偶见。

8. 巨核细胞系统　在 1.5cm ×3cm 的骨髓涂片上，可见巨核细胞 7 ~35 个，其中原始巨核细胞不见或偶见，幼稚巨核细胞占 0 ~5%，颗粒型巨核细胞占 10% ~30%，产血小板型巨核细胞占 40% ~60%，裸核型巨核细胞占 8% ~30%。血小板易见，成簇分布。无异形或巨大血小板出现。

9. 非造血细胞　如组织细胞、成骨细胞、吞噬细胞等偶见，分裂象细胞少见。

10. 其他　各细胞系、各阶段细胞形态基本正常，无寄生虫或其他异常细胞。

二、小儿骨髓象特征

小儿造血器官尚未成熟，血细胞反应性增多较常见。从新生儿到 4 ~5 岁儿童期，其骨髓象呈逐渐接近成人的动态变化。其特征是有核细胞较成人丰富，新生儿 24h 内，有核红细胞百分比较高，最高者可达 70%，外周血中也可出现有核红细胞。但 2 ~3 天内很快下降，至 2 ~3 个月时，经过一个生理性贫血阶段，而后逐渐接近成人的数值。婴儿期有核红细胞体积较大，有早期出现的血红蛋白现象，但不是巨幼红细胞。幼儿骨

髓淋巴细胞与外周血一样偏高，为30% ~50%，到6~7岁时下降至成人水平。新生儿幼稚红细胞下降后粒细胞逐渐增多至成人水平，但幼儿期骨髓中原始粒细胞和早幼粒细胞水平略高于成人，特别是7天内的新生儿，早幼粒细胞可高达6% ~7%。

第二十七章　常见血液病的检验

知识要点

1. 贫血的概念和分类。
2. 缺铁性贫血、巨幼细胞性贫血、再生障碍性贫血和溶血性贫血的血象和骨髓象特征。
3. 急性白血病的分型方法、临床特点。
4. 急性淋巴细胞白血病的临床特点、血象、骨髓象特征。
5. 急性髓细胞白血病 $M_0 \sim M_7$ 各型临床特点、血象、骨髓象特征。
6. 慢性粒细胞白血病和慢性淋巴细胞白血病的血象和骨髓象特征。
7. 骨髓增生异常综合征的临床表现、FAB 分型、实验室检验。
8. 特殊白血病、多发性骨髓瘤、恶性组织细胞病、特发性血小板减少性紫癜、白细胞减少症、粒细胞缺乏症、类白血病反应、传染性单核细胞增多症和其他血液病的临床特点和实验室检验。

第一节　贫血的检验

一、贫血概述

（一）贫血的临床特征

贫血时由于红细胞数量减少，运输氧气和二氧化碳的能力下降，造成机体各组织器官缺氧，从而出现一系列的症状和体征。既有组织缺氧造成的功能障碍，也有对缺氧的代偿功能表现。主要有皮肤和黏膜颜色苍白、疲乏无力、头晕耳鸣、眼花、记忆力减退等临床表现，贫血并不是一种独立的疾病，而是不同原因疾病所致的一种临床症状。

（二）贫血的分类

1. 贫血的形态学分类

（1）Wintrobe 分类法：Wintrobe 早在 1934 年就根据成熟红细胞 MCV、MCH、

MCHC 三个平均值，将贫血分为正常细胞性贫血、大细胞性贫血、单纯小细胞性贫血、小细胞低色素性贫血四类，具体参见本书第三章。

（2）Bessman 分类法：1983 年 Bessman 提出了 MCV/RDW 分类法，可将贫血分为小细胞均一性贫血、小细胞不均一性贫血、正细胞均一性贫血、正细胞不均一性贫血、大细胞均一性贫血、大细胞不均一性贫血六类，具体参见本书第四章。

2. 根据贫血病因和发病机制分类 详见表 27－1。

表 27－1 贫血病因和发病机制分类法

病因	发病机制	疾病举例
红细胞生成减少		
骨髓造血功能障碍	干细胞分化增殖障碍	再生障碍性贫血
	骨髓被异常组织侵害	白血病、骨髓瘤、转移癌
造血物质缺乏或利用障碍	铁缺乏	缺铁性贫血
	铁利用障碍	铁粒幼细胞性贫血
	维生素 B_{12} 或叶酸缺乏	巨幼细胞性贫血
红细胞破坏过多		
红细胞内在异常	红细胞膜缺陷	遗传性球形红细胞增多症
	红细胞酶缺陷	6－磷酸葡萄糖脱氢酶缺陷
红细胞外在异常	血红蛋白异常	珠蛋白生成障碍性贫血
	免疫因素	自身免疫性溶血性贫血
	其他	脾亢、微血管病性溶血性贫血
红细胞丢失过多	急性失血	急性失血性贫血
	慢性失血	钩虫病性贫血

3. 根据骨髓有核细胞增生程度和形态学特征分类

（1）增生性贫血：见于缺铁性贫血、溶血性贫血、失血性贫血等。

（2）增生不良性贫血：见于再生障碍性贫血、单纯红细胞再生障碍性贫血等。

（3）骨髓红系成熟障碍性贫血：见于巨幼细胞性贫血、MDS 等。

（三）贫血的实验室诊断步骤

1. 贫血的判断 贫血的判断主要是依照血红蛋白的浓度，常用的成人贫血诊断标准是：成年男性 Hb＜120g/L，成年女性 Hb＜110g/L，孕妇 Hb＜100g/L，可判断为贫血。WHO 和联合国儿童基金会建议儿童的诊断标准是：10 天内新生儿 Hb＜145g/L，1 个月以上 Hb＜90g/L，4 个月以上 Hb＜100g/L，6 个月至 6 岁儿童 Hb＜110g/L，6 岁至 14 岁儿童 Hb＜120g/L，一般可诊断为贫血。要考虑血容量的影响，因血液浓缩或稀释时，可造成血红蛋白的假性增高或减低。

2. 贫血的程度 根据血红蛋白浓度，可以将贫血程度划分为四级（详见第三章第四节）。不同程度的贫血，出现的临床症状也各不相同。6 个月以内婴儿不适用此标准。

3. 贫血的类型 根据血液学一般检查、红细胞形态特征、网织红细胞计数及骨髓检查等的结果，可进一步判断出贫血的类型。

二、缺铁性贫血

（一）概述

缺铁性贫血（IDA）是由于体内贮存铁缺乏，不能满足正常红细胞合成血红蛋白的需要而发生的贫血。形态学上表现为小细胞低色素性贫血，是临床上最常见的一种贫血。

1. 铁的代谢 铁是人体合成血红蛋白的原料，主要来源于衰老红细胞破坏后释放的铁和含铁的食物，铁吸收部位主要在十二指肠及小肠上1/4段。食物中Fe^{3+}在维生素C等还原物质作用下转变成有利于肠吸收的Fe^{2+}，被肠吸收入血的Fe^{2+}被氧化成Fe^{3+}，然后与转铁蛋白结合转运到组织，或通过幼红细胞膜转铁蛋白受体胞饮入细胞内，再与转铁蛋白分离并还原成Fe^{2+}，在线粒体粗面内质网的血红素合成酶的催化作用下，先与原卟啉合成血红素，再与珠蛋白结合形成血红蛋白。多余的铁以铁蛋白和含铁血黄素形式贮存于肝、脾、骨髓等器官。食物铁的存在形式、胃肠道功能、体内铁贮量及某些药物等因素可影响铁的吸收。

2. 缺铁的主要原因

（1）人体摄入铁的量不足：如偏食造成膳食中铁不足，摄入铁量减少。

（2）需铁量增加：如婴幼儿生长发育快、妇女妊娠期及哺乳期对铁的需要量增加。

（3）铁吸收障碍：见于胃肠道疾病影响到食物中铁的吸收。

（4）铁丢失过多：如妇女月经过多、钩虫病等造成的长期慢性失血等。

临床上缺铁性贫血可分为贮铁缺乏期、缺铁性红细胞生成期和缺铁性贫血期三个阶段，在贮铁缺乏期，体内贮存铁下降，可出现血清铁蛋白下降。在缺铁性红细胞生成期，体内贮存铁进一步减少，出现一般贫血症状。在缺铁性贫血期，除前两期的表现外，还可出现红细胞和血红蛋白的明显减少以及贫血的临床症状。典型的小细胞低色素性贫血出现于晚期缺铁较严重时。

3. 缺铁性贫血的临床特征 缺铁性贫血除贫血的一般临床表现外，还可见指甲凹陷、匙状甲、舌炎、口角炎、胃炎、黏膜萎缩、胃酸缺乏等症状。儿童则有体格及智力发育受影响、异食癖、厌食、对各种感染抵抗力减低等表现。

（二）实验室检验

1. 血象 贫血程度不一，血象表现可有不同。轻度贫血时，血红蛋白下降，红细胞计数可正常，红细胞形态大致正常或仅有极轻度的异常。严重贫血时，血红蛋白比红细胞减少更为明显，红细胞大小不一，以小细胞为主，中心淡染区扩大，可出现环形红细胞，呈典型小细胞低色素性变化，MCV、MCH、MCHC均降低，RDW增高。可见嗜多色性红细胞、豪-乔小体、嗜碱性点彩红细胞等。网织红细胞计数可正常或轻度增高，白细胞和血小板数量和形态大致正常。

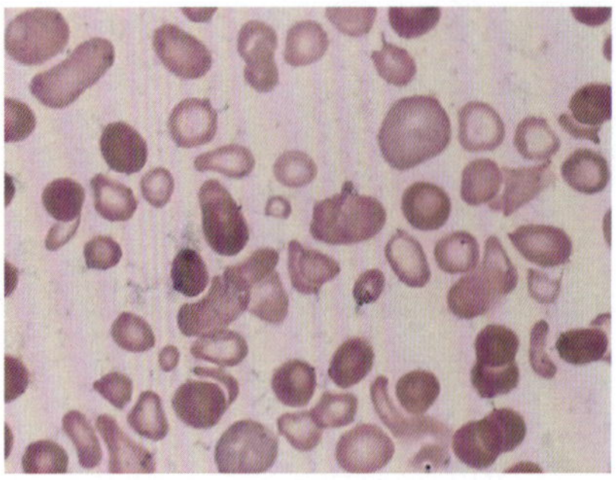

图 27－1 缺铁性贫血血象

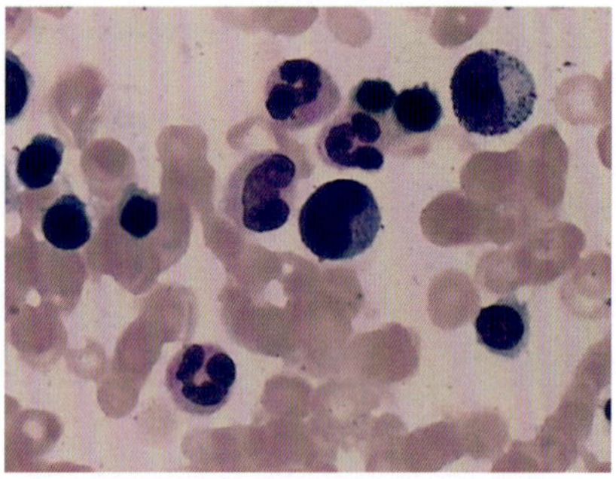

图 27－2 缺铁性贫血骨髓象

2. 骨髓象 骨髓有核细胞增生活跃或明显活跃，粒红比值减小。红系增生明显，以中、晚幼红细胞增生为主，各阶段幼红细胞体积偏小，胞浆少，边缘不整齐，呈锯齿状，着色偏碱，细胞核偏小，染色质粗糙紧密，染深紫红色，晚幼红细胞核可固缩成炭核，呈核老浆幼的形态变化。粒细胞系比例相对减低，各阶段比例及细胞形态大致正常。巨核细胞系和血小板大致正常。其他细胞系大致正常（图 27－2）。

3. 骨髓铁染色 骨髓涂片铁染色，细胞外铁显著减少可为阴性。细胞内铁减少，幼红细胞中铁小粒减少或缺如，颗粒小且着色浅淡（图 27－3）。

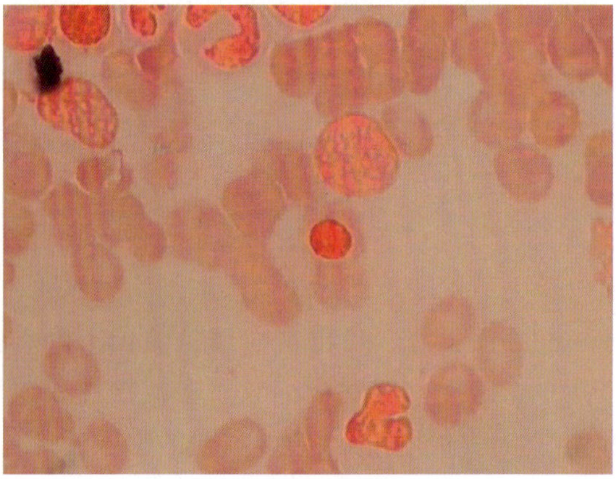

图 27－3 骨髓铁染色

4. 铁代谢的检验

（1）血清铁（SI）测定：血清铁是指血清中与转铁蛋白结合的铁。多采用联吡啶比色法进行测定，参考区间成年男性为 11.6～31.3μmol/L，成年女性为 9.0～30.4μmol/L。血清铁降低多见于缺铁性贫血、慢性炎症或感染等，增高多见于铁粒幼细胞性贫血、肝脏疾病、反复输血等。

（2）血清铁蛋白（SF）测定：血清铁蛋白是铁的一种贮存形式，是判断体内铁贮存状态最敏感的指标之一，多采用固相放射免疫法进行测定，参考区间成年男性为 15～200μg/L，成年女性为 12～150μg/L，儿童低于成人。血清铁蛋白降低多见于缺铁性贫血、慢性贫血、失血等；增高多见于肝脏疾病、血色病、频繁输血等。

（3）总铁结合力（TIBC）与转铁蛋白饱和度（TS）测定：总铁结合力是指血清中

转铁蛋白能与铁结合的总量，大多采用比色法进行测定。转铁蛋白饱和度是指血清铁在总铁结合力中所占的比值。TIBC 参考区间男性为 50～77μmol/L，女性为 54～77μmol/L。TS 参考区间为 20%～55%。血清 TIBC 增高常见于缺铁性贫血、红细胞增多症等；降低见于溶血性贫血、肝硬化、肾病综合征等。TS 降低主要见于缺铁性贫血；增高见于铁粒幼细胞性贫血、血色病等。

（4）红细胞游离原卟啉（FEP）测定：原卟啉在紫外线照射下会发荧光，多采用荧光比色法加以测定。参考区间成人为（398.4±131.7）μg/L RBC。游离原卟啉增高主要见于缺铁性贫血，此外，在铁粒幼细胞性贫血也增高，降低主要见于巨幼细胞性贫血、红白血病等。

（三）鉴别诊断

缺铁性贫血要与其他小细胞性贫血鉴别，特别是与铁粒幼细胞性贫血（SA）相鉴别。铁粒幼细胞性贫血是指多种原因引起的血红蛋白在幼红细胞线粒体内的合成发生障碍，导致因铁利用障碍而使血红蛋白合成不足的小细胞低色素性贫血，详见表 27－2。

表 27－2 缺铁性贫血与铁粒幼细胞性贫血的鉴别

鉴别点	缺铁性贫血	铁粒幼细胞性贫血
血象变化	小细胞低色素性改变	正常红细胞与小红细胞并存
骨髓象变化	幼红细胞呈“核老浆幼”	幼红细胞有巨幼变，呈核固缩或双核等
铁染色	细胞内、外铁显著减少	细胞内、外铁增加，有环形铁粒幼红细胞
血清铁	降低	增高
血清铁蛋白	降低	增高
总铁结合力	增高	降低
转铁蛋白饱和度	降低	增高
红细胞游离原卟啉	增高	增高
铁剂治疗	有效	无效

三、巨幼细胞性贫血

（一）概述

1. 概念与分类 巨幼细胞性贫血（MgA）是由于维生素 B_{12} 和（或）叶酸缺乏或其他原因导致细胞核 DNA 合成障碍所致的贫血。

巨幼细胞性贫血分为营养性巨幼细胞性贫血、恶性贫血、酶缺乏所致的巨幼细胞性贫血和慢性溶血性贫血等类型，我国常见类型是营养性巨幼细胞性贫血。

2. 叶酸和维生素 B_{12} 代谢 叶酸和维生素 B_{12} 缺乏的主要原因是摄入不足、需要量增多和吸收利用障碍。

（1）叶酸：人类自身不能合成叶酸，必须从食物中获得，叶酸主要来自绿色新鲜蔬菜，属于水溶性B族维生素，性质不稳定，易被光、热分解破坏，食物贮存过久、腌制烹调不当也可使其分解破坏，造成摄入不足。妊娠期、哺乳期、儿童生长发育期的叶酸需要量增加，若膳食中补充不足，可造成缺乏。食物中叶酸主要在近端空肠吸收，因此肠功能紊乱、腹泻、小肠切除术及短路手术后可致叶酸吸收障碍。

（2）维生素 B_{12}：是一种含钴的红色化合物，主要以甲基钴胺的形式存在于血浆中，仅能由某些微生物合成。人类的维生素 B_{12} 主要来自动物类食物，如肉、蛋、奶等。它的吸收首先经胃液消化，然后与胃壁细胞分泌的内因子结合形成复合体在回肠末端吸收，因此，长期素食者可因摄入不足引起维生素 B_{12} 缺乏。胃肠手术后、萎缩性胃炎、肠功能紊乱、肠回盲部疾病等往往易引起维生素 B_{12} 吸收障碍。

叶酸和维生素 B_{12} 是细胞核DNA合成过程中的重要辅酶。维生素 B_{12} 可影响叶酸的代谢，当叶酸缺乏时，DNA不能复制，而蛋白质不断增多，出现“巨幼变”和“核幼浆老”的现象。

3. 巨幼细胞性贫血临床特征 一般起病缓慢，为慢性进行性贫血，除具有贫血的一般症状外，可出现舌炎症状如舌痛及舌质发红，检查可见舌乳头萎缩，舌面光滑如镜面，还可出现一系列神经系统症状，如手足麻木、感觉障碍、嗜睡、精神错乱等。

（二）实验室检验

1. 血象 红细胞数比血红蛋白量减少更为明显，为大细胞不均一性贫血，MCV、MCH增高，MCHC多正常，RDW增高。血涂片中成熟红细胞体积大小不等，以大红细胞为主，中心淡染区缩小甚至消失，可出现椭圆形红细胞、豪-乔小体、Cabot环、嗜多色性红细胞等异常红细胞，并可见幼稚红细胞。网织红细胞绝对值减少。白细胞正常或降低，中性粒细胞体积偏大，可出现分叶过多的核右移现象，可见中性巨杆状核和巨晚幼粒细胞。血小板正常或减少，可见巨大血小板（图27-4）。

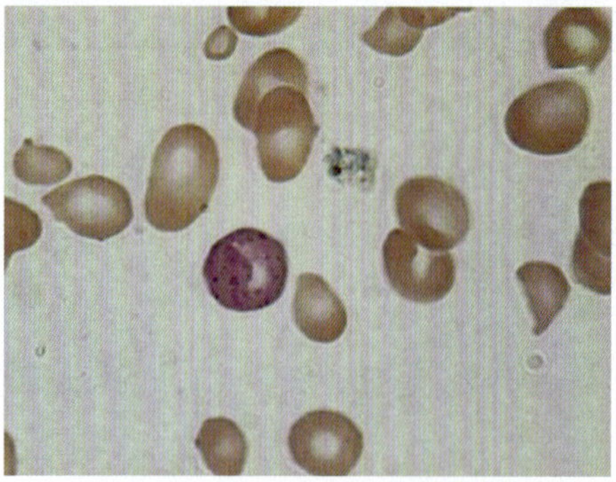

图27-4 巨幼细胞性贫血血象

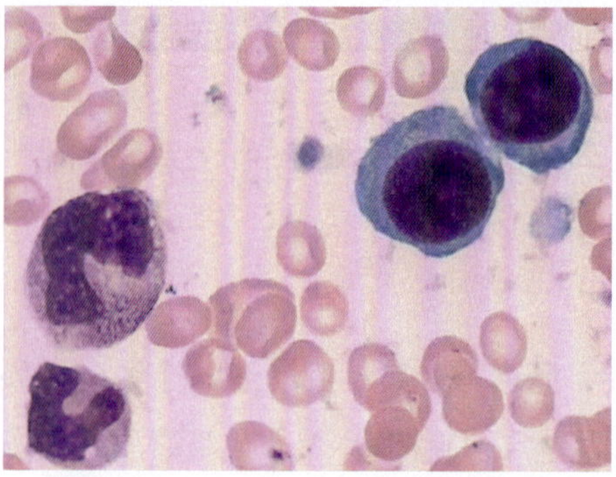

图27-5 巨幼细胞性贫血骨髓象

2. 骨髓象 有核细胞增生明显活跃或活跃。红细胞系增生显著，粒红比值降低甚至倒置。可见各阶段巨幼红细胞，巨幼红细胞比值常>10%，该细胞体积比同阶段的正常幼红细胞大，染色质相对细致疏松，胞浆丰富，胞核的发育明显落后于胞浆发育，呈现核幼浆老的发育不平衡现象。可见双核、多核巨幼红细胞，晚幼红细胞可见核出芽、分叶和核碎裂现象，核分裂象易见，成熟红细胞形态变化同外周血。粒细胞系比例相对减低，中幼粒细胞以后阶段细胞可见巨幼变，以巨晚幼粒细胞、巨杆状核粒细胞多见，中性分叶核粒细胞可见核分叶过多的现象。巨核细胞正常或减少，可见胞体过大和核分叶过多的形态改变。可见大型、巨型血小板（图 27 –5）。

3. 其他检验

（1）血清维生素 B_{12}测定：常采用放射免疫法检测血清维生素 B_{12}含量，参考区间成人为 148 ~660 pmol/L。血清维生素 B_{12}降低对巨幼细胞性贫血的诊断有重要价值。

（2）叶酸测定：用放射免疫法测定血清和红细胞中的叶酸。血清叶酸参考区间：成年男性 8. 61 ~23. 8nmol/L，成年女性 7. 93 ~20. 4nmol/L。红细胞叶酸参考区间：成人 340 ~1020nmol/L。红细胞叶酸不受叶酸摄入的影响，更好地反映叶酸的总体水平。

（3）诊断性治疗试验：用叶酸和维生素 B_{12}治疗 48h 左右，网织红细胞即开始增多，5 ~10 天达高峰，巨幼红细胞可消失，证明为叶酸或维生素 B_{12}缺乏。

四、再生障碍性贫血

（一）概述

再生障碍性贫血（AA）简称再障，是由于某些先天或后天获得的原因引起的骨髓造血组织减少，造血功能衰竭，导致外周血全血细胞减少的一组造血干细胞疾病。各年龄组均可发病，但以青壮年多见，男性发病率略高于女性。

1. 分类

（1）病因分类

1）先天性再障：较为罕见，为常染色体隐性遗传性疾病。

2）获得性再障：约半数以上病例找不到明显的病因，又称为原发性再障。而继发性再障病因比较复杂，主要有药物或化学因素、电离辐射、感染或内分泌因素对骨髓的损害所致。

（2）病情分类

1）急性型再障（AAA）：又称重型再障 – Ⅰ型。起病急，进展迅速，贫血进行性加剧，常伴有严重感染和内脏出血。

2）慢性型再障（CAA）：又称轻型再障。恶化时，称重型再障 – Ⅱ型。起病缓慢，进展缓慢，以贫血为主要临床表现，出血多限于皮肤和黏膜，且不严重。可并发感染，但常以呼吸道为主，容易控制，病程可长达十余年。血象特征为网织红细胞、白细胞、中性粒细胞及血小板值均较急性型为高。骨髓象特征为造血细胞三系或两系减少、至少一个部位增生不良、晚幼红细胞（炭核）比例增多、巨核细胞明显减少。

2. 发病机理 目前比较公认的发病机制如下：

（1）造血干细胞缺陷：造血干细胞数量减少或分化成熟障碍使全血细胞减少。

（2）造血微环境缺陷：造血微环境中的基质细胞受损，使其分泌的细胞因子紊乱，影响造血干细胞的增殖分化。

（3）细胞免疫异常：T 细胞产生抑制干细胞增殖和导致干细胞死亡的细胞因子。

3. 临床特征 本病主要的临床表现为进行性贫血、出血及感染，症状轻重与血细胞减少的程度及病情发展的速度有关，一般无淋巴结和脾脏肿大，反复感染及长期多次输血亦可使脾脏轻度肿大。

（二）实验室检验

1. 血象 红细胞进行性减少，多为正细胞正色素性贫血，网织红细胞绝对值减少。白细胞明显减少，中性粒细胞减少最为显著，淋巴细胞比例相对增高，细胞形态变化不大。血小板减少，体积变小，功能降低。

2. 骨髓象 有核细胞增生降低或重度降低。慢性再障时，骨髓呈向心性受累，不同的穿刺部位，骨髓的增生情况不一，如遇代偿增生灶可出现增生活跃。粒系明显减少，特别是早期幼稚粒细胞减少或不见，主要为晚幼粒和成熟阶段粒细胞，形态大致正常。红系明显减少，主要见到晚幼红细胞，该类细胞体积偏小，核小，常偏于一侧，染色质高度致密、固缩，染深紫黑色如"炭核"。巨核细胞显著减少或不见，血小板明显减少。淋巴细胞比例明显增高，以成熟淋巴细胞为主，浆细胞、网状细胞、组织嗜碱性细胞等非造血细胞明显增多（图 27－6）。

3. 其他检验

（1）骨髓铁染色：可见细胞内铁、外铁均增多。

（2）NAP 染色：NAP 染色积分增高。

（3）骨髓活检：本病骨髓穿刺时易出现干抽，可进行骨髓活检。骨髓活检病理切片上显示造血组织（尤其是巨核细胞）显著减少，代替以脂肪组织，有淋巴细胞、浆细胞和组织细胞分布在疏松的间质中。

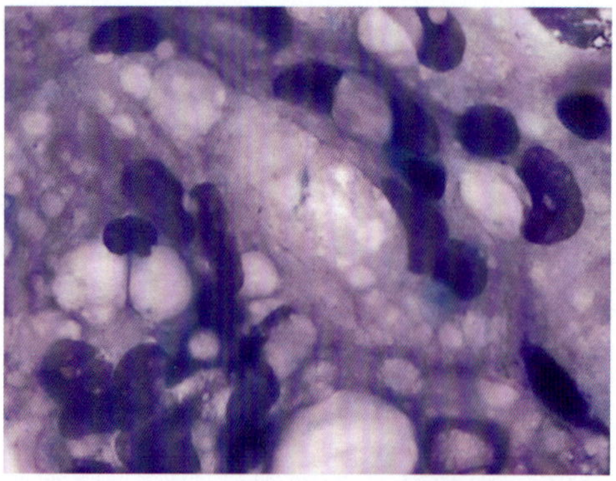

图 27－6 再生障碍性贫血骨髓象

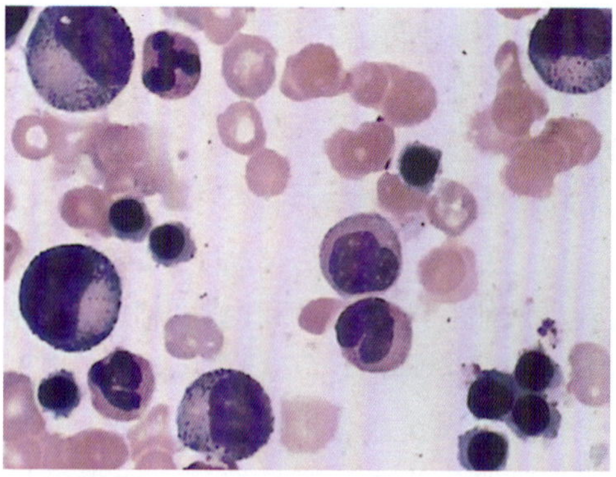

图 27－7 溶血性贫血骨髓象

五、溶血性贫血

（一）概述

溶血性贫血（HA）是由于某种原因导致红细胞破坏加速，寿命缩短，超过骨髓代偿能力而引起的一类贫血。发病机理详见第五章。

（二）实验室检验

1. 血象 红细胞、血红蛋白减少，二者多呈平行性下降。成熟红细胞形态因产生溶血的病因不同，可大致正常，也可出现不同的异常改变，如球形、椭圆形、口形、靶形等。易见嗜多色性红细胞、豪－乔小体、Cabot 环、嗜碱性点彩红细胞和有核红细胞。网织红细胞明显增多，常 >5%，可高达 70% 以上。白细胞正常或增多，可见少量幼稚粒细胞。血小板可反应性增高。

2. 骨髓象 有核细胞增生明显活跃。红细胞系增生显著，粒红比值减低。各阶段幼红细胞均见增多，但以中、晚幼红细胞增高为主，形态变化不明显，易见幼红细胞分裂象。成熟红细胞改变同外周血。粒系细胞比例相对减低，形态大致正常。巨核细胞数量正常或增多，形态大致正常。血小板变化同外周血（图 27－7）。

第二节 白血病

一、白血病的概念和分类

（一）白血病的概念

白血病是造血系统恶性肿瘤，是一类高度异质性的造血干细胞恶性克隆性疾病。其特点是白血病细胞异常增生，并失去进一步分化成熟的能力而停滞在细胞发育的不同阶段，并伴有凋亡减少。在骨髓和其他造血组织中白血病细胞大量增生积聚并浸润其他器官和组织，同时使正常造血功能受到抑制，临床表现为贫血、出血、感染，以及肝、脾、淋巴结肿大等浸润症状。

白血病的病因学已从群体医学、细胞生物学进入分子生物学的研究范畴。白血病与感染、放射因素、化学因素、遗传因素、染色体结构异常及机体免疫功能紊乱等有关。

白血病是一种常见的恶性肿瘤，占恶性肿瘤总发病率的 5% 左右，急性白血病多于慢性白血病，在我国各年龄组恶性肿瘤的死亡率中占第六位（男性）和第八位（女性），在儿童及 35 岁以下的人群中则占到了第一位。

（二）白血病的分类

1. 急性白血病（AL） 是指白血病细胞的发育阻滞在较早阶段，骨髓及外周血中的白血病细胞以分化差的原始和早期幼稚细胞为主，病情发展迅速，其自然病程多在6个月以内。

2. 慢性白血病（CL） 是指白血病细胞的发育阻滞在较晚阶段，骨髓及外周血中的白血病细胞主要是较晚期的幼稚细胞和成熟细胞，病程发展缓慢，自然病程多在一年以上。

二、急性白血病

（一）急性白血病概述

急性白血病可发生在任何年龄组，比慢性白血病多见，多数起病急骤，且病情凶险，常见症状有高热、进行性贫血、不同程度的出血倾向等。

1. 形态学特征

（1）血象：外周血白细胞计数大多增高，可出现较多的原始或幼稚白细胞；但有部分可正常或减低，原始细胞或幼稚细胞较少，称为非白血性白血病。红细胞进行性减少，多属于正细胞正色素性贫血，可见幼红细胞。血小板多减少。

（2）骨髓象：有核细胞增生多为极度活跃或明显活跃，骨髓中某一细胞系（或几系）的原始及幼稚的白血病细胞≥30%（NEC计数：是指除幼红细胞以外所有有核细胞计数）。白血病细胞常有核浆发育不平衡及形态异常，胞体多大小不一，细胞形态多不规则；胞浆减少，核浆比增大；核畸形明显，可出现凹陷、切迹、分叶等现象；核仁数目增多、增大，染色质可变粗糙或分布不均；胞浆染色嗜碱性增强，并可出现异常的颗粒。分类可出现白血病裂孔现象和断尾现象。白血病裂孔是指涂片中出现大量原始细胞和少量高度成熟细胞，而缺乏中间过渡阶段的细胞，表明白血病细胞有成熟障碍。白血病断尾是指涂片中仅有大量原始和早期幼稚阶段细胞，而成熟细胞完全消失。其他细胞系增生受到明显抑制。

2. 急性白血病的预后

（1）缓解

1）完全缓解（CR）：临床上浸润症状和体征消失；血象基本恢复正常，分类无白血病细胞；骨髓象增生程度和粒、红、巨核三系细胞基本正常，原始粒细胞（原始淋巴细胞+幼稚淋巴细胞，或原始单核细胞+幼稚单核细胞）≤5%。

2）部分缓解（PR）：症状和血象已有明显改善，但未达到完全缓解。5%<原始粒细胞（原始淋巴细胞+幼稚淋巴细胞，或原始单核细胞+幼稚单核细胞）≤20%。

3）未缓解（NR）：血象、骨髓象及临床症状均未达到部分缓解者。

（2）复发：白血病患者缓解一定时间后，出现下列三者之一称为复发。

1）5%≤原始粒细胞（原始淋巴细胞+幼稚淋巴细胞，或原始单核细胞+幼稚单核细胞）<20%，但经一疗程治疗达不到完全缓解。

2）骨髓象中原始粒细胞（原始淋巴细胞+幼淋巴细胞，或原始单核细胞+幼稚单核细胞）>20%。

3）出现骨髓外白血病细胞浸润。

3. 微量残留白血病（MRL） 是指急性白血病患者经诱导化疗或骨髓移植后，达到临床和血液学的完全缓解标准，而体内仍残留着微量白血病细胞，一般约在 $10^6 \sim 10^8$ 个，用一般骨髓检查方法检测不出来，是白血病复发的主要因素，可用分子生物技术（如 PCR 技术、流式细胞仪等）进行检测，用来评价疗效和预测复发。

知识链接

骨髓移植

20 世纪 60 年代开始将骨髓移植运用于白血病的治疗上，20 世纪 80 年代起，干细胞移植术在临床应用中获得了成功，是目前根治白血病的最好方法。我国每年新增四万名白血病患者，在同胞亲人间寻找供髓者的可能性很小，只能依靠非血缘关系的捐献者提供骨髓。1992 年，中国红十字会正式成立“中华骨髓库”，可为患者检索服务的 HLA 分型资料已达 167 多万人份，3000 多位志愿者已为患者捐献了造血干细胞。

（二）急性白血病分型

1. 细胞形态学分型 1976 年法（F）、美（A）、英（B）三国协作组在传统形态学的基础上结合细胞化学染色方法，根据白血病细胞的来源和形态学特征提出了 FAB 法分型，后来又经过不断修订和完善，将急性白血病分为急性淋巴细胞白血病（acute lymphoblastic leukemia，ALL）和急性髓细胞白血病（acute myelocytic leukemia，AML）两大类，每一类又有若干亚型，并确定原始细胞≥30% 为急性白血病的诊断标准。ALL 根据细胞大小及形态又分为 $L_1 \sim L_3$ 三种亚型，AML 按白血病细胞的归属和分化程度又分为 $M_0 \sim M_7$ 八种亚型。

我国在 FAB 分型的基础上，提出了我国急性白血病的分型方法，对急性髓细胞白血病的分型稍作修改，首次将亚急性粒细胞白血病列为急性髓细胞白血病部分成熟型（M_{2b}），并将原始细胞细分为 Ⅰ 型和 Ⅱ 型。Ⅰ 型为典型的原始粒细胞，胞浆中无颗粒；Ⅱ 型有原始粒细胞特征，胞浆少，有少量细小嗜天青颗粒。

2. MICM 分型 细胞形态学（M）、细胞免疫学（I）、细胞遗传学（C）和细胞分子生物学（M）相结合，即为 MICM。下面仅介绍 I、C、M 三种分型。

（1）免疫学分型：正常造血细胞在细胞分化、发育和成熟过程中，细胞表面及胞浆内会出现一系列免疫表型的变化，出现不同的抗原表达，可以用单克隆抗体进行鉴定，即为免疫分型。这些抗原和抗体可以根据分化簇（CD）的号码来区分。白血病细胞目前尚未发现特异性抗原，免疫分型只能判断细胞系列来源和分化阶段。对急性白血病免疫学分型时，可选用一组针对白血病细胞表面或/和胞浆内的分化抗原的单克隆抗体进行鉴别，一般选用一线抗体用于急性白血病类型的筛选，二线抗体用于进一步确定系内亚型。急性白血病的主要免疫标志见表 27－3。

表 27-3 急性白血病主要免疫标志

细胞类型	一线抗体	二线抗体
髓系细胞	MPO、CD13、CD117	CD33、CD14、CD15、CD11、CD61、CD41、CD42、血型糖蛋白 A
T 淋巴细胞	cyCD3、CD7、CD2	CD1、CD4、CD5、CD8
B 淋巴细胞	cyCD22、CD19、CD10	CD20、CD24、cyμ、smIg
非系列特异性	TdT*、HLA-DR	CD34

注：cy 为胞质，sm 为细胞膜，* 为胞核表达。

其中 CD34 为造血干细胞标志，HLA-DR 为祖细胞和原始细胞的标志，CD117 是髓系干/祖细胞标志，血型糖蛋白是红细胞系标志，CD14 是单核细胞的标志，CD41 是巨核细胞的标志。

1）急性淋巴细胞白血病的免疫学分型：目前一般把 ALL 分为 T 细胞系 ALL 和 B 细胞系 ALL 两大类，其中 T 细胞系 ALL 占 20%，可分为早前体-ALL 和 T 细胞-ALL 两亚型，其免疫分型特征可见表 27-4。

表 27-4 T 细胞系 ALL 免疫分型特征

类别	CD7	CD2	TdT	FAB 分型
早前体-ALL	+	-	+	L_1，L_2
T 细胞-ALL	+	+	-	L_1，L_2

B 细胞系 ALL 占 ALL 的 80%，可分为四型，B 细胞系 ALL 免疫学特征见表 27-5。

表 27-5 B 细胞系 ALL 免疫学特征

类别	TdT	HLA-DR	CD19	CD10	cyIgM	smIgM	FAB 分型
早期 B 前体细胞-ALL	+	+	-/+	-	-	-	L_1，L_2
普通型-ALL（C-ALL）	+	+	+	+	-	-	L_1，L_2
前 B 细胞-ALL	+	+	+	-/+	+	-	L_1
B 细胞-ALL（B-ALL）	-	+	+	+/-	-/+	+	L_3

2）急性髓细胞白血病的免疫学分型：目前已初步确立了 AML 免疫学分型与 FAB 分型之间的关系，见表 27-6。

在应用免疫学进行急性白血病的分型时，通常阳性是指该分化群阳性率≥20%，对具有特异性的抗体，如 MPO、CD3 等，只要阳性率≥10% 即可判断为阳性。运用免疫学分型可提高白血病的诊断率和亚型分型的正确性。

表 27-6 急性髓细胞白血病 FAB 分型与免疫标志

免疫标志	M_1	M_2	M_3	M_4	M_5	M_6	M_7
HLA-DR	+	+	-	+	+	+/-	+/-
CD34	+	+/-	-	+/-	+/-	-	+/-
CD33	+	+	+	+	+	+/-	+/-
CD13	+/-	+	+	+	+	-	未报告
CD14	-	+/-	-	+	+	-	未报告
CD15	-	+	+/-	+	+	+/-	未报告
血型糖蛋白 A	-	-	-	-	-	+	-
GPⅡb/Ⅲa/Ⅰb	-	-	-	-	-	-	+

注："+"为阳性，"-"为阴性，GP 为血小板糖蛋白。

（2）细胞遗传学分型：细胞遗传学的分型是通过对白血病细胞的培养和染色体分带技术，尤其是高分辨分带技术的发展，检查染色体核型是否正常，据报道，有 90% 以上的 AML 及 ALL 有染色体核型异常。在 AML 中，常见改变有 t（8；21）、t（15；17）、inv16 或 del16q、t（6；9）、11q 的重排等，在 CML 和 ALL 中则可见 ph 染色体（费城染色体）阳性、t（8；14）、t（4；11），其他还可有 14q 与除 8 号染色体外的异位、6q-、+21、+3、+14、1 号和 7 号染色体结构重排等。

细胞遗传学的改变，不仅可作为白血病的诊断依据，而且常与白血病预后有很大关系。如 t（8；21），t（15；17），inv16 等异常的存在提示 AML 患者预后好，缓解率高，长期生存率高。对 ALL 患者来说，如存在 t（9；22）异常往往提示预后不良。这些特异性基因对疑难白血病的诊断、指导治疗、预后判断以及微量残留白血病细胞学检测都具有重要意义。

（3）分子生物学分型：许多白血病的染色体易位在分子水平上的改变表现为基因发生重排，形成了新的融合基因，是可靠的分子标志，可以通过 PCR 技术加以检出，对白血病的诊断更灵敏和特异。例如，M_3 型，90% 以上患者可见到染色体 t（15；17）（q22；q21），并形成 PML/RARα 融合基因，该基因是 M_3 型的特异性分子基因。又如，90% ~95% 的慢性粒细胞白血病患者有 ph 染色体，形成 bcr/abl 融合基因。

3. WHO 分型 1997 年来自美、欧、亚等各大洲的国际血液病学家和肿瘤学家组成的临床医师委员会与病理学家共同讨论，提出血液肿瘤疾病、白血病、淋巴瘤的新分类方法。在白血病 FAB、MICM 分类方法的基础上，提出了 WHO 分类法。

WHO 分型主要根据细胞系别的不同分为髓系、淋巴系、组织细胞/树突细胞、肥大细胞系。将髓系疾病分为骨髓增殖性疾病（MPD）、骨髓增生异常（MD）、骨髓增生异常综合征（MDS）以及急性髓系白血病（AML）四大类疾病。在 AML 的 WHO 分型中，将原始细胞≥20% 归于 AML 范畴内，如果原始细胞<20%，但伴有重现性遗传学异常，也应诊断为 AML。将 AML 分为 4 种类型：①伴有重现性遗传异常的 AML。②伴多系增

生异常的 AML。③治疗相关性的 AML 及 MDS。④不能按上述分类的 AML。WHO 的 AML 分类，结合了 MICM 及临床特征，更加全面、客观、准确地反映了 AML 的特征。

WHO 分型将淋巴系肿瘤分为 B 淋巴系统恶性肿瘤、T 淋巴细胞和 NK 细胞肿瘤及霍奇金淋巴瘤，未将 ALL 单独分类，认为 ALL 与淋巴瘤均为淋巴系统恶性肿瘤，但仍保留 ALL 的名称，不再使用 L_1、L_2、L_3 分型，ALL 改称为前体 T 细胞白血病、前体 B 细胞白血病和 Burkitt 白血病。骨髓中幼稚细胞 >25% 时，采用 ALL 的名称，幼稚细胞 ≤25% 称为母细胞淋巴瘤。

（三）急性淋巴细胞白血病

急性淋巴细胞白血病（ALL）是原始、幼稚淋巴细胞在造血组织中异常增殖所致的恶性血液病。ALL 可发生于任何年龄，好发于儿童和青少年，往往起病较急，除急性白血病的一般特征外，常表现为全身性的淋巴结肿大，其次为肝、脾、骨骼浸润，骨、关节痛及胸骨压痛较明显，较易并发中枢神经系统白血病（CNSL）、睾丸白血病，高尿酸血症的发生率也较高。

1. 血象 白细胞多数增高，少数患者白细胞可正常或降低；细胞分类以原始及幼稚淋巴细胞为主，可达 90% 以上，易见破碎细胞（又称为涂抹细胞）；中性粒细胞减少或缺如。红细胞、血红蛋白不同程度地减少，一般为正细胞正色素性贫血，有时可见幼红细胞。血小板多数减少，大小、形态也可出现异常。

2. 骨髓象 骨髓有核细胞增生极度活跃或明显活跃。淋巴细胞系增生显著，以原始和幼稚淋巴细胞增生为主，≥30%（WHO 分型标准 >20%），高者可达 90% 以上，并伴有形态异常，成熟淋巴细胞明显减少。白血病细胞胞体大小不等，胞核形态不规则，可有凹陷、折叠、切迹等畸形；核仁增多、增大；胞浆染较深蓝色，可有空泡。根据骨髓中淋巴细胞特征，可将 ALL 分为 L_1 型、L_2 型、L_3 型三种亚型（图 27－8、图 27－9、图 27－10）。粒系、红系细胞增生均明显受抑；巨核细胞明显减少或消失，血小板少见；易见破碎细胞。ALL 各亚型细胞形态特征见表 27－7。

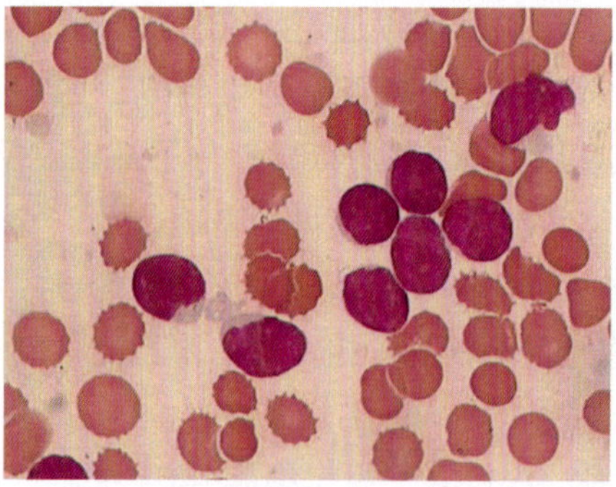

图 27－8　急性淋巴细胞白血病 L_1 型骨髓象

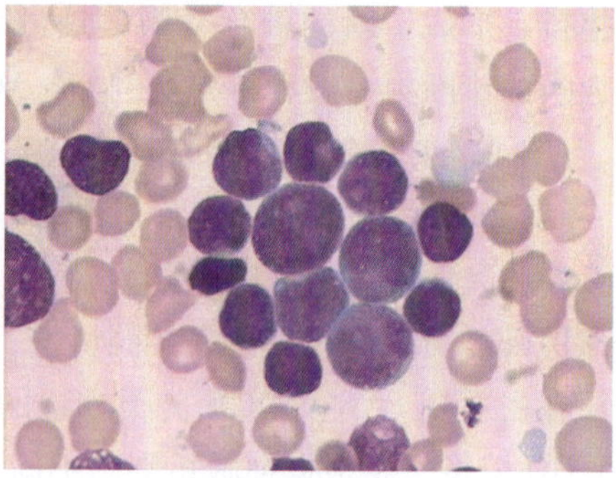

图 27－9　急性淋巴细胞白血病 L_2 型骨髓象

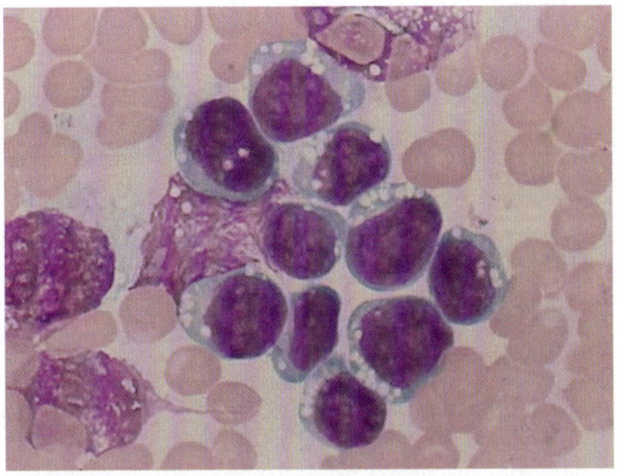

图 27－10 急性淋巴细胞白血病 L_3 型骨髓象

表 27－7 ALL 各亚型细胞形态特征

细胞特征	L_1 型	L_2 型	L_3 型
细胞大小	小细胞为主，大小较一致	大细胞为主，大小不一致	大细胞为主，大小一致
染色质	较粗，结构较一致	较疏松，结构较不一致	呈细点状，均匀一致
核形	规则，偶有凹陷或折叠	不规则，常见凹陷或折叠	大多规则
核仁	小而不清楚，少或不见	清楚，一个或多个，较大	明显，一个或多个，小泡状
胞浆	少	不定，常较多	较多
胞浆嗜碱性	轻或中度	不定，可见深染	深蓝
胞浆空泡	不定	不定	常明显，呈蜂窝状

3. 细胞化学染色

（1）过氧化物酶（POX）与苏丹黑 B（SB）染色：各阶段淋巴细胞均为阴性，原始细胞阳性率 <3%。

（2）糖原染色（PAS）：20% ~80% 原始淋巴细胞呈红色粗大颗粒状或块状阳性反应，PAS 积分明显增高。

（3）中性粒细胞碱性磷酸酶（NAP）染色：NAP 积分增高。

（4）非特异性酯酶染色：阴性反应。

（5）酸性磷酸酶（ACP）染色：T 细胞呈阳性反应，B 细胞呈阴性反应。

4. 免疫学检验 首先采用一线抗体（表 27－3）与 AML 相鉴别，确定为 ALL 后可进一步区别是 T 细胞 ALL 或 B 细胞 ALL，再应用二线抗体确定 ALL 各亚型。

5. 中枢神经系统白血病（CNSL）的诊断 中枢神经系统白血病，简称“脑白”，是由于白血病细胞侵犯蛛网膜或蛛网膜邻近神经组织，浸润至脑膜或脑实质，使患者产生相应的临床症状和体征。

ALL 较易并发 CNSL，CNSL 在临床上的主要诊断依据为：①有中枢神经系统的症状和体征，临床上可出现脑膜刺激症状和颅内压增高，表现为头痛、恶心、呕吐、颈项强直、昏迷等症状。②脑脊液改变是重要依据，可出现压力增高（0.78 ~1.96kPa 或80 ~

$200mmH_2O$），白细胞计数 $>0.01\times10^9/L$，涂片可见到白血病细胞。③蛋白 >450mg/L。④排除其他原因造成的类似症状和脑脊液改变。

（四）急性髓细胞白血病

急性髓细胞白血病（AML）又称急性非淋巴细胞白血病（ANLL），是造血系统髓系造血干细胞/祖细胞恶性增殖性疾病。目前仍多采用 FAB 分型方法，将其分为 M_0 ~ M_7 八个亚型。

1. 急性髓细胞白血病微分化型（M_0 型） 是一种比较少见的白血病，1991 年 FAB 协作组才将此型定为 M_0 型，此型发病率较低，约占全部白血病的 1% ~1.5%，占 AML 的 2% ~3%。多见于老年人，肝、脾、淋巴结肿大不明显，疗效差，生存期短。

（1）血象：红细胞减少，多呈正细胞正色素性贫血，白细胞数可增高或减低，可见原始细胞增多，血小板可正常或减低。

（2）骨髓象：骨髓有核细胞增生活跃或明显活跃，原始细胞 >30%（NEC），可高达 90%。原始细胞呈圆形，大小不等，核圆形或不规则，染色质细致，可见 1 ~2 个核仁，胞浆少，嗜碱性明显，无颗粒及 Auer 小体。红系、巨核系增生减低（图 27 -11）。

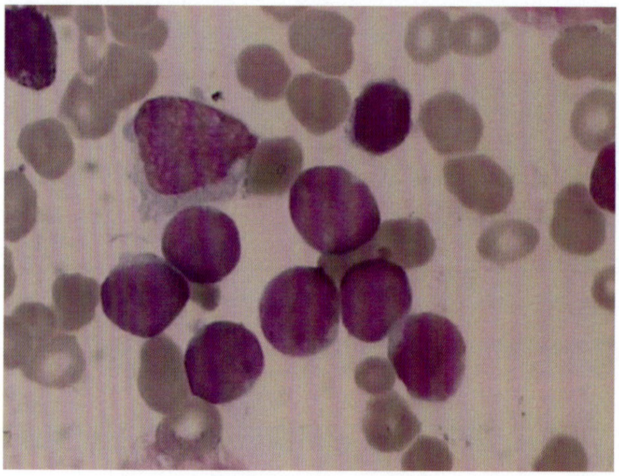

图 27 -11 急性髓细胞白血病 M_0 型骨髓象

（3）细胞化学染色：①MPO 染色：原始细胞为阴性或阳性率 <3%。②PAS 及特异性酯酶染色：阴性或弱阳性。

（4）免疫学检验：可表达髓系分化抗原 CD13、CD33、CD11b 中的一种，不表达 T、B 系特异性抗原，可表达无系列特异性未成熟标志 CD34、TdT、HLA - DR。M_0 型从形态学上不易鉴别，白血病细胞与原始淋巴细胞相似，易被误诊为急性淋巴细胞白血病。免疫学检查是诊断 M_0 型的重要依据。

2. 急性粒细胞白血病未分化型（M_1 型） 为成人 AML 中常见的类型。该型起病急，进展快，常伴有严重感染、发热、出血、贫血、口腔黏膜和咽喉的炎症、溃疡和坏死等症状，肝及淋巴结肿大较 ALL 轻。可出现粒细胞肉瘤，多见于儿童及青年人，好发于骨膜。因含有丰富的髓过氧化物酶，切面可呈绿色，又称绿色瘤，以眼眶部位最常见，可引起眼球突出、复视或失明。

（1）血象：红细胞、血红蛋白有中到重度减少，可见幼红细胞。白细胞多增高，分类可见原始粒细胞，占 30% ～90%，部分原始粒细胞胞浆中可见细小颗粒。白细胞减少时，原始粒细胞较少见。血小板中到重度减少。

（2）骨髓象：有核细胞增生明显活跃或极度活跃，原始粒细胞（Ⅰ型 + Ⅱ型）≥90%（NEC），早幼粒细胞很少，中幼粒细胞及以下各阶段细胞不见或罕见。原始粒细胞胞核大，呈圆形，染色质细致，可见 1～2 个清晰核仁，胞浆少，染灰蓝色，可见 Auer 小体。红系增生受抑制，巨核细胞明显减少（图 27－12）。

（3）细胞化学染色：①原始细胞 POX 染色和 SB 染色：阳性率≥3%。②特异性酯酶染色：阳性。

（4）免疫学检验：原始细胞可表达一个或多个髓系相关抗原，如 HLA－DR、CD13、CD33、CD34、MPO 等。

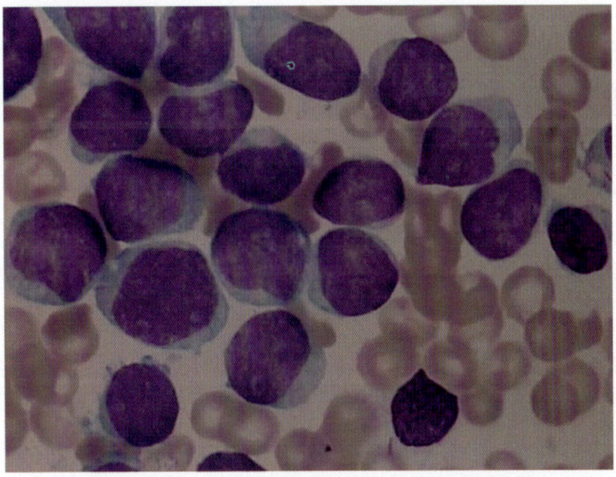

图 27－12　急性髓细胞白血病 M_1 型骨髓象

3. 急性粒细胞白血病部分分化型（M_2 型）

是 AML 常见类型，易见于青年和老年人，国内将其分为 M_{2a}和 M_{2b}两种亚型，其中 M_{2b}曾被称为亚急性粒细胞白血病。

（1）血象：红细胞、血红蛋白有中到重度减少，常见幼红细胞；白细胞常增多，可见原始粒细胞及以下阶段的幼稚粒细胞；也可表现为全血细胞减少。

（2）骨髓象

1）M_{2a}型：骨髓有核细胞增生极度活跃或明显活跃，以粒系细胞增生为主，原始粒细胞占 30% ～89%。早幼粒以下阶段粒细胞 >10%，单核细胞 <20%，白血病细胞大小不一，形态不规则，可见核浆发育不平衡的现象，核形多不规则，可有凹陷、折叠、扭曲等，染色质细致疏松，核仁大而明显，半数病例的细胞胞浆中可见 Auer 小体。红系及巨核系增生受抑，血小板少见（图 27－13）。

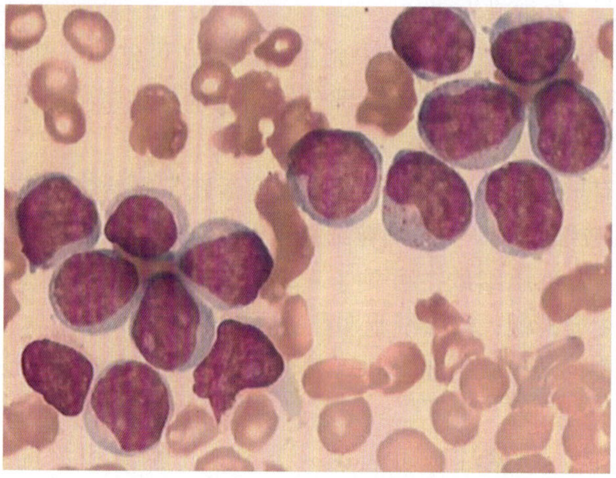

图 27 – 13 急性髓细胞白血病 M_{2b} 型骨髓象

2）M_{2b}型：骨髓有核细胞增生极度活跃或明显活跃，以粒系细胞增生为主，原始和早幼粒细胞增多，但原始粒细胞 <30%，以异常的中性中幼粒细胞增生为主，≥30%（NEC）；该细胞核浆发育明显不平衡，染色质细致疏松，核仁 1 ~ 2 个，大而明显，胞浆丰富，染粉红色，易见空泡，含有大量细小粉红色中性颗粒，可见 Auer 小体。

（3）细胞化学染色：①POX 染色和 SB 染色：阳性。②PAS 染色：原始粒细胞阴性，早幼粒细胞为弱阳性。③特异性酯酶染色：阳性。④非特异性酯酶染色：可呈阳性，活性不被 NaF 抑制。⑤NAP 染色：积分明显降低，合并感染时，可一过性增高。

（4）免疫学检验：表达髓系抗原 HLA – DR、CD13、CD33、CD34、CD57 等。

（5）其他检验：90% 以上的 M_{2b}型患者有 t（8；21）染色体易位。

4. 急性早幼粒细胞白血（M_3 型） 发病率占急性白血病的 6% ~9%，约占 AML 发病率的 10%，多见于成年人，往往起病急，病情凶险，除急性白血病的一般症状外，广泛而严重出血是本病突出的特征，也是患者的死亡原因之一，出血常发生于皮肤黏膜、内脏组织、器官、颅内等，易并发 DIC。

（1）血象：可表现为全血细胞减少，部分病例可见白细胞增多，以异常早幼粒细胞为主，易见 Auer 小体，也可见其他各阶段幼稚粒细胞、幼红细胞。血小板少见。

（2）骨髓象：骨髓有核细胞增生极度活跃或明显活跃，粒系增生显著，可见大量异常增生的早幼粒细胞，异常早幼粒细胞≥30%（NEC），此类细胞大小不等，外形多不规则，胞核略小，常偏位且形态不一，可见双核、花瓣状、折叠、扭曲等多种形态，核仁 1 ~3 个，有的被颗粒遮盖而不清楚，胞浆较丰富，染蓝色或灰蓝色，易见 Auer 小体，有的胞浆中含有多条 Auer 小体呈交叉状排列，形似柴捆，称之为“柴捆细胞”。此外，胞浆中含大量大小不等的紫红色嗜天青颗粒。红系及巨核系增生明显受抑制。

1）M_{3a}型：粗颗粒型，胞浆中充满粗大、深染、密集或融合的嗜天青颗粒，可盖在核上而使核形态不清（图 27 – 14）。

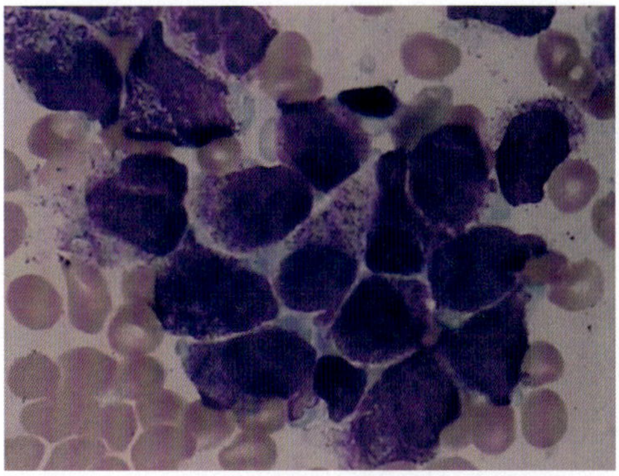

图 27-14　急性髓细胞白血病 M_{3a} 型骨髓象

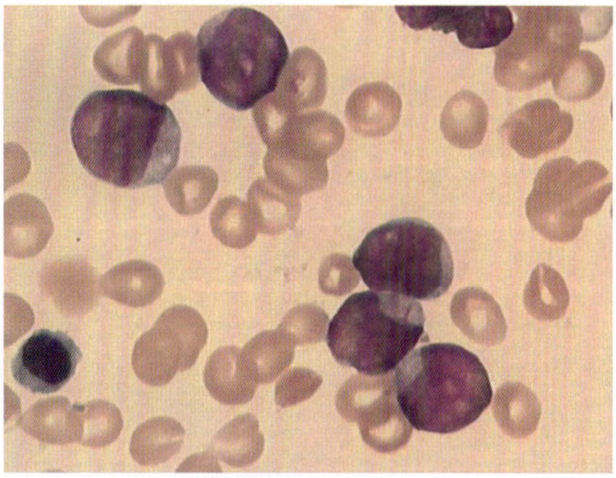

图 27-15　急性髓细胞白血病 M_{3b} 型骨髓象

2）M_{3b} 型：细颗粒型，胞浆含有密集而细小嗜天青颗粒，因胞核常折叠或分叶，易与原始、幼稚单核细胞混淆（图 27-15）。

（3）细胞化学染色：①POX、SB、特异性酯酶染色：阳性或强阳性。②非特异性酯酶染色：阳性反应，不被 NaF 抑制。③NAP 染色：积分明显降低。

（4）免疫学检验：髓系抗原 CD13、CD33 呈阳性，而 CD34 及 HLA-DR 阴性。

（5）其他检验：70%～90% 患者可见染色体易位 t（15；17）（q 22；q 21），形成 PML/RARα 融合基因。

5. 急性粒-单核细胞白血病（M_4 型）　是一种粒细胞系和单核细胞系同时发生恶性增生的白血病，可发生于任何年龄，多见于中、老年人，约占 AML 发病率的 5%～10%，根据白血病细胞的特征及增生情况，本病可以分为四个亚型。

（1）血象：红细胞减少，多呈正细胞正色素性贫血，白细胞可增高或减低，可见原始细胞、幼稚单核细胞、幼稚粒细胞，有时见嗜酸性粒细胞增多。血小板多重度减低。

（2）骨髓象：骨髓有核细胞增生极度活跃或明显活跃，粒、单两系同时增生，原始粒细胞胞体较小，染色质较粗，胞浆少，可见较短的 Auer 小体。原单核细胞胞体较大，核形不规则，染色质细致，核仁大而明显，胞浆丰富，可见伪足及较长的 Auer 小体。红系、巨核系增生受抑。

1）M_{4a} 型：骨髓中以原始粒及早幼粒细胞增生为主，≥30%（NEC），同时原始单核、幼稚单核和单核细胞 >20%（NEC）（图 27-16）。

2）M_{4b} 型：骨髓中以原始单核、幼稚单核增生为主，≥30%（NEC），同时原始粒细胞、早幼粒细胞 >20%（NEC）（图 27-17）。

3）M_{4c} 型：既具有粒系又具有单核系特征的原始细胞≥30%（NEC）。该细胞大小不均，染色质呈细网状，核圆形，可见凹陷、折叠，胞浆丰富，呈浅蓝或蓝灰色。

4）M_4E_0 型：除具有上述任何一型特征外，骨髓中异常的嗜酸性粒细胞 >5%。该细胞胞核多为圆形和单核样，常不分叶，胞浆中嗜酸性颗粒大而圆、着色较深（图27-18）。

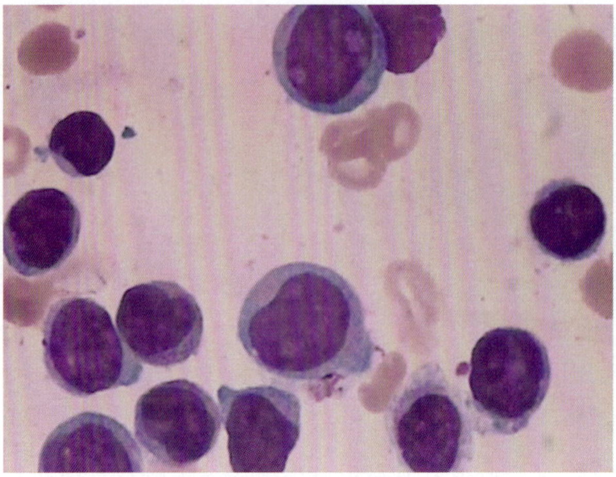

图 27－16　急性髓细胞白血病 M_{4a} 型骨髓象

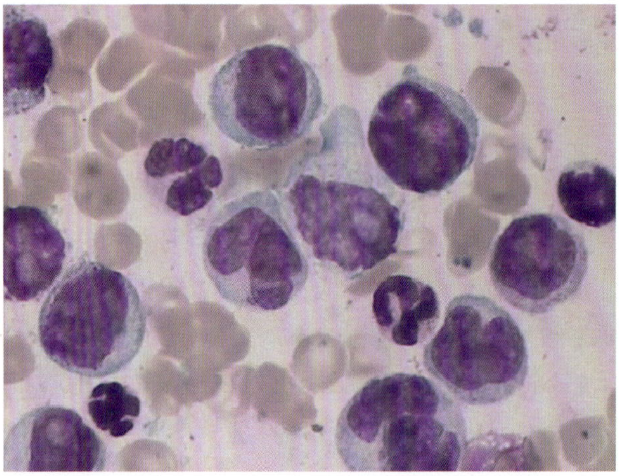

图 27－17　急性髓细胞白血病 M_{4b} 型骨髓象

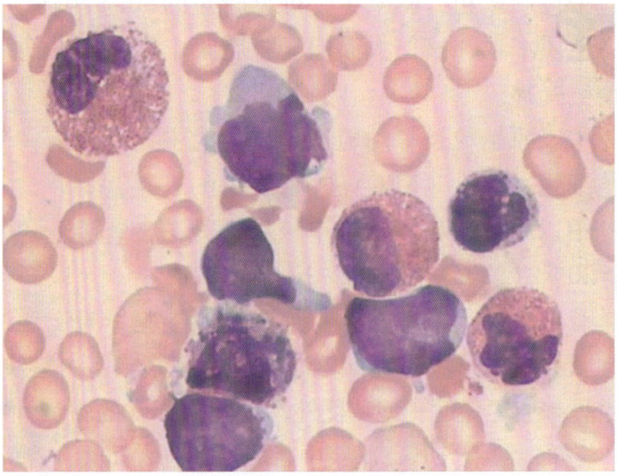

图 27－18　急性髓细胞白血病 M_4E_O 型骨髓象

（3）细胞化学染色：①POX 和 SB 染色：粒系细胞阳性或强阳性；单核系细胞阴性或弱阳性。②特异性酯酶染色：粒系细胞呈阳性反应，单核系细胞呈阴性反应。③非特异性酯酶染色：单核系细胞强阳性反应，可被 NaF 抑制；粒系细胞呈阴性或弱阳性反应，不被 NaF 抑制。

（4）免疫学检验：白血病细胞主要表达 CD13、CD14、CD15、CD33、CD65 和 HLA－DR。

6. 急性单核细胞白血病（M_5 型） 简称急单。本病多见于青壮年，除具有急性白血病一般特征外，患者髓外浸润症状明显，表现为皮肤、黏膜受损，易出现弥漫性丘疹、硬性结节、剥脱性皮炎，牙龈增生、出血等。另外，患者肝脾及淋巴结肿大，肾功能损害较其他型多见。

（1）血象：红细胞和血红蛋白有中、重度减少，白细胞可增高或减低，可见原始、幼稚单核细胞，常有单核细胞增多。血小板重度减低。

（2）骨髓象：骨髓有核细胞增生极度活跃或明显活跃，以原始、幼稚单核细胞增生为主，原始单核细胞体积较大，外形不规则，可成群分布。胞核通常为圆形，染色质细致，可见 1～3 个大而明显的畸形核仁，胞浆丰富，呈灰蓝色，可见伪足。幼单核细胞较原单核细胞大，核形明显不规则，可呈肾形、马蹄形、"S" 形、"山" 形等。染色质细致疏松，可见核仁。胞浆丰富，染深蓝色或灰蓝色。其他细胞系增生受抑。

1）M_{5a} 型：骨髓中原始单核细胞≥80%（NEC）（图 27－19）。

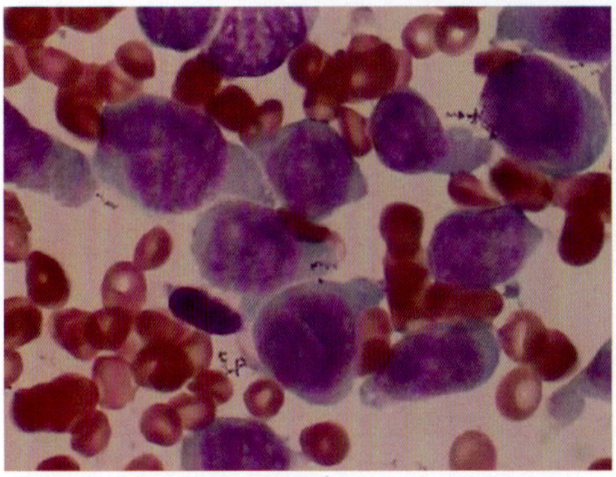

图 27－19 急性髓细胞白血病 M_{5a} 型骨髓象

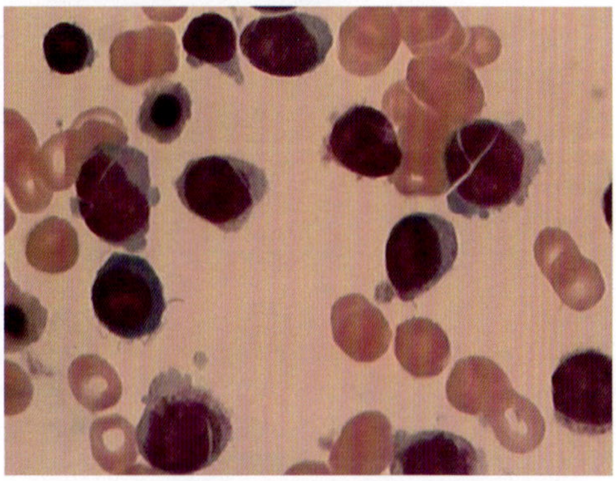

图 27－20 急性髓细胞白血病 M_{5b} 型骨髓象

2）M_{5b} 型：原始和幼稚单核细胞≥30%（NEC），原始单核细胞＜80%（图 27－20）。

（3）细胞化学染色：①POX 和 SB 染色：原始单核细胞阴性或弱阳性，幼稚单核细胞多为阳性。②特异性酯酶染色：原、幼单核细胞呈阴性反应。③非特异性酯酶染色：原、幼单核细胞呈阳性反应，可被 NaF 抑制。④PAS 染色：原单和幼单细胞 PAS 阳性反应。

（4）免疫学检验：可表达早期抗原 CD34、CD117、HLA－DR，并表达髓系抗原 CD13、CD15、CD65、CD33，还可表达单核系 CD4、CD11b、CD14、CD36、CD64 等。

7. 急性红白血病（M_6 型） 是红系细胞和髓系中某系细胞同时发生恶性增生性疾病。较少见，可发生于任何年龄组，发病急，病程短，首发症状为贫血，并进行性加重，脾肿大常见。M_6 通常依次经过红血病期、红白血病期、白血病期三个阶段。

（1）血象：红细胞减少，可见各阶段幼红细胞，可见巨幼样变，易见嗜多色性红细胞。白细胞减低，随病情进展可增多，可见幼稚白细胞。血小板减少并可见畸形。

（2）骨髓象

1）红血病期：红系异常增生，幼红细胞占骨髓全部有核细胞计数（ANC）的50%以上，以原始和早幼红细胞为主，中幼红细胞常缺如。幼红细胞形态异常，可见类巨幼样变、核碎裂、多核及巨型核等，核分裂象多见。

2）红白血病期：可见红系和粒系（或单核系）同时异常增生，原始粒（或原始单+幼稚单核细胞）≥30%（NEC）。红系增生明显，>50%，以中、晚幼红细胞为主，原红、早幼红增多，幼红细胞大小不均，胞核与胞浆发育不平衡，出现类巨幼样改变，形态不规则，有瘤样突起，胞浆丰富，染蓝色或灰蓝色，易见双核、多核、核碎裂和巨型核等改变。可见嗜多色性红细胞、豪-乔小体、Cabot′s 环、嗜碱点彩红细胞等异常。粒系也可出现巨幼样变，巨核细胞和血小板显著减少（图27-21）。

3）白血病期：形态学特征同各种急性白血病。

本病应注意与巨幼细胞性贫血相鉴别。两种疾病主要的鉴别点，见表27-8。

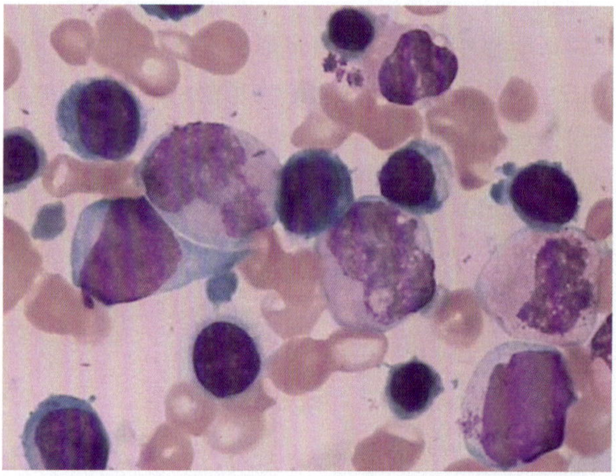

图27-21 急性髓细胞白血病 M_6 型骨髓象

表27-8 红白血病与巨幼细胞性贫血的鉴别

鉴别要点	红白血病	巨幼细胞贫血
巨幼红细胞形态	类巨幼红细胞	典型巨幼红细胞
巨幼红细胞大小	大小相差悬殊	大而比较一致
巨幼红核胞浆发育	胞浆落后于核/核落后于胞浆	核落后于胞浆
巨幼红核染色质	粗细不均，排列紊乱	细致、排列疏松
原粒或原单+幼单细胞	≥30%	正常
巨核细胞数量	减少	正常
维生素 B_{12}、叶酸治疗	无效	有效
有核红细胞 PAS 反应	阳性	阴性

（3）PAS染色：幼红细胞常呈强阳性反应，淋巴细胞PAS反应阳性增强。

（4）免疫学检验：表达血型糖蛋白A、CD13、CD33、CD34。

8. 急性巨核细胞白血病（M_7型） 是一种巨核细胞系统恶性增生性疾病，属少见白血病，FAB协作组1984年才提出此型。发病多见于中年以上男性，临床表现与其他急性白血病相似，常以发热、贫血起病，多数肝、脾、淋巴结不肿大或肿大程度较轻。

（1）血象：全血细胞减少，呈正细胞正色素性贫血，因发生骨髓纤维化，可见有核红细胞和泪滴形红细胞。可见原始巨核细胞、大血小板、巨大血小板和畸形血小板。

（2）骨髓象：骨髓有核细胞增生活跃或明显活跃，巨核细胞系异常增生，全片巨核细胞数量可超过1000个，以原始、幼稚巨核细胞为主，其中原始巨核细胞$\geq 30\%$（NEC），可见巨型原始巨核细胞和小巨核细胞等病态巨核细胞。原始巨核细胞体积较大，核圆形或椭圆形，易见核出芽现象。小巨核细胞类似淋巴细胞，体积较小，边缘不整齐，呈云雾状；染色质粗糙，可见核仁；胞浆较少，呈不透明的灰蓝色或嗜多色性，一般无颗粒（图27－22）。血小板易见，畸形明显。粒、红两系增生明显受抑制。

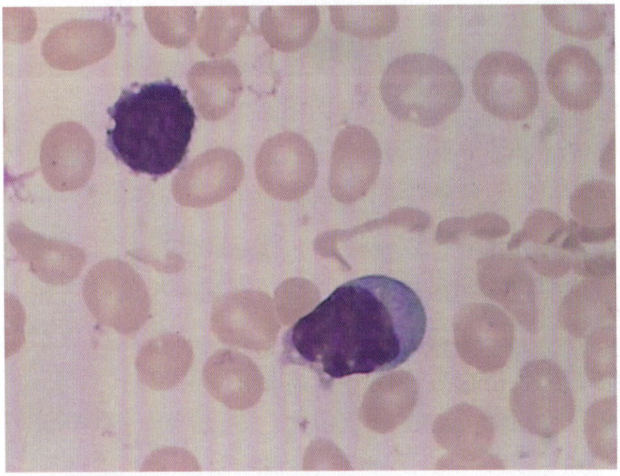

图27－22 急性髓细胞白血病M_7型骨髓象

（3）细胞化学染色：①POX、SB、特异性酯酶染色：阴性。②PAS染色：阳性。③非特异性酯酶染色：阳性，不被NaF抑制。

（4）免疫学检验：原始细胞表达一种或多种血小板糖蛋白，如CD41、CD61、CD36、vWF，髓系相关抗原CD13、CD33也可呈阳性，是诊断M_7的必须检验项目。

（5）其他检验

1）超微结构检验：原始和幼稚巨核细胞血小板过氧化物酶（PPO）呈阳性反应，髓过氧化物酶（MPO）呈阴性反应。

2）骨髓活检：骨髓穿刺时，易出现干抽，需要进行骨髓活检。

三、慢性白血病

慢性白血病（CL）是骨髓中髓系或淋巴系幼稚和成熟阶段细胞慢性恶性增生性疾病。起病隐匿，进展缓慢，自然病程多在一年以上。白血病细胞浸润症状较明显，肝、脾、淋巴结肿大显著。慢性白血病可发生急性变。

（一）慢性粒细胞白血病

慢性粒细胞白血病（CML），简称慢粒，是造血干细胞的异常克隆性增殖性疾病，WHO 分类归于骨髓增殖性肿瘤。慢性髓细胞白血病中慢粒占 CL 的 95% 以上，在我国白血病中发病率仅次于急粒和急淋，排第三位，好发于 20 ~ 50 岁人群，男性多于女性。

本病起病缓慢，分为慢性期、加速期和急变期三个阶段。最初症状不明显，随病情进展，可出现低热、乏力、盗汗，最突出体征是脾肿大，可见胸骨压痛和肝中度肿大。

1. 血象 ①慢性期白细胞总数显著升高，初期多在 $50\times10^9/L$ 左右，随病情进展可升至 $(100\sim300)\times10^9/L$，最高者可达 $1000\times10^9/L$。粒系百分率显著增高，可见各阶段粒细胞，以中性中幼粒以下阶段为主，原始粒细胞 + 早幼粒细胞一般 < 10%，嗜酸性粒细胞、嗜碱性粒细胞明显增高，嗜碱性粒细胞可高达 10% ~ 20%，为慢粒特征之一。②原始粒细胞比例增多，加速期原始粒细胞可 > 10%，急变期原始粒细胞 > 20%。粒细胞大小不一，核浆发育不平衡，胞浆颗粒明显减少，可出现退化变性，偶见 Auer 小体。③早期红细胞正常或增多，随病情发展逐渐减低，为正细胞正色素性贫血，可见有核红细胞、嗜多色性红细胞。血小板早期增多或正常，个别高达 $1000\times10^9/L$，加速期及急变期可进行性下降，血小板大小不均，可见巨大、畸形血小板。

2. 骨髓象 骨髓有核细胞增生明显活跃或极度活跃，粒红比值显著上升，可达 10∶1 ~ 50∶1。粒系细胞增生显著，以中性中幼粒、晚幼粒和杆状核粒细胞增生为主，嗜酸性粒细胞、嗜碱性粒细胞常明显增多，原始粒细胞 + 早幼粒细胞 < 10%。粒细胞形态改变同外周血。红系细胞增生明显受抑制，形态大致正常。巨核细胞常增多，急变期可减少，可见小巨核细胞，血小板改变同外周血（图 27 - 23）。

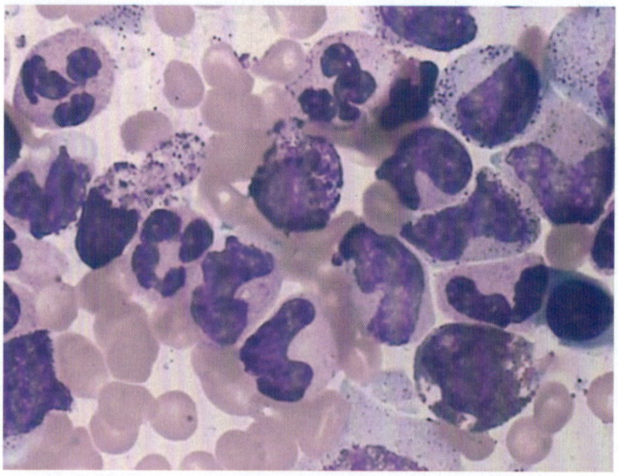

图 27 - 23 慢性粒细胞白血病骨髓象

3. NAP 染色 阳性率和积分明显减低，甚至为阴性，但慢粒合并感染时可升高。

4. 细胞遗传学和分子生物学检验 90% 以上的患者有 ph 染色体，即 t（9；22）（q34；q 11）易位，并形成 bcr/abl 融合基因。

5. 慢性粒细胞白血病急变　慢性粒细胞白血病发病 1～4 年内，有 70% 的患者可发生急变，由于慢粒是干细胞水平上突变的克隆性疾病，可以向多个方面急性变，以急粒变最常见，占 50%～60%，其次为急淋变，占 20%～30%，还可向 M_5、M_6、M_7 以及嗜酸性粒细胞白血病等方向急变。

（二）慢性淋巴细胞白血病

慢性淋巴细胞白血病（CLL），简称慢淋，是形态上类似成熟，但免疫学不成熟或功能有缺陷的淋巴细胞的恶性增生性疾病。B 淋巴细胞型占 95%，T 淋巴细胞型占 2%～3%。

本病多见于西欧、北美各国，我国少见，主要发生于 60 岁以上的老年男性。本病起病缓慢，临床主要表现以全身淋巴结无痛性、进行性肿大为突出体征，常伴有肝脾肿大，晚期可出现贫血及出血等症状，少数患者还伴有皮肤病变。因正常免疫球蛋白的产生减少，免疫功能低下，易并发各种感染，严重者可导致死亡。

1. 血象　白细胞总数上升，常在（30～100）$\times 10^9$/L，少数可 $>100\times 10^9$/L；以淋巴细胞持续增高为特征，淋巴细胞≥60%，晚期可 >90%，绝对值 $>5\times 10^9$/L；该类细胞形态类似小淋巴细胞，染色质密集，染色加深，核形可不规则，有深切迹和裂隙；原始 + 幼稚淋巴细胞 <5%，退化细胞增多。红细胞和血红蛋白早期多正常，晚期下降，少数患者可并发自身免疫性溶血性贫血。血小板数量早期可正常，晚期常减少。

2. 骨髓象　骨髓有核细胞增生明显活跃或极度活跃。淋巴细胞显著增多，≥40%，晚期可高达 90% 以上。形态特征同外周血，原始、幼稚淋巴细胞少见，一般不超过 5%。粒、红两系增生受抑，并发自身免疫性溶血性贫血时，红系可增生（图 27－24）。

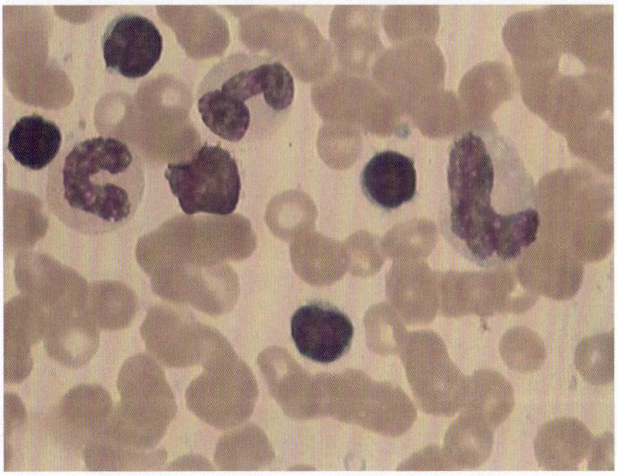

图 27－24　慢性淋巴细胞白血病骨髓象

3. 细胞化学染色

（1）PAS 染色：淋巴细胞呈粗颗粒状阳性反应。

（2）NAP 染色：积分常增高。

（3）ACP 染色：可呈阳性，酶活性可被酒石酸抑制。

四、特殊白血病

（一）嗜酸性粒细胞白血病

嗜酸性粒细胞白血病（EL）是一种罕见的白血病，以嗜酸性粒细胞恶性增生为特征，可由慢性高嗜酸性粒细胞综合征或慢性嗜酸性粒细胞白血病发展而来，在白种人中发病率较高。除白血病一般临床表现外，因嗜酸性粒细胞浸润心、肺、神经系统引起的症状比较突出，而出血、感染较少。患者易发生支气管痉挛和心内膜纤维化所致的心衰。

1. 血象 红细胞、血红蛋白及血小板减少，白细胞增加，常在 50×10^9/L 以上，其中嗜酸性粒细胞明显增多，多数 >60%，可见各阶段嗜酸性粒细胞，以中幼和晚幼阶段增多为主。嗜酸性粒细胞形态异常，双核、多核，核分叶过多或过少，颗粒粗大或稀少或分布不匀，胞浆出现嗜碱性颗粒及空泡等。可见原始粒细胞和 Auer 小体。

2. 骨髓象 骨髓有核细胞增生明显活跃或极度活跃，各阶段嗜酸性粒细胞明显增多，形态改变同外周血，核浆发育不平衡，在早幼粒细胞中可见粗大的嗜酸性颗粒，原始粒细胞增多，常 >5%，有时可见棒状小体。红系、巨核系常减少（图 27 – 25）。

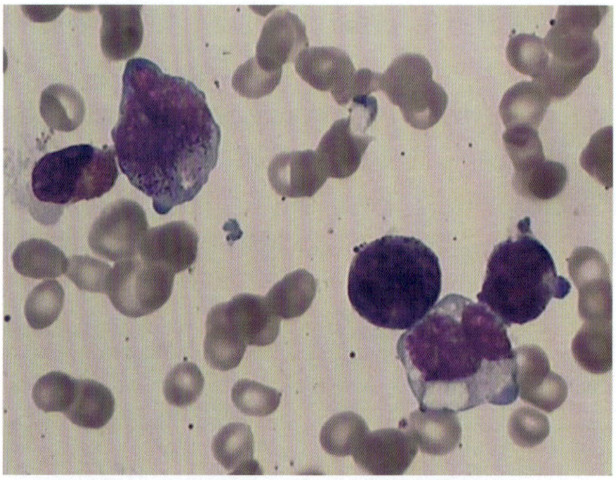

图 27 – 25 嗜酸性粒细胞白血病骨髓象

（二）嗜碱性粒细胞白血病

嗜碱性粒细胞白血病（BL）大部分由慢性粒细胞白血病进展而来。患者肝、脾、淋巴结肿大少见，易出现弥漫性血管内凝血，在短期内因颅内、内脏出血而死亡。

1. 血象 红细胞、血红蛋白及血小板减少；白细胞常减少，也可正常或增多，可见各阶段嗜碱性粒细胞常增多，可达 20% ~100%。

2. 骨髓象 骨髓有核细胞增生明显活跃，原粒细胞增多，常 >5%，各阶段嗜碱性粒细胞明显增生，核浆发育不平衡，早幼粒细胞可见粗大的嗜碱性颗粒，细胞颗粒粗而多，核畸形。红细胞系、巨核细胞可正常。

（三）毛细胞白血病

毛细胞白血病（HCL）是一种少见的慢性 B 淋巴恶性增殖性疾病，本病起病缓慢，多见于中老年男性，可有乏力、皮肤黏膜出血、腹胀、胃纳减低或发热等症状，可出现脾进行性肿大，出现巨脾，而肝大和浅表淋巴结肿大较少见。易发生机会感染。

1. 血象 大多患者可出现全血细胞减少，多为正细胞正色素性贫血，巨脾患者血小板减少尤为明显。少数患者白细胞可增多或正常。可见一定数量的毛细胞，该细胞大小似大淋巴细胞，核多为圆形，染色质较粗糙，核仁不明显；胞浆中等，染淡蓝色，无颗粒，细胞边缘不整齐，有许多绒毛样突起。

2. 骨髓象 骨髓有核细胞增生明显活跃、活跃或减低，红细胞系、粒细胞系及巨核细胞常减少，浆细胞常增多，毛细胞占 7% ~90%。

3. ACP 染色 呈阳性且不被左旋酒石酸抑制，具有诊断意义。

（四）幼淋巴细胞白血病

幼淋巴细胞白血病（PLL）是一种慢性淋巴细胞白血病的变异型，分为 B 细胞型和 T 细胞型两种，B－PLL 约占慢淋的 10%，T－PLL 非常罕见。本病多见于 50 岁以上的男性，起病缓慢，症状不明显。

1. 血象 白细胞 $>100\times10^9/L$，主要是幼淋巴细胞，高达 100%。

2. 骨髓象 骨髓增生明显活跃，以淋巴细胞系统（幼淋细胞）为主（图 27－26）。

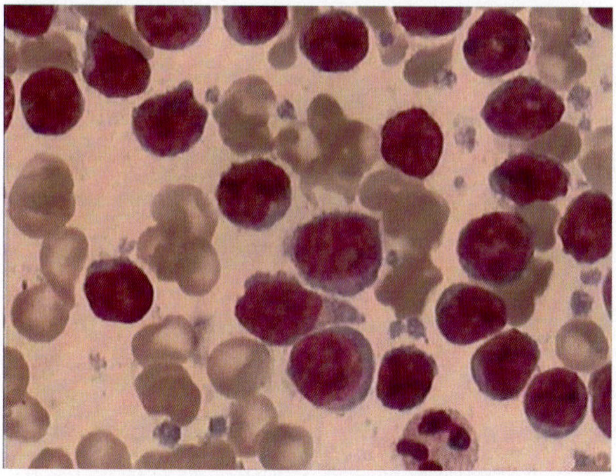

图 27－26 幼淋巴细胞白血病骨髓象

（五）浆细胞白血病

浆细胞白血病（PCL）是浆细胞异常增生所致的白血病，分为继发性和原发性两类。本病起病急，常伴有发热、出血及组织器官浸润，肝、脾及淋巴结肿大。

1. 血象 红细胞、血红蛋白及血小板常减少，多为正细胞正色素性贫血，也可为低色素性贫血，白细胞增多或正常，有的甚至减少。浆细胞明显增多，一般>20%或绝对值≥2.0×10^9/L，并伴有形态异常。

2. 骨髓象 骨髓有核细胞增生明显活跃或极度活跃，浆细胞明显增多，可出现原浆细胞、幼浆细胞、小型浆细胞和网状细胞样浆细胞。核浆发育不平衡，胞体较小，呈圆形或卵圆形，染色质细致疏松，可见明显核仁。其他细胞系增生减低。

（六）全髓白血病

全髓白血病是一种极少见的骨髓中粒细胞系和（或）单核细胞系、红细胞系及巨核细胞系同时恶性增生的急性非淋巴细胞性白血病。临床表现为急性白血病的症状，多数患者有进行性贫血，反复感染及明显出血等，病情进展快、疗效差、预后不良。

（七）急性混合细胞白血病

急性混合细胞白血病（MAL）指急性白血病中髓细胞系和淋巴细胞系同时受累的一种特殊类型的白血病，临床表现同其他急性白血病。

第三节　造血系统其他恶性肿瘤

一、多发性骨髓瘤

多发性骨髓瘤（MM）是浆细胞恶性增生性疾病，是骨髓内单一浆细胞株异常增生的恶性肿瘤。其特征是异常浆细胞过度增生并产生单克隆免疫球蛋白，正常多克隆浆细胞和免疫球蛋白分泌受到抑制，异常浆细胞（即骨髓瘤细胞）所分泌的异型单克隆免疫球蛋白（M 蛋白）可引起高黏滞血症；免疫球蛋白轻链可引起肾衰竭；异常浆细胞可侵犯骨髓，引起广泛性骨骼破坏，患者可有骨痛、病理性骨折、高钙血症，因正常造血功能受到抑制，可引起贫血，同时出现免疫功能异常等临床表现。

（一）血象

1. 红细胞 红细胞和血红蛋白减低，多为正细胞正色素性贫血。可见幼红细胞，成熟红细胞呈缗钱状排列。

2. 白细胞 白细胞正常或轻度增高，淋巴细胞相对增多，可见幼稚粒细胞及骨髓瘤细胞，一般<5%，若骨髓瘤细胞百分率>20%，绝对值>2×10^9/L，即可考虑并发浆细胞白血病。

3. 血小板 血小板早期正常，随着病情进展，可逐渐减低。

（二）骨髓象

1. 有核细胞增生活跃或明显活跃。
2. 骨髓瘤细胞>15%，高者可达70%～95%。骨髓瘤细胞大小悬殊，呈圆形、椭圆形或不规则，常成群簇集。胞核为圆形，可双核、多核，常偏位，染色质粗网状，排列紊乱，可见1～2个核仁。胞浆丰富，嗜碱性增强，染深蓝色，常含少量空泡或嗜天青颗粒（图27－27）。IgA型骨髓瘤胞浆中充满可溶性异常IgA，胞浆呈红色，又称火焰细胞。有的胞浆可见大量粗大的紫红色球形包涵体（Russel小体）和大量的空泡（又称桑椹细胞），以及排列似葡萄状的浅蓝色空泡（又称葡萄状细胞）。分为四种类型：

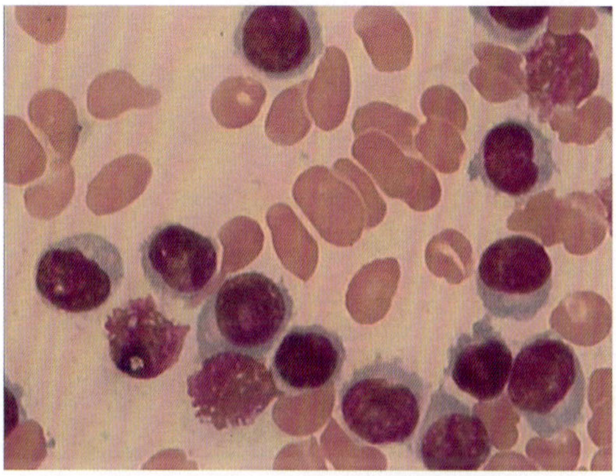

图27－27 多发性骨髓瘤骨髓象

Ⅰ型（小浆细胞型）：与成熟浆细胞类似，染色质紧密，核偏位，胞浆丰富。

Ⅱ型（幼浆细胞型）：染色质较疏松，核偏位。

Ⅲ型（原浆细胞型）：染色质较疏松呈网状，核仁清晰，核可居中。

Ⅳ型（网状细胞型）：细胞形态多样，核仁多而明显。

3. 红系、粒系、巨核细胞系增生受到不同程度的抑制。

（三）其他检验

1. 蛋白电泳 血清或尿蛋白电泳出现高含量的异常单克隆蛋白区带，即“M”蛋白，在γ区带之前或α_2、β之间，1%患者不出现“M”区带，属于不分泌型MM。

2. 尿液检验 尿中B－J蛋白（本－周蛋白）阳性。

3. 其他检验 多发性骨髓瘤患者血液中尿酸、血钙、血沉等增高。

二、恶性组织细胞病

恶性组织细胞病（MH）简称恶组，是单核－吞噬细胞系统的恶性增生性疾病。其主要的病理特征是在肝、脾、淋巴结、骨髓等器官和组织中出现形态异常的恶性组织细胞的灶性增生，常伴有明显的吞噬血细胞现象。全血细胞减少是本病的典型血象表现。

本病可发生在任何年龄组，起病急骤，以持续高热、贫血、肝、脾、淋巴结肿大、出血、黄疸和进行性衰竭为主要特征，病程短，多在半年内因肝肾衰竭、出血而死亡。

（一）血象

1. 红细胞和血红蛋白常明显减低，可见幼红细胞。网织红细胞正常或轻度增高。

2. 白细胞中、晚期减低，甚至 $<1\times10^9/L$。淋巴细胞相对增多，可见幼稚粒细胞。可找到异常组织细胞和不典型的单核细胞。血小板常明显减少。

（二）骨髓象

1. 有核细胞增生活跃或明显活跃，晚期增生低下时，可出现干抽。

2. 找到恶性组织细胞是诊断本病的重要依据（图 27－28），分为以下五型：

（1）异常组织细胞：细胞大小不等，胞体较大，直径 20～50μm，外形多不规则，常有伪足样突起；核形多样，可呈圆形、椭圆形、不规则形，有时呈杆状或分叶状；染色质呈细致网状，有 1～3 个大而清楚的核仁；胞浆丰富，染蓝色或深蓝色，可见少数紫红色嗜天青颗粒和空泡。

（2）多核巨型组织细胞：细胞体积巨大，可达 50～95μm，外形多不规则；核多，一般为 3～6 个，染色质呈较细致的网状结构，每个或每叶核中均可见核仁；胞浆染蓝色或灰蓝色，无颗粒或仅有少量嗜天青颗粒。

（3）淋巴样组织细胞：大小和形态似淋巴细胞或内皮细胞，呈圆形、椭圆形、狭长弯曲如拖尾形；核常偏于一侧，圆或椭圆形，染色质比淋巴细胞细致，偶见核仁；胞浆染浅蓝色，可含少数嗜天青颗粒。

（4）单核样组织细胞：似单核细胞，外形不规则；核圆形或不规则形，染色质较粗糙，着色较深。可见 1～2 个大而清楚的核仁。胞浆呈蓝色，可含较多嗜天青颗粒。

（5）吞噬型组织细胞：胞体常较大，一个或两个圆形核，常偏位，染色质疏松，核仁大而清楚；胞浆含被吞噬的血细胞，如红细胞、中性粒细胞、血小板和碎片等。

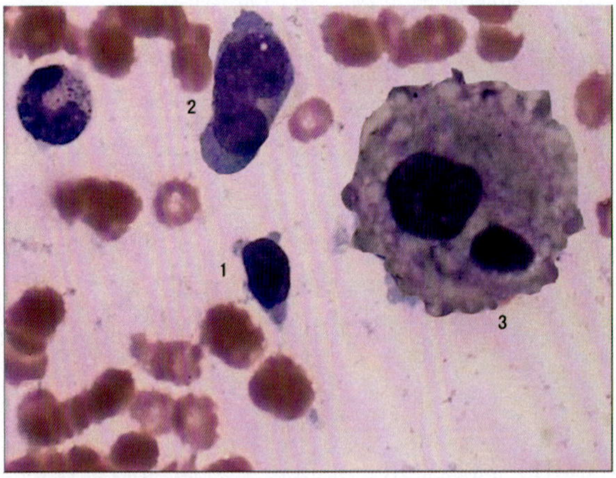

1. 淋巴样组织细胞　2. 单核样组织细胞　3. 吞噬型组织细胞

图 27－28　恶性组织细胞骨髓象

3. 粒、红两系细胞在恶性组织细胞较少时可正常或稍低，巨核细胞多明显减少。

（三）细胞化学染色

①NAP 染色：阳性率和积分均明显下降。② POX 染色和特异性酯酶染色：均呈阴性。③非特异性酯酶染色：阳性，被氟化钠抑制。④ACP 染色：阳性，被酒石酸抑制。

第四节 骨髓增生异常综合征

骨髓增生异常综合征（MDS）是一组造血干细胞克隆性疾病，外周血可出现一种或多种血细胞减少，骨髓病态造血和无效造血。部分 MDS 患者最终发展为急性白血病。

一、概述

（一）临床表现

MDS 分原发性和继发性，大多数为原发性 MDS（原因不明），少数为继发性，可能与化疗、接触有害化学物质、射线损伤等因素有关。MDS 多发生于 50 岁以上男性，继发性 MDS 发病年龄较轻。MDS 主要症状表现为难治性、进行性贫血，可出现疲乏、无力、气急、面色苍白等贫血症状，少数病例首先出现出血或感染、发热等症状。

（二）分型

FAB 协助组 1982 年提出了根据血象和骨髓中原始细胞的比例、环形铁粒幼细胞的多少和外周血中单核细胞的绝对值，将 MDS 分为五型：①难治性贫血（RA）。②环形铁粒幼细胞难治性贫血（RAS）。③原始细胞过多难治性贫血（RAEB）。④转化中的原始细胞过多难治性贫血（RAEB－T）。⑤慢性粒－单核细胞白血病（CMML）（表 27－9）。2008 年 WHO 将 MDS 分为七型。

表 27－9 MDS 的诊断及分型标准

类型	原始粒细胞		骨髓中环状铁粒幼细胞（%）*	外周血中单核细胞 $\times 10^9/L$	Auer 小体#
	骨髓	外周血			
RA	<5%	<1%	<15	不定	-
RAS	<5%	<1%	>15	不定	-
RAEB	5%～20%	<5%	±	<1	-
RAEB－T	21%～29%	≥5%	±	<1	±
CMML	5%～20%	<5%	±	>1	-

注：＊为占红系细胞的百分比。# 指见到 Auer 小体，即使其他条件不符合，亦诊断为 RAEB－T。

二、实验室检验

（一）血象

多为全血细胞减少，也可见一系或二系血细胞减少。红细胞减少，大红细胞和小红细胞并存，形态异常，可见嗜多色性红细胞、嗜碱性点彩红细胞、有核红细胞等。白细胞减少、正常或增多，可见幼稚粒细胞，形态异常。血小板减少，可见巨大血小板。

（二）骨髓象

骨髓有核细胞增生活跃或明显活跃，也可增生低下，伴各系明显的病态造血。

1. 红系 红系明显增生，可见各阶段幼红细胞明显增多，大小不等，体积增大，染色质细致疏松，呈类巨幼样改变，并可见核出芽、核碎裂、核畸形、核分叶、双核、多核幼红细胞（图 27－29），胞浆嗜碱着色不均，可出现空泡。

2. 粒系 粒系增生，可见原始和早幼粒细胞增多，可见双核或畸形核幼稚粒细胞，中性粒细胞胞体小或异常增大，核分叶不良或不规则分叶过多，颗粒减少或粗大。

3. 巨核细系 巨核细胞形态异常，多为小巨核细胞（图 27－29），核圆形或稍有凹陷，染色质粗糙紧密，胞浆不透明呈云雾状，边缘不整齐，可有血小板形成现象。

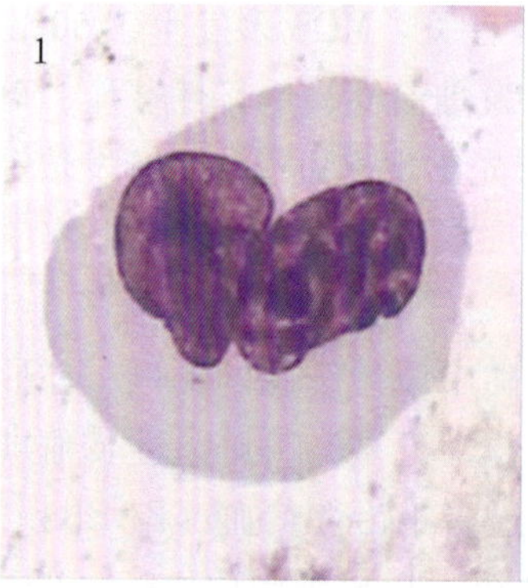

双核幼红细胞

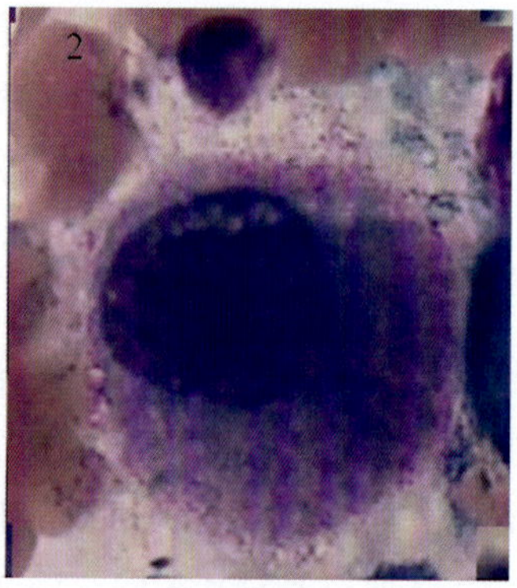

小巨核细胞

图 27－29　MDS 骨髓象中异常细胞

（三）细胞化学染色

①PAS 染色：有核红细胞可呈弥漫状阳性，病态巨核细胞呈块状阳性。②铁染色：细胞内、外铁增加，出现环形铁粒幼红细胞。③NAP 染色：阳性率和积分降低。

第五节　原发性血小板减少性紫癜

原发性血小板减少性紫癜（ITP）是一种常见的自身免疫性出血性疾病，也是最常见的一种血小板减少性紫癜。患者血液中含有抗自身血小板抗体，致使血小板破坏过多、血小板寿命缩短，血小板自身抗体抑制巨核细胞成熟，导致巨核细胞生成血小板的数量减少，引起外周血血小板减少。

一、概述

（一）发病机制

机体产生的抗血小板抗体与血小板膜糖蛋白Ⅱb/Ⅲa、Ⅰb 结合，或者机体产生的其他抗体附着于血小板表面成为致敏血小板，在单核－吞噬细胞系统被吞噬细胞破坏。

（二）分型

分为急性型 ITP 和慢性型 ITP。急性型多见于儿童，以秋冬季发病多见。大多数病人在起病前 1～3 周有上呼吸道感染，起病急骤，可有畏寒、发热，主要表现为皮肤、黏膜大小不等的瘀点、瘀斑。慢性型好发于青年女性，出血症状相对较轻，每次发作持续数周或数年，以月经过多为主要表现。

二、实验室检验

（一）血象

红细胞和白细胞大多正常，有急性出血或慢性反复出血者可出现红细胞减少。血小板计数减少，急性型 ITP $<20\times10^9/L$，慢性型一般为（30～80）$\times10^9/L$。平均血小板体积和血小板体积分布宽度增大，可见异形血小板、巨型血小板等改变。

（二）骨髓象

骨髓有核增生活跃或明显活跃。巨核细胞可增多，急性型患者巨核细胞呈明显成熟障碍，原始巨核、幼巨核细胞增多，幼巨核细胞体积较小，可见伪足，胞核不分叶或分叶少，胞浆较少，核浆发育不平衡，可产生血小板。慢性型患者巨核细胞以颗粒型巨核细胞多见，产血小板型巨核细胞明显减少，巨核细胞易见颗粒缺乏、空泡形成、胞浆和核变性改变，血小板少见，可见大小不等、大或巨型血小板增多，血小板颗粒减少。

第六节 其 他

一、类白血病反应

（一）概述

1. 概念 类白血病反应（LR）是指机体受到某些疾病或外界因素刺激而产生类似白血病的血象反应。见于感染和恶性肿瘤，也可见于中毒反应等。随原发病治愈而好转。

2. 分类 根据外周血白细胞的数量，可分为白细胞增多和白细胞不增多两型。根据外周血出现的白细胞种类，可分为以下几种类型。

（1）中性粒细胞型：是类白血病反应中最常见的类型。白细胞总数常 $>50\times10^9/L$，粒细胞显著增多，并可出现核左移，杆状核粒细胞比例增高，可见中性中幼粒、晚幼粒，甚至原始粒、早幼粒细胞，成熟中性粒细胞出现中毒颗粒、空泡等毒性变，NAP 染色积分增高。本型多见于各种严重的感染、恶性肿瘤骨髓转移、急性出血和溶血等。

（2）淋巴细胞型：白细胞总数常为（20～30）$\times 10^9$/L，偶见>50$\times 10^9$/L，分类成熟淋巴细胞>40%，并可见幼稚淋巴细胞和异型淋巴细胞。本型多见于传染性单核细胞增多症、百日咳、粟粒性肺结核、胃癌、猩红热等。

（3）嗜酸性粒细胞型：白细胞总数常>20$\times 10^9$/L，以成熟嗜酸性粒细胞增多为主，常>20%。常见于寄生虫病、药物过敏、霍奇金病、风湿性疾病、晚期癌症等。

（4）单核细胞型：白细胞>30$\times 10^9$/L，单核细胞>30%，以成熟单核细胞为主，偶见幼稚单核细胞。本型多见于粟粒性肺结核、细菌性痢疾、风湿病、斑疹伤寒等。

白细胞不增多型较少见，白细胞多<10$\times 10^9$/L，分类可见某系细胞的原始细胞及幼稚细胞，可见于结核、败血症和恶性肿瘤等。

（二）实验室检验

1. 血象 白细胞多明显增高，一般在（50～100）$\times 10^9$/L，少数正常或不增高。可出现中性粒细胞、单核细胞、淋巴细胞或嗜酸性粒细胞比例增高，形态异常，出现中毒性颗粒和空泡等毒性变，可见幼稚白细胞。红细胞和血小板正常，有时增高。

2. 骨髓象 有核细胞增生活跃或明显活跃。少数病例可见原始和幼稚细胞增多，但无白血病的细胞形态学异常。中性粒细胞型时可出现核左移及毒性变，红系、巨核细胞系多无明显异常改变。

3. NAP 染色 积分明显增高。

（三）鉴别诊断

对类白血病反应的鉴别必须要与白血病进行区分，具体参见表 27－10。

表 27－10 中性粒细胞型类白血病反应和慢性粒细胞性白血病鉴别

鉴别要点	中性粒细胞型类白血病反应	慢性粒细胞性白血病
明确的病因	有	无
临床表现	与原发病有关	贫血、出血、肝、脾及肿大
血象		
白细胞总数	<100$\times 10^9$/L	>100$\times 10^9$/L
白细胞形态改变	中性粒细胞有毒性变	核浆发育不平衡
嗜碱性粒细胞	不增多	常明显增多
红细胞	大致正常	晚期减少
血小板	正常或增加	早期增加，晚期减少
骨髓象		
增生程度	增生活跃	增生极度活跃
红系、巨核系	大致正常	增生受抑
NAP 活性	明显增高	明显降低
pH 染色体	无	90% 患者存在
预后	良好	不良

二、白细胞减少症和粒细胞缺乏症

（一）概述

1. 概念

（1）白细胞减少症：是指成人外周血白细胞计数持续低于 $4.0\times10^9/L$。

（2）粒细胞减少症：是指成人外周血中性粒细胞低于 $2.0\times10^9/L$。

（3）粒细胞缺乏症：是指成人外周血中性粒细胞低于（0.5～1.0）$\times10^9/L$。

2. 临床表现 白细胞减少症和粒细胞减少症起病缓慢，初期症状不明显，感到乏力、食欲减退及低热，上呼吸道感染反复发作。粒细胞缺乏症起病急骤，突然高热，伴咽峡、阴道和肛周的感染。

3. 病因和发病机制

（1）粒细胞生成减少和成熟障碍：由于化学药物、电离辐射、严重感染和造血系统恶性肿瘤等因素影响。

（2）破坏或消耗过多：见于脾功能亢进、自身抗体、在抗感染过程中消耗过多。

（3）分布异常：见于血循环中的边缘池粒细胞增多而使循环池粒细胞减少，或粒细胞滞留在脾池，使外周血粒细胞暂时性减少。

（4）释放障碍：骨髓能生成和发育成熟的粒细胞，但不能正常释放入外周血。

（二）实验室检验

1. 血象 白细胞可有不同程度减少，中性粒细胞减少，淋巴细胞、单核细胞相对增高；中性粒细胞重度减少时，可出现核固缩，胞浆出现空泡，中性颗粒染色不显色或颗粒增粗等形态改变，恢复期可见幼稚粒细胞；红细胞和血小板大致正常。

2. 骨髓象 骨髓有核细胞增生活跃或减低，粒系细胞明显减低，并有成熟停滞现象，主要为缺乏成熟阶段的中性粒细胞，可见原始、早幼粒细胞增多，各阶段粒细胞可有空泡、中毒颗粒等毒性变和核固缩等退行性变。淋巴细胞、单核细胞、浆细胞、网状细胞可相对增多。红系、巨核系细胞大致正常。

三、常见有血液学变化的病毒感染性疾病

（一）传染性单核细胞增多症

传染性单核细胞增多症（IM）简称传单，是由 EB 病毒感染所引起的急性或亚急性淋巴细胞良性增生性传染病，可引起散发性流行，主要好发于青少年，男性略高于女性，主要经口的密切接触或飞沫传播，也可经性传播及血液传播。本病潜伏期 5～15 天，起病急缓不一，症状多样，较典型的临床症状主要有发热、咽喉痛、全身淋巴结肿大，肝脾肿大及黄疸，少数患者可出现皮疹、头痛、昏迷等神经系统症状。

1. 血象 红细胞和血小板多正常。白细胞总数正常或稍增多，一般在（10～30）×

10^9/L，少数病例可降低。早期以中性粒细胞为主，随后淋巴细胞迅速增多，占60%～97%，并出现异型淋巴细胞（>10%），又称为Downey细胞，可分为三型：

（1）Ⅰ型（浆细胞型或空泡型）：此型最多见。细胞体积较淋巴细胞稍大，呈圆形、椭圆形；核偏位，卵圆形或肾形，染色质粗糙呈粗网状；胞浆较多，呈深蓝色，常含有空泡或呈泡沫状，无颗粒或有少数颗粒，类似浆细胞样改变（图27－30）。

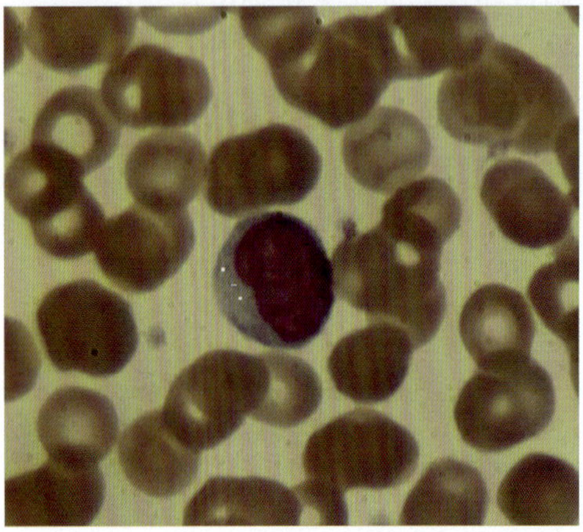

图27－30 浆细胞型异型淋巴细胞

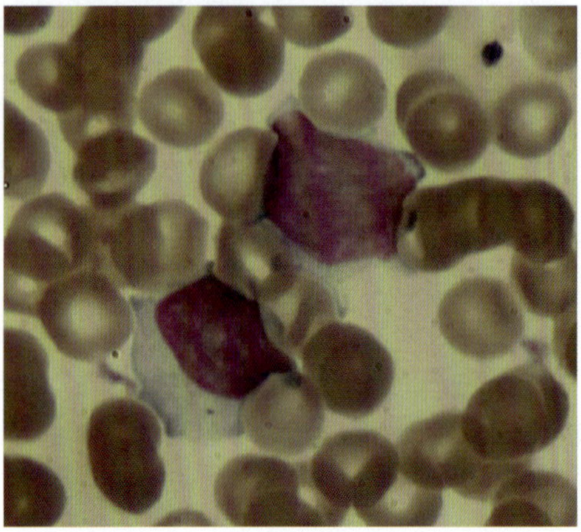

图27－31 单核细胞型异型淋巴细胞

（2）Ⅱ型（单核细胞型或不规则型）：细胞体积较大，外形不规则，核形也不规则，染色质比Ⅰ型疏松，但比单核细胞染色质粗糙；胞浆丰富，呈淡蓝色或灰蓝色，边缘着色较深，无空泡，偶有嗜天青颗粒（图27－31）。

（3）Ⅲ型（幼稚型或幼淋巴细胞样型）：细胞体积较大，呈圆形或椭圆形；核型较规则，呈圆形或卵圆形，染色质细致均匀呈纤细网状，可见1～2个核仁；胞浆较丰富，呈深蓝色或蓝色，边缘较深，可有小空泡，无颗粒。

2. 骨髓象 本病大多数患者骨髓象无明显异常，部分患者可见淋巴细胞增多和出现少量异型淋巴细胞，但不及外周血比例高，可见组织细胞增多。

3. 血清学检验

嗜异性凝集试验指传单患者血清中存在嗜异性抗体，属于IgM型，能凝集绵羊和马的红细胞。抗EB病毒IgM抗体阳性率>90%。

知识链接

传染性单核细胞增多症

传染性单核细胞增多症，俗称“接吻病”，常见于年轻人，通过接吻、分享食物或咳嗽而传染故而得名。如果对方带EB病毒，接吻之后24h，另一方会被感染。传播方式与病毒性感冒相近，90%以上的人都曾经感染过该病，不过真正发病的人却较少。

（二）传染性淋巴细胞增多症

传染性淋巴细胞增多症（IL），简称传淋，是病毒感染引起的良性急性上呼吸道传染病。主要发生于儿童，少数散发于成人，可通过飞沫或接触传染。本病症状较轻微，有临床表现者往往表现很轻或较短暂，可有低热、上呼吸道感染症状。

1. 血象 白细胞增多，一般为（20～90）$\times 10^9/L$，以成熟小淋巴细胞为主，>60%，染色质排列紧密，胞浆甚少，呈淡蓝色；极少有异型淋巴细胞；红细胞和血小板正常。

2. 骨髓象 骨髓有核细胞增生活跃，粒系及红系正常，成熟小淋巴细胞增多。

（三）鉴别诊断

传染性淋巴细胞增多症与其他疾病鉴别，见表27－11。

表27－11 传染性单核细胞增多症、传染性淋巴细胞增多症、急性淋巴细胞白血病的鉴别

鉴别要点	传染性单核细胞增多症	传染性淋巴细胞增多症	急性淋巴细胞白血病
发热	常持续1～3周	无或短暂发热	持续时间长
贫血	无	无	有
淋巴结肿大	有	无	有
脾肿大	可有	无	有
白细胞计数	中等增多	显著增多	极度增多
有诊断价值细胞	异型淋巴细胞	正常成熟小淋巴细胞	原始、幼稚淋巴细胞
血小板减少	无	无	有
骨髓象	异型淋巴细胞↑	成熟小淋巴细胞↑	原始、幼稚淋巴细胞↑↑

四、脾功能亢进

脾功能亢进简称脾亢，指各种原因造成的脾脏肿大及血细胞过度破坏而减少的综合征。临床表现可有贫血、粒细胞减少、血小板减少及骨髓造血细胞相应增生。脾切除后，血象基本可恢复正常。本病有原发性和继发性两种，原发性病因不明，继发性脾亢主要见于充血性脾肿大、血液系统疾病、免疫性疾病、脾脏自身疾病等。

外周血全血细胞减少或一、二系血细胞减少，网织红细胞增多，贫血多为正细胞正色素性。白细胞减少，中性粒细胞减少，单核细胞、淋巴细胞相对增多，血小板常减少。骨髓有核细胞增生活跃或明显活跃，粒、红、巨三系细胞均见增生，成熟阶段细胞的比例下降。用放射性核素^{51}Cr标记红细胞，测定红细胞寿命明显缩短，<15天。

五、骨髓纤维化

（一）概述

骨髓纤维化（MF）是指骨髓造血组织被纤维组织替代，影响骨髓正常造血功能，可出现脾、肝等器官髓外造血的病理状态。

骨髓纤维化按病因可分为原发性和继发性骨髓纤维化。原发性 MF 绝大多数为慢性型，多见于老年人，起病缓慢，早期多无症状。主要症状为贫血和脾肿大引起的压迫症状；晚期可出现严重贫血和出血。可见巨脾，部分患者可有轻、中度肝大。

（二）实验室检验

1. 血象 红细胞、血红蛋白减少，多为正细胞正色素性贫血，可见有核红细胞及泪滴形红细胞；白细胞计数正常或增高，可见中、晚幼粒细胞，偶见原始粒细胞；早期血小板可增加，随病情进展逐渐减少，可见到巨型血小板。

2. 骨髓象 骨髓穿刺时易出现干抽，早期可见有核细胞增生活跃，可见粒系和巨核系增生，晚期骨髓有核细胞增生减低，巨核细胞轻度增多，其他造血细胞减少。

3. NAP 染色 阳性率和积分显著上升。

4. 骨髓活检 骨髓活检可见网状纤维组织明显增生。

六、骨髓内肿瘤转移

骨髓内肿瘤转移（ME）是指髓外器官或组织中的恶性肿瘤向骨髓内的转移，形成与原发部位肿瘤相同类型的肿瘤，导致了造血功能紊乱。原发病灶多为乳腺癌、前列腺癌、肺癌等，儿童最常见发生骨转移的恶性肿瘤是神经母细胞瘤。有骨骼疼痛、发热、贫血等表现。

红细胞减少，多为正细胞正色素性贫血，血片中可见幼红细胞；白细胞数大致正常；分类可见中性粒细胞核象左移，出现幼粒细胞；血小板数可正常或减少。

肿瘤细胞浸润骨髓，可导致干抽。骨髓有核细胞增生减低或重度减低，粒、红、巨三系细胞减少，可见转移肿瘤细胞，大多成簇、成团出现。

七、真性红细胞增多症

真性红细胞增多症（PV）是造血干细胞克隆性疾病，以红系细胞异常增殖为主的慢性骨髓增殖性疾病，WHO 最新的分类，将其归入骨髓增生性疾病。本病起病缓慢，可出现皮肤及黏膜充血呈红紫色，脾肿大，血管及神经系统症状，可有血栓形成及出血。

红细胞数增多（女性 $>6.0\times10^{12}/L$，男性 $>6.5\times10^{12}/L$）。血红蛋白增高。白细胞增高（$>11\times10^{9}/L$），可见中、晚幼粒细胞。血小板增多。骨髓增生活跃或明显活跃，粒、红、巨核细胞三系均增生，以红系增生最为显著，以中、晚幼红细胞增多为主。

动脉血氧饱和度正常，可与继发性红细胞增多症相区别。部分患者可出现血小板功能异常。外周血中性粒细胞碱性磷酸酶（NAP）积分增高。

八、恶性淋巴瘤

详见第九章第六节。

第二十八章　临床实验室管理与质量保证

知识要点

1. 临床实验室和临床实验室管理的定义。
2. 临床实验室管理的内容和意外事故处理。
3. 实验室安全、实验室分级、病原微生物危害程度分类。
4. 我国临床实验室的管理现状，质量控制诸要素，全面质量管理体系。

临床实验室是指以诊断、预防、治疗人体疾病，以及评估人体健康为目的，对取自人体的各种标本进行生物学、微生物学、生物物理学、生物化学、免疫学、血液学及细胞学等方面检验，并为临床提供医学检验服务的实验室。

第一节　临床实验室建设和管理

一、临床实验室的建设

临床实验室的建设是一项复杂、持续发展的系统工程。在硬件方面主要有筹集资金、选址、房屋设计、建造、布置格局、人员招募、购置仪器设备和试剂等。在软件方面主要有建立全面质量管理体系、制定各项规章制度、确定各项工作程序、优化检验操作流程、做好人员培训和技术准备、实验室信息系统等。

（一）临床实验室的人员组成

临床实验室主要工作以实验技术为主，其主体是实验技术人员。根据管理需要可分为实验室主任、技术主管、质量主管、生物安全主管和专业组长等。每个实验室根据自身的规模和工作特点定岗定编，各司其职，持证上岗。

（二）临床实验室环境要求与功能分区

1. 环境要求　主要因素有能源、光照、通风、供水、废弃物、微生物、灰尘、电磁干扰、辐射、湿度、电力供应、温度、声音和振动水平等，应保证样本、设备、操作者和检测结果不受影响。同时，临床实验室不能对周围的环境造成不良的影响。

2. 功能分区 临床实验室可根据规模大小合理分区，应能满足临床工作需要，并符合标本采集、处理和检验流程的需要，符合生物安全的要求。一般下设临床检验室、生化检验室、免疫检验室、微生物检验室、细胞学检验室、分子生物检验室、特检室、急诊检验室等，现在为提高检验质量和效率，建设流水线检验平台（图 28－1）。

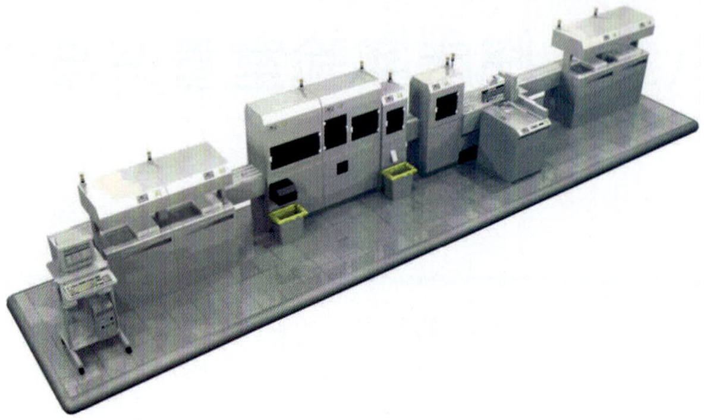

图 28－1 实验室全自动流水线示意图

（三）临床实验室设备、检验项目的确定和仪器、试剂选购

1. 临床实验室一般设备 显微镜、离心机、电冰箱、恒温箱、自动血细胞分析仪、尿液分析仪、生化分析仪、血凝仪、酶标仪等。大中型医院还配有流式细胞仪、微量蛋白分析仪、细菌鉴定仪、分子生物学检测仪等，满足医疗、教学、科研的更高要求。

2. 检验项目 三级医院达 400 项以上，二级医院达到 250 项，卫生院不少于 50 项，并结合临床需要开展项目。在本单位难以解决时，可将标本送地区检验中心检验。

3. 仪器、试剂选购原则 ①适用性和可行性：根据医院的规模、开展的检验项目、人员技术水平选购。②合法性：查验生产许可证、产品合格证等证件和批文。③效用性：使用效率高、成本回收快。④可靠性：了解其性能特点，分析其优、缺点。⑤售后服务：考虑销售公司的资质、信誉、技术力量等服务质量。⑥经济性：仪器及配套试剂、零配件、消耗品、维修等后期成本。⑦前瞻性：应能够满足实验室 3～5 年后发展的需要。⑧配套设施条件：如房屋、水、电等是否满足要求。

二、临床实验室的管理

（一）临床实验室管理的内容

临床实验室的管理是对临床实验室的人力、财力、物力等资源进行整合，确保实验室工作正常有序进行，为临床提供及时、准确、可靠的检验结果，为医疗、教学、科研和社会公共健康服务。主要内容有：组织管理、质量管理、人力资源管理、实验室安全管理、信息管理、财务管理、仪器和试剂管理、环境管理。

（二）国际临床实验室的管理模式

美国国会在 1967 年通过了《临床实验室改进法案》（简称 CLIA67）；1988 年通过了 CLIA67 的修正案《临床实验室改进法案修正案》（简称 CLIA'88），并于 1992 年正式实施 。CLIA'88 是政府颁布的法律，具有强制性，是对临床实验室的最低要求。2003 年 2 月国际标准化组织颁布了 ISO15189:2003（E）《医学实验室 - 质量和能力的专用要求》（简称 ISO15189），是专门针对医学实验室管理的第一个国际标准。该标准从组织与管理、质量管理体系、文件控制、持续改进、咨询服务、质量和技术记录、内部审核、管理评审、人员、设施与环境、实验室设备、检验程序、结果报告等方面提出了 24 项管理与技术的具体要求，其核心是加强实验室全面质量管理。

（三）我国临床实验室的管理现状

1. 成立了与临床检验相关的组织和机构　卫生部于 1981 年 12 月正式批准成立卫生部临床检验中心，其主要任务是临床检验技术指导，培训技术骨干，开展科学研究，推荐常规检验方法，负责组织临床检验质量控制工作以及进行国际技术交流等。

2. 出台相关的法律和操作规程，规范实验室管理　卫生部于 1991 年编写了第一版《全国临床检验操作规程》，2006 年 11 月出版第三版。为实现临床实验室工作的标准化、规范化管理，卫生部于 1997 年 2 月成立了全国临床检验标准化委员会，2006 年 2 月下发了《医疗机构临床实验室管理办法》。另外，对一些检测要求较高的实验室特别制定了相应法律，如生物安全相关条例、PCR 相关条例、艾滋病检测的相关条例等。

3. 临床实验室信息化和实验室认可

（1）临床实验室信息化：临床实验室信息系统（LIS）以临床实验室科学管理理论和方法为基础，借助现代通信、网络、计算机、数字化和智能化等技术，对各种信息进行综合管理的复杂人机系统。通过计算机网络将实验室的各种设备连接起来，实现了对检验医学信息的收集、存储、分析、发布、利用等系统化管理。

（2）实验室认可：①认证是第三方依序对产品、过程或服务符合规定的要求给予的书面保证。②认可是指权威机构对某一机构或个人能力执行特定任务的正式承认程序。ISO15189 医学实验室认可是国际医学界进行医学实验室认可通用的国际标准。③强制性的临床实验室认可对检测要求较高的实验室，如艾滋病检测实验室、基因扩增实验室等进行强制性认可。

第二节　实验室意外事故的处理

一、触电

切勿用湿手接触开关、插头、用电器。一旦发生触电应采取下面措施：

1. 立刻切断电源

2. 迅速脱离电源、防止相继触电 将电线、电器与伤员分离，忌用手去拉触电者。

3. 急救 处置电烧伤伤口，若触电者出现休克，要立即进行心肺复苏，同时拨打“120”及时送医院抢救。

二、创伤

如工作人员在操作过程中被污染的注射器针头或金属锐器损伤，立即用肥皂和清水冲洗伤口，然后挤出伤口的血液，再用消毒液浸泡或涂抹消毒，并包扎伤口，必要时服用预防药物。如果发生 HIV 职业暴露，应在 1 ~2h 内服用抗 HIV 病毒药。

三、烧伤或烫伤

烧伤或烫伤的急救原则是让伤者迅速脱离险区、消除烧伤原因，防止进一步遭受创伤。被热液烫伤，应立即剪开浸湿的衣服。如果伤势较轻未破皮，可用大量的自来水冲洗烫伤处，涂上苦味酸或烫伤软膏即可。若伤势较重时，创面勿涂任何药物，应保护创面，用清洁布类包裹创面，然后立即送医院急救。

四、化学性污染物的伤害

1. 有毒、有害物泼溅在皮肤 立即用自来水冲洗，如碱性试剂可用硼酸溶液洗涤，若是酸性试剂则用稀碳酸氢钠溶液洗涤，并送急救中心进一步处理。

2. 有毒、有害物泼溅台面 先用抹布擦拭，再用清水冲洗，或试剂中和后用清水冲洗。

3. 有毒气体泄漏 如果有毒气体泄漏，立刻启动排气装置将有毒气体排出，并打开门窗。如果中毒应立即抢救，将中毒者移至空气良好处，并送急救中心急救。

4. 经口中毒者 要立即刺激催吐，并送急救中心，反复洗胃。若被吸入标本内疑有毒性很强的病原微生物，则根据具体情况，如内服药物或进行预防注射等。

五、高致病性微生物感染或泄漏

1. 发现一类传染病病原体，先封闭实验室或可能造成微生物扩散的场所。
2. 及时报告实验室职业暴露应急处置专业小组、医院感染科和院级领导。
3. 对病人进行隔离治疗，对相关人员进行医学检查，对密切接触者进行医学观察。
4. 严格按传染病防护法进行工作环境和接触人员消毒。
5. 对各种可能污染性废物封存消毒。

六、消防防护

根据起火原因采取不同的方法扑灭。

1. 实验室着火应首先移开周围易燃物，地面或实验台着火，若火势不大，可用湿抹布来灭火。

2. 反应器皿内着火，可用石棉板盖住瓶口，火即熄灭。
3. 油类物质着火，要用沙或使用适宜的灭火器灭火。
4. 酒精等易燃物着火，应立即用沙土或湿布等扑灭，或用灭火器扑灭。

第三节 实验室生物安全管理

实验室生物安全是指在实验室从事病原微生物实验时，采取措施避免病原微生物对工作人员造成危害、环境造成污染、公众造成伤害，保护被实验对象免受污染。

一、实验室等级分类

（一）相关术语

1. **生物因子** 一切微生物和生物活性物质。
2. **生物安全** 避免危险生物因子造成实验人员暴露并向室外扩散导致危害的措施。
3. **气溶胶** 悬浮于气体介质中的 0.001 ~ 100μm 的固态或液态微小粒子分散体系。
4. **生物安全柜（BSC）** 通过负压过滤消毒排风柜，防止操作者和环境暴露于实验过程中产生的生物气溶胶。

（二）生物因子风险程度分级与实验室生物安全防护分级

根据生物因子对个体和群体的危害程度将其分为 4 级

1. **危害等级Ⅰ（低个体危害，低群体危害）** 不会导致健康工作者和动物致病的细菌、真菌、病毒和寄生虫等生物因子。
2. **危害等级Ⅱ（中等个体危害，有限群体危害）** 能引起人或动物发病，但一般情况下对健康工作者、群体、家畜或环境不会引起严重危害的病原体，有有效治疗和预防措施。
3. **危害等级Ⅲ（高个体危害，低群体危害）** 能引起人类或动物严重疾病，但通常不能因偶然接触而在个体间传播，或能使用抗生素、抗寄生虫药治疗的病原体。
4. **危害等级Ⅳ（高个体危害，高群体危害）** 能引起人类或动物非常严重的疾病，一般不能治愈，容易直接或间接或因偶然接触在人与人，或动物与人之间传播的病原体。

将实验室生物安全防护水平（BSL）分为四级：BSL－1、BSL－2、BSL－3、BSL－4。

（三）病原微生物危害程度分类

我国在《病原微生物实验生物安全管理条例》中，根据病原微生物的传染性，对感染后个体或群体的危害程度，将病原微生物分为四类。其中，第一类、第二类病原微生物统称为高致病性病原微生物。病原微生物危害等级划分与生物安全分级见表 28－1。

表28－1　病原微生物危害等级划分与生物安全的分级和适用范围

微生物危害分类	生物安全管理	生物因子风险分级	实验室级别	生物安全要求	操作安全设施
四类	不会引起人类或动物疾病的微生物	Ⅰ级	BSL－1	低个体危害，低群体危害，不会导致健康工作者致病	GMT、不需要防护服、开放实验室
三类	引起疾病，传播有限，不严重，有防治措施	Ⅱ级	BSL－2	中等个体危害，有限群体危害，感染不导致严重疾病	GMT、防护服、微生物标识
二类	引起严重疾病，比较容易传播	Ⅲ级	BSL－3	高个体危害，低群体危害，用抗生素、抗寄生虫药可治疗的病原体	在BSL－2水平上增加特殊防护服、进入制度、定向气流
一类	引起人类或者动物非常严重疾病的微生物	Ⅳ级	BSL－4	高个体、高群体危害，引起非常严重的疾病，不易治愈，容易传播	在BSL－3水平上增加气锁入口、出口的特殊处理

（四）二级生物安全防护实验室（BSL－2）

绝大多数临床实验室是BSL－2，BSL－2接触致病生物因子的实验室工作人员要经过特殊培训，在资深工作人员的指导下工作。

1. 微生物操作规程

（1）限制或禁止非本实验室人员进入。

（2）工作人员工作完后，脱下手套、离开实验室之前要洗手。

（3）不允许在工作区内饮食、喝水、抽烟、化妆、处理隐形眼镜。

（4）禁止使用口吸移液，应使用移液器吸取液体。

（5）制定锐利器具安全操作规程。

（6）操作细心，以减少飞溅物或气溶胶的产生。

（7）每天至少消毒一次工作台面，活性物质溅出时应及时消毒。

（8）所有的培养物、废弃物在运出实验室前，应使用可行的方法进行消毒灭活。

（9）制定防鼠防虫措施。

（10）实验室门口贴上生物危险标志，注明致病因子名称、负责人姓名及电话。

2. 实验室设施要求　配备二级生物安全柜、空气消毒设施、高压蒸汽灭菌器、非触摸式洗手设备（靠近出口处）、洗眼设备、通风、有防虫纱窗、带锁门、家具坚固、工作区易清洁、实验室和非实验室区域气流不循环等（图28－2）。

3. 实验室生物安全设备和防护要求　下列操作应在二级生物安全柜或个人防护装备或物理防护设施中进行。

（1）可能产生感染性气溶胶或飞溅物的实验过程。

（2）处理高浓度或大体积的感染性生物，采用密封的转头或离心管，可以在开放的实验室离心。

（3）生物安全柜外操作感染性微生物时，要佩戴面目防护装置。

（4）要穿着专用的工作服等防护服，在离开时必须脱下。

（5）接触潜在感染性物质、污染物表面或设备时，必须戴手套。处理后的手套不能再进行冲洗、使用或接触“干净”的表面，脱下手套后立即洗手。

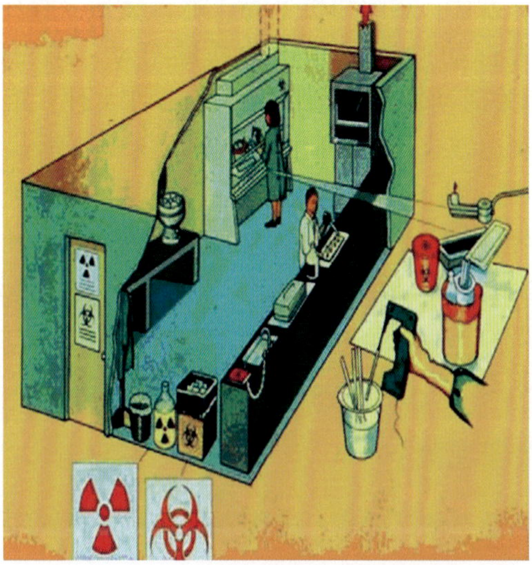

图 28－2　BSL－2 设施配备示意图

二、实验室生物安全制度

1. 建立安全管理制度的基本原则　制定生物安全管理制度必须根据相关的法律法规、标准，并结合本实验室情况才能达到控制源头、切断途径、避免危害。

2. 基本规章制度

（1）实验室安全管理制度。

（2）生物安全防护制度。

（3）内务清洁制度。

（4）实验室消毒灭菌制度。

（5）安全培训制度。

（6）微生物实验室菌（毒）种管理制度。

（7）传染病病原体报告制度。

（8）防火、防电、防意外事故管理制度。

（9）尖锐器具安全使用制度。

（10）实验室医疗废弃物处理制度。

三、实验室生物安全管理

（一）生物安全管理组织体系

实验室主任（负责人）是实验室安全的第一责任人，成立生物安全管理委员会。

（二）生物安全管理体系文件

体系文件的编制一般都采用四层“金字塔”建构。第一层《生物安全管理手册》，主要叙述生物安全原则、方针、意图和指令等；第二层是《程序文件》，是将生物安全管理指令、意图转化为行动的途径和相关联的行动；第三层是《标准操作规程(SOP)》，是用来指导相关活动的实验操作技术细节性文件；第四层是《记录》，是用来阐明安全关联活动的表达方式，它可追溯性提供结果的证据。

1. 生物安全管理手册 核心是生物安全方针、目标、原则、组织机构及各组成要素的描述。手册中“方针目标”应以口号式来规定生物安全方针。

2. 生物安全管理程序文件 是对生物安全活动进行全面策划和管理，是对各项生物安全管理活动的方法所作的规定，不涉及纯技术性细节。程序文件一般包括文件标题、目的、适用范围、职责、工作流程、记录表格目录、支持性文件等。

（三）生物安全管理规范

构成临床实验室生物安全的三要素：工作人员、硬件和软件，其中人是核心要素。

第四节 临床检验质量保证的基础知识

一、质量控制要素

ISO9000：2000 的质量控制的定义是“质量管理的一部分，致力于满足质量要求”。

（一）设施与环境

临床实验室应置于方便输送标本、易于寻找之处。室内布局合理，满足工作流程的要求，并将不相容的相邻活动区域进行隔离，采取措施以防止交叉污染。特殊检查的实验室（如基因体外扩增实验室）应按相关规定进行实验室的建设和安排，并满足生物安全防护等级要求。

（二）检验方法、仪器及外部供应品

实验室必须使用能保证结果准确、可靠的检验方法和器材、仪器、试剂、质控品、校准品和其他供应品等。应使用有国家规定生产许可证、注册登记，并在有效期内的品种，不同批号试剂盒中成分不能相互交换。

（三）操作手册

实验室所有使用的检验方法都应该有标准操作规程（SOP）。所制订的 SOP 应符合本实验室的实际工作情况并为操作人员所熟悉和遵守。SOP 必须由实验室主任签字、批准，并注明签发日期。SOP 内容改变或实验室更换领导，须由现领导再签字、批准、注

明日期。必须保存有开始和停止使用的 SOP 副本，直到停止使用两年后才能销毁。

（四）方法建立和确认

在检测标本前，实验室必须对所使用的方法进行准确度、精密度确认。如有必要可添加特异性和分析灵敏度、检验结果的报告范围、参考区间及其他适合的特性。

（五）仪器和检测系统的维护和功能检查

1. 仪器和检测系统的维护 我国国家食品药品监督管理局（SFDA）批准生产的本国检验仪器以及注册登记的进口仪器按制造商规定的程序进行维护。对 SFDA 尚未要求进行批准生产和注册登记的仪器和检测系统应建立维护方案，以保证仪器和检测系统能维持在良好的运转状态，保证准确和可靠的检验结果。

2. 仪器和检测系统的功能检查 对 SFDA 批准生产的仪器及注册登记的进口仪器和检测系统安装仪器，按制造商规定的程序进行功能检查，如有规定，按制造商规定的频度进行功能检查。

（六）校准和校准验证

校准是一个测试和调整仪器、试剂盒或检测系统，以提供检验反应和所测物质之间的已知关系的过程。校准验证是按检验标本方式对校准品进行分析来检查并证实仪器、试剂盒或检测系统的检验结果在规定的范围内保持稳定。实验室应使用制造商规定的校准品和规定的校准方法进行校准，并确认结果符合制造商规定的要求。所有进行过的校准和校准验证工作都必须记录并写成文件。至少每六个月以及有以下情况发生时进行一次校准：

1. 改变试剂的种类或批号。
2. 仪器或检测系统进行过一次大的预防性维护或更换了重要部件。
3. 质控反映出异常的趋势或偏移，或超出了实验室规定的接受限度，采取一般性纠错措施后不能识别和纠正。

（七）室内质量控制（IQC）

通过 IQC 系统，使用质控品，确立质控标准，可以间接评价检验结果的精密度，结合室间质量评价（EQA），可以间接评价检验结果的准确性。

1. SFDA 批准和注册的仪器和检测系统，实验室要遵守厂商对质控的要求和说明。
2. 使用自己开发的方法、SFDA 暂不审批方法或修改方法，须建立相应的质控方法。
3. 质控品必须按患者标本进行检测。
4. 要通过重复检测决定每批质控品的统计学参数（如均值、标准差等）。
5. 在报告检验结果前，质控品结果必须达到实验室设定的接受标准。

（八）室间质量评价（EQA）

室间质量评价是利用实验室间的比对来确定实验室能力的活动。参加 EQA 计划，可为评价实验室的结果是否可靠和有效提供客观的证据。参加室间质量评价有三个基本要求：①有明确的职责以确保参加室间质量评价活动。②有参加该活动的文件化程序。③执行该程序并提供证明参加活动的记录。

（九）纠正措施

实验室必须建立纠正措施的政策，以维护实验室准确和可靠的检验结果。下列情况时，实验室必须将纠正措施进行记录并写成文件：

1. 实验室检测系统没有达到所规定的操作性能要求。

2. 质控和校准的结果超出实验室确立的控制限，应对检验结果进行评估，决定检验报告是否受到影响。实验室必须采取纠正措施以保证检验结果和报告的可靠性。

3. 实验室不能在规定时间内报告检验结果，应考虑对受检者情况是否有危害的基础上，决定是否发出此耽误的检验结果，并通知有关人员。

4. 如发出的检验结果有错误，实验室必须做到以下几点：

（1）立即通知申请者或使用此错误结果的人员。

（2）立即对申请者或使用此错误报告的人员发出纠正过的报告。

（3）保存原来以及纠正报告的副本至少两年。

（十）质控记录

1. 实验室应建立和维持识别、收集、保存质控记录的程序。

2. 所有记录应清晰明了、安全保护和保密，以电子文档形式存储的应有备份。

二、全过程质量保证

详见具体章节。

附 录
临床检验术语中英文对照

英文名称	略写	中文名
A		
acidified hemolysis test	AHT	酸溶血试验
activated partial thromboplastin time	APTT	活化部分凝血活酶时间
activated protein C inhibitor	APCI	活化蛋白 C 抑制物
antiplasmin	AP	抗纤溶酶
antinucler antibody	ANA	抗核抗体
autoimmune hemolytic anemia	AIHA	自身免疫性溶血性贫血
abnormal lymphocyte		异形淋巴细胞
activated protein C	APC	活化蛋白 C
activated clotting time	ACT	活化凝血时间
acute leukemia		急性白血病
acute lymphocytic leukemia	ALL	急性淋巴细胞白血病
acute nonlymphocytic leukemia	ANLL	急性非淋巴细胞白血病
acute myeloblastic leukemia	AML	急性原始粒细胞白血病
acute promyelocytic leukemia	APL	急性早幼粒细胞白血病
acute myelomonocytic leukemia	AMMoL	急性粒－单核细胞白血病
acute monocytic leukemia	AMoL	急性单核细胞白血病
acute megakaryocytic leukemia	AMegL	急性巨核细胞白血病
adenocarcinoma		腺癌
aggregation of platelet		血小板聚集功能
agranulocytosis		粒细胞缺乏症
aggregation index		聚集指数
alkali resistant HB determination		抗碱血红蛋白试验
antispermatozoon antibody	AsAb	抗精子抗体
antiglobulin test	AGT	抗人球蛋白试验
antithrombin Ⅲ	AT－Ⅲ	抗凝血酶Ⅲ
anemia		贫血
aplastic anemia	AA	再生障碍性贫血
B		
basophilic leukemia		嗜碱粒细胞性白血病

basophilic metamyelocyte		嗜碱晚幼粒细胞
basophilic myelocyte		嗜碱中幼粒细胞
basophilic segmented granulocyte		嗜碱分叶核粒细胞
basophilic stab granulocyte		嗜碱杆状核粒细胞
benedict qualitative test		班氏定性试验
basophil		嗜碱性粒细胞
basophilic stippling cells		嗜碱性点彩红细胞
Bence – Jones protein	BJP	本 – 周蛋白
bilirubin		胆红素
blood platelet count	BPC	血小板计数
bleeding time	BT	出血时间
blood groups		血型
blood component transfusion		成分输血
bone marrow examination		骨髓检验
bone marrow puncture		骨髓穿刺术
bone marrow biopsy		骨髓活检
brilliant cresyl blue		灿烂甲酚蓝
C		
cholesterol crystal		胆固醇结晶
cast		管型
Cabot's ring		卡波环
carcinoma		癌
cerebrospinal fluid	CSF	脑脊液
central nervous systematic leukemia	CNL	中枢神经系统白血病
chyluria		乳糜尿
Charcot – Leyden crystals		夏科 – 莱登结晶
chronic leukemia	CL	慢性白血病
chronic granulocytic leukemia	CGL	慢性粒细胞白血病
chronic myeloid leukemia	CML	慢性髓系白血病
chronic lymphocytic leukemia	CLL	慢性淋巴细胞白血病
chronic myelomonocytic leukemia	CMML	慢性粒 – 单核细胞白血病
clot retraction		血块收缩
clot retraction test	CRT	血块收缩试验
clotting time	CT	凝血时间
clue cells		线索细胞
columnar epithelial cells		柱状上皮细胞
complete remission	CR	完全缓解
computer assisted semen analysis	CASA	计算机辅助的精液分析
cross matching		交叉配血
D		
disseminated intravascular coagulation	DIC	弥散性血管内凝血

D－dimer		D－二聚体
degeneration of nucleus		核变性
deformation index	DI	红细胞变形指数
differential count		白细胞分类计数
differentiation		分化
direct antiglobulin test	DAT	直接抗人球蛋白试验
drepanocyte		镰形红细胞
dry tap		干抽
dropsy of serous cavity		浆膜腔积液
dust cells		尘埃细胞
dyskaryosis		核异质
E		
elliptocyte		椭圆形红细胞
eosinophil		嗜酸性粒细胞
erythrocyte		红细胞
erythrocyte cast		红细胞管型
external quality assessment	EQA	室间质量评价
erythrocyte sedimentation rate	ESR	红细胞沉降率
eosinophilic leukemia		嗜酸粒细胞性白血病
erythrocyte stiffen index		红细胞刚性指数
erythro－leukemia	EL	红白血病
esterase		酯酶
exudate		渗出液
exfoliative cytology		脱落细胞学
extramedullary hematopoiesis		髓外造血
F		
ferritin	Fer	铁蛋白
feces		粪便
field errors		计数域误差
fibrinogen		纤维蛋白原
fibrin		纤维蛋白
fibrin stabilizing factor	FSF	纤维蛋白稳定因子
fibrin－monomer	FM	纤维蛋白单体
fibrinolytic system		纤维蛋白溶解系统
fibrin/fibrinogen degradation product	FDP	纤维蛋白（原）降解产物
flow cytometry	FCM	流式细胞术，流式细胞仪
G		
glucose phosphate dehydrogenase	G－6－PD	葡萄糖－6－磷酸脱氢酶
glucose tolerance test	GTT	葡萄糖耐量试验
gardnerella vaginalis bacilli	GV	阴道加德纳菌
glucose	Glu	葡萄糖

glomerular proteinuria		肾小球性蛋白尿
granulocytopenia		粒细胞减少症
H		
helicobacter pyloric	Hp	幽门螺杆菌
hemolytic disease of the newborn	HDN	新生儿溶血病
hereditary spherocytosis	HS	遗传性球形红细胞增多症
hereditary stomatocytosis		遗传性口形红细胞增多症
hereditary elliptocytosis	HE	遗传性椭圆形红细胞增多症
human chorionic gonadotropin	HCG	人绒毛膜促性腺激素
hemoglobin	Hb	血红蛋白
hemiglobin cyanide	HiCN	氰化高铁血红蛋白
hemoglobin distribution width	HDW	血红蛋白分布宽度
hemoglobin electrophoresis		血红蛋白电泳
hematorit	HCT 或 Hct	血细胞比容
heparin		肝素
hemorheology		血液流变学
hematuria		血红蛋白尿
hematuria		血尿
hemolytic anemia	HA	溶血性贫血
hear acetic acid method		加热乙酸法
hemostasis and thrombosis		止血和血栓
hemosiderin		含铁血黄素
hematopoietic stem cell	HSC	造血干细胞
heamopoietic progenitor cell		造血祖细胞
high molecular weight kininogen	HMWK	高分子量激肽原
histic proteinuria		组织蛋白尿
Howell – Jolly body		豪 – 乔小体
Hodgkin disease		霍奇金病
human leukocyte antigen		人类白细胞抗原
hypochromatic erythrocyte		低色素性红细胞
hyperchromatic erythrocyte		高色素性红细胞
hyaline cast		透明管型
hyperplasia		增生
I		
isopropanol precipitation test	IPT	异丙醇沉淀试验
idiopathic thrombocytopenic purpura	ITP	特发性血小板减少性紫癜
immunology		免疫学
inherent errors		固有误差
internal quality control	IQC	室内质控
international sensitivity index	ISI	国际敏感度指数
international normalized ratio	INR	国际标准化（PT）比值

infectious mononucleosis	IM	传染性单核细胞增多症
iron deficiency anemia	IDA	缺铁性贫血
K		
karyopyknosis		核固缩
kallikrein	K	激肽释放酶
ketones bodies	Ket	酮体
ketonuria		酮尿
L		
leukemic hiatus		白血病裂孔现象
lecithcin bodies		卵磷脂小体
luteinizing hormone	LH	黄体生成素
laboratory medicine		检验医学
laboratory diagnostics		实验诊断学
lecithin/sphingomyelin	L/S	卵磷脂/鞘磷脂
leukocyte		白细胞
leucorrhea		白带
Leukemia		白血病
leukemoid reaction		类白血病反应
leukopenia		白细胞减少症
low ion strength solution	LISS 液	低离子强度溶液
lupus erythematosus cells	LEC	红斑狼疮细胞
lymphocyte		淋巴细胞
M		
α_2 - Macroglobulin	α_2 - MG	α_2 - 巨球蛋白
maximal acid output	MAO	最大胃酸分泌量
β_2 - Microglobulin	β_2 - MG	β_2 - 微球蛋白
mononuclear-phagocyte system	MPS	单核 - 吞噬细胞系统
myoglobin	Mb	肌红蛋白
macrocyte		大红细胞
macrophage		巨噬细胞
maturation index	MI	成熟指数
malignant histiocytosis	MH	恶性组织细胞病
medical laboratory sciences		医学检验学
methylene blue		亚甲蓝
megakaryocyte		巨核细胞
megalocyte		巨红细胞
mean corpuscular diamete	MCD	红细胞的平均直径
mean corpuscular volume	MCV	平均红细胞体积
mean corpuscular hemoglobin	MCH	平均红细胞血红蛋白含量
mean corpuscular hemoglobin concentration	MCHC	平均红细胞血红蛋白浓度
mean platelet volume	MPV	血小板平均体积

megaloblastic anemia	MA	巨幼细胞性贫血
microcyte		小红细胞
miscellaneous proteinuria		混合性蛋白尿
microalbuminuria		微量清蛋白尿
monocyte		单核细胞
morphology		形态学
multiple myeloma	MM	多发性骨髓瘤
myelodysplastic syndromes	MDS	骨髓增生异常综合征
N		
nucleolus		核仁
neutrophil		中性粒细胞
new methylene blue N		新亚甲蓝 N
neutrophilic stab granulocyte	Nst	中性杆状核粒细胞
neutrophilic segmented granulocyte	Nsg	中性分叶核粒细胞
Newtonian fluid		牛顿液体
neutrophil alkaline phosphatase	NAP	中性粒细胞碱性磷酸酶
Niemann – Pick cell		尼曼 – 匹克细胞
nitrite	NIT	亚硝酸盐
non – Newtonian fluid		非牛顿液体
non – Hodgkin's lymphoma	NHL	非霍奇金淋巴瘤
non – specific esterase	NSE	非特异性酯酶
non – remission	NR	未缓解
nucleated erythrocyte		有核红细胞
O		
one hour urine formed elements counting		1h 尿有形成分计数
occult blood test		隐血试验
osmotic fragility test		(红细胞) 渗透脆性试验
overflow proteinuria		溢出性蛋白尿
P		
polycythemia vera	PV	真性红细胞增多症
polyuria		多尿
pyuria		脓尿
papanicolaou stain		巴氏染色
paroxysmal nocturnal hemoglobinuria	PNH	阵发性睡眠性血红蛋白尿症
periodic acid – Shiff's reaction	PAS	过碘酸 – 雪夫反应
peroxidase	POX	过氧化物酶
phagocyte		吞噬细胞
platelet volume distribution width	PDW	血小板体积分布宽度
plateletcrit	PCT, Pct	血小板比容
plasminogen	PLG	纤溶酶原
plasmin	PL	纤溶酶

plasminogen activator inhibitor	PAI	纤溶酶原激活抑制物
platelet release reaction		血小板释放反应
platelet coagulant activity		血小板促凝作用
platelet count		血小板计数
platelet aggregation test	PagT	血小板聚集试验
Platelet associated immunoglobulin	PAIg	血小板相关免疫球蛋白
plasma protamine paracoagulation		血浆鱼精蛋白副凝固
plasma viscosity		血浆黏度
pluripotent stem cell		多能干细胞
preparation of blood smear		血涂片的制作
protein C	PC	蛋白 C
prothrombin		凝血酶原
prekallikrein	PK	激肽释放酶原
protein S	PS	蛋白 S
protein C inhibitor	PCI	蛋白 C 抑制物
prothrombin time	PT	血浆凝血酶原时间
prothrombin time ratio	PTR	凝血酶原时间比值
proteinuria		蛋白尿
prostate fluid		前列腺液
prussian – blue reaction		普鲁士蓝反应
polychromatophil erythrocyte		嗜多色性红细胞
polybrene		凝聚胺液
R		
recalcification time	RCT	复钙时间
russel viper venom time	RVVT	蝰蛇毒时间
ratio of absorption	RA	吸光度比值
red blood cell	RBC	红细胞
reticulocyte	Ret	网织红细胞
red blood cells volume distribution width	RDW	红细胞体积分布宽度
renal tubular epithelial cell		肾小管上皮细胞
reticulocyte production index	RPI	网织红细胞生成指数
refractory anemia	RA	难治性贫血
refractory anemia with ringed sideroblasts	RARS	环形铁粒幼细胞难治性贫血
refractory anemia with excess of blasts	RAEB	原始细胞过多难治性贫血
S		
secondary anemia		继发性贫血
specific gravity	SG	比重、比密
sputum		痰液
seminal fluid		精液
shadow Cell		影细胞或血影
shift to the left		核象左移

shift to the right		核象右移
sickle cell		镰形红细胞
sideroblastic anemia	SA	铁粒幼细胞性贫血
spherocyte		球形红细胞
specific esterase	SE	特异性酯酶
squamous epithelial cell		鳞状上皮细胞
squamous cell carcinoma		鳞状细胞癌
stomatocyte		口形红细胞
stratified squamous epithelium		复层鳞状上皮
sudan black B	SB	苏丹黑 B
sucrose lysis test		蔗糖溶血试验
sulfosalicylic acid method		磺基水杨酸法
systemic lupus erythematosus	SLE	系统性红斑狼疮
T		
target cell		靶形红细胞
tamm – horsfall protein		T – H 蛋白
thalassemia		珠蛋白生成障碍性贫血
toxic granules		中毒颗粒
the collection of capillary blood		毛细血管采血法
the collection of venous blood		静脉采血法
thrombomodulin	TM	血栓调节蛋白
thrombin time	TT	凝血酶时间
thrombopoietin	TPO	血小板生成素
tissue type plasminogen activator	t – PA	组织型纤溶酶原活化剂
tissue factor		组织因子
transudate		漏出液
trichomonas vaginalis	TV	阴道毛滴虫
tumor		瘤
tumor associated antigen		肿瘤相关抗原
U		
urine osmolality	Osm	尿渗量
undifferentiated carcinoma		未分化癌
urokinase type plasminogen activator	u – PA	尿激酶型纤溶酶原激活物
urine		尿液
urinalysis		尿液检验
urinary volume		尿量
urobilinogen	URO	尿胆原
urobilin		尿胆素
urinary colour		尿色
urine smell		尿气味
urinary sediment		尿沉渣

urine reagent strip		尿试带
V		
vaginal discharge		阴道分泌物
viscosity		黏度
vitamin C	VC	维生素 C
W		
white blood cell count		白细胞计数
white blood cell	WBC	白细胞
whole - blood viscosity		全血黏度
whole - blood clotting time	CT	全血凝固时间
Wright - Giemsa staining		瑞特 - 吉姆萨复合染色

主要参考书目

1. 叶应妩，王毓三，申子瑜．全国临床检验操作规程．第 3 版．南京：东南大学出版社，2006
2. 朱忠勇．实用医学检验学．北京：人民军医出版社，1997
3. 李影林．中华医学检验全书．北京：人民卫生出版社，1996
4. 丛玉隆．实用检验医学．第 1 版．北京：人民卫生出版社，2009
5. 熊立凡，刘成玉．临床检验基础．第 4 版．北京：人民卫生出版社，2010
6. 罗春丽．临床检验基础．第 3 版．北京：人民卫生出版社，2010
7. 许文荣，王建中．临床血液学检验．第 5 版．北京：人民卫生出版社，2011
8. 陈方平．血液学检验．第 2 版．北京：人民卫生出版社，2002
9. 侯振江．血液学检验．第 3 版．北京：人民卫生出版社，2010
10. 胡翊群．临床血液学检验．第 2 版．北京：中国医药科技出版社，2010
11. 谭齐贤．临床血液学和血液检验．第 3 版．北京：人民卫生出版社，2004
12. 王淑娟，王建中，吴振茹．现代血细胞学图谱．人民卫生出版社，2001
13. 王永才．最新血液骨髓细胞形态诊断学多媒体图谱．北京：人民军医出版社，2008
14. 吴晓芝．血液病诊断与鉴别诊断图谱．北京：人民卫生出版社，2009
15. 安艳，赵平．临床检验．第 2 版．北京：人民卫生出版社，2008
16. 秦洁，张杰，吴丽霞．临床检验技术．武汉：华中科技大学出版社，2003
17. 赵桂芝．临床检验学．第 3 版．四川：四川科学技术出版社，1995
18. 谭齐贤．临床血液学和血液检验．第 3 版．北京：人民卫生出版社，2006
19. 陈竺．医学遗传学．第 1 版．北京：人民卫生出版社，2005
20. 李艳，李山．临床实验室管理学．第 3 版．北京：人民卫生出版社，2012
21. Tsieh Sun，M. D. 叶向军（译）．血液肿瘤图谱．北京：人民军医出版社，2011
22. McPherson RA，Pincus MR. Henry's Clinical Diagnosis and Management by Laboratory Methods. 21st ed. Philadelphia：Saunders，2007